全国高职高专院校“十三五”医学影像技术规划教材

临床医学概要

（供医学影像技术专业使用）

主　编　文兆峰　初晓艺

副主编　谢　云　马林伟　段启龙

编　者（以姓氏笔画为序）

于海静（山东药品食品职业学院）
马林伟（江苏医药职业学院）
文兆峰（菏泽医学专科学校）
代永红（重庆市江津区中心医院）
刘　永（重庆医药高等专科学校）
刘志明（曲靖市第一人民医院）
李彦娴（保山中医药高等专科学校）
初晓艺（山东药品食品职业学院）
张　丽（菏泽家政职业学院）
段启龙（山东医学高等专科学校）
谢　云（长沙卫生职业学院）
魏　伟（菏泽医学专科学校）

中国健康传媒集团
中国医药科技出版社

内容提要

本教材为“全国高职高专院校‘十三五’医学影像技术规划教材”之一，系根据本套教材的编写指导思想和原则要求，结合专业培养目标和本课程的教学目标、内容与任务要求编写而成。全书分为15章，主要讲述了诊断学、外科学、急救医学、妇产科学、儿科学及内科学多个系统的知识，以及与这些学科相关的常见病、多发病。本教材为书网融合教材，即纸质教材有机融合电子教材、教学配套资源（PPT、微课、视频等）、题库系统、数字化教学服务（在线教学、在线作业、在线考试）。

本教材主要供高职高专院校医学影像技术专业以及相关专业使用。

图书在版编目（CIP）数据

临床医学概要 / 文兆峰，初晓艺主编 .—北京：中国医药科技出版社，2020.8
全国高职高专院校“十三五”医学影像技术规划教材
ISBN 978-7-5214-1840-8

Ⅰ.①临…　Ⅱ.①文…②初…　Ⅲ.①临床医学—高等职业教育—教材　Ⅳ.①R4

中国版本图书馆 CIP 数据核字（2020）第 085540 号

美术编辑　陈君杞
版式设计　南博文化

出版　**中国健康传媒集团**｜中国医药科技出版社
地址　北京市海淀区文慧园北路甲 22 号
邮编　100082
电话　发行：010-62227427　邮购：010-62236938
网址　www.cmstp.com
规格　889×1194mm $^{1}/_{16}$
印张　21 $^{3}/_{4}$
字数　544 千字
版次　2020 年 8 月第 1 版
印次　2023 年 6 月第 3 次印刷
印刷　三河市万龙印装有限公司
经销　全国各地新华书店
书号　ISBN 978-7-5214-1840-8
定价　59.00 元

全国高职高专院校“十三五”医学影像技术规划教材

出版说明

为了深入贯彻《现代职业教育体系建设规划（2014—2020 年）》以及《医药卫生中长期人才发展规划（2011—2020 年）》文件的精神，满足高等职业教育医学影像技术专业培养目标和其主要职业能力的要求，不断提升人才培养水平和教育教学质量，在教育部及国家药品监督管理局的领导和指导下，在本套教材建设指导委员会主任委员李萌教授等专家的指导和顶层设计下，中国医药科技出版社组织全国 60 余所高职高专院校、医疗机构 110 余名专家、教师精心编撰了全国高职高专院校“十三五”医学影像技术规划教材，该套教材即将付梓出版。

本套教材包括高职高专院校医学影像技术专业理论课程主干教材共计 8 种，主要供医学影像技术专业教学使用。

本套教材定位清晰、特色鲜明，主要体现在以下方面。

一、紧扣培养目标，满足职业标准和岗位要求

本套教材编写，以医学影像技术专业培养目标为导向，目的是培养具有良好职业道德、团队精神、医患沟通能力，能胜任医学影像技术工作的高素质技术技能型人才。以临床实践能力的培养为根本，满足岗位需要、学教需要、社会需要。

二、整体优化，强化临床实践产教融合

本套教材贯彻高等职业教育教学改革精神，吸收教改成果，体现高职教育特色。从医院、疾病预防控制中心吸纳具有丰富岗位实践经验的人员作为编者参与教材的编写，确保教材内容与岗位实际密切衔接，真正实现产教融合。

三、具有鲜明的医学影像技术专业特色

医学影像技术专业特色体现在专业思想、专业知识、专业工作方法和技能上。同时，基础课、专业基础课教材的内容与专业课教材内容对接，专业课教材内容与实际操作对接，教材内容着重强调符合临床需求。教材中插入大量临床实际操作及超声、CT、磁共振等影像图片，并从理论知识的深度和广度及综合素质与技能培养的要求上体现高等职业教育医学影像技术专业的特点。

四、书网融合，使教与学更便捷更轻松

全套教材为书网融合教材，即纸质教材与数字教材、配套教学资源、题库系统、数字化教学服务有机融合。通过“一书一码”的强关联，为读者提供全免费增值服务。按教材封底的提示激活教材后，读者可通过计算机、手机阅读电子教材和配套课程资源（PPT、微课、视频等），并可在线进行同步练习，实时收到答案反馈和解析。同时，读者也可以直接扫描书中二维码，阅读与教材内容关联的课程资源，从而丰富学习体验，使学习更便捷。教师可通过计算机在线创建课程，与学生互动，开展在线课程内容定制、布置和批改作业、在线组织考试、讨论与答疑等教学活动，学生通过计算机、手机均可实现在线作业、在线考试，提升学习效率，使教与学更轻松。此外，平台尚有数据分析、教学诊断等功能，可为教学研究与管理提供技术和数据支撑。

编写出版本套高质量教材，得到了全国知名专家的精心指导和各有关院校领导与编者的大力支持，在此一并表示衷心感谢。希望广大师生在教学中积极使用本套教材和提出宝贵意见，以便修订完善，共同打造精品教材，为促进我国高职高专院校医学影像技术专业教育教学改革和人才培养做出积极贡献。

全国高职高专院校“十三五”医学影像技术规划教材

建设指导委员会

高　玲（长春医学高等专科学校）
曹　阳（白城医学高等专科学校）
梁丽萍（内蒙古科技大学包头医学院第二附属医院）
韩绍磊（山东大学附属济南市传染病医院）
谭　毅（山东医学高等专科学校）

数字化教材编委会

主　编　文兆峰　初晓艺

副主编　谢　云　马林伟　段启龙

编　者　（以姓氏笔画为序）

于海静（山东药品食品职业学院）
马林伟（江苏医药职业学院）
文兆峰（菏泽医学专科学校）
代永红（重庆市江津区中心医院）
刘　永（重庆医药高等专科学校）
刘志明（曲靖市第一人民医院）
李彦娴（保山中医药高等专科学校）
初晓艺（山东药品食品职业学院）
张　丽（菏泽家政职业学院）
段启龙（山东医学高等专科学校）
谢　云（长沙卫生职业学院）
魏　伟（菏泽医学专科学校）

前言

本教材是“全国高职高专院校‘十三五’医学影像技术规划教材”之一，是根据医学影像技术专业教学大纲的基本要求和课程特点编写而成。医学发展的历程表明，临床医学是医学教育的重要一环。因此，在高等医学教育中非临床医学专业学生，也有必要学习临床医学基本内容，了解临床医学发生、发展概貌。基于此我们编写了本教材，供医学影像技术专业教学使用。

临床医学概要是对临床医学各学科常见病、多发病的临床表现、诊断和治疗进行概要性描述的一门专业基础课，涵盖了诊断学、内科学、外科学、妇产科学、儿科学、传染病学等学科的内容，简要地介绍了临床各学科的常见病和多发病的病因、临床表现、诊断、治疗原则。

本教材编写以医学影像技术专业培养目标为导向，培养具有良好职业道德，德智体美全面发展的、胜任医学影像技术工作岗位的高素质技术技能型人才。以临床实践能力的培养为根本，满足“三个需要”（岗位需要、学教需要、社会需要）。教材充分考虑医学影像技术专业的专业特点，坚持“三基”（基础理论、基本知识、基本技能）和“五性”（思想性、科学性、先进性、启发性、适用性），基本理论和基本知识以“必需、够用”为度，并适当反映学科的新进展。考虑本书读者为医学影像技术专业学生，临床疾病主要介绍概述和临床诊治决策思路、原则与要点，而具体疗法、用药方法、手术方法、技术操作等从简。需要提及进展，指明方向时也点到为止，不作深入拓展。本教材为书网融合教材，即纸质教材有机融合电子教材、教学配套资源（PPT、微课、视频、图片等）、题库系统，使教学资源更加多样化、立体化。

本教材由文兆峰、初晓艺主编，谢云、马林伟、段启龙副主编，各章执笔为：文兆峰（第一章、第八章），李彦娴（第二章第一节、第二节、第三节），刘永（第二章第四节、第五节），刘志明（第三章），谢云（第四章），段启龙（第五章，第十五章），代永红（第六章），马林伟（第七章，第十章），于海静（第九章，第十三章），魏伟（第十一章），初晓艺（第十二章），张丽（第十四章）。他们均为长期工作在临床教学一线的专家学者，其中部分编者还是临床一线医生，对临床教学及疾病诊治相关规律有着深刻的认识，又富有敬业精神，保证了本书的编写质量与水平。

临床医学学科博大精深，本教材涵盖了多门学科，由于受编者水平所限，虽然我们在教材的编写过程中竭尽全能，但书中仍不免存在缺点和不足，在此恳请师生和同道批评指正。

编　者

2020年4月

目录

CONTENTS

第一章 绪论 // 1

一、临床医学概要的范畴 …… 1
二、临床医学发展简史 …… 1
三、如何学习临床医学概要 …… 3

第二章 诊断学概要 // 5

第一节 病史询问 …… 5
一、概述 …… 5
二、问诊的内容 …… 5
三、问诊的方法与技巧 …… 7
第二节 常见症状 …… 7
一、发热 …… 7
二、头痛 …… 8
三、胸痛 …… 9
四、腹痛 …… 10
五、水肿 …… 11
六、呼吸困难 …… 11
七、咳嗽与咳痰 …… 12
八、咯血 …… 13
九、发绀 …… 13
十、心悸 …… 14
十一、恶心与呕吐 …… 14
十二、呕血 …… 15
十三、便血 …… 16
十四、腹泻 …… 16
十五、黄疸 …… 17
十六、血尿 …… 18
十七、尿频、尿急与尿痛 …… 18
第三节 体格检查 …… 19
一、基本方法 …… 19

二、一般检查 …… 21
三、头颈部检查 …… 23
四、胸部检查 …… 25
五、腹部检查 …… 30
六、肛门、直肠、外生殖器检查 …… 33
七、脊柱和四肢检查 …… 33
八、神经系统检查 …… 34
第四节 实验室诊断 …… 36
一、血常规检查 …… 37
二、尿常规检查 …… 43
三、粪便检查 …… 47
四、肝功能检查 …… 48
五、肾功能检查 …… 54
六、血生化检查 …… 56
第五节 影像检查概述 …… 61
一、X线检查 …… 61
二、超声检查 …… 66
三、计算机体层成像 …… 67
四、磁共振成像 …… 68
五、核医学检查 …… 68

第三章 外科学基础 // 70

第一节 无菌术 …… 70
一、手术器械、物品、敷料的灭菌法和消毒法 …… 70
二、手术人员和患者手术区域的准备 …… 72
三、手术进行中的无菌原则 …… 72
四、手术室的管理 …… 73
第二节 外科休克 …… 74
一、概述 …… 74
二、低血容量性休克 …… 78
三、感染性休克 …… 79
第三节 外科损伤 …… 80
一、颅脑损伤 …… 80
二、胸部损伤 …… 90
三、腹部损伤 …… 94

第四章 呼吸系统疾病 // 100

第一节 呼吸系统疾病概述 …… 100
一、呼吸系统的结构与功能特点 …… 100

二、呼吸系统疾病的诊断 …… 100
第二节 肺炎 …… 102
一、概述 …… 102
二、肺炎球菌肺炎 …… 103
第三节 慢性阻塞性肺疾病 …… 105
第四节 支气管扩张症 …… 107
第五节 肺癌 …… 110
第六节 支气管哮喘 …… 113
第七节 肺栓塞 …… 115

第五章 消化系统疾病 // 120

第一节 消化系统疾病概述 …… 120
一、病因和分类 …… 120
二、主要症状 …… 120
三、诊断 …… 121
四、治疗原则 …… 122
第二节 食管癌 …… 123
第三节 胃癌 …… 126
第四节 原发性肝癌 …… 129
第五节 胆道疾病 …… 131
一、胆石症与胆道感染 …… 131
二、胆道肿瘤 …… 135
第六节 胰腺疾病 …… 137
一、急性胰腺炎 …… 137
二、慢性胰腺炎 …… 140
三、胰腺癌和壶腹部癌 …… 141
第七节 肠道疾病 …… 143
一、肠梗阻 …… 144
二、大肠癌 …… 147
三、急性阑尾炎 …… 150

第六章 循环系统疾病 // 156

第一节 循环系统疾病概述 …… 156
一、心脏的解剖和生理 …… 156
二、心血管疾病的诊断 …… 157
三、心血管疾病的治疗 …… 158
第二节 心力衰竭 …… 159
一、概述 …… 159
二、慢性心力衰竭 …… 162

三、急性心力衰竭 …… 166
第三节 高血压 …… 166
第四节 冠状动脉粥样硬化性心脏病 …… 169
一、概述 …… 169
二、稳定型心绞痛 …… 171
三、急性心肌梗死 …… 173

第七章 血液与造血系统疾病 // 180

第一节 血液与造血系统疾病概述 …… 180
一、血液系统解剖及生理 …… 180
二、血液系统疾病分类 …… 180
三、临床表现 …… 181
四、实验室和其他检查 …… 181
五、诊断 …… 181
六、治疗原则 …… 182
第二节 贫血 …… 183
一、概述 …… 183
二、缺铁性贫血 …… 185
三、巨幼细胞贫血 …… 187
四、再生障碍性贫血 …… 189

第八章 泌尿系统疾病 // 193

第一节 泌尿系统疾病概述 …… 193
一、肾的功能 …… 193
二、泌尿系统疾病的常用检查方法 …… 193
第二节 急性肾小球肾炎 …… 194
第三节 泌尿系统感染 …… 195
一、急性肾盂肾炎 …… 196
二、肾积脓 …… 196
三、急性细菌性膀胱炎 …… 196
四、淋菌性尿道炎 …… 197
第四节 尿石症 …… 197
一、概述 …… 197
二、肾及输尿管结石 …… 198
第五节 良性前列腺增生症 …… 200
第六节 泌尿系统肿瘤 …… 201
一、肾细胞癌 …… 202
二、膀胱肿瘤 …… 203

第九章 内分泌系统疾病 // 207

第一节 甲状腺功能亢进症 …… 207
第二节 糖尿病 …… 213
第三节 痛风 …… 220

第十章 结缔组织病与免疫缺陷性疾病 // 226

第一节 风湿性疾病概述 …… 226
一、风湿性疾病分类 …… 226
二、病史采集和体格检查 …… 227
三、实验室检查 …… 227
四、治疗 …… 228
第二节 类风湿关节炎 …… 229
第三节 系统性红斑狼疮 …… 233

第十一章 妇产科学 // 239

第一节 女性生殖系统解剖概要 …… 239
一、女性内生殖器 …… 239
二、血管及淋巴 …… 241
第二节 妇科系统疾病概要 …… 242
一、子宫肌瘤 …… 242
二、子宫颈癌 …… 244
第三节 产科系统疾病概要 …… 246
一、产前筛查 …… 247
二、异位妊娠 …… 248

第十二章 儿科疾病 // 254

第一节 儿童的生长发育 …… 254
一、儿童年龄分期 …… 254
二、儿童生长发育规律 …… 254
三、体格生长规律 …… 254
四、各年龄期儿童的保健重点 …… 256
第二节 新生儿疾病 …… 258
一、新生儿的分类 …… 258
二、新生儿缺氧缺血性脑病 …… 259
三、新生儿黄疸 …… 260
四、新生儿感染性肺炎 …… 262

第三节 儿科常见疾病 …… 263
一、营养性维生素D缺乏 …… 263
二、肠套叠 …… 265
三、先天性疾病 …… 267
四、腹泻病 …… 270
五、急性呼吸道感染性疾病 …… 273

第十三章 传染性疾病 // 277

第一节 传染性疾病概述 …… 277
一、传染病的发生与发展 …… 277
二、组织损伤的发生机制 …… 277
三、病理生理改变 …… 278
四、传染病的流行过程 …… 278
五、传染病的特征 …… 279
六、传染病的诊断和治疗原则 …… 280
七、传染病的预防 …… 281
第二节 结核病 …… 282
第三节 性传播疾病 …… 286
一、淋病 …… 286
二、艾滋病 …… 288
第四节 传染性非典型肺炎 …… 291

第十四章 精神及神经系统疾病 // 296

第一节 精神疾病 …… 296
一、概述 …… 296
二、精神分裂症 …… 299
三、双相障碍 …… 301
第二节 神经系统疾病 …… 302
一、急性脑血管病 …… 302
二、阿尔茨海默病 …… 305

第十五章 运动系统疾病 // 309

第一节 化脓性骨髓炎 …… 309
一、急性化脓性骨髓炎 …… 309
二、慢性化脓性骨髓炎 …… 311
第二节 颈肩腰腿病 …… 311
一、颈肩痛 …… 312
二、腰腿痛 …… 314

第三节　骨折 …… 317
　一、概述 …… 317
　二、常见骨折 …… 320
第四节　关节脱位 …… 325
　一、概述 …… 325
　二、肩关节脱位 …… 326

参考答案 …… 330
参考文献 …… 331

第一章 绪 论

PPT

知识目标

1. **掌握** 临床医学概要的范畴。
2. **熟悉** 临床医学发展简史。
3. 了解 临床医学概要的学习方法。

技能目标

1. **学会** 临床医学发展历程。
2. **具备** 针对自己专业的需求学好临床医学概要的能力。

医学是通过科学或技术的手段处理人体的各种疾病或病变的学科。它是生物学的应用学科，包括基础医学、临床医学、预防医学。是以治疗预防疾病和提高人体健康为目的。临床医学是医学科学中研究疾病的诊断、治疗和预防的各专业学科的总称，在现代医学中占有重要地位。

一、临床医学概要的范畴

临床医学概要是对临床医学各学科常见病、多发病的临床表现、诊断和治疗进行概要性描述的一门专业基础课。它涵盖了诊断学、内科学、外科学、妇产科学、儿科学、传染病学、精神病学等学科的内容，它简明的介绍临床各学科的常见病和多发病的病因、临床表现、诊断、治疗原则。通过本课程的学习，可以使非临床医学专业的学生在学习本专业知识的基础上，掌握一定的临床医学基础知识、基本理论和基本技能，了解临床需求，了解本专业与临床医学的关系，从而为今后的专业学习、工作和科研奠定基础，拓宽思路，相互促进，形成良性互动。

二、临床医学发展简史

医学是人类在不断地与疾病斗争中逐步发展起来的。

（一）古代医学

在远古时代，人类在与自然灾害、疾病、伤痛的斗争中逐步发现了一些治疗疾病的药物和方法，不断积累和改善，形成了原始的经验医学。人类在依靠植物为生的长期过程中逐渐熟悉植物的营养、毒性和治疗作用。中国古代称药物书为"本草"，英语中称药物为"drug"（即干燥的草木），这都说明药物是起源于植物的。随着狩猎和畜牧业的发展，逐渐有了对损伤的简陋救助法，如创伤、骨折、脱臼的治疗；同时使人类认识了动物的营养价值，动物药也随着出现。

古代东方是人类文化的摇篮，主要指古代埃及、古代巴比伦、古代印度和中国。古代东方医学逐渐积累了许多有价值的治病经验。古埃及很早就使用催吐下泄、利尿、发汗等治疗法，并已知灌肠法。古埃及在约公元前3000年已实行尸体干化法制作"木乃伊"，这对于人体构造的认识有很大的帮助，而且成为现代研究古代病理学的宝贵材料，另外埃及古代用纸草文写成医书，现存的有5、6种。古代印度的外科很发达，大约在公元四世纪，印度就能做断肢、眼科及剖腹产等手术。印度人除应用植物药外，还采用动物药和矿物药。由于毒蛇多，印度还有专门治蛇咬伤的医生。中国早在公元前五世纪就出现了名医扁鹊，最早用望、闻、问、切四法来诊断疾病。《内经》是中国最早的医学典籍，它的整体观念，阴阳五行学说，脏腑经络学说，三者结合构成了辨证施治的理论体系。秦汉时期，临床治疗学有了新的发展，出现了药物学《神农本草经》。特别是张仲景的临床治疗学名著《伤寒杂病论》，指导中医临床两千年之久。在东汉末年，外科方面杰出人物华佗，创造了药物全身麻醉法，可施行腹部手术。

公元前七世纪至六世纪，希腊从原始社会进入奴隶社会。希腊医学是后来罗马以后全欧洲医学发展的基础，直到现在欧洲人所用的医药符号，如手杖和蛇，也是源于希腊医学。公元前5世纪恩培多克勒提出一切物体都由“四种元素”组成，火、空气（风）、水和土（地），这四种元素以不同的数量比例混合起来，成为各种性质的物体，这与中国的五行说相类似。希腊医学的代表人物为希波克拉底（公元前460—公元前370年），他是被西方尊为“医学之父”的古希腊著名医生，西方医学奠基人。他提出“体液（humours）学说”，他的医学观点对以后西方医学的发展有巨大影响。“体液学说”，认为人体由血液、黏液、黄胆和黑胆四种体液组成，这四种体液的不同配合使人们有不同的体质。他把疾病看作是发展着的现象，认为医师应医治的不仅是病而是病人；从而改变了当时医学中以巫术和宗教为根据的观念。《希波克拉底文集》中很多地方都谈论到医学道德问题，著名的有《希波克拉底誓言》，后来欧洲人学医后，都要按这个誓言宣誓。 Celsus 在公元 1 世纪、Galen 在公元 2 世纪用拉丁文书写医疗文件，从此开始了持续 1500 年之久的用拉丁文作为欧洲医学公用语言的传统。

中世纪的欧洲神学渗透到一切知识部门，医学也由僧侣掌握，只有他们懂得拉丁语，保存了一些古代传下来的医药知识，他们为病人看病，也替病人祈祷，成了所谓寺院医学，把治愈与神圣的奇迹联系在一起，这阻碍了医学的发展。阿维森纳（980—1037）是中世纪伟大的医生，在世界医史上也是杰出的医生之一，他同时也是著名的百科全书编纂家和思想家。他最著名的医学著作是《医典》，曾多次译成拉丁文，在很长一段时间内《医典》是研读医学的必读指南书。

（二）近代的医学

西方近代医学是指文艺复兴以后逐渐兴起的医学，一般包括16世纪、17世纪、18世纪和19世纪的欧洲医学。在欧洲大陆，中世纪的黑暗保守终被 15 世纪开始的文艺复兴所冲破。文艺复兴运动中，怀疑教条、反对权威之风兴起。于是，医学界也产生了一场以帕拉切尔苏斯（1493—1541）为代表的医学革命。 随着科学的发展，医学逐渐从玄学、经验转向科学，这一发展先带动了基础医学，后来扩展到临床医学。人体解剖学得以发展，首先革新解剖学的是意大利的达·芬奇，而根据直接的观察来写作人体解剖学教科书这一工作由 A.维萨里完成。1543年，他将工作中积累起来的材料整理成书，公开发表。这本书就是《人体构造论》。此书指出加伦的错误达 200多处。法国的帕雷曾任军医，在战伤处理中，用软膏代替沸油处理火器伤，取得了很好的疗效。他还用结扎法取代烧灼法进行止血，做过异位胎儿倒转术，创制过假手、假足。帕雷使外科医生的地位得以提高。17世纪，实验、量度的应用，使生命科学开始步入科学轨道。生理学取得巨大的进步，圣托里奥（1561—1636）最先在医学界使用量度手段，他制作了体温计和脉搏计。W.S.哈维（1578—1657）发现了血液循环。显微镜出现于17世纪初，它的出现把人们带到一个新的认识水平。在这以后，科学家利用显微镜取得了一系列重要发现。在18世纪病理解剖学建立，临床医学教学兴盛起来，莱顿大学在医院中设立了教学病床。E.詹纳（1749—1823）发明牛痘接种法，这是18世纪预防医学的一件大事。詹纳在实践中发现牛痘接种比人痘接种更安全。他的这个改进增加了接种的安全性，为人类最终消灭天花做出贡献。

19世纪，伴随着自然科学和技术的巨大进步，医学得以快速发展。19世纪初细胞学说提出，到19世纪中叶德国病理学家R.菲尔肖倡导细胞病理学，将疾病研究深入到细胞层次。19世纪中叶，细菌学建立，法国人L.巴斯德证明发酵及传染病都是微生物引起的。德国人R.科赫（1843—1910）发现霍乱弧菌、结核分枝杆菌及炭疽杆菌等，并改进了培养细菌的方法和细菌染色方法，还提出科赫三定律。他们的工作奠定了微生物学的基础。许多临床诊断辅助手段如血压测量、体温测量、体腔镜检查都是在19世纪开始应用的。19世纪之前，外科非常落后，疼痛、感染、出血等主要基本问题未得解决，限制了手术的数量和范围。

19世纪中叶，解剖学的发展和麻醉法、防腐法、无菌法的应用，对19世纪末和20世纪初期外科学的发展，起了决定性的作用。19世纪中叶一氧化二氮、乙醚、三氯甲烷相继被用作全身麻醉药，19世纪末又发明了局部麻醉的方法，外科手术能够在无痛情况下施行。创伤手术后的化脓并发症是最麻烦的事，维也纳的产科医生塞梅尔魏斯（1818—1865）于1847年证明产褥热的真正原因是手和产科器械带进了感染因素，主张用石灰水洗手。根据巴斯德的发现，英国外科医生J.利斯特（1827—1912）认为，伤口中的腐烂和分解过程是由微生物所引起。1865年他用石炭酸消毒法进行复杂骨折手术获得成功，他还用石炭酸消毒手术室、手术台、手术部位和伤口。并用复杂的包扎法包扎伤口。1886年E.贝格曼（1836—1907）采用热压消毒器进行消毒，外科真正进入了无菌手术的时代。

止血方面也有些初步进步，如止血钳、止血带以及血管结扎方法的应用等。以上几方面的重要成就，为外科的发展铺平了道路。从此外科学开始迅速发展。

近代医学经历了16—17世纪的奠基，18世纪的系统分类，19世纪的大发展，到20世纪与现代科学技术紧密结合，发展为现代医学。20世纪医学的特点是一方面向微观发展，如分子生物学；一方面又向宏观发展。在向宏观发展方面，又可分为两种：一是人们认识到人本身是一个整体；二是把人作为一个与自然环境和社会环境密切相互作用的整体来研究。抗生素、胰岛素的发现，内分泌学、营养学、分子生物学、医学遗传学以及手术学科的快速发展，使医学取得了巨大发展，随后器官移植、显微外科技术、生物医学工程突飞猛进，20世纪后半叶讨论心理与健康和疾病关系的学科，如心身医学以及行为医学等相继出现。

近二三十年来临床医学在不少领域取得了许多进展。较为突出的是：①计算机断层摄影（CT）、磁共振（MRI）、二维超声、血管造影、核医学显像、内镜技术等用于临床，使许多疾病的诊断以直观的图像代替了单纯根据临床症状和简单的理学检查的推理，疾病的诊断水平有了极为显著地提高；②介入治疗、内镜治疗、放射治疗的发展，微创外科的兴起使许多疾病的治疗水平有了显著的进步；③器官、组织和细胞移植，人工器官、人工组织的研究使器官功能衰竭、组织严重损伤的治疗有了新的转机；④分子生物学、细胞生物学、组织化学、基因工程等技术的发展在阐明病因、发病机制以及诊断和治疗方面显示了重要的前景。

三、如何学习临床医学概要

首先要重视临床医学概要这门课。通过本课程的学习教育，可以使非临床医学专业的学生掌握一定的医学基础知识、基本理论和基本技能，了解临床需求，了解本专业与临床医学的关系，从而为今后的专业学习、工作和科研奠定基础，更好地开展工作。

其次，要理论联系实际。通过教材中的案例以及课堂教学中老师讲到的临床案例，深化对疾病临床表现、诊断以及治疗知识的理解和运用，建立临床思维。了解临床医生诊断处理疾病的流程与方法，帮助自己将来更好地开展专业工作。

三是针对自己专业的需求，明确学习的知识和能力要求，在学习中主次分明，抓住重点。

本章小结

本章阐述了临床医学概要的范畴和临床医学发展简史，并探讨了如何学习临床医学概要。同学们要重视临床医学概要这门课，了解临床医生诊断处理疾病的流程与方法，帮助自己将来更好地开展专业工作。

习 题

一、简答题

1. 什么是临床医学概要？

2. 如何学好临床医学概要？

（文兆峰）

第二章　诊断学概要

PPT

第一节　病史询问

知识目标

1.**掌握**　问诊的主要内容、重要体征及其临床意义；常用影像检查的图像特点及临床应用。

2.**熟悉**　问诊的方法与技巧；实验室检查的项目及其临床意义。

3.**了解**　问诊的概念。

技能目标

1.**学会**　问诊、分析判断影像检查结果。

2.**具备**　对患者进行系统性及针对性问诊的能力。

一、概述

病史询问即问诊，是医师通过与患者或相关人员（患者亲属、知情者等）交谈以获取病史资料，并对资料进行综合分析做出临床判断的一种诊法。

问诊是每位医学生必须掌握的基本技能。许多疾病通过详细的问诊，再配合系统的体格检查，即可提出初步诊断。问诊是医生诊治疾病的第一步，所获得的资料对了解疾病的发生、发展、诊治经过、既往健康状况及对目前所患疾病的诊断具有重要意义，也为随后对患者进行的体格检查及各种诊断性检查的安排提供重要线索及基本资料。正确的问诊方法和良好的问诊技巧还有利于医患沟通、建立良好的医患关系。

问诊时医师必须注意医德的相关要求。应做到：①严肃认真地对待疾病，尊重患者隐私；②对待任何患者一视同仁；③不随意评价或诋毁同行；④有足够的耐心和责任心对患者进行教育和健康指导。

医生在问诊时要讲究方法与技巧，做到：①有高度的同情心和强烈的责任感；②语言通俗，防止暗示；③全面了解，重点突出；④注意病史的可靠性，及时核实可疑情况；⑤对危重患者，在扼要问询、重点检查后立即抢救；⑥善于应对残疾患者、精神疾病患者等特殊患者或某些特殊情况。

二、问诊的内容

问诊的内容包括：一般项目、主诉、现病史、既往史、个人史、婚姻史、月经史、生育史及家族史。

（一）一般项目

包括姓名、性别、年龄（实际年龄）、籍贯、出生地、民族、婚姻、通信地址、电话号码、工作单位、职业（工种）、入院日期、记录日期、病史陈述者、可靠程度等。

（二）主诉

主诉是指患者感觉最痛苦、最明显的症状或体征，即本次就诊最主要的原因及持续时间。主诉应简明扼要，多个症状时按时间先后顺序排列，如“心脏杂音10年余，心悸、气短1个月”。应尽可能用患者自己的语言，如“心悸、气短2年”，而不是用诊断用语“心脏病2年”。对于当前无症状，诊断资料和入院目的又十分明确的患者，可以采用如下方式记录主诉，如

“患白血病3年，复发2周”“发现胆囊结石2个月，入院接受手术治疗”。

（三）现病史

现病史是指疾病自发生至就诊时的全过程。现病史是病史中的主体部分，记录疾病的发生、发展及演变和诊治的全过程，包括以下内容。

1.起病情况与患病时间 包括起病的地点、环境、时间、起病急缓。例如有的疾病起病急骤，如心绞痛、急性胃肠穿孔等；有的起病缓慢，如肺结核、肿瘤等。有的起病常与某些因素有关，如脑血栓形成常发生于睡眠时；脑出血、高血压危象常发生于激动或紧张状态时。患病时间是指从起病到就诊或入院的时间。

2.主要症状的特点 包括症状出现的部位、性质、持续时间、强度、加重或缓解的因素。主要症状的部位有助于确定病变的组织或器官，而同一症状性质、程度、持续时间及加重或缓解因素不同，临床意义也不同。如心绞痛常由情绪激动或体力劳动诱发，表现为胸骨后或心前区压榨性痛，休息或舌下含服硝酸甘油可缓解，一般历时3~5分钟，很少超过15分钟，而心肌梗死则表现为刀割样疼痛，休息或含服硝酸甘油不能缓解，历时超过30分钟。

3.病因与诱因 应尽可能问清与发病相关的病因（如外伤、感染、中毒等）以及诱因（如气候变化、环境影响、饮食失调、精神因素等）。

4.伴随症状 是指在主要症状的基础上又同时出现的其他症状，是鉴别诊断的依据，或提示出现了并发症。如：患者主要症状是发热、咳嗽、胸痛，很难诊断具体的疾病，若在发热后伴有咯铁锈色痰，则考虑肺炎链球菌性肺炎的可能。

5.病情的发展与演变 患病过程中主要症状的变化或新症状的出现。如有心绞痛病史的患者本次发作疼痛加重且持续时间较长，应考虑急性心肌梗死的可能。

6.诊治经过 患病后曾接受过什么诊治，如做过什么检查、用过哪些药物。若曾用药，须问明药物名称、剂量、时间及疗效等。可为本次诊治提供参考，但不可替代自己的诊断。

7.患病以来的一般情况 包括发病以来的精神状态、饮食、睡眠、大小便、体力、体重等情况。

（四）既往史

既往史包括既往健康状况和过去曾患过的疾病（包括各种传染病）、外伤、手术、预防接种史、输血史和过敏史等。与现病史有关的既往史应重点询问，如一个哮喘患者，既往有心脏病病史，则心源性哮喘可能性大；如有对花粉或皮毛过敏的病史，则支气管哮喘的可能性大。若患者自诉曾患过某病，记录时应将病名加引号注明，如“结核病”。

（五）系统回顾

系统回顾包括呼吸系统、循环系统、消化系统、泌尿生殖系统、造血系统、内分泌及代谢系统、肌肉与骨骼系统、神经精神系统几大系统相关症状的回顾问诊。其目的是短时间内扼要地了解患者除现在所患疾病以外的其他各系统是否发生目前尚存或已痊愈的疾病，以及这些疾病与本次疾病之间是否存在因果关系，防止漏诊。

（六）个人史

个人史指患者自出生至就诊时的社会经历与生活习惯等。

1.社会经历 包括出生地、居住地区（尤其是疫源地和地方病流行区）和居留时间、受教育程度、经济状况和业余爱好等。

2.职业及工作条件 包括工种、劳动环境、有无毒物或致病因素接触史及接触时间。

3.习惯与嗜好 如起居、饮食、烟酒嗜好，有无麻醉药、毒品依赖。

4.冶游史 有无不洁性交，是否患过性病等。

（七）婚姻史

婚姻史包括是否结婚、结婚年龄、配偶健康状况、配偶职业、性生活情况、夫妻关系等。

（八）月经史与生育史

1.月经史 包括初潮年龄、月经周期、经期天数、经血的量和色、经期症状、有无痛经与白带、末次月经日期、绝经年龄等。

记录格式如下：

$$\text{初潮年龄}\frac{\text{行经天数（天）}}{\text{月经周期（天）}}\text{末次月经时间（LMP）或绝经年龄}$$

示例：

$$13\frac{3\sim5}{26\sim30}2000.11.12$$

2.生育史 包括妊娠与生育次数及年龄、人工或自然流产次数，有无早产、死产、难产，现存孩子数及年龄与性别、计划生育状况等。

（九）家族史

询问双亲与兄弟、姐妹及子女的年龄及健康情况。家族中有无与患者同样的疾病，有无与遗传有关的疾病，如白化病、血友病、糖尿病等。对已死亡的直系亲属要问明死因与年龄。

三、问诊的方法与技巧

1.问诊前医生要向患者做自我介绍，注意仪表和举止。了解患者的要求与愿望，使用恰当的言语或体语表示愿意为解除患者的病痛和满足他的要求尽自己所能，取得患者的信任，建立良好的医患关系。

2.尽可能让患者充分地陈述和强调其认为重要的情况和感受。追溯首发症状开始的确切时间，直至目前的演变过程。

3.问诊过程中注意使用过渡语言，使患者理解医生开始新话题的目的与意义。避免重复提问、暗示性提问，避免使用医学术语。

4.提问时要注意系统性和目的性，根据具体情况采用不同类型的提问。避免诱导性提问、暗示性提问或责难性提问。

5.引证核实患者提供的信息，以收集到尽可能准确的病史。询问病史的每一部分结束时进行归纳小结。

6.重危患者应简单询问，进行重点体格检查后立即进行抢救。待病情稳定后再补问患者。

7.尽量询问患者自己或知情者，让其充分陈述病情，在偏题太远时适当引回，不可生硬打断。问诊结束应感谢患者的合作，并表示下一步的计划。

第二节 常见症状

PPT

症状是指患者主观感受到不适或痛苦的异常感受或某些客观病态改变。有些症状只有患者主观才能感觉到，如疼痛、恶心等；有些不仅主观能感觉到，客观检查也能发现，如发热、黄疸等；也有些主观无异常，通过客观检查被发现，如黏膜出血等。广义的症状也包括部分体征。体征则是通过医生客观检查到的患者身体方面的异常改变，如肝肿大。同一疾病可有不同症状，不同疾病可有相同症状，因此，在诊断疾病时须结合临床各种资料进行综合分析。

一、发热

正常人的体温在下丘脑体温调节中枢作用下保持相对恒定，腋温为36.0~37.0℃。各种原因引起体温调节中枢功能障碍时，体温升高超过正常，称为发热。在生理状态下，体温受内、外因素的影响而稍有波动。下午较早晨高，剧烈活动、劳动或进餐后体温也可略升高，但正常24小时体温波动不超过1℃。

【病因】

分为感染性与非感染性两大类，以感染性发热多见。

1.感染性发热 病原体包括细菌、病毒、支原体、立克次体、螺旋体、真菌、寄生虫等。

2.非感染性发热 无菌坏死物质的吸收（如大面积烧伤、恶性肿瘤）、变态反应性疾病（如风湿热）、内分泌代谢疾病（如甲状腺功能亢进）、皮肤病变致皮肤散热减少（如广泛性皮炎）、体温调节中枢功能失常（如脑溢血）、自主神经功能紊乱。

【临床表现】

1.发热分度 以口腔温度为标准，将发热为：①低热 37.3~38℃；②中等度热 38.1~39℃；③高热 39.1~41℃；④超高热 41℃以上。

2.发热的临床经过 分为体温上升期（畏寒、疲乏无力、肌肉酸痛等）、高热持续期（皮肤发红及灼热、呼吸加快变深、开始出汗）、体温下降期（出汗多，皮肤潮湿）三个阶段。

3.热型及临床意义 发热患者在不同时间测得的体温数值分别记录在体温单上，将各体温数值点连接起来形成不同形态的体温曲线，称为热型。临床上常见热型分类如下。

（1）稽留热 体温持续在39~40℃以上，达数天或数周，24小时内波动不超过1℃。见于肺炎球菌肺炎、斑疹伤寒等。

（2）弛张热 体温在39℃以上，24小时内波动范围超过2℃，但最低温度在正常水平以上。常见于败血症、重症结核、风湿热等。

（3）间歇热 高热期与无热期交替出现，体温骤升骤降。常见于疟疾、急性肾盂肾炎等。

（4）波状热 体温逐渐上升又逐渐下降至正常，数天后又逐渐升高，最高达39℃以上。见于布氏杆菌病。

（5）回归热 高热期与无热期各持续一定天数后规律性交替一次，最高体温达39℃或以上。见于回归热、霍奇金淋巴瘤等。

（6）不规则热 体温曲线没有规律，见于结核病、风湿热等。

【伴随症状】

发热伴寒战，见于肺炎球菌肺炎、败血症、急性溶血性疾病、急性胆囊炎、疟疾等；伴尿频、尿急、尿痛，见于尿路感染；伴咳嗽、咳痰、胸痛，见于呼吸系统疾病，如支气管炎、肺炎、肺结核等。

二、头痛

头痛（headache）是指眉弓、耳廓上部、枕外隆突连线以上部位的疼痛。反复发作或持续的头痛，常提示器质性病变。

【病因】

1.颅脑病变 见于颅内感染（脑膜炎、脑炎）、脑血管病变（蛛网膜下隙出血、脑出血、脑血栓形成等）、颅内占位性病变（脑肿瘤）、颅脑外伤（脑震荡、脑挫伤、硬膜下血肿等）、偏头痛。

2.颅外病变 颈椎病压迫神经、三叉神经及眼、耳、鼻和牙疾病所致的头痛。

3.全身性疾病 急性感染（流行性感冒、伤寒）、心血管疾病 （高血压疾病、充血性心力衰竭）、中毒（铅、酒精）、尿毒症、贫血、中暑等。

4.神经症 如神经衰弱及癔症性头痛。

【临床表现】

1.起病情况 急性头痛并有发热者常为急性感染所致。急剧的头痛，持续不减，并有不同程度的意识障碍而无发热者，提示颅内血管性疾病（如蛛网膜下隙出血）。反复发作性头痛或搏动性头痛见于偏头痛、高血压或神经官能症。慢性进行性头痛并有颅内压增高症状（如呕吐、缓脉、视神经乳头水肿）多见于脑瘤。青壮年慢性头痛，但无颅内压增高，常因焦急、情绪紧张而发生，多为肌紧张性头痛。

2.头痛部位 偏头痛及丛集性头痛多在一侧；高血压所致多在额部或整个头部；全身性或颅内感染性疾病所致多为全头部痛；蛛网膜下隙出血除头痛外尚有颈痛。眼源性、鼻源性或牙源性头痛部位多浅表；颅内深部病变的头痛常为深在性且较弥散，部位不一定与病变部位相一致，但疼痛多向病灶同侧放射。

3.头痛的性质 剧痛多为三叉神经痛、偏头痛及蛛网膜下隙出血等；搏动性头疼多见于高血压、偏头痛、丛集性头痛、急性发热性疾病等；神经痛多呈电击样或刺痛；肌紧张性头痛多为重压感、紧箍感或钳夹样痛；蛛网膜下隙出血多为爆裂样或斧劈样痛。

4.头痛发生与持续时间 晨起头痛加剧，可见于颅内占位性病变、鼻窦炎；长时间阅读后发生，多为屈光不正引起；丛集性头痛常在晚间发生；女性偏头痛于月经期发作较频繁；脑肿瘤的头痛多为持续性并有长短不等的缓解期。

5.影响头痛的因素 颅内压高（如脑瘤、脑膜炎等）所致头痛，可因咳嗽、打喷嚏、摇头、俯身而加剧；丛集性头痛在直立时可缓解；颈肌急性炎症所致的头痛可因颈部运动而加剧；慢性或职业性的颈肌痉挛所致的头痛，可因活动按摩颈肌而逐渐缓解；偏头痛在应用麦角胺后可缓解。

【伴随症状】

头痛伴发热，常见于全身感染性疾病；伴脑膜刺激征，提示脑炎、脑膜炎或蛛网膜下隙出血；伴剧烈呕吐，提示颅内压增高；伴眩晕，见于小脑肿瘤、椎-基底动脉供血不足；伴癫痫发作，见于脑血管畸形、脑内寄生虫病或脑肿瘤等。

三、胸痛

胸痛（chest pain）是临床上常见的症状，主要由胸部疾病所致，少数由其他疾病引起。

【病因】

1.胸壁疾病 急性蜂窝织炎、带状疱疹、肋间神经炎、肋软骨炎、流行性肌炎等。

2.心血管疾病 心绞痛、急性心肌梗死、胸主动脉瘤、主动脉夹层等。

3.呼吸系统疾病 胸膜炎、胸膜肿瘤、自发性气胸、肺炎、肺癌等。

4.纵隔疾病 纵隔炎、纵隔脓肿、纵隔肿瘤等。

5.其他 过度通气综合征、痛风、食管炎、食管癌、食管裂孔疝、膈下脓肿、肝脓肿、脾梗死及神经症等。

【临床表现】

1.发病年龄 青壮年胸痛考虑结核性胸膜炎、自发性气胸、心肌炎等；40岁以上多考虑心绞痛、心肌梗死与支气管肺癌等。

2.胸痛部位 成簇的水疱沿一侧肋间神经分布伴剧痛提示带状疱疹；第一、二肋软骨处压痛并隆起提示肋软骨炎；胸骨后或心前区痛见于心绞痛与急性心肌梗死；食管和纵隔病变的疼痛多位于胸骨后。

3.胸痛性质 带状疱疹呈烧灼样或刀割样剧痛；食管炎常呈烧灼痛；心绞痛常呈压榨样痛，可伴有窒息感，心肌梗死则疼痛更为剧烈并有濒死感；胸膜炎呈隐痛、钝痛或刺痛；肺栓塞为突然剧烈刺痛或绞痛，常伴呼吸困难与发绀。

4.胸痛持续时间 平滑肌痉挛或血管狭窄缺血所致疼痛为阵发性，如心绞痛多为数分钟，一般不超过15分钟；炎症、肿瘤、栓塞或梗死所致疼痛呈持续性，如心肌梗死疼痛持续时间长达半小时以上，且不易缓解。

5.影响胸痛的因素 心绞痛常因劳累、体力活动或精神紧张而诱发，含服硝酸甘油可迅速缓解，心肌梗死则休息和含服硝酸甘油无效；胸膜炎、自发性气胸的胸痛可因深呼吸或咳嗽而加剧；食管疾病的胸骨后痛常于吞咽食物时出现或加剧，在服用抗酸剂或促胃肠动力药物后减轻或消失。

【伴随症状】

胸痛伴咳嗽、咳痰或咯血，常见于支气管扩张、肺结核、肺癌等；伴呼吸困难常见于气胸、胸腔积液、肺栓塞等；伴吞咽困难常见于食管疾病。

四、腹痛

腹痛（abdominal pain）是临床极其常见的症状，多由腹部脏器疾病引起，按病程可分为急性腹痛与慢性腹痛。

【病因】

1.急性腹痛 ①胃肠道穿孔；②腹腔脏器的急性炎症，如急性胃、肠炎，急性胰腺炎，急性出血坏死性肠炎，急性胆囊炎等；③空腔脏器阻塞或扩张，如肠梗阻、胆道或泌尿系结石、胆道蛔虫症等；④脏器扭转或破裂，如肠扭转、肠绞窄、卵巢扭转、肝破裂、脾破裂、异位妊娠破裂等；⑤腹腔内血管阻塞，如缺血性肠病、夹层腹主动脉瘤等；⑥胸腔疾病所致的腹部牵涉性痛，如肺炎、心绞痛、心肌梗死等；⑦腹壁疾病，如腹壁挫伤、脓肿等；⑧全身性疾病所致的腹痛，如腹型过敏性紫癜、尿毒症、铅中毒、血卟啉病等。

2.慢性腹痛 ①腹腔脏器的慢性炎症，如慢性胃炎、慢性胆囊炎、慢性胰腺炎、结核性腹膜炎、溃疡性结肠炎等；②空腔脏器的张力变化，如胃肠痉挛或胃肠、胆道运动障碍；③胃、十二指肠溃疡；④腹腔脏器的扭转或梗阻，如慢性胃、肠扭转；⑤脏器包膜的牵张，如肝淤血、肝炎、肝癌等；⑥中毒与代谢障碍，如铅中毒；⑦肿瘤压迫及浸润；⑧胃肠神经功能紊乱，如胃肠神经症。

【临床表现】

1.腹痛部位 腹痛部位多为病变所在。如胃、十二指肠、胰腺疾病疼痛多在中上腹部；胆囊炎、胆石症、肝脓肿等多在右上腹；急性阑尾炎在右下腹麦氏点；小肠疾病多在脐周；膀胱炎、盆腔炎症等在下腹部；广泛性腹痛可能为腹膜的病变，如结核性腹膜炎、恶性肿瘤腹膜广泛转移或腹膜粘连。

2.腹痛性质和程度 突发的中上腹剧烈刀割样痛、烧灼样痛多为胃、十二指肠溃疡穿孔；中上腹持续性剧痛或阵发性加剧应考虑急性胰腺炎；胆石症或泌尿系结石常为阵发性绞痛；阵发性剑突下钻顶样痛见于胆道蛔虫症；持续性、广泛性剧烈腹痛伴腹肌紧张或板样强直，提示为急性弥漫性腹膜炎。

3.诱发因素与发作时间 进食油腻食物可诱发胆囊炎或胆石症；急性胰腺炎发作前常有酗酒、暴饮暴食史；腹部手术后可诱发机械性肠梗阻；腹部受暴力作用引起的剧痛伴有休克者，提示肝、脾或空腔脏器破裂；餐后痛提示胃、胆、胰病变；周期性、节律性上腹痛提示消化性溃疡；子宫内膜异位者腹痛与月经周期相关；卵泡破裂者发作在月经间期。

4.与体位的关系 为缓解和减轻腹痛，患者被迫采取一定的体位。如胃黏膜脱垂者为左侧卧位；胰体癌患者采取前倾位或俯卧位；反流性食管炎患者采取直立位；急性腹膜炎患者采取仰卧屈膝位，胆石症、输尿管结石患者为辗转体位。

【伴随症状】

腹痛伴黄疸，常与胆道系统或胰腺疾病有关；伴休克，可能是腹腔脏器破裂（如肝、脾或异位妊娠破裂）或胃肠穿孔等；伴呕吐、反酸、腹泻，提示食管、胃肠病变；伴血尿，可能为泌尿系统疾病（如泌尿系结石）所致。

五、水肿

水肿（edema）是指过多的液体在人体组织间隙积聚。可分为全身性水肿和局部性水肿，还可分为凹陷性水肿和非凹陷性水肿。一般情况下，水肿不包括脑水肿、肺水肿等内脏器官的水肿。

【病因及临床表现】

1.全身性水肿

（1）心源性水肿　多见于右心衰竭。水肿首先出现于身体下垂部位，自足部开始向上延及全身，常伴有颈静脉怒张、肝大等，严重时还合并胸腔积液、腹腔积液等右心衰竭的其他表现。

（2）肾源性水肿　见于各型肾炎和肾病。水肿首先从眼睑、颜面部开始，以后很快发展为全身性。常有尿常规改变、高血压、肾功能损害等表现。

（3）肝源性水肿　见于肝硬化。主要表现为腹腔积液，也可首先出现踝部水肿，逐渐向上蔓延，但头面部及上肢常无水肿。

（4）营养不良性水肿　见于慢性消耗性疾病、长期营养缺乏、蛋白丢失性胃肠病等。水肿发生前常有体重下降。水肿常从足部开始逐渐蔓延至全身。

（5）其他原因的全身性水肿　如黏液性水肿、经前期紧张综合征、药物性水肿、特发性水肿、妊娠性水肿等。

2.局部性水肿　分为炎症性水肿，如疖肿、蜂窝织炎；淋巴回流障碍性水肿，如丝虫病（象皮肿）；静脉回流障碍性水肿，如静脉曲张、静脉血栓。

知识拓展　丝虫病

丝虫病是由丝虫寄生在人体的淋巴系统等处所致。急性期表现为反复发作的淋巴管炎、淋巴结炎和发热，慢性期表现为淋巴水肿和象皮肿，患者皮肤粗糙与增厚，如皮革样，起皱褶，皮下组织也显著增厚，以下肢为最常见，亦可见于阴囊、阴唇、上肢等。

【伴随症状】

水肿伴肝大，常为肝源性，而同时有颈静脉怒张者则为心源性；伴重度蛋白尿常为肾源性；伴呼吸困难与发绀，常为心源性；伴消瘦者为营养不良性。

六、呼吸困难

呼吸困难（dyspnea）是指患者主观感觉空气不足、呼吸费力，客观上表现用力呼吸，严重时出现张口耸肩、鼻翼扇动、端坐呼吸、发绀、辅助呼吸肌参与呼吸运动，并伴有呼吸频率、深度和节律的改变。

【病因】

1.呼吸系统疾病　常见于：①气道阻塞，如支气管哮喘及慢性阻塞性肺疾病；②肺部疾病，如肺炎、肺脓肿、肺淤血等；③胸壁、胸廓、胸膜腔疾病，如严重胸廓畸形、胸腔积液、气胸等；④神经肌肉疾病，如重症肌无力、呼吸肌麻痹；⑤膈运动障碍，如大量腹腔积液、腹腔巨大肿瘤。

2.循环系统疾病　各种原因所致的心力衰竭、心脏压塞、肺栓塞和原发性肺动脉高压等。

3.中毒　吗啡类药物、有机磷杀虫药、氰化物中毒、糖尿病酮症酸中毒和急性一氧化碳中毒等。

4.神经精神性疾病　如脑出血、脑外伤、脑肿瘤、脑炎、脑膜炎、癔症等。

5.血液病　常见于重度贫血、高铁血红蛋白血症。

【临床表现】

1.肺源性呼吸困难　肺源性呼吸困难的比较如表2-1所示。

表2-1　肺源性呼吸困难的比较

项目	吸气性呼吸困难	呼气性呼吸困难	混合性呼吸困难
原因	喉部、气管、大支气管狭窄与阻塞	肺泡弹性减弱和（或）小支气管痉挛、炎症	肺或胸膜腔病变致换气功能障碍
特点	三凹征，吸气延长	呼气费力，呼气延长	呼吸费力，频率渐快
伴随症状	干咳、吸气性喉鸣	呼气期哮鸣音	呼吸音异常
临床意义	喉头水肿、气管异物	肺气肿、哮喘	重症肺炎、重症肺结核

三凹征：严重吸气性呼吸困难者，胸骨上窝、锁骨上窝与肋间隙在吸气时明显下陷。

2.心源性呼吸困难　主要是由于左心和（或）右心衰竭引起，尤其是左心衰竭时呼吸困难更为严重。左心衰竭所致呼吸困难的特点：①劳力性呼吸困难，在活动时出现或加重，休息时减轻或缓解；②端坐呼吸，平卧时加重，端坐位时减轻；③夜间阵发性呼吸困难，夜间睡眠中突感胸闷气急，被迫坐起，惊恐不安。轻者数十分钟后症状逐渐消失，重者可见端坐呼吸、发绀、大汗、哮鸣音、咳粉红色泡沫痰、两肺湿啰音，心率加快，此种呼吸困难又称“心源性哮喘”。

3.中毒性呼吸困难　代谢性酸中毒出现深长而规则的酸中毒大呼吸，即Kussmaul呼吸；吗啡类、巴比妥类等药物和有机磷杀虫药中毒引起的呼吸困难，主要表现为呼吸缓慢、变浅伴有呼吸节律改变，如Cheyne-Stokes呼吸（潮式呼吸）或Biots呼吸（间停呼吸）。

4.神经精神性呼吸困难　神经性呼吸困难呼吸慢而深，常有呼吸节律的改变。精神性呼吸困难多快而浅，常伴有叹息样呼吸。

5.血源性呼吸困难　多表现为呼吸浅，心率快。

【伴随症状】

呼吸困难伴胸痛见于肺炎、自发性气胸、肺栓塞等；伴发热见于呼吸道感染性疾病；伴咳嗽、咳痰见于严重肺部感染、慢性阻塞性肺疾病等；伴咳粉红色泡沫痰见于急性肺水肿；伴意识障碍见于脑膜炎、脑出血等。

七、咳嗽与咳痰

咳嗽（cough）是一种反射性防御动作，通过咳嗽可以清除呼吸道分泌物及气道内异物。咳痰（expectoration）是将呼吸道内病理性分泌物借助咳嗽反射而排出口腔外的动作，属病态现象。

【病因】

1.呼吸道疾病　咽喉炎、支气管炎、肺炎、肺结核及肿瘤等。

2.胸膜疾病　胸膜炎、自发性气胸等。

3.心血管疾病　左心衰引起肺淤血与肺水肿，右心或体循环静脉栓子脱落引起肺栓塞等。

4.中枢神经因素　脑炎、脑膜炎。

【临床表现】

1.咳嗽的性质　①干性咳嗽（无痰或甚少）：常见于急慢性咽喉炎、急性支气管炎初期、胸膜炎、支气管异物或肿瘤等。②湿性咳嗽（有痰液）：常见于慢性支气管炎、支气管扩张症、肺炎、肺脓肿、空洞型肺结核等。

2.咳嗽的时间与规律 ①突发性咳嗽：常见于吸入刺激性气体或异物。②阵发性咳嗽：见于支气管哮喘、支气管内膜结核、百日咳等。③长期慢性咳嗽：见于慢性支气管炎、支气管扩张、肺脓肿、空洞型肺结核等。④晨起或夜间就寝时（即改变体位时）咳嗽、咳痰加剧，常见于慢性支气管炎、支气管扩张和肺脓肿等。⑤夜间咳嗽常见于左心衰竭、肺结核。

3.咳嗽的音色 ①咳嗽声音嘶哑：多见于声带炎症或各种因素压迫喉返神经。②金属音咳嗽：可由于支气管肺癌、纵隔肿瘤等直接压迫气管所致。③咳嗽声音低微：见于极度衰弱或声带麻痹者。④阵发性剧咳伴有鸡鸣样吸气声：见于百日咳、会厌、喉部疾病等。

4.痰的性质和量 痰可分为浆液性、黏液性、脓性和血性等。黏液性痰多见于急性支气管炎、支气管哮喘及肺炎球菌肺炎初期；脓性痰见于化脓性细菌性呼吸道感染；血痰见于肺结核、支气管扩张或肺癌。

5.痰的颜色 铁锈色痰提示肺炎球菌肺炎；粉红色泡沫痰见于急性左心衰所致肺水肿；绿色痰提示铜绿假单胞菌感染；白色黏稠痰牵拉成丝且难以咳出，提示真菌感染；黄色脓痰见于化脓菌感染。

【伴随症状】

咳嗽伴发热、咳痰多见于呼吸道感染；伴胸痛提示肺部疾病累及胸膜、气胸等；伴呼吸困难见于喉疾病、支气管哮喘、慢性阻塞性肺疾病等；伴咯血见于肺结核、支气管扩张、支气管肺癌等。

八、咯血

咯血（hemoptysis）是指喉及喉部以下呼吸器官出血经口腔排出。咯血须与呕血相鉴别。

【病因】

1.支气管疾病 如支气管扩张、支气管肺癌、支气管内膜结核和慢性支气管炎等。

2.肺部疾病 如肺结核、肺炎、肺脓肿等。肺结核是我国最常见的咯血原因。

3.心血管疾病 较常见的是风湿性心瓣膜病二尖瓣狭窄，也可见于某些先天性心脏病，如房间隔缺损、动脉导管未闭引起肺动脉高压时。

4.其他 血液病（血小板减少性紫癜、白血病）、肺出血型钩端螺旋体病、流行性出血热等。

【临床表现】

1.年龄 青壮年咯血多见于肺结核、支气管扩张症、二尖瓣狭窄等。40岁以上有长期吸烟史者多见于支气管肺癌。

2.咯血量 每日咯血量在100ml内属小量，100~500ml属中等量，超过500ml或一次咯血100~500ml属大量咯血。大量咯血常见于空洞型肺结核、支气管扩张和肺脓肿。

3.咯血的颜色与性状 肺结核、支气管扩张等咯血颜色鲜红；肺炎球菌肺炎的咯血多为铁锈色痰；肺炎克雷伯杆菌肺炎的咯血多为砖红色胶冻样痰；左心衰肺水肿时的咯血为浆液性粉红色泡沫样痰；肺梗死时的咯血为黏稠暗红色血痰。

【伴随症状】

咯血伴发热见于肺结核、肺炎、肺脓肿等；伴胸痛见于大叶性肺炎、肺栓塞等；伴脓痰见于肺脓肿、支气管扩张、空洞型肺结核并发感染等；伴皮肤黏膜出血见于血液病、流行性出血热、肺出血型钩端螺旋体病等。

九、发绀

发绀（cyanosis）是指血液中还原血红蛋白增多或含有较多异常血红蛋白衍生物（高铁血红蛋白、硫化血红蛋白）使皮肤和黏膜呈青紫色改变的一种表现。

【病因和临床表现】

1.血液中还原血红蛋白增加（真性发绀）

（1）中心性发绀 特点是全身性发绀，受累部位皮肤温暖。①肺性发绀：常见于各种严重的呼吸系统疾病，如喉、气管、支气管的阻塞，肺炎，肺水肿，肺栓塞，原发性肺动脉高压等。②心性混合性发绀：见于先天性心脏病，如法洛四联症等。

（2）周围性发绀 特点是发绀常出现于肢体末端与下垂部位，受累部位皮肤冰冷，但若予按摩或加温使皮肤转暖，发绀可消退。①淤血性周围性发绀：见于右心衰竭、渗出性心包炎心脏压塞、缩窄性心包炎、血栓性静脉炎等。②缺血性周围性发绀：见于严重休克、暴露于寒冷环境中和血栓闭塞性脉管炎、雷诺（Raynaud）病等。

（3）混合性发绀 中心性发绀与周围性发绀同时存在。可见于心力衰竭等。

2.血液中存在异常血红蛋白衍生物

（1）高铁血红蛋白血症性发绀 血液中高铁血红蛋白含量大于30g/L时出现，表现为发绀急骤出现，抽出的静脉血为深棕色，给予氧疗发绀不改善。常见于苯胺、硝基苯、伯氨喹、亚硝酸盐、磺胺类等中毒所致。由于大量进食含亚硝酸盐的变质蔬菜引起的中毒性高铁血红蛋白血症称“肠源性青紫症”。

（2）硫化血红蛋白血症性发绀 血液中硫化血红蛋白含量大于5g/L时出现，特点是发绀的持续时间长，可达数月以上。

【伴随症状】

发绀伴呼吸困难，见于重症心、肺疾病和急性呼吸道梗阻、大量气胸等；伴杵状指（趾），见于发绀型先天性心脏病及某些慢性肺部疾病；伴意识障碍，见于某些药物或化学物质急性中毒、休克、急性肺部感染等。

十、心悸

心悸（palpitation）是自觉心脏跳动的不适感或心慌感。心悸时，心率可快、可慢，也可有心律失常，部分患者心率和心律可正常。

【病因】

1.心脏搏动增强 生理性见于健康人剧烈运动、精神紧张时，饮酒、喝浓茶或咖啡后，应用某些药物（如肾上腺素、甲状腺片等）。病理性见于心室肥大（如高血压性心脏病、主动脉瓣关闭不全）、心脏收缩力增强（如甲状腺功能亢进、贫血、发热等）。

2.心律失常 心动过速（窦性、室上性、室性）、过缓（窦性、传导阻滞）或其他心律失常（期前收缩、房颤）。

3.心脏神经症 由自主神经功能紊乱所引起，心脏本身并无器质性病变，多见于青年女性。常与焦虑、情绪激动等精神因素有关。

【伴随症状】

心悸伴心前区痛见于冠心病（如心绞痛、心肌梗死）、心肌炎等，伴晕厥或抽搐见于阵发性室性心动过速、病态窦房结综合征、高度房室传导阻滞等，伴消瘦及出汗见于甲状腺功能亢进，伴发热见于急性传染病、心肌炎、心包炎等。

十一、恶心与呕吐

恶心（nausea）为上腹部不适、紧迫欲吐的感觉，可伴皮肤苍白、出汗、流涎、血压降低及心动过缓等迷走神经兴奋的症状。呕吐（vomiting）是通过胃的强烈收缩迫使胃或部分小肠的内容物经食管、口腔而排出体外的现象。恶心常为呕吐的前奏，但两者均可单独出现。

【病因】

1. 反射性呕吐

（1）咽部受到刺激　如吸烟、剧咳、鼻咽部炎症等。

（2）胃、十二指肠疾病　如急、慢性胃肠炎、消化性溃疡等。

（3）肠道疾病　如急性阑尾炎、肠梗阻等。

（4）肝胆胰疾病　如急性肝炎、肝淤血、急性胆囊炎或胰腺炎等。

（5）腹膜及肠系膜疾病　如急性腹膜炎。

（6）其他疾病　如肾及输尿管结石、异位妊娠破裂、急性心肌梗死早期等。

2. 中枢性呕吐

（1）神经系统疾病　如各种脑炎、脑膜炎、脑血管疾病、颅脑损伤、癫痫。

（2）全身性疾病　如尿毒症、肝性脑病、糖尿病酮症酸中毒等。

（3）药物　如某些抗生素、抗癌药、洋地黄类药物、吗啡等。

（4）中毒　如乙醇、重金属、一氧化碳、有机磷农药、鼠药等。

（5）精神因素　如胃神经症、癔症、神经性厌食等。

3. 前庭障碍性呕吐　呕吐伴有听力障碍、眩晕需考虑前庭障碍性呕吐。常见疾病有迷路炎，为化脓性中耳炎的常见并发症；梅尼埃病，为突发的旋转性眩晕伴恶心呕吐；晕动病，一般在航空、乘船和乘车时发生。

【临床表现】

1. 恶心与呕吐的时间　病因不同，呕吐发生的时间也有所不同。如早孕、尿毒症等引起的呕吐多发生在早上，而幽门梗阻引起的呕吐多发生在晚上。

2. 呕吐与进食的关系　餐后近期呕吐，特别是集体发病者，多由食物中毒所致。进食过程中或餐后即刻呕吐，可能为幽门管溃疡或精神性呕吐。餐后较久或数餐后呕吐，见于幽门梗阻。

3. 呕吐的特点　进食后立刻呕吐，恶心很轻，吐后又可进食，多为神经官能性呕吐。喷射状呕吐多为颅内高压性疾病。

4. 呕吐物的性质　带发酵、腐败气味提示胃潴留；带粪臭味提示低位小肠梗阻；呕吐物呈咖啡色提示上消化道出血。

【伴随症状】

呕吐伴发热、寒战及右上腹痛应考虑急性化脓性胆囊炎；伴腹泻者多见于急性胃肠炎、细菌性食物中毒等；喷射性呕吐伴头痛常见于颅内高压症或青光眼；伴眩晕、眼球震颤者见于梅尼尔综合征。

十二、呕血

呕血（hematemesis）是上消化道疾病或全身性疾病所致的急性上消化道出血，经口排出。上消化道指屈氏韧带以上的消化道，包括食管、胃、十二指肠、肝、胆、胰及胃空肠吻合术后的空肠上段。

【病因】

1. 消化系统疾病　食管疾病（如食管炎、食管癌、食管静脉曲张破裂、食管损伤等）、胃及十二指肠疾病（如消化性溃疡、癌肿）、肝胆疾病（如肝硬化门静脉高压、肝癌、肝脓肿、胆道结石、胆道肿瘤及蛔虫等）、胰腺疾病（如急性胰腺炎、胰腺癌）。

2. 全身性疾病　如血液疾病、急性传染病、结缔组织病、尿毒症、肺源性心脏病等。

【临床表现】

1. 呕血与黑便　呕血前常有上腹不适及恶心，随后呕吐出血性胃内容物。其颜色取决于血量的多少及在胃内停留时间的长短，出血量多且在胃内停留时间短，则血色鲜红或为暗红色。如血量较少或在胃内停留时间较长，由于血红蛋白受胃酸的作用，转化为酸化正铁血红蛋白，呕吐物可呈咖啡渣样棕褐色。呕血的同时可形成黑便。

2.失血性周围循环衰竭 出血量占循环血容量的20%以上时，有急性失血相关表现，如冷汗、四肢厥冷、心慌、脉搏增快等；若出血量达循环血量的30%（800~1000ml）以上，则有周围循环衰竭的表现，出现神志不清、面色苍白、心率加快、脉搏细弱、血压下降、呼吸急促等。

3.血液学改变 最初可不明显，随后由于组织液的渗出及输液等情况，血液被稀释，血红蛋白及红细胞可逐渐减少。

4.其他 大量呕血可出现氮质血症、发热等表现。

【伴随症状】

呕血伴上腹痛见于消化性溃疡或癌肿，伴肝脾大见于肝硬化门脉高压或肝癌，伴皮肤、黏膜出血常见于血液疾病及凝血功能障碍性疾病等。

十三、便血

消化道出血后，血液由肛门排出称为便血（hematochezia）。可呈鲜红、暗红或黑色（柏油样便），少量出血不造成粪便颜色改变，但隐血试验阳性者，称为隐血便。

【病因】

1.上消化道疾病 视出血量与速度的不同，可表现为便血或黑便。

2.下消化道疾病 小肠疾病（肠结核、急性出血坏死性肠炎），结肠、直肠和肛管疾病（溃疡性结肠炎、癌肿、急性细菌性痢疾、息肉、损伤、痔、肛裂、肛瘘等）。

3.全身性疾病 急性感染性疾病（流行性出血热、败血症）、血液疾病（白血病、血小板减少性紫癜）及严重的肝脏疾病等。

【临床表现】

便血多为下消化道出血，出血量多、速度快则呈鲜红色；出血量小、速度慢，血液在肠道内停留时间较长，可呈暗红色。消化道出血每日在5~10ml以内者，无肉眼可见的粪便颜色改变，需用隐血试验才能确定，称为隐血便。

【伴随症状】

便血伴腹痛，见于消化性溃疡、肝或胆出血、细菌性痢疾、阿米巴痢疾、溃疡性结肠炎等；伴里急后重，见于痢疾、直肠炎及直肠癌；伴发热，见于败血症、流行性出血热；伴蜘蛛痣、肝掌，见于肝硬化门脉高压；伴全身出血倾向，见于急性传染性疾病及血液病；伴腹部肿块，见于肠道恶性淋巴瘤、结肠癌、肠结核等。

十四、腹泻

腹泻（diarrhea）指排便次数增加，粪质稀薄或带有黏液、脓血或未消化的食物。腹泻可分为急性与慢性两种，超过2个月者属慢性腹泻。

【病因】

1.急性腹泻 见于急性肠道疾病（如急性肠炎、Crohn病或溃疡性结肠炎急性发作）、急性中毒性疾病（如食物中毒及重金属中毒）、全身感染性疾病（如败血症、伤寒或副伤寒、钩端螺旋体病等）。

2.慢性腹泻 见于消化系统疾病（如慢性萎缩性胃炎、肠结核、溃疡性结肠炎、慢性胰腺炎等）、全身性疾病（如甲亢、肾上腺皮质功能减退症等）、某些抗生素和抗肿瘤药物的应用、神经功能紊乱（如肠易激综合征）。

【临床表现】

1.急性腹泻 起病多急骤，病程较短，多由感染或食物中毒所致。急性感染性腹泻常有不洁饮食史，于进食后24小时内发病，每天排便可达数十次，多呈稀糊状或水样便，少数为脓血便。可有腹痛或排便时有里急后重。大量腹泻后，可有脱水、电解质失衡与代谢性酸中毒等。

2.慢性腹泻 起病缓慢，病程较长，多见于慢性感染、炎症、吸收不良、肠道肿瘤或神经功能紊乱。每天排便次数增多，可为稀便，亦可带黏液、脓血或未消化的食物。可伴或不伴腹痛。有的患者可有腹泻与便秘交替的现象。长期腹泻者可致营养不良、体重减轻、维生素缺乏等。

【伴随症状】

腹泻伴发热，见于急性细菌性痢疾、伤寒或副伤寒、肠结核、肠道恶性淋巴瘤、Crohn病、溃疡性结肠炎急性发作期、败血症等；伴里急后重，提示结、直肠疾病，如痢疾、直肠炎、直肠癌等；伴明显消瘦，见于胃肠道恶性肿瘤及吸收不良综合征；伴全身出血倾向，见于白血病、过敏性紫癜等；伴腹部包块，见于胃肠恶性肿瘤、肠结核、Crohn病等；伴重度失水，常见于分泌性腹泻，如霍乱、细菌性食物中毒或尿毒症等；伴关节痛或肿胀，见于Crohn病、溃疡性结肠炎、系统性红斑狼疮、肠结核等。

十五、黄疸

黄疸（jaundice）是由于血清内胆红素增高使巩膜、皮肤、黏膜发黄的症状和体征。正常血清总胆红素浓度为1.7~17.1μmol/L，如为17.1~34.2μmol/L，肉眼看不出黄疸，则称为隐性黄疸，如超过34.2μmol/L，临床上即出现肉眼可见的黄疸。

微课

【病因】

1.溶血性黄疸 ①先天性溶血性贫血：如海洋性贫血、遗传性球形红细胞增多症。②后天获得性溶血性贫血：如误输异型血、蚕豆病、新生儿溶血性贫血、自身免疫溶血性贫血、阵发性睡眠性血红蛋白尿等。

2.肝细胞性黄疸 见于病毒性肝炎、肝硬化、中毒性肝炎、肝癌、钩端螺旋体病等。

3.胆汁淤积性黄疸 肝内性胆汁淤积常见于肝内泥沙样结石、毛细胆管炎型病毒性肝炎、药物性胆汁淤积、原发性胆汁性肝硬化、癌栓、寄生虫病等。肝外性胆汁淤积见于胆总管结石、炎性水肿、肿瘤及蛔虫等。

【临床表现】

1.溶血性黄疸 皮肤黏膜呈浅柠檬色，不伴皮肤瘙痒。急性溶血时表现为寒战、头痛、高热、腰背酸痛、呕吐、血红蛋白尿等，严重者可出现休克和肾衰竭；慢性溶血多为先天性，除贫血外还可有脾大。实验室检查，总胆红素增高，以非结合胆红素增加为主，结合胆红素基本正常，尿胆红素为阴性，而尿胆原强阳性。

2.肝细胞性黄疸 皮肤黏膜呈浅黄至深黄色，可伴轻度皮肤瘙痒。其他为肝脏原发病的表现，如疲乏、食欲减退，严重者可有出血倾向、腹腔积液、昏迷等。实验室检查，血中结合胆红素和非结合胆红素均增加，尿中胆红素定性试验阳性，尿胆原可因肝功能障碍而增高。有不同程度的肝功能损害。

3.胆汁淤积性黄疸 皮肤黏膜呈暗黄色，完全梗阻者颜色更深，可呈黄绿色，伴皮肤瘙痒，心动过缓，尿色深，大便颜色变浅或呈白陶土色。实验室检查，血中结合胆红素增加，尿胆红素试验阳性，尿胆原和粪胆原减少或缺如。血清碱性磷酸酶及总胆固醇增高。

【伴随症状】

黄疸伴发热，见于急性胆管炎、肝脓肿、钩端螺旋体病、败血症、病毒性肝炎等；伴上腹剧烈疼痛，见于胆道结石、肝脓肿或胆道蛔虫病；伴肝大，见于病毒性肝炎、原发或继发性肝癌、肝硬化；伴胆囊肿大，见于胰头癌、壶腹癌、胆总管癌、胆总管结石等；伴脾大，见于病毒性肝炎、钩端螺旋体病、败血症、肝硬化、溶血性贫血、淋巴瘤等；伴消化道出血，见于肝硬化、重症肝炎等；伴腹腔积液，见于重症肝炎、肝硬化失代偿期、肝癌等。

十六、血尿

血尿（hematuria）包括镜下血尿和肉眼血尿。镜下血尿是指尿色正常，离心沉淀后的尿液镜检每高倍视野有红细胞3个以上；肉眼血尿是指尿呈洗肉水色或血色。

【病因】

1.泌尿系统疾病 是最常见的血尿的原因，如急、慢性肾小球肾炎，尿路感染，泌尿系结石、结核、肿瘤、外伤等。

2.全身性疾病 包括感染性疾病（败血症、流行性出血热）、血液病（血小板减少性紫癜、白血病、再生障碍性贫血等）、自身免疫性疾病（系统性红斑狼疮、系统性硬化病）、心血管疾病（亚急性细菌性心内膜炎、慢性心力衰竭）。

3.尿路邻近器官疾病 前列腺炎、妇科炎症、急性阑尾炎、肠癌、宫颈癌等。

4.药物与化学因素 磺胺类、吲哚美辛、环磷酰胺、汞剂毒性作用。

5.功能性血尿 见于健康人，如运动后血尿。

【临床表现】

1.尿颜色改变 肾脏出血时，尿色均匀呈暗红色；膀胱或前列腺出血时，尿色鲜红，有时有血凝块。值得注意的是红色尿不一定是血尿，需仔细辨别。如血红蛋白尿呈均匀暗红或酱油色，无沉淀，镜检无或有少量红细胞，为溶血引起。

2.分段尿异常 尿三杯试验可粗略了解血尿产生的部位。取三个清洁玻璃杯，嘱患者一次排尿，将前、中、后三段分别排入三个玻璃杯中，如前段血尿，表示病变在尿道；后段血尿，表示病变部位在膀胱颈部和三角区或后尿道的前列腺与精囊腺等部位。全段尿均为红色，称全程血尿，表示病变在肾脏或输尿管。

3.镜下血尿 镜下红细胞大小不一、形态多样提示肾小球性血尿；镜下红细胞形态单一，与外周血相似，为均一型血尿，见于肾盂肾盏、输尿管、膀胱或前列腺病变。

4.症状性血尿 血尿的同时伴有全身或局部症状，以泌尿系病变为主。

5.无症状性血尿 见于隐匿性肾炎或某些疾病早期，如肾结核、肾癌、膀胱癌早期。

【伴随症状】

血尿伴肾绞痛，为肾或输尿管结石的特征；伴尿流中断为膀胱和尿道结石；伴尿频、尿急、尿痛见于尿道炎、膀胱炎，同时伴腰痛、高热、畏寒为肾盂肾炎；伴水肿、高血压、蛋白尿见于肾小球肾炎；伴肾肿块见于肿瘤；伴皮肤黏膜出血见于血液病、感染性疾病及其他全身性疾病；伴乳糜尿见于丝虫病、慢性肾盂肾炎。

十七、尿频、尿急与尿痛

尿频（frequent micturition）是指单位时间内排尿次数增多。正常成人白天排尿4~6次，夜间0~2次。尿急（urgent micturition）是指患者一有尿意即迫不及待需要排尿，难以控制。尿痛（odynuria）是指患者排尿时感觉耻骨上区、会阴部和尿道内疼痛或烧灼感。尿频、尿急和尿痛合称为膀胱刺激征。

【病因与临床表现】

1.尿频

（1）生理性尿频　见于饮水过多，精神紧张或气候寒冷。每次尿量不少，也不伴随尿痛、尿急等症状。

（2）病理性尿频 ①尿频而每次尿量正常，全日总尿量增多。见于糖尿病、尿崩症、精神性多饮和急性肾衰多尿期。②尿频而每次尿量少，多伴有尿急和尿痛，尿液镜检可见炎性细胞。见于膀胱炎、尿道炎、前列腺炎等。③尿频而每次尿量少，不伴尿急、尿痛，尿液镜检无炎性细胞。见于中枢及周围神经病变，如癔症、神经源性膀胱。④持续性尿频，药物治疗难以缓解，每次尿量少。见于膀胱占位性病变、妊娠子宫或卵巢囊肿等压迫膀胱。

2. 尿急 见于急性膀胱炎、尿道炎、前列腺炎、输尿管下段结石、膀胱癌、神经源性膀胱等。

3. 尿痛 引起尿急的病因几乎都可以引起尿痛，疼痛部位多在耻骨上区、会阴部和尿道内，性质可为灼痛或刺痛。

【伴随症状】

尿频伴尿急、尿痛，见于膀胱炎、尿道炎，膀胱刺激征存在但不剧烈而伴有双侧腰痛见于肾盂肾炎；尿频、尿急伴血尿、午后低热、乏力、盗汗，见于膀胱结核；尿频伴多饮、多尿、口渴见于精神性多饮，糖尿病和尿崩症；尿频尿急伴无痛性血尿见于膀胱癌；老年男性尿频伴尿线细，进行性排尿困难，见于前列腺增生；尿频、尿急、尿痛伴尿流突然中断，见于膀胱结石或后尿路结石。

PPT

第三节 体格检查

案例讨论

案例 患者，男，68岁。腹胀、纳差、消瘦2个月。查体：皮肤、巩膜轻度黄染，浅表淋巴结未触及肿大，蛙状腹，肝脏增大，质硬，轻触痛，腹部移动性浊音（+）。

讨论 1. 该患者最可能的诊断是什么？

2. 应该与哪些疾病相鉴别？

体格检查（physical examination）是检查者运用自己的感官和（或）借助检查工具（如听诊器、血压计、体温表、压舌板、手电筒、叩诊锤、检眼镜、大头针或别针、软尺和直尺、棉花等），客观地了解和评估被检者身体状况的一系列最基本的检查方法。检查所发现的异常表现称为体征（sign）。

体格检查的方法主要有5种，即视诊、触诊、叩诊、听诊和嗅诊。

一、基本方法

（一）视诊

以视觉来观察被检者全身或局部表现的诊断方法。方法简单，一般作为检查的第一步。用于全身一般状态和许多体征的检查，特殊部位需要借助某些仪器。

（二）触诊

是检查者通过手的感觉来进行判断的一种方法。分为浅表触诊法和深部触诊法。

1. 浅部触诊法 检查者手轻放于被检查部位，利用手掌指关节和腕关节的协调动作，轻柔进行滑动触摸。适用于体表浅在病变（关节、软组织、浅部动脉、静脉、神经、阴囊、精索等）的检查和评估。

2. 深部触诊法 检查时检查者一手或两手重叠，由浅入深，逐渐加压达深部。主要用于检查腹内脏器的大小和腹部异常包块等。根据检查目的和手法不同分为以下几种。

（1）深部滑行触诊法 嘱被检者放松，检查者以并拢的二、三、四指平放在被检者腹壁上，手指末端逐渐触向腹腔的脏器或包块，并在其上做上下左右滑动触摸。常用于腹腔深部包块和胃肠病变的检查。

（2）双手触诊法　检查者左手掌置于被检者被检查脏器或包块的背后部，右手并拢中间三指，平放于被检查部位，左手掌向右手方向推动，以右手触诊。用于肝、脾、肾和腹腔肿物的检查。

（3）深压触诊法　检查者用一个或两个并拢的手指逐渐深压腹壁被检查部位，以探测腹腔深在病变的部位或确定腹腔压痛点。如阑尾、胆囊、输尿管压痛点等检查。检查反跳痛时，在深压被检部位的基础上稍停2~3秒，迅速抬起手，同时观察患者面部表情变化并询问其痛感是否加重。

（4）冲击触诊法　检查者右手并拢的示、中、环三指取70°~90°角，置于腹壁相应部位，做2~3次连续冲击（注意避免用力过猛），感受指端有无腹腔脏器或包块浮沉的感觉。仅用于大量腹腔积液时肝、脾及腹腔包块的触诊。

（三）叩诊

检查者用手指叩击身体表面某一部位，使之震动而产生音响，根据震动和声响的特点来判断被检查部位的脏器状态有无异常的方法。多用于心、肺及有无腹腔积液等的检查。

1.叩诊方法

（1）间接叩诊法　是使用最广泛的方法，常用于胸部及腹部检查。叩诊时，左手中指第二指节紧贴于叩诊部位，其余手指稍微抬起，勿与体表接触，右手各指自然弯曲，以右手中指指端垂直地叩击左手中指第二指骨前端。主要以腕关节与掌指关节的活动为主，避免肘关节和肩关节参与运动。叩击动作要灵活、短促、富有弹性。同一部位只需连续叩击2~3次，印象不深，可再连续叩击2~3次，应避免不间断连续快速叩击。

（2）直接叩诊法　检查者右手中间三指并拢，用其掌面直接拍击被检查部位。适用于胸、腹部病变面积广泛时，如大量胸、腹腔积液，胸膜粘连及气胸等。

2.叩诊音　叩诊时被叩击部位产生的音响。包括五种，其特点和临床意义见表2-2。

表2-2　各种叩诊音的特点及临床意义

叩诊音	正常存在部位	临床意义
清音	正常肺部	无
浊音	心、肝等实质脏器被肺覆盖部分	肺炎、肺不张、胸膜增厚
实音	心、肝等实质性脏器	大量胸腔积液、肺实变
鼓音	腹部、胃泡区	气胸、肺空洞
过清音	无	肺气肿

（四）听诊

是检查者根据被检者身体各部分活动时发出的声音判断正常与否的一种诊断方法。常用于对心血管、肺及胃肠道等的检查。根据是否使用听诊器，分为直接听诊法和间接听诊法，其中直接听诊法仅用于无听诊器的紧急情况下。

（五）嗅诊

是通过嗅觉判断发自被检者的异常气味与疾病之间关系的方法。如酸性汗味见于长期服用水杨酸、阿司匹林等药物；恶臭痰液见于支气管扩张或肺脓肿；呼气呈刺激性蒜味见于有机磷农药中毒，呈烂苹果味见于糖尿病酮症酸中毒，呈氨味见于尿毒症。

体格检查时应注意：①检查者仪表要端庄、整洁，态度应和蔼，有高度的责任心和良好的医德。检查前先做自我介绍，并说明检查的原因、目的和要求，有利于得到被检者的密切配合。为避免交叉感染，检查前检查者应洗手或消毒液擦手。②环境安静、光线适宜，检查者站在被检者的右侧，检查时手法要轻柔，依次充分暴露检查部位，该部位检查完毕即行遮蔽。

③检查力求全面、有序、重点、规范和正确。检查要按一定的顺序进行，避免重复和漏查。检查时要注意上下、左右对比。病情有变化时要及时复查，补充或修正诊断。

二、一般检查

一般检查是对被检者全身状态的概括性观察，是整个体格检查过程中的第一步，以视诊为主，配合触诊和听诊进行检查。

（一）全身状态检查

全身状态检查包括性别、年龄、生命体征、发育与体型、营养状态、意识状态、语调与语态、面容、表情、体位、姿势、步态等。

1.生命体征 是评价生命活动存在与否及其质量的指标，包括体温、脉搏、呼吸和血压，是体格检查时必须检查的项目之一。

（1）体温 测量方法包括腋测法、口测法、肛测法3种。其中腋测法最常用，正常值为36~37℃；口测法正常值为36.3~37.2℃，不用于婴幼儿及神志不清者；肛测法正常值为36.5~37.7℃，多用于婴幼儿及神志不清者。

（2）脉搏 在检查脉搏时常触诊桡动脉，应注意脉率、脉律、脉搏强弱等。正常成人脉率为60~100次/分，脉律规则，脉搏呈中等强度，每次强度相等。常见异常脉波有水冲脉（见于甲状腺功能亢进、严重贫血、主动脉瓣关闭不全等）、交替脉（见于左心衰）、奇脉（见于心脏压塞征）和无脉（见于严重休克、多发性大动脉炎）。

（3）呼吸 详见本节的胸部检查。

（4）血压 通常指体循环动脉血压，是重要的生命体征。常用袖带加压法测量。血压记录方式为收缩压/舒张压，单位为毫米汞柱（mmHg），如140/90mmHg。在安静、清醒、未使用降压药的条件下采用标准测量方法，至少3次非同日血压值达到或超过收缩压140mmHg和（或）舒张压90mmHg，即可认为有高血压。高血压是动脉粥样硬化和冠状动脉粥样硬化性心脏病的重要危险因素，也是心力衰竭的重要原因。凡血压低于90/60 mmHg时称低血压。急性持续（>30分钟）低血压状态多见于严重病变，如休克、心肌梗死、急性心脏压塞等。

2.发育与体型 发育正常与否通常以体格成长状态、智力与年龄之间的关系来评价。指标包括：胸围为身高的1/2、双上肢展开后左右指端的距离与身高基本一致、坐高等于下肢长度。体型包括无力型（瘦长型，胸廓扁平，腹上角小于90°）、正力型（匀称型，体格匀称适中，腹上角90°左右）、超力型（矮胖型，胸围大，腹上角大于90°）。

3.营养状态 通常根据皮肤、毛发、皮下脂肪、肌肉的发育情况综合评价。通常用前臂屈侧或上臂背侧下1/3处脂肪充盈情况判断营养状态，分为良好、不良及中等三个等级。营养异常包括营养不良和营养过度。

4.意识状态 意识是大脑高级神经中枢功能活动的综合表现，即对环境和自身状态的认知与觉察能力。凡能影响大脑功能活动的疾病均可引起不同程度的意识改变，称为意识障碍，包括嗜睡、意识模糊、昏睡、昏迷及谵妄。

（1）嗜睡 为程度最轻的意识障碍，患者处于病理性持续睡眠状态，可被唤醒，能正确配合检查及回答简单问题，但当刺激去除后很快又再入睡。

（2）意识模糊 意识水平轻度下降。患者能保持简单的精神活动，但对时间、地点、人物的定向能力发生障碍。强烈刺激可唤醒，但很快又再入睡。醒时答话含糊或答非所问。

（3）昏睡 是接近于人事不省的意识状态。患者处于熟睡状态，不易唤醒。虽在强烈刺激下（如压迫眶上神经、摇动患者身体）可被唤醒，但很快又再入睡。醒时答话含糊或答非所问。

（4）谵妄 是一种以兴奋性增高为主的高级神经中枢急性活动失调状态，临床上表现为意识模糊、定向力丧失、感觉错乱（幻觉、错觉）、躁动不安、言语杂乱。

（5）昏迷　是严重的意识障碍，表现为意识持续的中断或完全丧失。按程度可分为以下三阶段。

1）轻度昏迷　意识大部分丧失，无自主运动，对声、光刺激无反应，对疼痛刺激尚可出现痛苦表情或肢体退缩等防御反应。角膜反射、瞳孔对光反射、眼球运动、吞咽反射等可存在。

2）中度昏迷　对外界正常刺激无反应，很少有自发动作。强烈刺激可出现防御反射。角膜反射减弱，瞳孔对光反射迟钝，眼球无转动。

3）深度昏迷　全身肌肉松弛，对各种刺激全无反应。深、浅反射均消失。

5. 面容与表情　面部呈现的状态为面容，面部或姿态上思想感情的表现为表情。常见典型面容及其临床意义如下。

（1）急性面容　面色潮红，兴奋不安，表情痛苦。多见于急性感染性疾病。

（2）慢性面容　面容憔悴，面色晦黯或苍白无华，目光暗淡、表情忧虑。见于慢性消耗性疾病。

（3）贫血面容　面容苍白，表情疲惫。见于贫血。

（4）肝病面容　面色晦黯，额部、鼻脊、双颊有褐色色素沉着。见于慢性肝脏疾病。

（5）肾病面容　面色苍白，眼睑、颜面浮肿，舌缘有齿痕。见于慢性肾病。

（6）甲亢面容　面容惊愕，眼裂增宽，眼球凸出，目光炯炯，兴奋不安，烦躁易怒。见于甲状腺功能亢进症（简称甲亢）。

（7）黏液性水肿面容　面色苍黄，颜面水肿，睑厚面宽，目光呆滞，反应迟钝，眉毛、头发稀疏，舌色淡、肥大。见于甲状腺功能减退症（简称甲减）。

（8）二尖瓣面容　面色晦黯、双颊紫红、口唇轻度发绀。见于风湿性心瓣膜病二尖瓣狭窄。

（9）肢端肥大症面容　头颅增大，面部变长，下颌增大、向前突出，眉弓及两颧隆起，唇舌肥厚，耳鼻增大。见于肢端肥大症。

（10）伤寒面容　表情淡漠，反应迟钝，呈无欲状态。常见于伤寒。

（11）苦笑面容　牙关紧闭，面肌痉挛，呈苦笑状。见于破伤风。

（12）满月面容　面圆，皮肤发红，常伴痤疮和胡须生长。见于库欣综合征及长期应用糖皮质激素者。

6. 体位　指被检者身体所处的状态。包括自主体位（身体活动自如，不受限制，见于正常人或轻症患者）、被动体位（不能随意调整或变换体位，见于极度衰弱或意识丧失者）和强迫体位（为减轻痛苦而不得不采取某种特殊体位）。临床上常见的强迫体位有：①强迫仰卧位，见于急性腹膜炎；②强迫侧卧位，见于一侧胸膜炎、大量胸腔积液；③强迫俯卧位，见于脊柱疾病；④强迫坐位，也称端坐呼吸，见于心、肺功能不全者；⑤强迫蹲位，见于先天性发绀型心脏病；⑥强迫停立位，见于心绞痛；⑦辗转体位，见于胆石症、胆道蛔虫症、肾绞痛等；⑧角弓反张位，见于破伤风、小儿脑膜炎。

7. 姿势与步态　常见的异常姿势、步态有：①蹒跚步态，见于佝偻病、大骨节病、先天性双侧髋关节脱位等；②醉酒步态，见于小脑疾患、酒精中毒；③慌张步态，见于帕金森病；④共济失调步态，见于脊髓疾病；⑤跨阈步态，见于腓总神经麻痹；⑥剪刀步态，见于脑性瘫痪及截瘫；⑦间歇性跛行，见于高血压、动脉硬化。

（二）皮肤

皮肤本身的疾病很多，许多疾病在病程中可伴随着多种皮肤病变和反应，包括皮肤颜色、湿度、弹性改变和是否有皮疹、皮下出血、脱屑、蜘蛛痣与肝掌、水肿、瘢痕、皮下结节等。

1. 颜色　皮肤颜色变化包括苍白（如寒冷、休克）、发红（运动后或发热性疾病）、发绀、黄染、色素沉着（如老年斑、妊娠斑）、色素脱失（白癜风、白化病、白斑）等。

2.湿度 出汗增多见于风湿病、结核病、甲亢等；无汗见于休克和虚脱。

3.弹性 取决于年龄、营养状态、皮下脂肪充盈度等。弹性减小见于消耗性疾病或严重脱水。

4.皮疹 检查时应仔细观察其出现部位、出疹顺序、分布部位、形态大小、颜色、平坦或隆起、压之是否褪色、持续及消退时间、有无瘙痒及脱屑等。临床上常见的有以下几种。

（1）斑疹 发红，一般不隆起皮面。见于斑疹伤寒、丹毒、风湿性多形性红斑等。

（2）丘疹 凸出皮面。见于药物疹、麻疹、湿疹等。

（3）斑丘疹 在丘疹周围皮肤发红。见于风疹、猩红热、药物疹等。

（4）玫瑰疹 鲜红色的圆形斑疹，直径2~3mm，压之褪色，松开时又复出现，多见于胸腹部。为伤寒、副伤寒的特征性皮疹。

（5）荨麻疹 稍隆起，皮面苍白或红色的局限性水肿，见于过敏反应。

5.皮下出血 包括瘀点（直径小于2mm）、紫癜（直径3~5mm）、瘀斑（直径大于5mm）、血肿（片状出血并伴有皮肤显著隆起）。皮下出血常见于造血系统疾病、重症感染等。

6.蜘蛛痣与肝掌 蜘蛛痣是皮肤小动脉末端分支性扩张形成的血管痣，多出现于上腔静脉分布区域。特点是棉签钝端压迫中心，血管痣消失，松开后又恢复。肝掌指患者手掌大、小鱼际处常发红，加压后褪色。蜘蛛痣和肝掌与肝脏对雌激素的灭活作用减弱有关。常见于急、慢性肝炎或肝硬化。

7.皮下结节 注意结节大小、硬度、部位、活动度及有无压痛。常见的结节有：①风湿结节，位于关节、骨隆突附近，见于风湿热、类风湿；②欧氏（Osler）小结，在指尖、足趾、大小鱼际处，呈蓝色或粉红色，有压痛，见于感染性心内膜炎；③痛风结节，耳廓、跖趾、指（趾）关节及掌指关节等部位多见，为大小不一的黄白色结节，是痛风的特征性病变。

（三）淋巴结

淋巴结分布全身，一般体格检查只能检查身体各部表浅淋巴结。正常淋巴结较小，直径多为0.2~0.5cm，质软，表面光滑，无压痛，无粘连，不易触及。检查顺序是头颈部淋巴结（耳前、耳后、枕部、颌下、颏下、颈前、颈后、锁骨上淋巴结）→上肢淋巴结（腋窝淋巴结、滑车上淋巴结）→下肢淋巴结（腹股沟淋巴结、腘窝淋巴结）。其中腋窝淋巴结应按腋尖群、中央群、胸肌群、肩胛下群和外侧群的顺序进行，腹股沟淋巴结先查上群，后查下群。

若触到淋巴结肿大，应注意部位、大小、数目、硬度、压痛、活动度、有无粘连、局部有无红肿、瘢痕、瘘管。发现淋巴结肿大时还要注意寻找引起淋巴结肿大的原发病灶。淋巴结肿大按其分布可分为局限性肿大和全身性肿大，前者见于非特异性淋巴结炎、淋巴结结核、恶性肿瘤淋巴结转移、单纯性淋巴结炎；后者见于感染性疾病（传染性单核细胞增多症、麻风、梅毒等）、结缔组织疾病（系统性红斑狼疮、结节病）、血液系统疾病（急慢性白血病、淋巴瘤）。

三、头颈部检查

（一）头颅

应注意头颅大小、外形、压痛和有无异常活动及隆起。头颅大小用头围衡量（以软尺自眉弓绕到颅后通过枕骨粗隆测量）。正常成人头围为54~58cm。头颅大小、形态异常：尖颅见于先天性疾患；方颅见于小儿佝偻病及先天性梅毒；巨颅见于脑积水，有典型的“落日征”。

（二）眼

眼的检查包括视功能、外眼、眼前节和内眼的检查。

1.视功能检查 包括视力、视野、色觉、立体视的检查。

2.外眼检查 包括眼睑、泪囊、结膜、眼球检查。

3.眼前节检查 包括角膜、巩膜、虹膜、瞳孔检查。检查瞳孔时应注意瞳孔的形状、大小、位置，双侧是否等大、等圆，对光反射及集合反射等。

（1）瞳孔的形态与大小　瞳孔是虹膜中央的孔洞，正常直径为3~4mm，双侧等大、等圆。青光眼、眼内肿瘤时瞳孔呈椭圆形。瞳孔缩小见于虹膜炎、中毒（有机磷类农药）、药物反应（毛果芸香碱、吗啡、氯丙嗪）等。瞳孔扩大见于外伤、青光眼绝对期、视神经萎缩、药物影响（阿托品、可卡因）等。双侧瞳孔大小不等见于脑外伤、肿瘤、脑疝等。双侧瞳孔散大并伴有对光反射消失见于濒死状态。

（2）瞳孔对光反射　直接对光反射，用手电筒直接照射瞳孔并观察其动态反应。正常人眼受光线刺激后瞳孔立即缩小，移开光源后瞳孔迅速复原。间接对光反射是指照射一眼时，另一眼瞳孔立即缩小，移开光线，瞳孔扩大（应以一手隔挡于两眼之间）。瞳孔对光反射迟钝或消失，见于昏迷患者。

（3）集合反射　嘱被检者注视1m以外的目标（检查者的示指尖），将目标逐渐移近眼球，直到距眼球5~10cm，正常人此时可见双眼内聚，瞳孔缩小，称为集合反射。集合反射消失见于动眼神经损害。

4. 内眼的检查　包括玻璃体和眼底检查，需用检眼镜在暗室进行。

（三）耳

耳是听觉和平衡器官，分外耳、中耳和内耳三个部分。

1. 外耳　主要检查耳廓有无畸形、红肿、结节等，检查外耳道有无溢液。

2. 中耳　观察鼓膜是否穿孔，有无溢脓。

3. 乳突　检查有无压痛、瘘管、瘢痕，如有提示化脓性中耳炎累及乳突引起乳突炎。

4. 听力　可先用粗略的方法了解听力有无减退，若有，应进行专科检查。

（四）鼻

检查鼻外形是否正常，有无蛙状鼻、鞍鼻等，是否有鼻翼扇动、鼻中隔偏曲及穿孔、鼻出血、鼻腔黏膜分泌物等。鼻窦包括上颌窦、额窦、筛窦和蝶窦，均有窦口与鼻腔相通，当引流不畅时易发生鼻窦炎，表现为鼻塞、流涕、头痛和鼻窦压痛。

（五）口

1. 口唇　正常红润光泽，口唇苍白见于贫血，发绀见于心肺疾病，干燥、皲裂见于严重脱水，肥厚见于肢端肥大症、黏液性水肿等。

2. 口腔黏膜　蓝黑色色素沉着见于肾上腺皮质功能减退；出血点或瘀斑见于出血性疾病或维生素C缺乏；第二磨牙的颊黏膜处出现针帽大小白斑，称麻疹黏膜斑，为麻疹早期特征。

3. 牙齿　检查有无龋齿、残根、义齿、缺齿。Hutchinson齿：中切牙切缘呈月牙形凹陷且牙间隙分离过宽，见于先天性梅毒。

4. 牙龈　出血见于牙结石或维生素C缺乏；铅中毒时牙龈游离缘出现蓝灰色点线。

5. 舌　地图舌见于核黄素缺乏；草莓舌见于猩红热或长期发热；牛肉舌见于糙皮病；镜面舌见于缺铁性及恶性贫血、慢性萎缩性胃炎；毛舌见于久病衰弱或长期使用广谱抗生素致真菌生长；舌震颤见于甲状腺功能亢进症；舌偏斜见于舌下神经麻痹。

6. 咽及扁桃体　分为鼻咽、口咽、喉咽。不借助仪器只能检查口咽及其内器官。嘱被检者头略后仰，发“啊——”音，压舌板压舌前2/3与后1/3交接处，观察口咽。扁桃体在扁桃体窝内，肿大分三度：Ⅰ度，不超过咽腭弓；Ⅱ度，超过咽腭弓；Ⅲ度，达到或超过咽后壁中线。扁桃体肿大并发红提示急性扁桃体炎，如在隐窝内看到黄白色分泌物提示化脓性炎症。

7. 口腔气味　糖尿病酮症酸中毒呼气为烂苹果味；尿毒症可有氨味；肝坏死有肝臭；有机磷中毒有大蒜味。

（六）颈部

1.颈部外形与分区 正常人颈部直立、对称，左、右侧颈部又可分为颈前三角和颈后三角。

2.颈部姿势与运动 正常颈部直立、伸屈、转动自如。不能抬起见于严重消耗性疾病、重症肌无力等；头部偏向一侧称为斜颈，见于先天性颈肌痉挛；活动受限见于软组织损伤、颈椎结核或肿瘤等。

3.颈部包块 若有包块要描述其部位、数目、大小、质地、活动度、与邻近器官的关系和有无压痛。

4.颈部血管 在坐位或半坐卧位（身体呈45°）时，如颈静脉充盈水平超过锁骨上缘至下颌角距离的下2/3，称为颈静脉充盈。提示颈静脉压升高，见于右心衰竭、缩窄性心包炎、心包积液等。若安静状态下颈动脉搏动明显，见于主动脉瓣关闭不全、高血压、甲亢、严重贫血。若颈部大血管区听到血管杂音，提示颈动脉或椎动脉炎、动脉狭窄。

5.甲状腺 位于甲状软骨下方和两侧，表面光滑，不易触及。

（1）检查法

1）视诊 观察甲状腺的大小和对称性。正常人甲状腺外观不突出。检查时嘱被检者做吞咽动作，甲状腺可随吞咽动作而向上移动。

2）触诊 是甲状腺检查的主要方法。①甲状腺峡部：检查者站于被检者前面用拇指或站于被检者身后用示指从胸骨上切迹向上触摸，可感到气管前软组织，请被检者吞咽，可感到此软组织在手指下滑动。②甲状腺侧叶：前面触诊，一手拇指施压于一侧甲状软骨，将气管推向对侧，另一手示、中指在对侧胸锁乳突肌后缘向前推挤甲状腺侧叶，拇指在胸锁乳突肌前缘触诊，配合吞咽动作，重复检查，可触及被推挤的甲状腺。用同样方法检查另一侧甲状腺。后面触诊，类似于前面触诊。一手示、中指施压于一侧甲状软骨，将气管推向对侧，另一手拇指在对侧胸锁乳突肌后缘向前推挤甲状腺，示、中指在其前缘触诊甲状腺。配合吞咽动作，重复检查。用同样方法检查另一侧甲状腺。触诊时应注意甲状腺大小、质地、表面是否光滑、有无结节、压痛、震颤等。

3）听诊 在肿大的甲状腺上若能听到血管杂音，有助于诊断甲状腺功能亢进症。

（2）肿大分度 不能看出肿大但能触及者为Ⅰ度；能看到、能触及，但不超过胸锁乳突肌者为Ⅱ度；超过胸锁乳突肌外缘者为Ⅲ度。

（3）临床意义 引起甲状腺肿大的常见疾病有甲状腺功能亢进、单纯性甲状腺肿、甲状腺腺瘤、甲状腺癌等。甲状腺功能亢进肿大的甲状腺质地柔软，两侧对称，触及震颤，并可闻及血管杂音。

6.气管 正常居于颈部正中。检查时让被检者取舒适坐位或仰卧位，使颈部处于自然直立状态，医生将示指与环指分别置于两侧胸锁关节上，然后将中指置于气管上，观察中指是否在示指与环指中间。可根据触诊确定气管有无偏移及偏移方向，确定引起偏移的病因。大量胸腔积液、积气、纵隔肿瘤、单侧甲状腺肿大可将气管推向健侧；肺不张、肺硬化、胸膜粘连可将气管拉向患侧。

四、胸部检查

胸部指颈部以下和腹部以上的区域。胸廓由12个胸椎、12对肋骨、锁骨及胸骨组成。胸部检查的内容主要包括胸壁、胸廓、乳房、纵隔、支气管、肺、胸膜、心脏、血管和淋巴结等。

（一）胸壁、胸廓与乳房

1.胸壁 检查以视诊和触诊为主，除注意营养状态、皮肤、淋巴结和骨骼肌发育的情况外，还应着重检查胸壁静脉、皮下气肿、胸壁压痛和肋间隙。

（1）静脉 正常胸壁看不到静脉，胸壁静脉充盈或曲张见于上腔静脉阻塞（血流自上而下）或下腔静脉阻塞（血流自下而上）。

（2）皮下气肿　胸部皮下组织有气体积存。触诊时呈捻发感或握雪感。见于局部肺、气管或胸膜受损气体逸出，偶见于产气杆菌感染。

（3）胸壁压痛　见于肋间神经炎、肋软骨炎、胸壁软组织炎、肋骨骨折。急性白血病患者胸骨常有压痛和叩击痛。

（4）肋间隙　呼吸道阻塞时肋间隙凹陷。大量胸腔积液、张力性气胸时肋间隙膨隆。

2.胸廓　正常人胸廓大致对称，切面呈椭圆形。成人胸廓前后径与左右径的比例为1∶1.5。扁平胸前后径过小，小于左右径的一半，见于瘦长体型、慢性消耗性疾病（如肺结核）；桶状胸前后径略等于左右径，见于矮胖体型、慢性阻塞性肺疾病；佝偻病胸包括鸡胸、佝偻病串珠、肋膈沟、漏斗胸，见于儿童期佝偻病。

3.乳房　应依据正确的程序，除检查乳房外，还应包括引流乳房部位的淋巴结。

（1）视诊　正常乳房双侧基本对称，局部皮肤无发红、回缩，乳头无内陷、无异常分泌物。一侧乳房明显增大见于先天畸形、囊肿、炎症或肿瘤，一侧缩小则见于发育不全；皮肤发红提示炎症，皮肤回缩、呈“橘皮”样外观提示乳腺癌；自幼乳头内陷为发育异常，近期发生则提示癌肿，乳头出现分泌物提示导管内病变。

知识链接

乳房皮肤回缩

为外伤或炎症使局部脂肪坏死、纤维细胞增生、受累区域表层和深层间悬韧带纤维缩短所致，如无确切的急性乳腺炎或外伤病史，常提示恶性肿瘤。皮肤回缩常为早期乳腺癌的表现。

乳房皮肤外观呈现“橘皮”样或“猪皮”样为癌细胞浸润阻塞乳房浅表淋巴管引起局部淋巴水肿时，毛囊及毛囊孔明显下陷所致，常见于乳腺癌晚期。

（2）触诊　应先检查健侧，后检查患侧，最后触诊乳头。顺序为外上象限→外下象限→内下象限→内上象限→乳头。应注意硬度、弹性、有无压痛、包块、异常分泌物等。还需检查腋窝、锁骨上窝及颈部的淋巴结有无异常。

（二）肺和胸膜

1.视诊

（1）呼吸运动　成年女性以胸式呼吸为主，男性和儿童以腹式呼吸为主。肺或胸膜疾病（如肺炎、重症肺结核）、胸壁疾病（如肋骨骨折、肋间神经痛）可使胸式呼吸减弱，腹膜炎、大量腹腔积液可使腹式呼吸减弱。

（2）呼吸频率　正常成人静息状态下为12~20次/分。呼吸频率超过20次/分为呼吸过速，见于剧烈运动、发热、甲亢等；低于12次/分为呼吸过缓，见于麻醉剂或镇静剂过量、颅内高压等。

（3）呼吸深度　呼吸浅快见于呼吸肌麻痹、腹腔积液、肥胖、肺部疾病等；呼吸深快见于剧烈运动、情绪激动；当严重代谢性酸中毒（如糖尿病酮症酸中毒）时，也可出现深而快的呼吸，称为库斯莫尔（Kussmaul）呼吸。

（4）呼吸节律　正常成人静息状态下呼吸节律匀齐。常见的呼吸节律改变包括：①潮式呼吸：又称陈-施（Cheyne-Stokes）呼吸，呼吸由浅慢变为深快又转为浅慢，随之出现5~30秒的呼吸暂停后，又开始如上的周期性变化。②间停呼吸：又称比奥（Biots）呼吸，规律的呼吸几次后，停止一段时间又开始规律呼吸，如此周而复始。这两种呼吸见于中枢神经系统疾病，如脑炎、脑膜炎及某些中毒等。间停呼吸较潮式呼吸更严重，常在临终前发生。

2.触诊

（1）胸廓扩张度　检查者两手置于被检者胸廓前下部的对称部位，左、右拇指沿两侧肋缘指向剑突，拇指尖置于前正中线两侧对称部位，其余四指伸展置于两侧，嘱被检者做深呼吸，比较两手拇指尖移动距离是否一致。正常两侧胸廓扩张度一致。若一侧胸廓扩张受限，见于大量胸腔积液、气胸、胸膜增厚和肺不张等。

（2）语音震颤　检查者以双手掌面或尺侧缘轻放于被检者胸廓两侧对称部位，嘱其用同等的强度重复发“yi”长音，自上到下，由前到后，双手交叉，左右对比。语音震颤增强主要见于肺实变（如大叶性肺炎实变期）、巨大空腔（如肺结核空洞）；语音震颤减弱或消失主要见于阻塞性肺不张、慢性阻塞性肺疾病、胸腔积液或积气、严重胸膜肥厚、胸壁皮下气肿等。

（3）胸膜摩擦感　急性胸膜炎时，胸膜表面粗糙，呼吸时脏、壁层胸膜相互摩擦，触诊有似皮革相互摩擦的感觉，称为胸膜摩擦感。常于胸廓的下前壁触及。

3. 叩诊

（1）叩诊法　先叩前胸，由锁骨上窝开始，沿锁骨中线、腋前线自第1肋间隙从上至下逐一肋间隙进行；其次叩侧胸壁，自腋窝开始沿腋中线、腋后线向下叩诊至肋缘；最后叩背部，自肺尖开始，沿肩胛线逐一肋间隙向下检查，直至肺底。叩诊时注意左右、上下、内外进行对比，并注意叩诊音的变化。

（2）叩诊音　正常肺组织叩诊为清音，在左胸前下方胃泡所在区可叩出鼓音，于心脏或肝脏被肺覆盖的部分呈浊音，于心脏、肝等正常实质性脏器呈实音。异常浊音见于肺炎、肺水肿、肺肿瘤、胸膜增厚等；异常实音见于大量胸腔积液或肺不张；异常鼓音见于空洞型肺结核、肺大泡；过清音见于肺气肿。

（3）肺界叩诊　包括肺上界、肺下界和肺下界移动度。正常肺上界宽度为4~6cm，肺炎浸润时肺上界变小，肺气肿患者肺上界扩大。正常肺下界在右锁骨中线、双腋中线及双肩胛线上叩诊时，分别在第6、8、10肋间隙。矮胖者、肺不张、腹腔积液、腹腔巨大肿瘤、肝脾大等，可使肺下界上移；瘦长者、慢性阻塞性肺疾病，可使肺下界下移。正常肺下界移动度为6~8cm。肺下界移动度变小见于肺气肿、肺组织萎缩、肺组织炎症或肺水肿；肺下界移动度消失见于大量胸腔积液、积气、胸膜广泛增厚粘连等。

4. 听诊　听诊的顺序与叩诊相同。内容包括呼吸音、啰音、胸膜摩擦音和语音共振。

（1）正常呼吸音　包括支气管呼吸音、支气管肺泡呼吸音和肺泡呼吸音。听诊特点见表2-3。

表2-3　正常呼吸音听诊特点

呼吸音	听诊特点	听诊部位
支气管呼吸音	呼气相>吸气相	喉部，胸骨上窝，背部6、7颈椎及第1、2胸椎附近
支气管肺泡呼吸音	呼气相≈吸气相	胸骨两侧第1、2肋间隙，肩胛间区第3、4胸椎水平及肺尖前后部
肺泡呼吸音	呼气相<吸气相	除上述部位外的肺部

（2）异常呼吸音　①异常肺泡呼吸音，包括肺泡呼吸音减弱或消失（见于胸廓活动受限、呼吸道狭窄或阻塞等）、肺泡呼吸音增强（见于发热、贫血）、呼气音延长（见于支气管哮喘、慢性阻塞性肺气肿）；②异常支气管呼吸音，指在正常肺泡呼吸音的部位，听到支气管呼吸音，见于大叶性肺炎实变期、肺结核；③异常支气管肺泡呼吸音，指在正常肺泡呼吸音的部位听到支气管肺泡呼吸音，见于支气管肺炎、肺结核。

（3）啰音　是呼吸音外的附加音，分为：①干啰音：由于气流通过狭窄的气道或有黏稠分泌物的管腔所发出的声音。其特点是持续时间长；吸气及呼气均可听到，以呼气时较明显；强度、性质、数量、部位易变。见于支气管哮喘、支气管炎、支气管内膜结核或肿瘤等。②湿啰音：又称水泡音，是由于呼吸时气流通过气道内稀薄分泌物（如渗出液、痰液、血液等）形成的水泡破裂所产生的声音。其特点是断续而短暂，一次常连续出现多个；部位较恒定，性质不易变；中、小水泡音可并存；咳嗽后可减轻或消失。见于支气管和肺疾病，如支气管肺炎、肺炎、肺结核等。

（4）语音共振　当被检者按平时说话的音调重复念“一、二、三”时，用听诊器在胸壁上可听到柔和而模糊的声音，即为语音共振。其发生机制、临床意义同语音震颤，但较触诊更敏感。

（5）胸膜摩擦音　最易听到的部位是前下侧胸壁（腋中线5~7肋间），即呼吸运动最大的部位。常发生于纤维素性胸膜炎、肺梗死、胸膜肿瘤及尿毒症等。

（三）心脏检查

1.视诊　被检者尽可能取仰卧位，除一般观察胸廓轮廓外，必要时检查者可将视线与胸廓同高，以便更好地了解心前区有无隆起和异常搏动等。正常心尖搏动位于第5肋间，左锁骨中线内0.5~1cm，强度适中，范围直径为2~2.5cm。左室增大者心尖搏动向左下移位，右室增大者则向左侧移位。

2.触诊　可进一步验证视诊的结果。检查者先用右手掌置于心前区，然后逐渐缩小到手掌尺侧（小鱼际）或食指、中指及环指指腹并拢触诊。

（1）心尖搏动及心前区搏动　左室肥大可出现抬举性心尖搏动，右室肥大可触及胸骨左下缘收缩期抬举性搏动。

（2）震颤　触到震颤提示有器质性心血管病。心前区震颤的临床意义见表2-4。

表2-4　心前区震颤的临床意义

部位	时相	常见病变
胸骨右缘第2肋间	收缩期	主动脉瓣狭窄
胸骨左缘第2肋间	收缩期	肺动脉瓣狭窄
胸骨左缘第3~4肋间	收缩期	室间隔缺损
胸骨左缘第2肋间	连续性	动脉导管未闭
心尖区	舒张期	二尖瓣狭窄
心尖区	收缩期	重度二尖瓣关闭不全

知识链接　　**震颤**

震颤是用手触诊时感觉到的一种细微震动，与在猫颈部触到的震颤类似，故又称“猫喘”。其发生机制与心脏杂音相同，触及震颤一定会在相应部位听到杂音，但听到杂音不一定能触到震颤，这与听觉和触觉对声波的敏感性不同有关。

（3）心包摩擦感　在心前区或胸骨左缘第3、4肋间触及收缩期和舒张期双相的粗糙摩擦感，见于急性纤维性心包炎。

3.叩诊　用于确定心脏大小、形状及位置。心浊音界包括相对及绝对浊音界两部分。心脏左右缘被肺覆盖的部分，叩诊呈相对浊音，而不被肺覆盖的部分则叩诊呈绝对浊音。通常心脏浊音界是指相对浊音界，它反映心脏的实际大小。

（1）叩诊方法　采用间接叩诊法，卧位时板指与肋间隙平行，坐位时与肋间垂直、与心缘平行。板指每次移动距离不宜过大。先叩左界，后叩右界。叩左界时从心尖搏动外2~3cm处开始，由外向内叩，叩诊音由清音变为浊音即为心界外缘，逐一肋间隙向上叩，直至第2肋间；叩右界时，先叩出肝上界，然后在上一肋间开始由外向内，逐一肋间向上叩诊，直至第2肋间。标记各肋间叩得的浊音界，并测量其与胸骨中线的垂直距离。

（2）正常心浊音界　见表2-5。

表2-5 正常成人心脏相对浊音界

右界（cm）	肋间	左界（cm）
2~3	Ⅱ	2~3
2~3	Ⅲ	3.5~4.5
3~4	Ⅳ	5~6
	Ⅴ	7~9

注：正常成人左锁骨中线至前正中线距离为8~10cm。

（3）心浊音界改变及其临床意义　左心室增大时心浊音界向左下移位。右心室明显增大时心界向左移位。心包积液时心浊音界随体位改变而变化，坐位时呈三角形烧瓶状，卧位时心底部浊音界增宽。心外因素也可引起心浊音界发生变化。

4.听诊　是心脏物理诊断中最重要和较难掌握的方法。注意进行心脏听诊时不能隔着衣服。

（1）心脏瓣膜听诊区　有5个，通常的听诊顺序依次为：①二尖瓣区，位于心尖搏动最强点，又称心尖区；②肺动脉瓣区，在胸骨左缘第2肋间；③主动脉瓣区，在胸骨右缘第2肋间；④主动脉瓣第二听诊区，在胸骨左缘第3肋间；⑤三尖瓣区：在胸骨下端左缘，即胸骨左缘第4、5肋间。

（2）听诊内容　包括心率、心律、心音、额外心音、杂音、心包摩擦音。

1）心率　指每分钟心搏次数。正常成人心率为60~100次/分，凡成人心率超过100次/分，婴幼儿心率超过150次/分，称为心动过速。心率低于60次/分，称为心动过缓。

2）心律　指心脏跳动的节律。正常人心律规则，青年人可出现呼吸性窦性心律不齐。听诊能发现的常见心律失常有期前收缩和心房颤动。期前收缩是指在规律心律基础上，突然提前一次心跳，其后有一较长间隙。心房颤动听诊特点是心律绝对不规则、第一心音强弱不等、脉搏短绌（脉率少于心率），常见于二尖瓣狭窄、高血压性心脏病、冠状动脉粥样硬化性心脏病、甲状腺功能亢进症等。

3）心音　包括4个，按其在心动周期中出现的先后次序，依次为第一心音（S_1）、第二心音（S_2）、第三心音（S_3）和第四心音（S_4）。通常情况下，只能听到第一、二心音。心音产生的机制及第一、二心音的鉴别分别见表2-6及表2-7。第三心音可在部分青少年中闻及。第四心音一般听不到，如听到，属病理性。

表2-6 心音产生的机制

心音	机制
S_1	心室收缩开始时，主要由二、三尖瓣同时关闭引起的震动产生，标志着收缩期的开始
S_2	心室舒张开始时，主要由主动脉瓣和肺动脉瓣关闭引起的震动产生，标志着心室舒张期的开始
S_3	心室舒张早期，心房血液注入心室，引起室壁振动
S_4	心室舒张末期，收缩期前，心房收缩使房室瓣及其相关结构突然紧张、振动

表2-7 第一、二心音的鉴别

心音	特点
S_1	音调低，持续时间长，标志着心脏收缩期开始，与心尖搏动同步，心尖部听诊较清
S_2	音调高而脆，持续时间短，标志着心脏舒张期开始，在心尖搏动之后，心底听诊较清

4）额外心音　指在正常S_1、S_2之外听到的附加心音，与心脏杂音不同。分为舒张期额外心音（奔马律、开瓣音）、收缩期额外心音（如收缩早期喀喇音）和医源性额外心音（如人工起搏音）。多为病理性。

5）杂音　指在心音与额外心音之外，在心脏收缩或舒张期发现的异常声音，杂音性质的判断对于心脏病的诊断具有重要的参考价值。①杂音的产生机制：血流加速、瓣膜口狭窄、瓣膜关闭不全、异常血流通道、心腔异常结构、大血管瘤样扩张等。②杂音的听诊要点：杂音的听诊应注意其出现的时期、最响部位、性质、传导方向、强度与形态，以及与体位、呼吸和运动的关系。③各瓣膜病变出现的杂音及临床意义见表2-8。

表2-8　常见瓣膜病变出现的杂音及临床意义

病变	时期	最响部位	传导
二尖瓣狭窄	舒张期	心尖部	不传导
二尖瓣关闭不全	收缩期	心尖部	左腋下、左肩胛下区
主动脉瓣关闭不全	舒张期	胸骨左缘第3、4肋间	胸骨下端、心尖部
主动脉瓣狭窄	收缩期	胸骨右缘第2肋间	颈部、胸骨上窝
肺动脉瓣关闭不全	舒张期	胸骨左缘第2肋间	胸骨左缘第3肋间
肺动脉瓣狭窄	收缩期	胸骨左缘第2肋间	不传导
室间隔缺损	收缩期	胸骨左缘第3、4肋间	不传导

6）心包摩擦音　指脏层与壁层心包由于生物性或理化因素引起的纤维蛋白沉积使光滑的脏层与壁层心包膜变得粗糙，在心脏搏动时产生摩擦而出现的声音。在心前区或胸骨左缘第3、4肋间最响亮，坐位前倾及呼气末更明显。屏气时心包摩擦音仍存在，可据此与胸膜摩擦音相鉴别。见于各种感染性心包炎，也可见于急性心肌梗死后综合征、尿毒症、心脏损伤后综合征和系统性红斑狼疮等非感染性情况。

（四）血管检查

血管检查是心血管检查的重要组成部分。此处重点阐述周围血管检查，包括脉搏、血压、血管杂音和周围血管征。其中脉搏、血压详见第二章第三节一般检查。

1.血管杂音　静脉杂音不明显，多属无害性杂音。肝硬化门静脉高压引起腹壁静脉曲张时，可在脐周或上腹部闻及连续性静脉营营声。动脉杂音见于外周动脉、肺动脉和冠状动脉，主要病因为多发性大动脉炎、动脉狭窄。

2.周围血管征　阳性见于主动脉瓣关闭不全、甲亢、严重贫血等脉压增大时。

（1）水冲脉　脉搏骤起骤落，犹如潮水涨落，故名水冲脉。检查者握紧被检者手腕掌面，将其前臂高举过头部，可明显感知桡动脉如水冲的急促而有力的脉搏冲击。

（2）枪击音　将听诊器膜型体件轻放于股动脉，可闻及与心跳一致短促如射枪的声音。

（3）Duroziez双重杂音　以听诊器钟型体件稍加压力于股动脉，并使体件开口方向稍偏向近心端，可闻及收缩期与舒张期双期吹风样杂音。

（4）毛细血管搏动征　用手指轻压被检者指甲末端或以玻片轻压被检者口唇黏膜，使局部发白，当心脏收缩和舒张时则发白的局部边缘发生有规律的红、白交替改变即为毛细血管搏动征。

五、腹部检查

腹部体表前面上界为两肋弓下缘及剑突，下界为两侧腹股沟韧带和耻骨联合，前面及侧面为腹壁，后面为脊柱及腰肌，内部则上起横膈，下至骨盆。腹部包含腹壁、腹膜腔和腹腔脏器等内容。腹部检查以触诊为主，同时辅以视诊、叩诊、听诊，为防止检查方法相互影响，通常检查顺序为视诊、听诊、叩诊、触诊。

（一）视诊

腹部视诊内容有腹部外形、呼吸运动、腹壁静脉、腹部皮肤、胃肠型及蠕动波等。

1.腹部外形　注意腹部外形是否对称，有无膨隆或凹陷。全腹膨隆见于腹腔积液、腹内积气、腹内巨大包块。全腹凹陷见于严重脱水和极度消瘦者。

2.呼吸运动　腹壁随呼吸而上下起伏，即为腹式呼吸运动。腹式呼吸减弱见于腹膜炎、腹腔积液、腹内巨大肿块等；消失见于胃肠穿孔或膈肌麻痹。

3.腹壁静脉　正常人腹壁静脉一般不显露。评估曲张静脉的分布和血流方向，有利于判断静脉曲张的来源。

（1）检查腹壁静脉血流方向　选择一段无分支的腹壁曲张静脉，检查者将食指与中指并拢压在该静脉上，将其中一手指紧压不动，另一手指紧压静脉向外滑动，挤出该段静脉内的血液，至一定距离后放松该手指，观察该段静脉是否快速充盈。若挤空的静脉快速充盈，则血流方向为放松端流向紧压端。无充盈，则是由紧压端流向放松端。

（2）辨别腹壁静脉曲张的来源　①门静脉高压：曲张静脉血流从脐部向四周放射如水母头。②上腔静脉回流受阻：曲张静脉血流自上而下。③下腔静脉回流受阻：血流自下而上。

4.腹部皮肤　注意有无皮疹、腹纹、瘢痕、色素沉积、疝、搏动及体毛分布等。

5.胃肠型和蠕动波　一般不易看到。胃肠道梗阻者，梗阻近端的胃或肠段饱满而隆起，显出各自的轮廓，称为胃型或肠型，伴有蠕动增强，可见胃肠蠕动波。

（二）听诊

包括肠鸣音、血管杂音、摩擦音、搔弹音等。肠鸣音指肠蠕动时，肠管内气体和液体随之流动，产生一种断断续续的咕噜声（或气过水声）。正常人肠鸣音为4~5次/分。大于10次/分但音调不高亢，为肠鸣音活跃，见于急性胃肠炎、服用泻药后；次数增多同时肠鸣音响亮、高亢，为肠鸣音亢进，见于机械性肠梗阻。数分钟才听到一次或未听到肠鸣音者为肠鸣音减弱或消失，见于急性腹膜炎或麻痹性肠梗阻。

（三）叩诊

腹部叩诊目的在于了解某些脏器的大小和叩痛，腹腔内有无积气、积液和包块，胃肠道充气状况等。腹部叩诊一般多采用间接叩诊法。

1.腹部叩诊音　正常情况下，腹部大部分区域的叩诊音呈鼓音，肝区、脾区、增大的膀胱和子宫占据的部位及两侧腹部近腰肌处叩诊呈浊音或实音。

2.肝脏及胆囊叩诊　可明确肝脏的界限、肝区及胆囊有无叩击痛。叩诊确定肝上界时，一般都是沿右锁骨中线、右腋中线和右肩胛线，由肺区向下叩向腹，由清音转为浊音时，即为肝上界。确定肝下界时，最好由腹部鼓音区沿右锁骨中线或正中线向上叩，由鼓音转为浊音处即是。在右锁骨中线上肝上、下界之间的距离为肝上下径，正常为9~11cm。肝浊音界扩大见于肝癌、肝脓肿、肝炎、肝淤血等；肝浊音界缩小见于肝硬化、急性重型肝炎和胃肠胀气等；肝浊音界消失代之以鼓音者，多见于急性胃肠穿孔。肝区叩击痛提示肝炎、肝脓肿或肝癌。胆囊区叩击痛提示胆囊炎。

3.移动性浊音叩诊　腹腔内有较多液体时，浊音区因体位不同而变动的现象。移动性浊音阳性提示腹腔内游离腹腔积液在1000ml以上。嘱被检者取仰卧位，检查者自脐水平面开始向左侧叩诊，当鼓音转为浊音时，板指不动，嘱被检者右侧卧位，再度叩诊，如呈鼓音，表明浊音移动。同样方法向右侧叩诊，叩得浊音后嘱被检者左侧卧，以核实浊音是否移动。

4.肋脊角叩击痛　主要用于检查肾脏病变。被检者取坐位或侧卧位，检查者左手掌平放于肋脊角（肾区）处，右手握拳用由轻到中等的力量叩击左手背。正常人肋脊角处无叩击痛，如有叩击痛多见于急性肾小球肾炎、肾盂肾炎、肾结石、结核。

（四）触诊

为腹部检查的重要方法，对腹部疾病的诊断有重要作用。被检查者应排尿后取低枕仰卧位，两手放于躯干两侧，两腿屈起并稍分开，做平静腹式呼吸。检查者应站于被检者右侧。检查时手要温暖，指甲剪短，手指并拢，以全手掌放于腹壁上部，使被检者适应片刻，并感受腹肌紧张度。一般自左下腹开始，逆时针方向检查，最后触诊脐部，但若有明确病变部位，应先触诊正常部位，逐渐移向病变部位。

1.腹壁紧张度 一般用浅部触诊法，正常人腹壁柔软。肠胀气或气腹、腹腔积液、腹膜炎可致全腹腹壁紧张度增加，结核性腹膜炎、腹膜癌转移时呈揉面感（柔韧感），急性弥漫性腹膜炎时呈板状腹。局部脏器炎症波及腹膜引起局部腹壁紧张，见于急性胆囊炎、急性阑尾炎。腹壁紧张度减低多见于慢性消耗性疾病、大量放腹腔积液后、经产妇、老年体弱者等。

2.压痛及反跳痛 检查者由浅入深按压被检查者腹壁而出现疼痛，称压痛。出现压痛后手指在原处稍停片刻，使压痛趋于稳定，再将手迅速抬起，如此时被检查者腹痛骤然加剧，并出现呻吟或痛苦表情，称为反跳痛。反跳痛是炎症累及腹膜壁层的征象，提示局部或弥漫性腹膜炎。一些位置较固定的压痛点常反映特定的疾病，如阑尾炎时，麦氏点（右髂前上棘至脐连线中外1/3交点处）有压痛及反跳痛；胆囊炎时，胆囊点（右锁骨中线与肋缘交界处）有压痛；腹膜炎时，患者常有腹肌紧张、全腹压痛与反跳痛，称腹膜刺激征，或腹膜炎三联征。

3.腹腔脏器触诊

（1）肝脏触诊 被检者取仰卧屈膝位，头垫低枕，做较深腹式呼吸，检查者立于其右侧用单手或双手触诊。

1）单手触诊法 检查者将右手四指并拢，掌指关节伸直，放于被检者右锁骨中线肝下缘的下方，与右肋缘大致平行，随被检者呼气时，手指压向腹壁深处，吸气时，手指缓慢抬起朝肋缘向上迎触下移的肝缘。如此反复，自下而上逐渐触向肋缘，直到触及肝缘或肋缘为止。同法，在前正中线上触诊肝左叶。

2）双手触诊法 检查者右手位置同单手法，同时左手置于被检者右背部第12肋与髂嵴之间脊柱旁肌肉外侧，触诊时向上托起，以便吸气时下移的肝脏更易碰到右手指，可提高触诊效果。

正常人不易触及肝脏。当触及肝脏时应注意其大小、质地、形态、压痛、搏动、肝区摩擦感、肝震颤等。分别测量右锁骨中线上肝下缘与肋缘、前正中线上肝下缘与剑突根部的距离，正常成人一般在肋弓下1cm以内，剑突下3cm以内。质地分为质软、质韧和质硬三级。正常肝脏质软如唇；急性肝炎、脂肪肝、肝淤血时质韧如鼻尖；肝硬化、肝癌时质硬如前额。触诊时还应注意肝脏表面有无结节，边缘是否锐利等。

（2）胆囊触诊 正常人不能触及。胆囊肿大超过肝缘及肋缘时，可在右肋缘下腹直肌外缘处（胆囊点）触到。如胆囊肿大呈囊性感，并有明显压痛，常见于急性胆囊炎。有时胆囊有炎症，但未肿大到肋缘以下，此时可探测胆囊触痛。检查者用左手掌平放于被检者右胸下部，以拇指指腹勾压于右肋下胆囊点处，嘱被检者缓慢深吸气，在吸气过程中发炎的胆囊下移时碰到用力按压的拇指，即可引起疼痛，此为胆囊触痛，如因剧烈疼痛而致吸气中止称墨非征（Murphy sign）阳性。胆囊肿大伴实性感，轻度压痛，见于胆囊结石或胆囊癌；胰头癌压迫胆总管可造成胆囊肿大，但无压痛，称为库瓦西耶征（Courvoisier sign）阳性。

（3）脾脏触诊 正常人脾脏不能触及，若触及即说明脾脏肿大。脾缘不超过肋下2cm为轻度肿大，见于急、慢性病毒性肝炎；超过肋下2cm，在脐水平线以上者为中度肿大，见于肝硬化、慢性淋巴细胞白血病；超过脐水平线或前正中线则为高度肿大，即巨脾，见于慢性粒细胞白血病、淋巴瘤。

（4）肾脏触诊 正常人一般不能触及肾脏，体型瘦长、肾下移或肾脏肿大时可触及。肾脏肿大见于肾盂积水、多囊肾、肾肿瘤等。

4.腹部肿块 正常人特别是体型较瘦者，一些腹腔脏器可被触及，应注意与病理性包块鉴别。腹部常可触及的正常脏器：右肾下极、腹直肌肌腹及腱划、4~5腰椎椎体、乙状结肠、横结肠、盲肠、充盈膀胱、妊娠子宫等。除上述脏器外，在腹部触及的包块多为异常包块。触诊异常包块时需注意其部位、大小、形态、质地、压痛、移动度、搏动等。

5. 液波震颤 大量腹腔积液（3000ml以上）时，用手指叩击腹部可感到液波震颤，或称波动感。

6. 振水音 正常人在餐后或饮进较多液体时可有上腹部振水音，但若在清晨空腹或餐后6~8小时以上冲击胃部时听到振水音，则提示幽门梗阻或胃扩张。

六、肛门、直肠、外生殖器检查

（一）肛门和直肠检查

通常采用视诊和触诊，方法简便，能发现许多重要临床体征。检查时可根据病情需要，让被检者采取不同的体位，以便达到所需的检查目的，常采用肘膝位、左侧卧位、仰卧位、蹲位或截石位。

1. 视诊 注意肛门有无闭锁与狭窄、瘢痕与红肿、肛裂、痔、肛门直肠瘘、直肠脱垂等。

2. 触诊 肛门和直肠触诊通常称为肛诊或直肠指诊。男性直肠指诊可触诊前列腺与精囊，女性则可检查子宫颈、子宫、输卵管等，此外对盆腔的其他疾病如阑尾炎、髂窝脓肿也有诊断意义。直肠指诊对上述器官的疾病诊断有重要价值，如直肠剧烈触痛见于肛裂及感染；触痛伴有波动感见于肛门、直肠周围脓肿；触及柔软、光滑有弹性的包块见于直肠息肉；触及坚硬凹凸不平的包块考虑直肠癌。

（二）男性生殖器检查

男性生殖器包括阴茎、阴囊、前列腺和精囊等。检查时应视诊与触诊相结合，先检查外生殖器（阴茎及阴囊），后检查内生殖器（前列腺及精囊）。

（三）女性生殖器检查

一般不做常规检查，疑有妇科疾病时应由妇产科医师进行检查。包括内、外部分。外生殖器包括阴阜、大阴唇、小阴唇、阴道前庭；内生殖器包括阴道、子宫、输卵管和卵巢。未婚女性一般不做阴道检查。男性医师检查女性患者时，须有女医务人员在场。

七、脊柱和四肢检查

（一）脊柱检查

脊柱是支撑体重，维持躯体各种姿势的重要支柱，并为躯体活动的枢纽。由7个颈椎、12个胸椎、5个腰椎、5个骶椎、4个尾椎组成。脊柱有病变时表现为局部疼痛、姿势或形态异常以及活动度受限等。脊柱检查时被检者可处站立位或坐位，应注意其弯曲度、活动范围及有无畸形、压痛和叩痛等。

1. 脊柱弯曲度

（1）生理弯曲度 有四个，分别是颈前凸、胸后凸、腰前凸、骶后凸。

（2）病理性变形 ①脊柱后凸：即驼背，多发生于胸段，见于佝偻病、脊柱结核、强直性脊柱炎等。②脊柱前凸：多在腰椎，见于晚期妊娠、大量腹腔积液等。③脊柱侧凸：分为姿势性侧凸和器质性侧凸，前者见于发育期坐姿不良、一侧下肢缩短等，后者见于先天性脊柱发育不全、肌肉麻痹、慢性胸膜肥厚、胸膜粘连等。

2. 脊柱活动度 正常人脊柱有一定活动度，其中颈椎段和腰椎段的活动度范围最大，胸椎段活动范围最小，骶椎和尾椎几乎无活动性。检查时应让被检者做前屈、后伸、侧弯、旋转等动作，以观察脊柱的活动情况及有无变形。颈椎活动受限见于颈部肌纤维组织炎及韧带劳损、颈椎病、结核、肿瘤等；腰椎活动受限见于腰部肌纤维组织炎及韧带劳损、椎间盘突出、结核、肿瘤等。

3.脊柱压痛与叩击痛 检查胸椎和腰椎叩击痛可用直接叩击法，即用中指或叩诊锤直接叩击各椎体的棘突；间接叩击法用于了解脊柱各部位有无疼痛，被检者取坐位，检查者左手掌置于被检者头部，右手半握拳，以小鱼际肌部叩击左手背。出现压痛和叩击痛见于脊柱结核、骨折、椎间盘突出等。

（二）四肢与关节检查

通常运用视诊与触诊。正常人四肢与关节左右对称，形态正常，无肿胀及压痛，活动度不受限。

1.形态异常 ①匙状甲（反甲）：见于缺铁性贫血。②杵状指（趾）：见于慢性肺脓肿、支气管扩张、支气管肺癌、发绀型先天性心脏病、肝硬化等。③梭形关节：见于类风湿关节炎。④爪形手：见于进行性肌萎缩、脊髓空洞症，麻风、尺神经损伤。⑤肢端肥大症：见于腺垂体瘤。⑥膝关节变形：膝关节红、肿、热、痛及运动障碍，多见于风湿性关节炎活动期。⑦膝内、外翻：即“O”形腿和“X”形腿，常见于佝偻病和大骨节病。⑧足内、外翻：分别见于小儿麻痹后遗症和胫前胫后肌麻痹。⑨肌肉萎缩：常见于脊髓灰质炎后遗症、周围神经损伤、进行性肌营养不良症、偏瘫等。⑩下肢静脉曲张：常见于从事站立性工作者或栓塞性静脉炎患者。

2.运动异常 嘱被检者做各个关节的主动和被动运动，观察其活动范围、有无活动受限、疼痛等。关节的主动或被动运动出现障碍，常见于中枢或周围神经损害、关节炎症、软组织损伤、肿瘤、退行性病变等。

八、神经系统检查

（一）脑神经检查

脑神经（cranial nerves）共12对，应按顺序分别检查嗅神经、视神经、动眼神经、滑车神经、三叉神经、展神经、面神经、位听神经、舌咽神经、迷走神经、副神经、舌下神经。检查时应注意双侧对比。

（二）运动功能检查

运动系统检查包括随意运动和不随意运动。随意运动由锥体束司理；不随意运动由锥体外系和小脑司理。

1.肌力 是指肌肉运动时的最大收缩力。检查时注意两侧比较。

（1）肌力的记录采用0~5级的六级分级法。0级：完全瘫痪，测不到肌肉收缩。1级：仅测到肌肉收缩，但不能产生动作。2级：肢体在床面上能水平移动，但不能抵抗自身重力，即不能抬离床面。3级：肢体能抬离床面，但不能抗阻力。4级：能做抗阻力动作，但不完全。5级：正常肌力。

（2）临床意义 肌力减退称为瘫痪。①单瘫：单一肢体瘫痪，多见于脊髓灰质炎。②偏瘫：为一侧肢体（上、下肢）瘫痪，多见于颅内病变或脑卒中。③交叉性偏瘫：为一侧肢体瘫痪及对侧颅神经损害，多见于脑干病变。④截瘫：为双侧下肢瘫痪，是脊髓横贯性损伤的结果，见于脊髓外伤、炎症等。

2.肌张力 是指静息状态下的肌肉紧张度。以触摸肌肉硬度及伸屈其肢体时感知肌肉对被动伸屈的阻力进行判断。肌张力增高可见于锥体束损害、锥体外系损害；肌张力降低见于下运动神经元病变（如周围神经炎、脊髓前角灰质炎）、小脑病变和肌源性病变等。

3.不自主运动 是指患者意识清楚的情况下，随意肌不自主收缩所产生的一些无目的的异常动作，多为锥体外系受损。常见震颤、舞蹈样运动、手足徐动。

4.共济运动 包括指鼻试验、跟-膝-胫试验、快速轮替动作、闭目难立征。动作不协调或不能完成称为共济失调。据病因分为感觉性、小脑性及前庭性共济失调。

（三）感觉功能检查

检查时嘱被检者闭目，避免主观或暗示作用，要注意左右侧和远近端部位的差别。

1.浅感觉检查 包括痛觉、触觉、温度觉，若有障碍见于脊髓丘脑前束和后索病损。

2.深感觉检查 包括运动觉、位置觉、震动觉。有障碍见于后索病损。

3.复合感觉检查 复合感觉是大脑综合分析的结果，也称皮质感觉，包括皮肤定位觉、两点辨别觉、实体觉及体表图形觉。

（四）神经反射检查

神经反射是通过反射弧形成的。反射弧包括感受器、传入神经、反射中枢、传出神经及效应器，并受高级中枢控制。反射弧的任何部分及高级中枢的病变，均可导致反射异常，表现为反射亢进、减弱或消失。神经反射包括生理反射（包括浅反射、深反射）和病理反射。

1.浅反射 系刺激皮肤、黏膜或角膜等引起的反应。

（1）角膜反射 嘱被检者向内侧注视，用捻成细束的棉絮从外侧轻触角膜。正常时眼睑迅速闭合，称直接角膜反射；刺激一侧，对侧眼睑也闭合，称间接角膜反射。两种反射均消失，见于患侧三叉神经病变；直接角膜反射消失，间接角膜反射存在，见于患侧面神经瘫痪；完全消失见于深昏迷患者。

（2）腹壁反射 被检者取仰卧位，下肢稍屈曲，用棉签钝头分别沿肋缘下、脐水平及腹股沟上，由外向内轻划两侧腹壁皮肤，反应是局部腹肌收缩。上、中、下腹壁反射消失，分别见于胸髓7~8节、9~10节、11~12节病损；腹壁反射均消失见于昏迷和急性腹膜炎；一侧反射消失见于同侧锥体束病损。

（3）提睾反射 用棉签钝头由下而上轻划大腿内侧皮肤，可引起同侧提睾肌收缩，睾丸上提。双侧反射消失为腰髓1~2节病损。一侧反射减弱或消失见于锥体束损害。

（4）跖反射 被检者取仰卧位，下肢伸直，检查者手持其踝部，用棉签钝头划足底外侧，由足跟向前至近小趾跖关节处转向踇趾侧，正常反应为足跖屈曲 （即Babinski征阴性）。反射消失为骶髓1~2节病损。

（5）肛门反射 用棉签钝头轻划肛门周围皮肤，可引起肛门外括约肌收缩。反射障碍为骶髓4~5节或肛尾神经病损。

2.深反射 系刺激骨膜、肌腱经深部感受器完成的反射，又称腱反射。嘱被检者肢体肌肉放松，注意双侧对比。

（1）肱二头肌反射 被检者前臂屈曲，检查者以左拇指置于患者肘部肱二头肌腱上，用右手持叩诊锤叩击左拇指，可使肱二头肌收缩，前臂屈曲。反射中枢为颈髓5~6节。

（2）肱三头肌反射 被检者外展上臂，半屈肘关节，检查者用左手托住其前臂，右手用叩诊锤直接叩击鹰嘴上方的肱三头肌腱，可使肱三头肌收缩，前臂伸展。反射中枢为颈髓6~8节。

（3）桡骨膜反射 被检者前臂置于半屈半旋前位，检查者以左手托住其前臂，并使腕关节自然下垂，随即以叩诊锤叩桡骨茎突，可引起肱桡肌收缩，发生屈肘和前臂旋前。反射中枢在颈髓5~8节。

（4）膝反射 坐位时被检者小腿完全松弛下垂，或仰卧位，检查者左手托起其膝关节使之屈曲约120°，用右手持叩诊锤叩击膝盖髌骨下方股四头肌腱，可引起小腿伸展。反射中枢在腰髓2~4节。

（5）跟腱反射 又称踝反射。被检者仰卧，髋及膝关节屈曲，下肢取外旋外展位。检查者左手将被检者足部背屈成直角，以叩诊锤叩击跟腱，反应为腓肠肌收缩，足向跖面屈曲。反射中枢为骶髓1~2节。

（6）阵挛（clonus） 锥体束以上病变致深反射亢进时，用力使相关肌肉处于持续性紧张状态，该组肌肉发生节律性收缩，称为阵挛，常见的有髌阵挛和踝阵挛，阳性系腱反射极度亢进。

深反射减弱或消失是相应脊髓节段或所属的脊神经病变，常见于末梢神经炎、神经根炎、脊髓灰质炎。深反射亢进见于锥体束病变，如急性脑血管病。

3.病理反射 指锥体束病损时，大脑失去了对脑干和脊髓的抑制作用而出现的异常反射。1岁半以内的婴幼儿由于神经系统发育未完善，也可出现这种反射，不属于病理性。

（1）Babinski征 检查方法同跖反射，阳性反应为踇趾背伸，余趾呈扇形展开。

（2）Oppenheim征 用拇指及示指沿被检者胫骨前缘用力由上向下滑压，阳性表现同Babinski征。

（3）Gordon征 用手以一定力量捏压腓肠肌，阳性表现同Babinski征。

以上3种体征临床意义相同，其中Babinski征是最典型的病理反射。

（4）Hoffmann征 通常认为是病理反射，但也有认为是深反射亢进的表现，反射中枢为颈髓7节~胸髓1节。检查者左手持被检者腕部，以右手中指与示指夹住被检者中指并稍向上提，使腕部处于轻度过伸位。以拇指迅速弹刮被检者的中指指甲，引起其余四指掌屈反应则为阳性。

4.脑膜刺激征 为脑膜受激惹的体征，见于脑膜炎、蛛网膜下隙出血和颅压增高等。

（1）颈强直 被检者去枕仰卧，双下肢伸直，检查者以一手托其枕部，另一手置于胸前做屈颈动作，阳性为曲颈抵抗力增强。

（2）Kernig征 被检者仰卧，一侧下肢髋、膝关节屈曲成直角，检查者将其小腿抬高伸膝。正常人膝关节可伸达135°以上。如伸膝受阻且伴疼痛与屈肌痉挛，则为阳性。

（3）Brudzinski征 被检者仰卧，下肢伸直，检查者一手托起其枕部，另一手按于其胸前。当头部前屈时，双髋与膝关节同时屈曲为阳性。

PPT

第四节 实验室诊断

案例讨论

案例 患者，男，42岁，反复腹痛、黑便半年，加重伴头晕、乏力2周，呕血1小时入院。患者于半年前起无明显诱因出现中上腹隐痛，呈间歇性，通常于饭前空腹时明显，进食后疼痛稍好转，有时嗳气，反酸，偶有黑便。近2周来上腹疼痛次数增加，有时大便黑色，不成形，次数增多，伴头晕、乏力。1小时前晚餐后突然呕咖啡渣样物，解柏油样便，伴头晕、心慌、乏力而急诊入院。查体：T 36.9℃，P 120次/分，R 22次/分，BP 100/70mmHg，神清，面色苍白，浅表淋巴结未触，心肺（–），腹软，剑突偏右轻压痛，肝脾未触及，无移动性浊音，肠鸣音活跃，下肢无浮肿。

讨论 1.该患者可能的诊断与鉴别诊断是什么？

2.应该进一步做哪些检查？

实验室检查是诊断学的重要组成部分，是运用物理学、化学、生物学、免疫学、遗传学及分子生物学等实验技术和方法，对患者的血液、体液、排泄物、分泌物、脱落细胞、穿刺物等标本进行检查，以获得直接或间接反映机体病理变化、器官功能状态、病原体等客观资料，用于判断机体的健康状况，辅助临床诊断，观察病情与疗效，指导制定防护措施及判断预后等。随着当代科学技术的飞速发展和应用，实验检查日趋自动化、微量化，检测结果日益精确，在临床工作的作用越来越重要。由于受到人员、设备、检测方法、机体反应等多种因素的影响，实验室检查也存在一定的局限性。因此，在临床工作中，医生在解释检查结果时，应结合患者的临床资料和其他检查结果综合分析。

一、血常规检查

血液由血细胞（红细胞、白细胞、血小板）和血浆组成，通过循环系统与全身各组织器官紧密联系。造血和血液系统疾病可直接导致血液各成分质量和数量的改变，而机体其他各组织器官病变也可直接或间接导致血液成分发生变化。

传统的血常规检查只包括红细胞计数、血红蛋白测定、白细胞计数及其分类计数。由于血细胞分析仪器的广泛应用，血常规检查的项目近些年有所增多，除了传统的检查项目外，还包括网织红细胞计数、红细胞平均值测定、红细胞形态学检测、血小板计数、血小板平均值测定和血小板形态检测等。

（一）红细胞检查

1. 红细胞计数（red blood cell count，RBC）和血红蛋白测定（hemoglobin，Hb）

【参考值】

见表2–9。

表2–9　红细胞数计数与血红蛋白正常参考值

人群	红细胞计数（10^{12}/L）	血红蛋白（g/L）
成年男性	4.0~5.5	120~160
成年女性	3.5~5.0	110~150
新生儿	6.0~7.0	170~200

【临床意义】

（1）红细胞和血红蛋白增多　指单位容积循环血液中红细胞计数及血红蛋白量高于参考值高限。

1）相对性增多　因血浆容量减少，血液浓缩使红细胞相对增多。见于剧烈呕吐、腹泻、出汗过多、大面积烧伤、尿崩症、糖尿病酮症酸中毒等。

2）绝对性增多　可分为原发性和继发性两类。原发性红细胞增多见于真性红细胞增多症，是一种以红细胞增多为主的骨髓增生性疾病，病因不明，一般认为是多能造血干细胞受累所致，属慢性和良性增生，部分可发展为白血病。继发性红细胞增多为血液中红细胞生成素（EPO）增多所致，分为代偿性增多和非代偿性增多。①代偿性增多：与缺氧程度呈正比，生理性因素见于新生儿、高原居民，病理性因素见于严重的慢性心、肺疾病，如慢性阻塞性肺疾病、慢性肺源性心脏病、发绀型先天性心脏病、异常血红蛋白病等。②非代偿性增多：与某些肿瘤和肾脏疾病有关，如肾癌、肝细胞癌、子宫肌瘤、肾盂积水和多囊肾等。

（2）红细胞和血红蛋白减少　指单位容积循环血液中红细胞计数、血红蛋白量和血细胞比容低于参考值的低限，男性（成年）血红蛋白<120g/L，女性（成年）<110g/L，即为贫血。

临床上以血红蛋白降低的程度将贫血分为四度。①轻度：血红蛋白低于参考值，但>90g/L。②中度：血红蛋白为90g/L~60g/L。③重度：血红蛋白为60g/L~30g/L。④极重度：血红蛋白<30g/L。

1）生理性减少　见于婴幼儿、15岁以前的儿童，妊娠中、后期的妇女和某些老年人。

2）病理性减少　见于各种原因引起的贫血。①红细胞生成减少，如造血原料缺乏（缺铁性贫血、巨幼细胞贫血）、骨髓造血功能障碍（再生障碍性贫血、白血病伴发的贫血）。②红细胞破坏过多，如各种遗传性或获得性溶血性贫血（遗传性球形细胞增多症、免疫性溶血性贫血）。③红细胞丢失过多，如急、慢性失血。

2. 血细胞比容测定　血细胞比容（hematocrit，HCT）又称血细胞压积（packed cell volum，PCV），是指血细胞在血液中所占容积的比值，主要与红细胞的数量、体积大小及血浆容量有关。

【参考值】

温氏法：男性：0.40~0.50L/L（40~50容积%）；平均0.45L/L。

女性：0.37~0.48L/L（37~48容积%）；平均0.40L/L。

【临床意义】

（1）增高　①相对性增高：见于各种原因所致的血液浓缩，如严重呕吐、腹泻、烧伤等。②绝对性增高：如真性红细胞增多症。

（2）减低　见于各种原因所致的贫血。但由于贫血的类型不同，其血细胞比容减少的程度与红细胞计数不一定成正比。

3. 网织红细胞计数　网织红细胞（reticulocyte，Ret）是晚幼红细胞到成熟红细胞之间尚未完全成熟的过渡型红细胞，由于胞质内还残存核糖体等嗜碱性物质，染色后呈浅蓝或深蓝色的网织状而得名。

【参考值】

见表2-10。

表2-10　网织红细胞计数参考值

	百分数	绝对值
成人	0.005~0.015	（24~84）$\times 10^9$/L
新生儿	0.02~0.06	（96~288）$\times 10^9$/L

【临床意义】

（1）增多　提示骨髓红细胞系增生旺盛，主要见于急性溶血性贫血、急性失血，缺铁性贫血和巨幼细胞贫血治疗有效时，网织红细胞常迅速升高，可作为判断贫血疗效的指标。

（2）减少　提示骨髓造血功能减低，主要见于再生障碍性贫血、骨髓病性贫血（如白血病）。

4. 红细胞平均值的计算　由于不同类型的贫血其红细胞体积大小不同，血细胞比容的改变与红细胞数不一定成正比，因此常将红细胞计数、血红蛋白量和血细胞比容三者结合起来，计算红细胞各项平均值，对贫血进行形态学分类，从而更有助于病因的确定。

（1）平均红细胞容积（mean corpuscular volume，MCV），系指每个红细胞的平均体积。

参考值　手工法：82~92fl；血细胞分析仪法：80~100fl（1L=10^{15}fl）。

（2）平均红细胞血红蛋白量（mean corpuscular hemoglobin，MCH），系指每个红细胞所含血红蛋白的平均量。

参考值　手工法：27~31pg；血细胞分析仪法：27~34pg（1g=10^{12}pg）。

（3）平均红细胞血红蛋白浓度（mean corpuscular hemoglobin concentration，MCHC），系指每升红细胞所含的血红蛋白量。

参考值　320~360g/L。

（4）临床意义　贫血的形态学分类见表2-11。

表2-11 贫血的形态学分类

形态分类	MCV（fl）	MCH（pg）	MCHC（g/L）	病因
正常细胞性贫血	80~100	27~34	320~360	再生障碍性贫血、急性失血性贫血、多数溶血性贫血、骨髓病性贫血
大细胞性贫血	>100	>34	320~360	巨幼细胞贫血、恶性贫血
小细胞低色素性贫血	<80	<27	<320	缺铁性贫血、铁粒幼细胞性贫血
单纯小细胞性贫血	<80	<27	320~360	慢性感染、炎症、恶性肿瘤、尿毒症等所致贫血

5.红细胞沉降率测定 红细胞沉降率（erythrocyte sedimentation rate，ESR）简称血沉，是指红细胞在一定条件下沉降的速率。它受多种因素影响，当血浆中各种蛋白成分的比例改变，如清蛋白减少或纤维蛋白原及球蛋白增加时，血沉加快；红细胞形态和数量改变等均可引起血沉改变。

【参考值】

（魏氏法）男性：0~15mm /h；女性：0~20mm/h。

【临床意义】

（1）增快

1）生理性增快 12岁以下儿童；60岁以上老人；女性月经期、妊娠期3个月以上者，此与妊娠期生理性贫血或纤维蛋白原含量增多以及产伤等因素有关。

2）病理性增快 血沉增快常提示有器质性疾病，但无特异性，必须结合临床资料来判断其临床意义。临床上常见下列情况：①各种炎症性疾病：如急性细菌性炎症、结核病活动期、风湿热等。②恶性肿瘤：与肿瘤细胞分泌糖蛋白、肿瘤组织坏死、继发感染或贫血等因素有关。③严重的组织损伤及坏死，如大手术、急性心肌梗死等。④各种导致的高球蛋白血症：如肝硬化、慢性肾炎、多发性骨髓瘤、系统性红斑狼疮、黑热病等。⑤其他，如贫血、肾病综合征、高胆固醇血症、糖尿病等。

（2）减慢 一般无临床意义。

6.红细胞体积分布宽度（red blood cell volume distribution，RDW）测定 是反映外周血液中红细胞体积异质性的参数，通过血细胞分析仪测量获得，多数用所测得的红细胞体积大小的变异系数（coefficient of variability，RDW-CV）来表示。

【参考值】

11.5%~14.5%。

【临床意义】

主要用于贫血的形态学分类和缺铁性贫血的诊断和鉴别诊断（表2-12）。

表2-12 根据MCV、RDW的贫血形态学分类

MCV	RDW	贫血类型	常见疾病
增高	正常	大细胞均一性贫血	部分再生障碍性贫血
	增高	大细胞非均一性贫血	巨幼细胞贫血
正常	正常	正常细胞均一性贫血	急性失血性贫血
	增高	正常细胞非均一性贫血	再生障碍性贫血、PNH
减低	正常	小细胞均一性贫血	珠蛋白生成障碍性贫血
	增高	小细胞非均一性贫血	缺铁性贫血

（二）白细胞检查

1.白细胞计数（white blood cell，WBC）

【参考值】

成人（4~10）$\times 10^9$/L；新生儿（15~20）$\times 10^9$/L；6个月~2岁（11~12）$\times 10^9$/L。

【临床意义】

白细胞计数高于10×10^9/L为白细胞增多；白细胞计数低于4×10^9/L为白细胞减少。由于外周血液中白细胞主要是中性粒细胞，故白细胞总数的增多或减少常与中性粒细胞的增多或减少有紧密联系。

2. 白细胞分类计数（differential count，DC）

【参考值】

见表2-13。

表2-13 各类白细胞参考值

细胞类型	百分数（%）	绝对值（$\times10^9$/L）
中性粒细胞（N）		
杆状核（st）	0~5	0.04~0.05
分叶核（sg）	50~70	2~7
嗜酸性粒细胞（E）	0.5~5	0.05~0.5
嗜碱性粒细胞（B）	0~1	0~0.1
淋巴细胞（L）	20~40	0.8~4
单核细胞（M）	3~8	0.12~0.8

【临床意义】

（1）中性粒细胞　中性粒细胞绝对值低于1.5×10^9/L为粒细胞减少；中性粒细胞绝对值低于0.5×10^9/L为粒细胞缺乏。

1）增多　生理性增多见于妊娠后期及分娩时、剧烈运动、饱餐、高温或寒冷时。病理性增多：①急性感染，尤其是化脓性球菌（金黄色葡萄球菌、溶血性链球菌、肺炎链球菌等）感染，这是引起中性粒细胞增多最常见的原因；②严重组织损伤或坏死，如大手术后、严重创伤、大面积烧伤、急性心肌梗死等；③急性大出血，主要在大出血后1~2小时，特别是内出血，白细胞可高达20×10^9/L；④急性中毒，如急性化学物质或药物（铅、汞、安眠药等）中毒，生物性中毒（蛇毒、毒蕈、昆虫毒等）、代谢性中毒（糖尿病酮症酸中毒、尿毒症和妊娠中毒等）；⑤白血病、骨髓增生性疾病及恶性肿瘤，如急性或慢性粒细胞白血病，骨髓增生性疾病（真性红细胞增多症、原发性血小板增多症和骨髓纤维化等），各类恶性肿瘤，特别是消化道恶性肿瘤（胃癌、肝癌）。

2）减少　①感染性疾病，特别是革兰阴性杆菌感染，如伤寒、副伤寒杆菌感染；某些病毒感染也是常见原因，如流感、病毒性肝炎、水痘、风疹等；某些原虫感染，如疟疾、黑热病。②血液系统疾病，如再生障碍性贫血、粒细胞缺乏症、非白血性白血病、骨髓转移瘤等。③化学因素损伤，化学物质（如苯、汞、铅等），化学药物（如抗肿瘤药、抗甲状腺药物、免疫抑制剂、氯霉素、磺胺类药等）。④放射性损伤，如X线、放射性核素等物理因素。⑤脾功能亢进。⑥某些自身免疫性疾病，如系统性红斑狼疮等。

3）中性粒细胞的核象变化（图2-1）　正常情况下，周围血液中的中性粒细胞以3叶的分叶核占多数，可见少量杆状核中性粒细胞。病理情况下，中性粒细胞核象可发生改变，出现核左移或核右移现象。①核左移：外周血液中幼稚的不分叶核粒细胞（杆状核粒细胞、晚幼粒、中幼粒、早幼粒细胞）百分率>5%时，称为核左移。常见于感染（急性化脓性细菌感染）、急性失血、急性中毒、急性溶血反应等。②核右移：外周血液中出现5叶核或更多分叶的衰老中性粒细胞，百分率>3%时，称为核右移。主要见于骨髓造血功能减退（如再生障碍性贫血）、造血物质缺乏（如巨幼细胞贫血）和使用抗代谢药物后（如阿糖胞苷、6-巯基嘌呤）等。疾病进展期若突然出现核右移，表示预后不良。

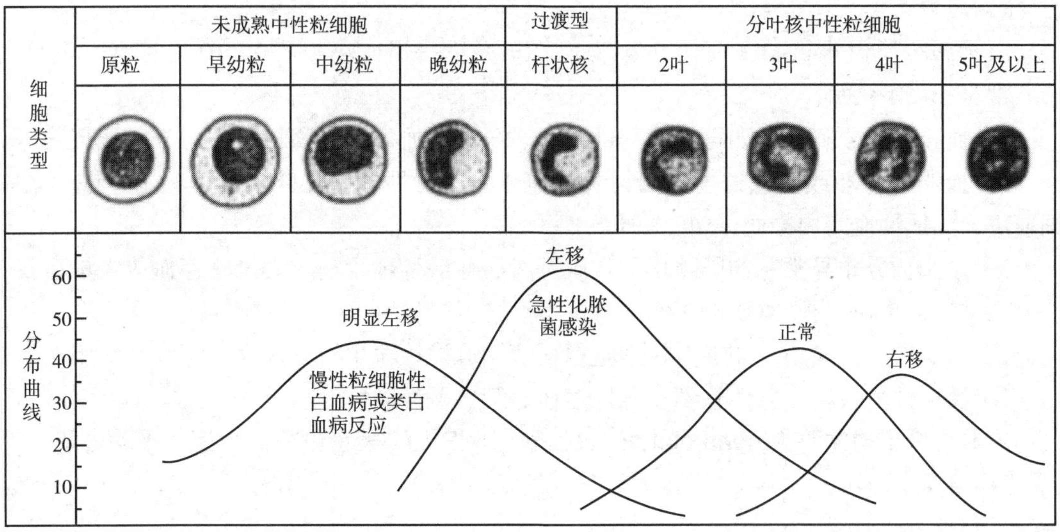

图2-1 中性粒细胞的核象变化

知识拓展 类白血病反应

指机体对一些刺激因素所产生的类似白血病表现的血象反应。外周血中的白细胞数量大多增加，并可出现数量不等的幼稚细胞。一旦病因去除，类白血病反应逐渐消失。常见的原因是感染和恶性肿瘤，还可见于急性中毒、急性溶血、急性出血、大面积烧伤等。

（2）嗜酸性粒细胞

1）增多 常见于：①过敏性疾病，如支气管哮喘、荨麻疹、药物和食物过敏；②寄生虫病，如血吸虫病、蛔虫病、钩虫病等；③皮肤病，如湿疹、牛皮癣、银屑病等；④血液病，如淋巴瘤、慢性粒细胞性白血病、嗜酸粒细胞性白血病等。

2）减少 常见于伤寒、副伤寒及长期应用肾上腺皮质激素后。

（3）嗜碱性粒细胞

1）增多 常见于慢性粒细胞性白血病、嗜碱性粒细胞性白血病、转移癌、骨髓纤维化等。

2）减少 无临床意义。

（4）淋巴细胞

1）增多 生理性增多：出生4~6天后的婴儿，可持续到4~6岁。病理性增多：①感染性疾病，病毒、结核分枝杆菌感染，如流行性腮腺炎、麻疹、百日咳等。②肿瘤性疾病，如淋巴细胞性白血病、淋巴瘤。③自身免疫性疾病、移植排斥反应。

2）减少 见于放射性损伤、免疫缺陷性疾病、丙种球蛋白缺乏症及长期应用糖皮质激素或烷化剂等治疗后。

（5）单核细胞

1）增多 生理性增多见于婴幼儿及儿童。病理性增多见于：①某些感染，如活动性结核病、疟疾及急性感染恢复期等；②某些血液病，如单核细胞性白血病、淋巴瘤、恶性组织细胞病、骨髓异常增生综合征等。

2）减少 无临床意义。

（三）血小板检查

1.血小板计数（platelet count，PC或PLT）

【参考值】

（100~300）$\times 10^9$/L。

【临床意义】

（1）减少　血小板<100×10^9/L称为血小板减少，当血小板<50×10^9/L时可发生自发性出血。常见于以下疾病。

1）血小板生成障碍　如再生障碍性贫血、急性白血病、骨髓转移瘤、放射线损伤等。

2）血小板破坏或消耗过多　如特发性血小板减少性紫癜（ITP）、脾功能亢进、系统性红斑狼疮、弥散性血管内凝血（DIC）等。

3）血小板分布异常　如肝硬化所致脾肿大、血液稀释（输入大量库存血或大量血浆）。

（2）增多　血小板>400×10^9/L称为血小板增多。常见于以下情况。

1）骨髓增生性疾病　如慢性粒细胞白血病、原发性血小板增多症、真性红细胞增多症等。

2）反应性增多　如急性感染、急性溶血、某些恶性肿瘤等。

2. 血小板平均体积（mean platelet volume，MPV） 表示单个血小板的平均容积。

【参考值】

7~11fl。

【临床意义】

（1）增加　①血小板破坏增加但骨髓造血功能良好。②出现在造血功能抑制解除后，是造血功能恢复的首要表现。

（2）减少　①造血功能不良，血小板生成减少。②部分白血病患者。③若随血小板数持续下降，是骨髓造血功能衰竭的指标之一。

3. 血小板分布宽度（platelet distribution width，PDW） 反映血小板容积大小的离散度，用所测单个血小板容积大小的变易系数（CV%）表示。

【参考值】

15%~17%。

【临床意义】

（1）增高　表明血小板大小悬殊，可见于急性髓性白血病、慢性粒细胞性白血病、巨幼细胞贫血、脾切除等。

（2）减少　表示血小板大小的均一性高。

（四）血细胞分析仪检查

血细胞分析仪检查速度快，结果准确，检测项目多，已广泛应用于临床。按血细胞分析仪白细胞分类功能的特点，目前主要有三分群与五分类两大类。

【参考值】

见表2-14。

表2-14　血细胞分析仪检查项目及参考值

项目	英文缩写	参考值
红细胞计数	RBC	男（4.0~5.5）×10^{12}/L 女（3.5~4.5）×10^{12}/L
血红蛋白	Hb	男120~160g/L；女110~150g/L
红细胞比积	HCT	男0.40~0.50；女0.37~0.48
平均红细胞容积	MCV	80~100fl
平均血红蛋白含量	MCH	27~34pg
平均血红蛋白浓度	MCHC	320~360g/L（32%~36%）
红细胞体积分布宽度	RDW	11.5%~14.5%
白细胞计数	WBC	（4.0~10.0）×10^9/L
中性粒细胞	NEU	37%~80%

续表

项目	英文缩写	参考值
淋巴细胞	LYM	20%~40%
单核细胞	MONO	0%~12%
嗜酸性粒细胞	EOS	2%~7%
嗜碱性粒细胞	BASO	0%~1%
血小板计数	PLT	（100~300）$\times 10^9$/L
血小板分布宽度	PDW	15%~17%
平均血小板体积	MPV	7~11fl

注：采用血细胞分析仪器不同，参数及参考值可略有差别。

二、尿常规检查

尿液是血液经肾脏肾小球滤过，肾小管、集合管重吸收和分泌所形成的随泌尿道排出体外的终末代谢产物。泌尿系统疾病及其他系统疾病均可引起尿液的组成和性状发生改变。

（一）一般性状检查

1.尿量

【参考值】

成人为1000ml~2000ml/24h。

【临床意义】

（1）增多　成人24小时尿量超过2500ml为多尿。①生理性多尿：水摄入过多、应用利尿剂等。②病理性多尿：内分泌疾病如糖尿病（溶质性利尿）、尿崩症（抗利尿激素不足或肾小管对抗利尿激素反应性降低）；肾脏疾病如慢性肾盂肾炎、慢性肾衰早期及急性肾衰多尿期等。③精神性多尿。

（2）减少　成人尿量少于400ml/24h或17ml/h称为少尿，少于100ml/24h称为无尿或尿闭。可分为如下几种。①肾前性少尿：各种原因引起的有效循环血量减少、肾小球滤过不足，如重度脱水、休克、心衰等。②肾性少尿：各种肾实质性病变，如急性肾炎、慢性肾衰。③肾后性少尿：各种原因所致尿路梗阻或排尿功能障碍，如结石、肿瘤压迫、尿路狭窄等。

2.外观　正常新鲜尿液为淡黄色清澈透明液体，易受尿量、食物、药物等影响。病理性尿液外观见于以下情况。

（1）血尿　为肉眼血尿，每升尿液中含血量超过1ml，尿液可呈淡红色、洗肉水样或混有血凝块，多见于泌尿系统炎症、结石、肿瘤、结核、外伤及出血性疾病等。

（2）血红蛋白尿及肌红蛋白尿　尿液呈浓茶色、红葡萄酒色或酱油色。血红蛋白尿主要见于严重的血管内溶血，如急性溶血性贫血、血型不合输血反应、阵发性睡眠性血红蛋白尿等；肌红蛋白尿见于挤压综合征、缺血性肌坏死。正常人剧烈运动后偶可见肌红蛋白尿。

（3）胆红素尿　尿色深黄，振荡后出现黄色泡沫且不易消失，常见于胆汁淤积性黄疸和肝细胞性黄疸，尿中含有大量的结合胆红素。

（4）脓尿和菌尿　新鲜尿液呈白色浑浊（脓尿）或云雾状（菌尿），加热或加酸均不能使浑浊消失。脓尿因含有较多白细胞及炎性渗出物，静置后可形成白色云絮状沉淀，而菌尿静置后无沉淀。见于泌尿系统感染如肾盂肾炎、膀胱炎、尿道炎等。

（5）乳糜尿　尿色呈乳白色稀牛奶状，为淋巴液混入尿液所致，若同时混有血液则称为乳糜血尿。主要见于丝虫病、肾周围淋巴管梗阻等。

（6）脂肪尿　尿中出现脂肪小滴，见于脂肪挤压损伤、骨折和肾病综合征等。

3.气味　正常尿液气味来自挥发性酸及酯类物质，长时间放置后，尿素分解可产生氨臭味。若新鲜尿液即有氨味，见于慢性膀胱炎及尿潴留等。糖尿病酮症酸中毒时尿呈烂苹果味，蒜臭味见于有机磷农药中毒，鼠臭味见于苯丙酮尿症。

4.尿pH 尿液酸碱度受饮食、药物及疾病的影响。

【参考值】

pH约6.5，在4.5~8.0之间波动。

【临床意义】

（1）降低 酸中毒、痛风、糖尿病、低钾性代谢性碱中毒及口服氯化铵、维生素C等酸性药物。

（2）增高 碱中毒、尿潴留、膀胱炎、肾小管性酸中毒及应用利尿剂、碳酸氢钠等药物。

5.比重 也称比密，为在4℃条件下尿液与同体积纯水的重量之比。尿比重可粗略地判断肾小管的浓缩和稀释功能。

【参考值】

成人：1.015~1.025；婴幼儿尿液比重偏低。

【临床意义】

（1）增高 血容量不足的肾前性少尿、急性肾小球肾炎，尿量多而比重高见于糖尿病。

（2）降低 大量饮水、慢性肾小球肾炎、慢性肾衰竭、尿崩症等。

（二）化学检查

1.尿蛋白

【参考值】

定性：阴性；定量：0~80mg/24h。

【临床意义】

尿蛋白定性阳性或定量>150mg/24h（>100mg/L）时，称为蛋白尿。

（1）生理性蛋白尿 泌尿系统无器质性改变，程度较轻，定量<0.5g/L，持续时间短，诱因解除后消失，为暂时性蛋白尿，见于剧烈运动、发热、低温或精神紧张、交感神经兴奋及使用血管活性剂等。

（2）病理性蛋白尿 多为持续性蛋白尿。

1）肾小球性蛋白尿 最常见，系各种原因导致肾小球滤过膜损害，血浆蛋白进入原尿超过肾小管的重吸收能力所致，见于肾小球肾炎、肾病综合征等原发性肾小球疾病以及糖尿病、高血压、系统性红斑狼疮等继发性肾小球疾病。

2）肾小管性蛋白尿 系炎症或中毒等原因导致近端肾小管的重吸收能力下降所致，见于肾盂肾炎、间质性肾炎、肾小管性酸中毒、重金属中毒、服用药物等。

3）混合性蛋白尿 见于肾小球与肾小管同时受损的疾病，如肾小球肾炎、肾盂肾炎后期及全身性疾病（糖尿病、系统性红斑狼疮）等。

4）溢出性蛋白尿 血浆中出现异常增多的小分子蛋白质，超过肾小管的重吸收能力所致的蛋白尿，如血红蛋白尿、肌红蛋白尿、本-周蛋白尿，见于溶血性贫血、挤压综合征、多发性骨髓瘤等。

5）组织性蛋白尿 多为肾组织被破坏或肾小管分泌蛋白增多所致，以T-H蛋白为主。

6）假性蛋白尿 由于尿液中混有大量血、脓、黏液等成分时，蛋白定性试验可阳性，一般无肾脏本身损害，经治疗后很快恢复正常。见于肾以下泌尿道疾病，如膀胱炎、尿道炎、尿道出血及尿液内混入阴道分泌物等。

2.尿糖 正常人尿中可有微量的葡萄糖，当血糖浓度超过肾糖阈（8.88mmol/L）时或血糖虽正常但肾糖阈降低，尿中出现大量的葡萄糖，称为尿糖。

【参考值】

定性：阴性；定量：0.56~5.0mmol/24h。

【临床意义】

尿糖定性阳性，称为糖尿，一般指葡萄糖尿。

（1）血糖增高性糖尿　①糖尿病：最为常见，因胰岛素分泌相对或绝对不足，组织对葡萄糖的利用降低，从而导致血糖增高，超过肾糖阈出现糖尿。②内分泌疾病：如库欣综合征、甲状腺功能亢进、嗜铬细胞瘤，称为继发性高血糖性糖尿。③其他：如肝硬化、胰腺炎、胰腺癌等。

（2）血糖正常性糖尿　又称肾性糖尿，血糖正常，但肾小管对葡萄糖的重吸收功能减退所致。见于慢性肾炎、肾病综合征和家族性糖尿等。

（3）暂时性糖尿　①生理性糖尿：进食大量碳水化合物或静脉注入大量葡萄糖。②应激性糖尿：见于颅脑外伤、急性脑血管病、急性心肌梗死，因肾上腺素或胰高血糖素分泌过多或延脑血糖中枢受刺激所致。

（4）其他糖尿　哺乳期妇女可出现乳糖尿，肝功能减退会导致果糖尿或半乳糖尿。

（5）假性糖尿　尿中的还原物质，如维生素C、尿酸、葡萄糖醛酸、易烟肼、链霉素、水杨酸、阿司匹林等可使班氏定性试验出现假阳性反应。

3.尿酮体　酮体是脂肪分解代谢的中间产物，包括β-羟丁酸、乙酰乙酸和丙酮。尿液中出现酮体，称酮尿。

【参考值】

定性：阴性。

【临床意义】

（1）糖尿病性酮尿　糖尿病酮症酸中毒，是糖尿病性昏迷的早期指标，多伴有高糖血症和糖尿。

（2）非糖尿病性酮尿　高热、妊娠剧烈呕吐、禁食、长期饥饿、肝炎、肝硬化等。

4.尿胆红素与尿胆原

【参考值】

尿胆红素定性：阴性，定量≤2mg/L。尿胆原定性：阴性或弱阳性，定量≤10mg/L。

【临床意义】

（1）尿胆红素阳性　①肝细胞损害：如病毒性肝炎、酒精性肝炎、中毒性肝炎等。②肝内外胆管阻塞：如胆石症、胆管肿瘤、门脉周围炎等。③先天性高胆红素血症。

（2）尿胆原增高　溶血性黄疸和肝细胞性黄疸。

（3）尿胆原减少　胆汁淤积性黄疸。

（三）显微镜检查

用显微镜检测尿液离心沉淀物中的有形成分，即尿沉渣检查，主要包括细胞、管型和结晶。

1.细胞

（1）红细胞

【参考值】

0~3个/HP（玻片法）。

【临床意义】

离心沉淀尿液每高倍视野中红细胞超过3个，称为镜下血尿。①肾小球源性血尿：多形性红细胞>80%，常见于急、慢性肾小球肾炎、紫癜性肾炎、狼疮性肾炎等。②非肾小球源性血尿：多形性红细胞<50%，见于肾结石、泌尿系统肿瘤、急性膀胱炎、肾结核等。

（2）白细胞和脓细胞

【参考值】

0~5个/HP（玻片法）。

【临床意义】

尿中以中性粒细胞多见，脓细胞指在炎症过程中被破坏或死亡的中性粒细胞。尿沉渣每高倍视野中白细胞超过5个，称为镜下白细胞尿或脓尿。常见于泌尿系统感染，如肾盂肾炎、膀胱炎、尿道炎、肾结核等。

（3）上皮细胞　肾、尿道等处的上皮细胞可因病变损害而脱落混入尿液中。

1）肾小管上皮细胞　来自近曲和远曲肾小管，正常尿中无，在尿液中出现常提示肾小管病变，见于急性肾小管坏死、肾病综合征、肾小管间质性炎症、肾移植后排异反应期等。

2）移行上皮细胞　包括来自膀胱的大圆上皮细胞和来自肾盂的尾形上皮细胞，正常尿中无或偶见。较多出现提示输尿管、膀胱、尿道有炎症，大量出现提示移行上皮细胞癌。

3）鳞状上皮细胞　亦称复层扁平上皮细胞，来自于尿道前段，大量出现见于尿道炎。

2.管型　指蛋白质、细胞及碎片在肾小管、集合管中凝固而成的圆柱状蛋白聚体。正常尿液中无管型或偶见透明管型。

（1）透明管型　无色半透明。可偶见于正常成人浓缩尿中；剧烈运动、发热、麻醉、使用利尿剂时可一过性出现；肾小球肾炎、肾病综合征、心力衰竭等可见增多。含有少量细胞时称透明细胞管型。

（2）细胞管型　管型中细胞的含量超过管型体积的1/3。①红细胞管型：常与肾小球源性血尿同时存在，提示肾小球疾病如急性肾炎、慢性肾炎急性发作。②白细胞管型：提示肾实质有活动性感染如肾盂肾炎。③肾小管上皮细胞管型：常见于肾小管损伤时。

（3）颗粒管型　管型中含有细胞碎片、血浆蛋白等颗粒成分，总量超过管型体积的1/3。颗粒粗大致密呈黄褐色为粗颗粒管型，多见于慢性肾炎、肾盂肾炎及药物中毒所致的肾小管损伤；细颗粒管型颗粒细小稀疏，见于慢性肾炎或急性肾炎后期。

（4）脂肪管型　管型中含有椭圆形脂肪小球，见于肾病综合征、慢性肾炎等。

（5）蜡样管型　由颗粒管型或细胞管型在肾小管内长时间停留变性或由上皮细胞溶解后形成，呈质地厚、浅灰或浅黄色蜡烛状。其出现提示有严重肾小管变性坏死，预后不良，见于慢性肾炎晚期、肾衰竭等。

3.结晶　尿液离心沉淀后经显微镜观察到的各种盐类结晶。

（1）生理性结晶　磷酸盐、尿酸钙及草酸钙结晶一般无临床意义，若在新鲜尿液中持续出现并伴有较多红细胞，提示尿路结石的可能。

（2）病理性结晶　亮氨酸和酪氨酸结晶见于急性重型肝炎、白血病等；磺胺结晶见于服用磺胺类药物患者；胆红素结晶见于胆汁淤积性黄疸和肝细胞性黄疸。

（四）尿沉渣计数

1. Addis尿沉渣计数　指12小时尿沉渣中有机物的数量。试验日除正常饮食外不再多饮水，晚7时排空膀胱后准确收集12小时尿量，计算细胞和管型的数量。

【参考值】

红细胞<50万/12h，白细胞<100万/12h，透明管型<5000/12h。

【临床意义】

（1）白细胞增多　见于肾盂肾炎、膀胱炎、前列腺炎等。

（2）红细胞增多　见于各类肾炎。

2. 1小时细胞排泄率　患者正常工作、学习，不限制饮食，留取下午3小时的全部尿液，测定所含种类细胞数量后除以3，计算出1小时该类细胞排出数。

【参考值】

男性：红细胞<3万/h，白细胞<7万/h；女性：红细胞<4万/h，白细胞<14万/h。

【临床意义】

（1）红细胞增多　急性肾小球肾炎。

（2）白细胞增多　肾盂肾炎。

三、粪便检查

（一）一般性状检查

1.量　粪便量的多少与进食量、食物种类及消化功能状态有关，一般每日排便1次。

2.颜色及性状　正常成人的粪便为黄褐色柱状成形软便，婴儿的粪便呈金黄色糊状便。常见病理情况如下。

（1）稀糊状或水样便　见于各种感染性或非感染性腹泻，如急性肠炎、假膜性肠炎、出血坏死性肠炎、艾滋病伴发肠道隐孢子虫感染等。

（2）米泔样便　呈白色淘米水样，内含黏液片块，量大，见于霍乱、副霍乱患者。

（3）脓性及脓血便　常见于痢疾、溃疡性结肠炎、直肠癌等。细菌性痢疾以黏液及脓液为主，脓中带血，阿米巴痢疾时则以血为主，血中带脓，呈暗红色果酱样便。

（4）鲜血便　见于直肠息肉、直肠癌、肛裂、痔疮等所致的肠道下段出血。

（5）黑便或柏油样便　色黑而富有光泽，形似柏油，见于各种原因所致的上消化道出血。服用活性炭、铁剂、铋剂等也可排出黑便，但无光泽且隐血试验阴性。食用动物血、肝等，粪便亦可呈黑色。

（6）白陶土样便　呈黄白色陶土样，排泌到肠道的结合胆红素减少或缺如，见于各种原因导致的胆汁淤积性黄疸。

（7）细条状便　由于直肠狭窄致粪便呈扁片状或细条状，多见于直肠癌。

（8）乳凝块　乳儿粪便中见黄白色乳凝块或呈蛋花汤样，均提示婴儿消化不良或婴幼儿腹泻。

3.气味　因含有吲哚、粪臭素、硫化氢等蛋白分解物，粪便会有臭味。肉食者臭味重，素食者臭味轻。慢性肠炎、胰腺疾病、直肠癌溃烂时粪便有恶臭味；阿米巴痢疾粪便呈血腥臭味；脂肪和糖类消化不良时粪便有酸臭味。

4.寄生虫体　肉眼可分辨的有蛔虫、蛲虫、绦虫等，钩虫虫体则要将粪便冲洗过筛后才能找到。

5.结石　粪便中可见胆石、胃石、胰石、肠石等，最常见而重要的是胆石。

（二）显微镜检查

1.细胞

（1）白细胞　正常粪便中无或偶见1~2个白细胞，肠道炎症时会增多，出现大量白细胞、脓细胞则见于细菌性痢疾，过敏性结肠炎、肠道寄生虫病时可见嗜酸性粒细胞。

（2）红细胞　正常粪便中无红细胞，出现则见于肠道下段炎症或出血，如痢疾、溃疡性结肠炎、结肠直肠癌、直肠息肉、痔疮等。细菌性痢疾红细胞少于白细胞，散在分布；阿米巴痢疾则红细胞多于白细胞，成堆出现。

（3）巨噬细胞　为吞噬异物颗粒或细胞碎屑的单核细胞，见于细菌性痢疾和溃疡性结肠炎等。

（4）肿瘤细胞　乙状结肠癌、直肠癌患者的血性粪便偶可能找到癌细胞。

2.食物残渣　正常粪便中的食物残渣是已消化的不定形小颗粒，偶见淀粉颗粒和脂肪小滴等。腹泻者易见到淀粉颗粒。胰腺炎及胰头癌或因肠蠕动亢进、腹泻、消化不良综合征时，脂肪小滴增多。肌肉纤维、植物细胞及植物纤维在肠蠕动亢进，腹泻时亦增多。胃蛋白酶缺乏时，粪便中可出现结缔组织。

3.寄生虫和寄生虫卵 发现粪便中的虫卵、虫体和原虫等可诊断相应的肠道寄生虫病，如蠕虫、绦虫、线虫、阿米巴、鞭毛虫、孢子虫和纤毛虫等。

（三）化学检查

1.隐血试验（FOBT） 当肠道少量出血时，粪便外观无异常，镜检也不能证实，这类需通过化学或免疫学的方法来加以证实的出血，称为隐血。

【参考值】

阴性。

【临床意义】

阳性常见于有消化道出血的疾病。消化性溃疡者粪便隐血试验阳性率为40%~70%，呈间断阳性；消化道恶性肿瘤，如胃癌等，阳性率可在90%以上，呈持续性阳性，故本试验常作为消化道肿瘤的筛查指标。另外，急性糜烂出血性胃炎、溃疡性结肠炎、钩虫病等疾病，均常为阳性。

2.胆色素试验

【参考值】

粪胆红素定性：阴性；粪胆原及粪胆素定性：阳性。

【临床意义】

正常人粪便中因有粪胆原及粪胆素而呈黄色。胆汁淤积性黄疸患者粪便中的粪胆原和粪胆素含量明显减少或缺如，故粪便呈淡黄色乃至灰白色；溶血性黄疸患者的粪便因粪胆原、粪胆素含量增多，则呈深黄色。

（四）细菌学检查

粪便中细菌极多，多为正常菌群。肠道致病菌的检查主要靠涂片镜检和培养分离与鉴定。

四、肝功能检查

肝脏是人体的重要器官之一，最大的实质性腺体器官。肝脏功能极多，其最主要功能是蛋白质、糖、脂类、维生素、激素等物质代谢功能，同时还有生物转化、胆汁酸代谢、胆红素代谢及分泌与排泄等方面的功能。肝功能检查主要包括反映肝脏代谢状态和肝损伤的有关指标，肝炎病毒标志物、肝癌标志物等与肝病联系紧密的相关检查亦在本部分讲述。

（一）蛋白质代谢功能检查

1.血清总蛋白、清蛋白、球蛋白比值测定 血清中总蛋白（TP）包括清蛋白（A）与球蛋白（G），90%以上的血清总蛋白和全部的清蛋白是由肝脏合成的。清蛋白为正常人体血清中主要的蛋白，半衰期为19~21天，发挥着重要的生理功能，如维持血浆胶体渗透压、物质转运、营养等；球蛋白是多种蛋白质的混合物，包括免疫球蛋白、补体、糖蛋白、脂蛋白、金属结合蛋白和酶类等。

【参考值】

血清总蛋白：60~80g/L；清蛋白：40~55g/L；球蛋白20~30g/L；A/G：（1.5~2.5）：1。

【临床意义】

（1）血清总蛋白

1）增高　见于各种原因所致的血液浓缩，如饮水不足、休克、严重脱水等，或各种原因导致的球蛋白增高。

2）降低　见于引起清蛋白降低的各种疾病。

（2）清蛋白

1）增高　见于重度脱水、休克等所致血液浓缩者。

2）降低　血清总蛋白低于60g/L或清蛋白低于25g/L称为低蛋白血症，常出现严重水肿、胸腔积液、腹腔积液。常见于：①肝细胞损害造成清蛋白合成减少，如慢性肝炎、肝硬化、肝癌、亚急性重型肝炎及缺血、毒素引起的肝损伤。清蛋白与有功能的肝细胞数量成正比，其持续性下降提示肝细胞坏死进行性加重，提示预后不良。②蛋白质摄入吸收不足，如营养不良。③蛋白质丢失过多，如肾病综合征、蛋白丢失性肠病、严重烧伤等。④蛋白质消耗增加，如慢性消耗性疾病（结核病、甲状腺功能亢进、恶性肿瘤等）。⑤血清水分增加，如水钠潴留、晶体溶液补充过多等。

（3）球蛋白

1）增高　血清总蛋白大于80g/L或球蛋白大于35g/L，称为高蛋白血症，以γ-球蛋白增多为主。见于慢性肝病（慢性活动性肝炎、肝硬化、酒精性肝病等）、M球蛋白血症（多发性骨髓瘤、淋巴瘤）、自身免疫性疾病（系统性红斑狼疮、类风湿性关节炎）、慢性感染与炎症（疟疾、结核病、慢性血吸虫病）。

2）降低　主要因为合成减少，见于3岁以下的婴幼儿、免疫功能抑制（长期应用免疫抑制剂或肾上腺皮质激素）、先天性低γ-球蛋白血症等。

（4）A/G减低或倒置　清蛋白降低或球蛋白增加皆可引起，见于严重肝脏损害（慢性持续性肝炎、肝硬化、原发性肝癌），以及M蛋白血症（多发性骨髓瘤、淋巴瘤）等。

2.血清蛋白电泳　血清蛋白质在碱性环境下带负电荷，在电场中均向阳极方向游动，而各种蛋白质的颗粒大小、等电点及所带负电荷不同，因此在电场中，各种蛋白质向阳极泳动的速度不同，从而得以分离，电泳后从阳极开始血清蛋白质分为清蛋白、α_1-球蛋白、α_2-球蛋白、β-球蛋白和γ-球蛋白五个区带。

【参考值】

清蛋白62%~71%，α_1-球蛋白3%~4%，α_2-球蛋白6%~10%，β-球蛋白7%~11%，γ-球蛋白9%~18%（醋酸纤维膜电泳法）。

【临床意义】

（1）肝脏疾病　急性肝炎一般正常。慢性肝炎、肝硬化、肝癌可出现清蛋白降低，α-球蛋白及β-球蛋白减少，而γ-球蛋白增加，这些变化均较急性肝炎明显，且有逐渐加重的趋势。

（2）肾病综合征、糖尿病　由于血脂增高，α_2及β-球蛋白增高，清蛋白降低及γ-球蛋白不变减低。

（3）M蛋白血症　在γ区带、β区带出现基底窄、峰高尖的M蛋白，见于骨髓瘤、原发性巨球蛋白血症，单克隆γ-球蛋白明显增高。

（4）其他　结缔组织病可伴多克隆γ-球蛋白增加，先天性低丙种球蛋白血症γ-球蛋白降低等。

3.血浆凝血因子测定　肝脏疾病常用的过筛试验。

（1）活化部分凝血活酶时间（APTT）测定　是在受检血浆中加入部分凝血活酶、接触因子激活剂及Ca^{2+}，观察血浆凝固所需的时间，是内源性凝血活性常用的筛查指标。

【参考值】

32~43秒，较正常对照延长10秒以上为异常（手工法）。

【临床意义】

1）延长　①先天性凝血因子异常：血友病A和B。②后天性凝血因子缺乏：严重肝病、维生素K缺乏、DIC和纤溶亢进等。③抗凝物质增多。

2）缩短　见于DIC高凝期和其他血栓性疾病。

3）普通肝素抗凝　治疗常用的监测指标。

（2）血浆凝血酶原时间（PT）测定　是在被检血浆中加入组织凝血活酶，或组织因子和Ca^{2+}后，测定血浆凝固所需要的时间。它是筛查外源性凝血系统有无障碍最常用的指标。

【参考值】

1）测定值超过正常对照值3秒以上即为异常（不同方法和试剂的检测有差异）。参考值

11~14秒。

2）凝血酶原时间比值（PTR） 为受检血浆的PT/正常对照血浆PT，参考值为1.0±0.05（0.82~1.15）。

3）国际正常化比值（INR） 即PTR^{ISI}，参考值一般为1.0±0.1。ISI为国际灵敏度指数。

【临床意义】

1）延长 见于先天性凝血因子及纤维蛋白原缺乏症、严重肝脏疾病、维生素K缺乏、纤溶亢进、DIC及应用抗凝药物等。

2）缩短 见于血液高凝状态，如DIC早期、脑血栓形成、心肌梗死、深静脉血栓等。

3）口服香豆素类抗凝剂治疗的首选监测指标 WHO推荐用INR，国人的INR以2.0~2.5为宜，一般不要>3.0。

4.血氨测定 正常血氨主要来自肠道细菌产氨，其次是肾脏泌氨和肌肉组织产氨。氨对机体特别是中枢神经系统毒性高，肝脏是解除氨毒性的器官，解毒的机制是肝脏利用氨通过鸟氨酸循环合成尿素，经肾脏排出体外。当肝脏损害严重时，肝除氨能力降低，氨在中枢神经系统聚集，引起肝性脑病。

【参考值】

18~72μmol/L。

【临床意义】

（1）增高 ①生理性增高：见于进食高蛋白食物或剧烈运动。②病理性增高：见于严重肝病（重症肝炎、肝硬化、肝癌）、尿毒症、上消化道出血等。

（2）降低 低蛋白饮食等。

（二）胆红素代谢检查

绝大部分胆红素来源于是衰老红细胞的血红蛋白在单核-吞噬细胞系统中破坏分解，少量由肌红蛋白、游离血红素等非血红蛋白分解产生。此胆红素未进入肝脏处理，称为非结合胆红素（UCB），不能由肾脏排出。非结合胆红素与清蛋白结合，运至肝脏，经肝细胞摄取并与葡萄糖醛酸结合成为可溶于水的胆红素，称为结合胆红素（CB）。结合胆红素随胆汁经胆管排入肠道，由肠道细菌还原成尿胆原，大部分尿胆原随粪便排出体外，少部分尿胆原经肠道重吸收入门静脉，其大部分被肝细胞摄取，进入胆红素的肠肝循环，另一部分自门静脉入体循环，经肾脏随尿液排出。

1.血清总胆红素（STB）、结合胆红素和非结合胆红素测定

【参考值】

血清总胆红素：3.4~17.1μmol/L；血清结合胆红素：0~6.8μmol/L；血清非结合胆红素：1.7~10.2μmol/L 。

【临床意义】

（1）判断黄疸及黄疸的程度 血清总胆红素在17.1~34.2μmol/L时为隐性黄疸或亚临床黄疸；34.2~171μmol/L为轻度黄疸；171~342μmol/L为中度黄疸；>342μmol/L为重度黄疸。

（2）鉴别黄疸的类型与病因 总胆红素及非结合胆红素升高为溶血性黄疸，见于新生儿黄疸、异型输血、自身免疫性溶血等；总胆红素及结合胆红素升高为阻塞性黄疸，见于胰头癌、胆石症、胆道蛔虫症、肝癌等；三者皆升高为肝细胞性黄疸，见于肝脏的各种疾病，如急性黄疸型肝炎、慢性活动性肝炎、亚急性重型肝炎、肝硬化及肝癌等。溶血性黄疸总胆红素常小于85μmol/L；阻塞性黄疸时总胆红素升高明显，完全性梗阻大于342μmol/L，不全性梗阻为171~265μmol/L；肝细胞性黄疸为17.1~171μmol/L。

2.尿液胆红素测定 结合胆红素为水溶性，可通过肾脏排出而在尿中出现。正常尿中含有微量的胆红素，通常检查方法不易发现。当血中结合胆红素增高超过肾阈（34μmol/L），结合胆红素可自尿中排出。

【参考值】

阴性

【临床意义】

尿胆红素在黄疸的鉴别诊断中有较大的价值，尿胆红素试验阳性说明血中结合胆红素增高，见于肝细胞性黄疸和阻塞性黄疸，尤其阻塞性黄疸时尿胆红素呈强阳性，而溶血性黄疸尿胆红素为阴性。

3. 尿液尿胆原测定 结合胆红素排入肠道，经细菌作用生成尿胆原，被重吸收后大部分进入肠肝循环，仅有少量尿胆原进入血液循环，通过肾脏排出，因此正常人尿中仅含有少量尿胆原。

【参考值】

定性：阴性或弱阳性；定量：0.84~4.2μmol/（L·24h）。

【临床意义】

阻塞性黄疸时尿胆原呈阴性，溶血性黄疸时尿胆原呈强阳性，肝细胞性黄疸时尿胆原轻度增高。

临床上通过结合胆红素、非结合胆红素、尿内的尿胆原和胆红素检查，可对黄疸进行鉴别（表2-15）。

表2-15 三种黄疸的鉴别

黄疸类型	血清胆红素（μmol/L）		尿内胆色素（μmol/L）	
	CB	UCB	尿胆红素	尿胆原
正常人	0~6.8	1.7~10.2	-	0.84~4.2
胆汁淤积性黄疸	↑↑↑	↑	++	↓或缺如
溶血性黄疸	↑	↑↑↑	-	↑↑
肝细胞性黄疸	↑↑	↑↑	+	正常或↑

（三）血清酶学检查

肝脏含有人体最丰富的酶，这些酶在肝细胞中产生、储存、释放或灭活。肝脏病变时，血液中与肝脏有关的酶浓度可以发生变化，因此通过检查血清酶的升高或降低，可了解肝脏病变情况及程度。但有些酶非肝细胞所特有。

1. 血清转氨酶测定 转氨酶是一组催化氨基酸与α-酮酸之间氨基转移反应的酶类。用于肝脏功能检查的转氨酶主要是丙氨酸氨基转移酶（ALT）（旧称：谷丙转氨酶，GPT）和天门冬氨酸氨基转移酶（AST）（旧称：谷草转氨酶，GOT）。ALT主要存在于肝细胞浆中，其次是分布在骨骼肌、肾脏、心肌等组织中。AST在心肌中含量最高，其次是肝脏（80%存在于线粒体内）、骨骼肌和肾脏组织中。正常血清中转氨酶含量很低，当肝细胞轻、中度损伤时，血清转氨酶增高，并且由于ALT的漏出量远大于AST，ALT与AST的半衰期分别为47小时和17小时，因此ALT增高更明显，ALT测定是反映肝细胞损害最敏感的检测指标；当肝细胞严重损伤时，线粒体膜损伤，AST释放更明显，血清AST/ALT比值增高。

【参考值】

连续监测法 ALT：5~40U/L，AST：10~40U/L，ALT/AST≤1。

Karmen法 ALT：5~25卡门单位；AST：8~28卡门单位。

【临床意义】

（1）急性病毒性肝炎 ALT与AST均显著升高，ALT增高更明显，ALT/AST>1。在病毒性肝炎感染后1~2周，转氨酶达高峰，3~5周逐渐下降，ALT/AST比值也趋于正常，但转氨酶的升高程度与肝脏损害的严重程度不成正比。急性肝炎恢复期时若转氨酶不能恢复正常或再上升，提示肝炎转为慢性。急性重症肝炎患者病程初期转氨酶升高，以AST升高更明显，如在症状恶化时，黄疸进行性加重，转氨酶反而降低，此为“胆酶分离”现象，提示肝细胞严重坏死，预后不良。

（2）慢性病毒性肝炎　转氨酶轻度上升或正常，ALT/AST>1；如果AST升高较ALT显著，提示慢性肝炎可能进入活动期。

（3）肝硬化　转氨酶活性取决于肝细胞坏死和肝纤维化的程度，终末期肝硬化转氨酶正常或降低。

（4）非病毒性肝病　如脂肪肝、酒精性肝病、药物性肝炎、肝癌等，转氨酶轻度增高或正常，且ALT/AST<1。

（5）胆汁淤积　肝内、外胆汁淤积时，转氨酶轻度升高或正常。

（6）急性心肌梗死　以AST增高为主，在梗死后6~8小时开始增高，18~24小时达到高峰，4~5天后恢复。

（7）其他疾病　如骨骼肌疾病、肺梗死、肾梗死、休克等可出现转氨酶轻度升高。

2.血清碱性磷酸酶测定　碱性磷酸酶（ALP）是一组在碱性环境中水解磷酸酯产生磷酸的酶类。分布在肝脏、骨骼、肾、小肠、胎盘中，血清ALP主要来源于肝脏和骨骼。胆道疾病时，由于ALP生成增加而排泄减少致血清ALP升高。因此ALP的测定主要用于辅助诊断肝胆和骨骼系统疾病。

【参考值】

磷酸对硝基苯酚速率法（37℃）

男性：1~12岁<500U/L，12~15岁<750 U/L，25岁以上40~150U/L；女性：1~12岁<500U/L，15岁以上40~150U/L。

【临床意义】

（1）肝胆疾病　肝内、外胆管阻塞性疾病，ALP明显增高，与胆红素增高平行，如胆道结石、胰头癌；累及肝实质细胞的肝胆疾病，ALP轻度增高，如肝炎、肝硬化。

（2）鉴别黄疸类型　ALP、ALT及胆红素同时测定有助于黄疸的鉴别。胆汁淤积性黄疸，ALP和胆红素明显升高，转氨酶轻度升高；肝细胞性黄疸，胆红素中度升高，转氨酶明显升高，ALP正常或稍高；溶血性黄疸，胆红素增高，转氨酶和ALP正常。

（3）骨骼疾病　如纤维性骨炎、佝偻病、成骨细胞瘤、骨折愈合期等，血清ALP增高。

3.血清γ-谷氨酰转移酶测定　γ-谷氨酰转移酶（GGT）旧称γ-谷氨酰转肽酶（γ-GT），是催化谷胱甘肽的γ-谷氨酰基转移至另一个肽或氨基酸的酶。血清GGT主要存在于肝细胞和肝内胆管上皮中，肝胆疾病时，因合成亢进或胆汁排出受阻，GGT可升高。

【参考值】

γ-谷氨酰-3-羧基-对硝基苯胺法（37℃）：男性11~50U/L，女性7~32U/L。

【临床意义】

（1）胆道阻塞性疾病　GGT升高幅度与胆道阻塞的程度相平行，阻塞程度越重，持续时间越长，升高越明显。

（2）原发性或继发性肝癌　肝癌时，由于肝内阻塞，肝细胞产生大量GGT，癌细胞本身也合成GGT，GGT升高显著。

（3）肝炎及肝硬化　急性肝炎时，GGT中等度升高；慢性肝炎、肝硬化在非活动期，GGT可正常，如GGT持续上升是病变活动或病情恶化的标志。

4.单胺氧化酶测定　单胺氧化酶（MAO）是一组在有氧条件下催化单胺氧化脱氢反应的酶。大部分存在于肝细胞线粒体内，其活性与体内结缔组织增生呈正相关，因此测定MAO能反映肝脏纤维化程度。

【参考值】

成人0~3U/L（速率法，37℃）。

【临床意义】

（1）肝脏病变 急性肝炎时MAO多正常；重症肝炎因肝细胞广泛坏死，可致肝细胞溢出，导致血清中MAO升高；轻度慢性肝炎MAO基本正常；50%的中、重度慢性肝炎MAO增高，80%的失代偿期肝硬化MAO升高，说明肝细胞坏死及纤维化形成。

（2）肝外疾病 慢性心力衰竭、糖尿病、甲状腺功能亢进、系统硬化症等MAO亦可升高。

（四）乙型肝炎两对半测定

乙型肝炎病毒由包膜与核心两部分组成，包膜上含有乙型肝炎病毒表面抗原（HBsAg），核心含有环状双股DNA、DNA聚合酶（DNAP）、核心抗原（HBcAg）和e抗原（HBeAg）等。

机体感染HBV后产生相应的三种不同的抗原抗体系统，包括乙型肝炎病毒表面抗原（HBsAg）及表面抗体（抗-HBs）、乙型肝炎病毒核心抗原（HBcAg）及核心抗体（抗-HBc）、乙型肝炎病毒e抗原（HBeAg）及e抗体（抗-HBe）。由于核心抗原存在于肝细胞核中，释放时又常被HBsAg包裹不游离于血清中，难以测定，所以临床上只对标志物中的其他两对半进行检查。

【参考值】

乙肝表面抗原（HBsAg）、乙肝表面抗体（抗-HBs）、乙肝e抗原（HBeAg）、乙肝e抗体（抗-HBe）、乙肝核心抗体（抗-HBc）均为阴性。

【临床意义】

1. HBsAg阳性 是HBV感染的标志，见于乙型肝炎潜伏期和急性期；慢性肝炎、肝硬化、肝癌；慢性HBsAg携带者。HBsAg虽然本身不具传染性，但因常与HBV同时存在，常作为传染性的标志之一。

2. 抗-HBs阳性 抗-HBs是保护性抗体，表明机体具有一定的免疫力。见于隐性感染HBV、急性乙型肝炎恢复后以及接种乙型肝炎疫苗后，是乙型肝炎好转康复的标志，也是机体对HBsAg产生免疫力的标志。

3. HBeAg阳性 表明乙型肝炎处于活动期，提示HBV复制，传染性强。HBeAg持续阳性，说明肝细胞损害严重，易转变为慢性乙型肝炎或肝硬化、肝癌。HBeAg如转为阴性，表明病毒停止复制。

4. 抗-HBe阳性 提示病毒复制减少，传染性减低，但并非无传染性。见于急性肝炎恢复期、慢性肝炎、肝硬化、肝癌。

5. 抗-HBc阳性 是HBV对肝细胞损害程度的标志，也可反映HBV的复制情况。主要包括IgM和IgG。

（1）抗-HBc总抗体 主要反映的是抗-HBc IgG，其检出率比HBsAg更敏感，所以作为HBsAg阴性的HBV感染的敏感指标，也用作乙型肝炎疫苗和血液制品的安全性鉴定和献血员的筛选。

（2）抗-HBc IgM 是感染HBV后血液中最早出现的特异性抗体，是近期感染的指标，是诊断急性乙型肝炎和判断病毒复制、传染性强的重要指标。IgM转阳，预示乙型肝炎复发；IgM转阴，预示乙型肝炎逐渐恢复，此时抗-HBc IgG出现阳性反应。

（3）抗-HBc IgG 在感染HBV后1个月左右开始增高，对机体无保护作用，在体内持续时间长，是HBV曾经感染的指标，不是早期诊断指标，具有流行病学的意义。

知识拓展 HBV-DNA检测

HBV-DNA阳性是诊断乙型肝炎病毒感染可靠的指标，表明病毒复制及具有传染性，也可判断HBsAg携带者有无传染性。可用于筛检献血员、监测血制品的传染性和乙肝疫苗的安全性。

HBV标志物检测与分析见表2-16。

表2-16　HBV标志物检测与分析

序号	HBsAg	抗-HBs	HBeAg	抗-HBe	抗-HBc	临床意义
1	-	-	-	-	-	未感染HBV
2	-	+	-	-	-	感染HBV后或接种乙肝疫苗后获得免疫
3	+	-	+	-	+	急性或慢性HBV感染，HBV复制活跃，俗称“大三阳”
4	+	-	-	-	-	HBV-DNA整合状态，急性HBV感染早期或HBV携带者
5	+	-	-	-	+	急性HBV感染早期，慢性HBV携带者
6	-	-	+	+	+	急性HBV感染中期
7	-	+	-	+	+	HBV感染恢复期
8	-	-	-	+	+	曾有HBV感染或急性感染恢复期
9	+	-	-	+	+	HBV复制降低，俗称“小三阳”
10	-	-	-	+	-	急性HBV感染趋向康复
11	+	-	-	+	+	表面抗原、e抗原变异

（五）甲胎蛋白测定

甲胎蛋白（AFP）是胎儿早期由肝脏和卵黄囊合成的一种血清糖蛋白，正常人出生后AFP的生成受抑制，逐渐消失。当肝细胞或生殖腺胚胎组织发生恶变时，细胞内相关基因被激活，原已丧失合成AFP能力的细胞又重新开始合成，使血AFP增高。检测血AFP水平对诊断肝脏及滋养细胞恶性肿瘤有重要临床价值。

【参考值】

<25μg/L（RIA、CLIA、ELISA）

【临床意义】

1.原发性肝细胞癌　AFP增高，50%患者AFP>300μg/L，但约10%原发性肝癌患者AFP阴性。

2.病毒性肝炎、肝硬化　AFP可不同程度升高，通常<300μg/L。

3.生殖腺胚胎肿瘤　如睾丸癌、畸胎瘤、卵巢癌等，AFP含量可增高。

4.妊娠　孕妇妊娠3个月后，AFP开始增高，峰值多低于400μg/L，分娩后3周恢复正常。

五、肾功能检查

肾脏的主要功能是生成尿液，维持水、电解质、酸碱等代谢平衡，保持机体内环境稳定。同时也有内分泌功能，如产生肾素、前列腺素、红细胞生成素、活性维生素D等。

（一）肾小球功能检查

1.内生肌酐清除率测定　肌酐是肌酸的代谢产物，人体血液中的肌酐来源有内源性、外源性两种，外源性肌酐主要来自肉类食物，内源性肌酐主要来自肌肉中磷酸肌酸释放能量和脱水后的转化。在严格控制饮食和肌肉活动稳定的情况下，血肌酐含量主要受内生性肌酐的影响。肌酐主要由肾小球滤过，肾小管不重吸收，也很少排泌，故肾脏在单位时间将若干毫升血液中的内生肌酐全部清除出去，称内生肌酐清除率（Ccr），能反映肾小球滤过功能。

【参考值】

成人80~120ml/min。

【临床意义】

（1）判断肾小球滤过功能损害的敏感指标　其降低可早于临床症状以及血清尿素氮、肌酐的增高，能较早反映肾小球滤过功能的损害。

（2）评估肾功能损害的程度　轻度肾功能损害Ccr为70~51ml/min；中度损害为50~30ml/min；重度损害为<30ml/min。慢性肾衰竭患者将肾功能分为4期：肾衰竭代偿期Ccr为51~80ml/min；肾衰竭失代偿期Ccr为50~20ml/min；肾衰竭期Ccr为19~10ml/min；肾衰竭终末期Ccr<10ml/min。

（3）指导临床治疗　在Ccr<40ml/min时，应限制蛋白质摄入；<30ml/min时，用噻嗪类利尿剂常无效；<10ml/min应进行肾替代治疗。

2.血清肌酐测定　肌酐（Cr）由外源性和内源性组成。在外源性肌酐摄入稳定的情况下，血中的浓度取决于肾小球滤过功能。当肾实质损害，肾小球滤过功能降低，血肌酐浓度就会明显升高。

【参考值】

血清或血浆肌酐：男性53~106μmol/L，女性44~97μmol/L；全血肌酐为88.4~176.8μmol/L。

【临床意义】

血清肌酐是反映肾小球滤过功能的指标，但不是早期指标。由于肾脏有较强的代偿能力，只有在肾小球滤过功能下降1/3以上时，血中肌酐才开始上升，而肌酐摄入、生成量恒定，故血肌酐测定较血尿素氮测定更能准确地反映肾小球滤过功能。

（1）肾小球疾病　如急、慢性肾小球肾炎，肾动脉硬化症，严重肾盂肾炎，肾结核，肾肿瘤等所致严重肾小球病变。

（2）肾前性氮质血症　如脱水、休克、心脏循环功能衰竭等所致肾衰竭，血肌酐轻度增高。

3.血尿素氮测定　血尿素氮（BUN）是蛋白质代谢的终末产物，其生成多少取决于饮食中蛋白质摄入量、组织蛋白质的分解及肝功状态。尿素氮主要经肾小球滤过，肾小管重吸收30%~40%，大部分随尿排出，当肾小球滤过率降低时，血中的尿素氮即可升高，所以血尿素氮能反映肾小球的滤过功能。

【参考值】

成人3.2~7.1mmol/L；婴幼儿1.8~6.5mmol/L。

【临床意义】

血尿素氮受饮食中的蛋白质摄入量、组织蛋白质分解代谢等变化的影响。

（1）器质性肾功能损害　如急、慢性肾小球肾炎，肾动脉硬化症，严重肾盂肾炎，肾结核，肾肿瘤等。慢性肾衰竭BUN升高的程度一般与严重程度成正比。

（2）蛋白质分解或摄入过多　如消化道出血、大面积烧伤、甲状腺功能亢进、高热、应用大剂量肾上腺皮质激素和高蛋白饮食等，均可使血尿素氮增高，但此时血肌酐及其他肾功能检查结果多正常。

（3）肾前性氮质血症　如脱水、休克、心力衰竭等。

（4）肾衰竭透析充分性指标　KT/V表示，K=透析器BUN清除率，T=透析时间，V=BUN分布容积，KT/V>1.0说明透析充分。

（二）肾小管功能检查

1.尿浓缩稀释试验　肾脏浓缩和稀释功能主要在远端肾小管和集合管进行。正常情况下，远端肾小管重吸收Na^+、Cl^-，不吸收水，使原尿中电解质浓度逐渐降低，此为远端肾小管的稀释功能。在抗利尿激素调节下，集合管重吸收水，从而完成肾浓缩和稀释尿液的功能，实现肾对水平衡的调节作用。在血容量不足，如缺水、大量出汗、脱水等情况下，肾小管和集合管对水的重吸收增多，尿液浓缩，比重上升大于1.020。相反在大量饮水或使用利尿剂后，肾小管和集合管对水的重吸收减少，尿液稀释，比重低于1.010，夜尿增多。因此在日常或特定饮食条件下，通过观察患者尿量和尿比重的变化，判断肾浓缩与稀释的功能。当远端小管和集合管发生病变时，肾脏的这种浓缩、稀释功能下降。

【参考值】

24小时尿量1000~2000ml，昼尿量多于夜尿量，夜尿量小于750ml，昼尿量与夜尿量之比不应小于（3~4）：1，尿液最高比重大于1.020；最高比重与最低比重之差大于0.009。

【临床意义】

（1）多尿、低比重尿，夜尿增多，或比重固定在1.010　提示肾小管浓缩功能差，见于慢性肾炎、慢性肾盂肾炎、慢性肾功能衰竭、慢性间质性肾炎等。

（2）少尿伴高比重尿　见于血容量不足所致的肾前性少尿。

（3）尿量大于4L/24h，尿比重低于1.006　见于尿崩症。

2.尿β_2-微球蛋白测定　β_2-微球蛋白（β_2-MG）是机体内除成熟红细胞和胎盘滋养层细胞外的全部细胞的轻链蛋白组分，正常人β_2-MG量较恒定，分子量小，不与血浆蛋白结合，能自由经肾小球滤过，在近端肾小管被重吸收并被肾小管上皮细胞分解破坏，只有微量随尿液排出。

【参考值】

成人尿含量<0.3mg/L。

【临床意义】

尿β_2-MG增高能较敏感地反映近端肾小管重吸收功能受损，如肾间质性疾病、药物或毒物导致的早期肾小管损害及肾移植后急性排斥反应的初期。

六、血生化检查

（一）血清电解质测定

人体中的电解质主要有钾（K^+）、钠（Na^+）、氯（Cl^-）、镁（Mg^{2+}）、钙（Ca^{2+}）和无机磷（P^{2-}）等，它们以离子形式存在于血浆、细胞间液和细胞内液中，在维持人体细胞的正常代谢和水、电解质、酸碱平衡及细胞内外的渗透压等方面起重要作用。血清电解质检测只能大致反映血清中电解质的情况，并不能直接反映细胞间液和细胞内液电解质的变化。

1.血钾测定　机体钾盐主要是从食物中摄取，经肠道吸收入血，绝大多数通过肾脏排出体外。K^+主要分布于肌肉组织、红细胞、内脏组织中，是细胞内的主要阳离子。血钾对调节细胞内外渗透压和水、电解质、酸碱平衡，维持神经、肌肉的应激性有着重要作用。

【参考值】

3.5~5.5mmol/L。

【临床意义】

（1）血钾增高　血清钾>5.5mmol/L时即为高钾血症。①摄入过多：如高钾饮食、静脉补钾过多，输入大量库存血等。②排钾减少：如急性肾功能衰竭少尿期、肾上腺皮质功能减退症等所致肾小球排钾减少；长期应用潴钾利尿剂等。③细胞内钾向细胞外转移过多：如组织损伤或血细胞破坏（严重溶血、大面积烧伤等）；缺氧、代谢性酸中毒等。④假性高钾：采血时上臂压迫时间过久、间歇性握拳产生的酸中毒，致细胞内钾释放、血管外溶血等。

（2）血钾降低　血清钾<3.5mmol/L时即为低钾血症。①摄入不足：如长期低钾饮食、厌食、禁食等。②丢失过多：如频繁呕吐、长期腹泻、胃肠引流等。③分布异常：细胞外钾向细胞内转移（长期应用大量胰岛素、碱中毒等）；细胞外液稀释（大量输入无钾盐液体、肾性水肿、心功能不全等）。

2.血钠测定　钠是机体细胞外液的主要阳离子，多以氯化钠的形式存在，主要功能是保持细胞外液容量、维持渗透压和酸碱平衡，还有着维持肌肉、神经正常应激的作用。

【参考值】

135~145mmol/L。

【临床意义】

（1）血钠增高　血清钠>145mmol/L，并伴有血液渗透压过高者，称为高钠血症。①水摄入不足：见于昏迷、进食困难、水源断绝等。②水丢失过多：见于严重烧伤、大量出汗、长期呕吐、腹泻、胃肠引流等。③钠摄入过多：见于输入大量高渗盐水或进食过量钠盐。④内分泌病变：如肾上腺皮质功能亢进、原发性或继发性醛固酮增多症，肾小管排钾保钠，血钠增高；抗利尿激素分泌增加，排尿排钠减少。

（2）血钠降低　血清钠<135mmol/L时称为低钠血症。①丢失过多：胃肠道丢失，如长期呕吐及腹泻；皮肤黏膜丢失，如大量出汗、大面积烧伤；肾性丢失，如慢性肾功能不全多尿期和大量应用利尿剂；医源性丢失，如胸腔积液、腹腔积液时的穿刺放液。②摄入不足：如长期低盐饮食、饥饿、营养不良和不适当输液等。③细胞外液稀释见于水钠潴留：饮水过多，血液稀释；急、慢性肾衰竭少尿期；高血糖或使用甘露醇，细胞外液高渗，使细胞内液外渗，血钠减低；剧烈疼痛、肾上腺皮质功能减退症等。

3. 血钙测定　人体中总钙的99%以上是以磷酸钙或碳酸钙的形式存在于骨骼中，血液中含量很少，不及总钙的1%。血中的钙以蛋白结合钙、复合钙和游离钙三种形式存在。钙离子的主要生理功能有降低神经、肌肉的兴奋性；维持心肌兴奋性和传导性；参与凝血过程等。

【参考值】

血清总钙：2.25~2.58mmol/L；离子钙：1.10~1.34mmol/L。

【临床意义】

（1）血钙增高　血清总钙超过2.58mmol/L时称为高钙血症。①溶骨作用增强：见于原发性甲状旁腺功能亢进症、转移性骨癌和多发性骨髓瘤等。②摄入钙过多或吸收增加：如静脉输入钙过多、食入大量牛奶、大量应用维生素D等。③肾功能损害：如急性肾功能不全时，尿排钙减少。

（2）血钙降低　血清总钙低于2.25mmol/L时即为低钙血症。①成骨作用增强：如甲状旁腺功能减退、恶性肿瘤骨转移。②吸收减少或吸收不良：如维生素D缺乏、佝偻病、婴儿手足搐搦症、小肠吸收不良综合征、乳糜泻等。③其他：如妊娠后期、哺乳期补充不足，急、慢性肾衰竭和肾性佝偻病，肾病综合征，急性坏死性胰腺炎等。

4. 血氯测定　人体氯化物主要来自食盐，在肠道吸收入血，经肾排出体外。氯是细胞外液的主要阴离子，主要功能是调节机体渗透压和水、电解质、酸碱平衡。

【参考值】

95~105mmol/L。

【临床意义】

（1）血氯增高　血清氯含量超过105mmol/L时称为高氯血症。①摄入增多：如进食或静脉补充大量氯化物溶液。②排出减少：如急慢性肾功能衰竭少尿期、尿路梗阻、心功能不全等。③血液浓缩：如大量出汗、严重呕吐、腹泻等导致水分丧失、血液浓缩。

（2）血氯减低　血清氯含量低于95mmol/L时即为低氯血症。①摄入不足：如饥饿、低盐治疗、营养不良等。②丢失过多：如严重呕吐、腹泻、胃肠引流等，胃液、胰液、胆汁大量丢失，氯的丢失大于钠；应用噻嗪类利尿剂，尿排氯增多。

5. 血磷测定　机体中的磷绝大多数以磷酸钙的形式沉积于骨骼中，少数存在于体液中，血液中的磷有有机磷和无机磷两种形式，临床所检测的磷为无机磷。血磷与血钙之间有一定的浓度关系，即正常钙、磷乘积为36~40。

磷的主要功能是：参与糖、脂类及氨基酸代谢；磷是骨盐的主要成分，参与骨骼及牙齿的组成；调节酸碱平衡（血中磷酸盐）；有些磷酸混合物是转运能量的物质（如磷酸腺苷）。

【参考值】

0.97~1.61mmol/L。

【临床意义】

血磷增高是指血清无机磷大于1.61mmol/L，见于甲状旁腺功能减退、骨折愈合期、多发性骨髓瘤、肾功能衰竭及补充过量的维生素D等。血磷降低是指血清无机磷小于0.97mmol/L，见于饥饿、吸收不良；大量呕吐、腹泻、血液透析；甲状旁腺功能亢进、佝偻病、肾小管疾病及糖尿病等。

（二）血脂测定

血脂是总胆固醇、酯、磷脂（PL）、脂蛋白等的总称。

【参考值】

1.总胆固醇（TC） 合适范围：2.8~5.2mmol/L；边缘升高：5.23~5.69mmol/L；升高：>5.72mmol/L。

2.三酰甘油（TG） 0.56~1.70mmol/L。

3.低密度脂蛋白（LDL） 合适范围：≤3.12mmol/L；边缘升高：3.15~3.61mmol/L；升高：>3.64mmol/L。

4.高密度脂蛋白（HDL） 1.03~2.07mmol/L；降低：≤0.91mmol/L。

5.载脂蛋白（apo）A_1 男性：（1.42±0.17）g/L；女性：（1.45±0.14）g/L。（apo）B 男性：（1.01±0.21）g/L；女性：（1.07±0.23）g/L。

【临床意义】

1.总胆固醇

（1）升高 ①高胆固醇和高脂肪饮食。②胆道梗阻，如胆结石、肝脏肿瘤、胰头癌等。③冠心病等动脉粥样硬化症。④其他，如糖尿病、肾病综合征、脂肪肝等。

（2）降低 ①严重肝病，如肝细胞性黄疸、门脉性肝硬化晚期。②慢性消耗性疾病、甲状腺功能亢进。

2.三酰甘油

（1）升高 ①摄入脂肪过多。②肥胖、体力活动少、酗酒等。③遗传性家族性高脂血症。④其他如肾病综合征、糖尿病、胰腺炎和妊娠、口服避孕药等。

（2）降低 见于甲状腺功能亢进、严重肝病、营养不良等。

3.脂蛋白

（1）LDL 是动脉粥样硬化发生、发展的主要危险因素之一。升高见于甲状腺功能减退、肾病综合征、糖尿病、慢性肾衰竭、库欣病等。降低见于甲状腺功能亢进、贫血。

（2）HDL 生理性见于：①升高见于少量饮酒、长期运动；②降低见于高糖及素食饮食、肥胖、吸烟、运动不足。病理性见于：①升高见于原发性胆汁性肝硬化；②降低见于动脉粥样硬化、糖尿病、肾病综合征、肝损害等。

4.载脂蛋白 冠心病时apoB升高比TC、LDL增高更有意义；脑血管病以apoA1和HDL降低更为明显，而apoB多正常；脑出血时apoB可能偏低。

（1）apoA1 升高 见于肝脏疾病、肝外胆道阻塞、人工透析。降低见于酒精性肝炎、高α-脂蛋白血症。

（2）apoB 升高 见于高脂血症、胆汁淤积、肾病、甲状腺功能减退。减低见于肝脏疾病和甲状腺功能亢进。

（三）血糖测定

1.空腹血糖（FBG）测定

【参考值】

3.9~6.1mmol/L（酶法）；3.9~6.4mmol/L（邻甲苯胺法）。

血糖增高分度 ①轻度增高：7.0~8.4mmol/L。②中度增高：8.4~10.1mmol/L。③重度增高：

>10.1mmol/L。

【临床意义】

（1）血糖升高　生理性增高见于餐后、高糖饮食、情绪激动等。病理性增高常见于1型或2型糖尿病、巨人症、皮质醇增多症、甲状腺功能亢进症、嗜铬细胞瘤等内分泌代谢性疾病；颅脑损伤、脑卒中、心肌梗死等应激状态；应用噻嗪类利尿剂、大剂量肾上腺糖皮质激素及口服避孕药；严重肝病、胰腺病变、妊娠呕吐等。

知识拓展　血糖的调节

血糖指血浆中的葡萄糖，糖代谢稳态的维持受神经、内分泌和某些体液因子调节。参与血糖调节的内分泌激素有：降低血糖的胰岛素；升高血糖的胰高血糖素、甲状腺素、生长激素、肾上腺激素等。空腹血糖测定是目前诊断糖尿病的主要依据，也是评估糖尿病病情及控制程度的主要指标。

（2）血糖降低　指血糖低于3.9mmol/L，当血糖低于2.8mmol/L时称为低血糖症。生理性降低见于饥饿或剧烈运动时。病理性降低见于胰岛素过多，缺乏肾上腺皮质激素、生长激素等抗胰岛素激素；肝糖原缺乏性疾病，如重症肝炎、肝癌等肝脏疾病；长期营养不良、不能进食等。

2.口服葡萄糖耐量试验　正常人服用定量葡萄糖后，血糖浓度可暂时增高，同时胰岛B细胞分泌胰岛素增多，血葡萄糖被合成肝糖原贮存，使血糖于短时间内即恢复至空腹水平，此为正常人葡萄糖耐受性。病理状态下，口服或注射一定量葡萄糖后，血糖急剧增高，但在与正常人相应的短时间内不能恢复至原有水平，此即糖耐量减低。

标本采集：患者按规定禁食后，于清晨先采集空腹血糖标本，然后5分钟内一次饮完300ml的葡萄糖液（含75g葡萄糖），其后0.5小时、1小时、2小时及3小时分别采集静脉血标本各1ml，同时留取尿标本，分别测定血糖和尿糖。

【参考值】

血糖浓度：空腹<6.1mmol/L；服糖后：0.5~1小时为7.8~9.0mmol/L；2小时为<7.8mmol/L；3小时应恢复至空腹血糖水平。各时间尿糖测定结果均为阴性。

【临床意义】

（1）诊断糖尿病　2次空腹血糖均≥7.00mmol/L，或服糖后2小时血糖值≥11.1mmol/L，随机血糖≥11.1mmol/L，或有临床症状者，可诊断为糖尿病。

（2）糖耐量减低　指空腹血糖<7.0mmol/L；服糖后2小时血糖值为7.8~11.1mmol/L；血糖达高峰时间可延至1小时后，血糖恢复正常时间延至2~3小时后，且有尿糖阳性。多见于2型糖尿病、痛风、肥胖、甲状腺功能亢进等。

（3）葡萄糖耐量曲线平坦　空腹血糖减低，服糖后血糖水平增高也不明显，服糖后2小时血糖仍处于低水平。见于胰岛B细胞瘤、腺垂体功能减退症、肾上腺皮质功能减退症等。

（4）低血糖　①功能性：表现为空腹血糖正常，服糖后血糖高峰时间及峰值在正常范围内，但服糖后2~3小时出现低血糖，见于特发性餐后低血糖症。②病理性：见于暴发性病毒性肝炎、中毒性肝炎、肝肿瘤等肝脏疾病，表现为空腹血糖低于正常，服糖后血糖水平超过正常，2小时后仍位于高水平，尿糖阳性。

（四）酶类及心肌蛋白测定

1.血清肌酸激酶测定　肌酸激酶（CK）能催化肌酸与ATP的高能磷酸键转化生成磷酸肌酸和ADP的可逆反应，为肌肉收缩和运输系统提供能量来源。CK主要存在于骨骼肌和心肌，其次为脑组织和平滑肌，肝脏和红细胞含量极少。CK为由M和B二个亚单位组成的二聚体，形成三种不同的亚型：CK-BB（脑组织细胞中最多）；CK-MB（心肌组织细胞中较多，活性中等）；CK-MM（骨骼肌与心肌细胞中最多，活性最高）。正常人血清中以CK-MM为主。当骨骼肌或心肌细胞受损伤时，大量CK释放入血，并在一定时间内达到峰值，检查CK的不同亚型浓度及峰值时间，对诊断临床疾病、观察病情的发展转归、指导治疗有很大帮助。

【参考值】

男性38~174U/L；女性26~140U/L（酶偶联法）。

【临床意义】

（1）急性心肌梗死（AMI） CK是诊断早期急性心肌梗死较敏感指标，一般10~36小时达高峰，2~4天后降至正常。CK-MB对急性心肌梗死早期诊断的灵敏度明显高于CK。所以临床上常只检查CK-MB，其改变较心电图敏感。心绞痛、病毒性心肌炎等也可引起CK升高。

（2）其他 肌肉疾病（多发性肌炎、骨骼肌损伤）、手术及各种插管术、电休克术后CK可升高，多以CK-MM升高为主。脑血管病变、长期昏迷等，CK升高多以CK-BB为主。

2.乳酸脱氢酶测定 乳酸脱氢酶（LDH）广泛存在于各种人体组织中，尤以心、肾、骨骼肌、肝、胰腺和肺最多。组织中此酶活性比血清中约高1000倍，所以当有少量组织坏死时，血液中LDH活性即可增高。此酶同工酶较多，LDH1在心肌的含量最高。

【参考值】

104~245U/L（连续检测法）。

【临床意义】

（1）急性心肌梗死 LDH在急性心肌梗死后8~10小时开始升高，2~3天后达高峰，可持续10~14天恢复正常。LDH诊断心肌梗死灵敏性高，但特异性不高，一定要结合临床。

（2）其他 肝脏疾病、恶性肿瘤、骨骼肌病和肾病等也要增高。

3.心肌蛋白测定

（1）心肌肌钙蛋白T测定 肌钙蛋白（cTnT）是肌肉收缩的调节蛋白。6%~8%的cTnT以游离的形式存在于心肌细胞胞质中。当心肌细胞损伤时，cTnT便释放到血清中。因此，cTnT对诊断心肌缺血损伤有重要价值。

【参考值】

0.02~0.13μg/L，>0.2μg/L为临界值，>0.5μg/L可诊断AMI。

【临床意义】

cTnT是诊断AMI的确定性标志物，AMI发病后3~6小时即升高，10~24小时达到高峰，10~15天恢复正常，其特异性明显优于CK-MB和LDH。不稳定型心绞痛发生微小心肌损伤，只有通过检测cTnT才能确诊。cTnT可作为判断AMI后溶栓治疗是否出现冠状动脉再灌注以及评价围手术期和经皮腔内冠状动脉成形术心肌受损程度的较好指标。

（2）心肌肌钙蛋白I测定 心肌肌钙蛋白I（cTnI）以复合物和游离的形式存在于心肌细胞胞质中，当心肌损伤时，cTnI即可释放入血液中。

【参考值】

<0.2μg/L，>1.5μg/L为临界值。

【临床意义】

cTnI对诊断AMI与cTnT无显著性差异。与cTnT比较，cTnI具有较低的初始灵敏度和较高的特异性。AMI发病后3~6小时，cTnI即升高，14~20小时达到高峰，5~7天恢复正常。

（3）肌红蛋白测定 肌红蛋白（Mb）在正常人血清中含量极少，当心肌或骨骼肌损伤时，血液中的Mb水平升高，对诊断AMI和骨骼肌损害有一定价值。

【参考值】

定性：阴性。定量：ELISA法50~85μg/L；RIA法6~85μg/L，>75μg/L为临界值。

【临床意义】

Mb于AMI发病后30分钟至2小时即可升高，5~12小时达到高峰，18~30小时恢复正常，可作为早期诊断AMI的指标，明显优于CK-MB和LD。Mb持续增高或反复波动，提示心肌梗死持续存在或再次发生梗死以及梗死范围扩大等。骨骼肌损伤、肾功能衰竭等Mb亦可增高。

4.淀粉酶测定 淀粉酶（AMS）主要来自胰腺和腮腺。

【参考值】

600~1200Somogyi U/L，30~220SI U/L。

【临床意义】

急性胰腺炎是AMS增高最常见最明显的原因。一般于发病6~12小时开始增高，12~72小时达到高峰，3~5天恢复正常。其他胰腺疾病（如慢性胰腺炎急性发作、胰腺囊肿、胰腺管阻塞、胰腺癌早期等）及非胰腺疾病（如腮腺炎、消化性溃疡穿孔、肠梗阻、胆管梗阻、急性胆囊炎、镇静剂、乙醇中毒、肾衰竭等）AMS亦可有不同程度增高。

PPT

第五节 影像检查概述

案例讨论

案例 患者，男，19岁。乏力、咳嗽1个月，咯血2天入院。患者近1个月感到疲乏，轻度咳嗽，左上胸隐痛，未感发热，无寒战及盗汗。2天前感咽部不适，随即咯出鲜红色、泡沫状痰，每日100~200ml，在校医院输“氧氟沙星”治疗无效。既往体健，无慢性咳嗽、咳痰、咯血史，无皮肤黏膜出血史，家中无支气管及肺部疾病患者，无肺结核密切接触史。查体：T 37.5℃，P 80/分，R 18次/分，BP 120/75mmHg，神清，浅表淋巴结未触及，皮肤黏膜无皮疹、出血点及瘀斑，鼻腔、咽部无血迹，亦无活动性出血，肺部听诊左上肺闻及少许湿性啰音，心脏（-），腹软，无压痛，无包块，肝脾未触及，肠鸣音正常。

讨论 1.该患者可能的诊断与鉴别诊断是什么？

2.应该进一步做哪些检查？

影像检查是借助各种成像技术，使人体内部器官和结构显出影像，从而了解人体解剖、生理功能状况以及病理变化，达到诊断的目的。伦琴1895年发现X线以后，就被用于医学检查，形成了放射诊断学这一新学科，奠定了医学影像学的基础。20世纪50年代到60年代开始应用超声与核素显像。70年代和80年代又相继出现了X线计算机体层成像（CT）、磁共振成像（MRI）和发射体层成像。

一、X线检查

（一）X线的特性与成像基本原理

1. X线的产生和特性

（1）X线的产生 X线是真空管内高速行进的电子流撞击钨靶时产生的。其发生装置主要包括X线管、变压器和操作台。

（2）X线的特性 X线是一种电磁波，在电磁辐射谱中，居Y射线与紫外线之间，比可见光的波长短，肉眼看不见。X线与医学应用相关的特性如下。

1）穿透性 X线波长短，具有强穿透力，能穿透可见光不能穿透的物体，在穿透过程中有一定程度的吸收即衰减。X线穿透物体的程度与物体的密度和厚度相关，密度高，厚度大的物体吸收的多，通过的少。穿透性是X线成像的基础。

2）荧光效应　X线能激发荧光物质，如硫化锌镉及钨酸钙等，使波长短的X线转换成波长长的肉眼可见的荧光，这种转换称为荧光效应。荧光效应是进行透视检查的基础。

3）感光效应　涂有溴化银的胶片，经X线照射后，感光的溴化银中的银离子（Ag^+）被还原成金属银（Ag），沉积于胶片呈黑色，而未感光的溴化银在胶片上被清除，显出透明本色，产生了从黑至白不同灰度的影像。感光效应是X线摄影的基础。

4）电离效应　X线通过人体后产生电离效应，可引起生物学方面的改变，即生物效应，是放射治疗和放射防护的基础。

2. X线成像基本原理　X线能使人体组织结构形成影像，一方面是基于X线的穿透性、荧光效应和感光效应；另一方面是基于人体组织结构之间有密度和厚度的差别。当X线透过人体不同组织结构时，被吸收的程度不同，所以到达荧屏或胶片上的X线量即有差异。这样，在荧屏或X线片上就形成明暗或黑白对比不同的影像。

（1）自然对比　根据人体组织结构密度上的差别，而在X片上形成对比的影像，称之为自然对比。当强度均匀的X线穿透厚度不等、密度不同的组织结构时，由于吸收程度不同，在X线片上（或荧屏上）显出具有黑白（或明暗）对比、层次差异的X线图像（表2–17）。

表2–17　不同密度组织与X片成像表现

人体组织	密度	X片成像
骨、钙化块	高	白
软组织、体液	中	灰白
脂肪组织	较低	灰黑
含气组织	低	黑

（2）人工对比　对于缺乏自然对比的组织或器官，人为地引入一定量的密度高于或低于它的物质，使之产生对比，称之为人工对比。引入的物质叫造影剂或对比剂。

（二）X线检查方法

1. 普通检查

（1）荧光透视　透视可转动患者体位，改变方向进行观察；可了解器官的动态变化，如心、大血管搏动、膈运动及胃肠蠕动等。操作方便、费用低，可立即得出结论。但透视的影像对比度及清晰度较差，难以观察密度差别小的病变。

（2）X线摄影　对比度及清晰度均较好，可使密度、厚度较大的部位或密度差别较小的病变显影。常需做互相垂直的两个方位摄影，例如正位及侧位。可以留下片子作资料保存。

2. 特殊检查　有软线摄影、体层摄影、放大摄影和荧光摄影等。自应用CT等现代成像技术以来，只有软线摄影还在应用，主要用于乳腺检查。

3. 造影检查　对缺乏自然对比的结构或器官，可将密度高于或低于该结构或器官的物质引入器官内或其周围间隙，使之产生对比以显影，此即造影检查。引入的物质称为对比剂，也称造影剂。

（1）对比剂　按影像密度高低分为高密度对比剂和低密度对比剂两类。高密度对比剂包括钡剂和碘剂。低密度对比剂为气体，已少用。钡剂为医用硫酸钡粉末，加水和胶配成不同浓度的钡混悬液。主要用于食管及胃肠造影（图2–2）。

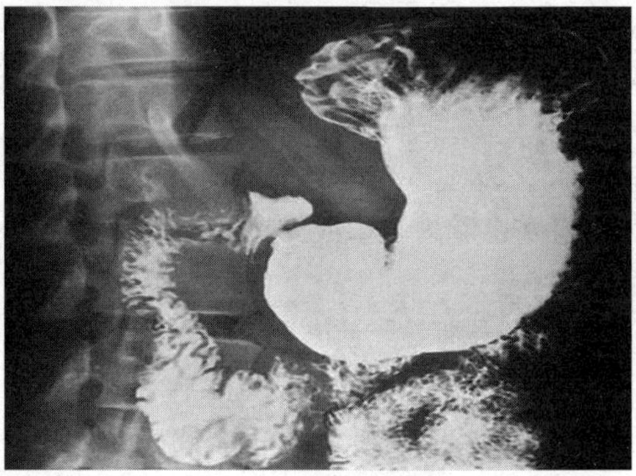

图2-2　胃肠钡剂造影

碘剂分有机碘和无机碘制剂两类。有机水溶性碘分两型：①离子型，如泛影葡胺，可用于血管造影与静脉肾盂造影。②非离子型，如碘苯六醇、碘普罗胺和碘必乐等，适用于血管造影及CT增强扫描。无机碘有碘化油，现已少用。

（2）造影方法

1）直接引入　包括口服如食管及胃肠钡餐检查；灌注，如钡剂灌肠、逆行尿路造影及子宫输卵管造影等；穿刺注入或经导管直接注入器官或组织内，如心血管造影和脊髓造影等。

2）间接引入　经静脉注入后，对比剂经肾排入泌尿道内，而行尿路造影。

（三）X线检查的临床应用

1.呼吸系统X线检查

（1）正常影像表现

1）骨性胸廓　骨性胸廓由胸椎、肋骨、胸骨、锁骨和肩胛骨组成（图2-3）。

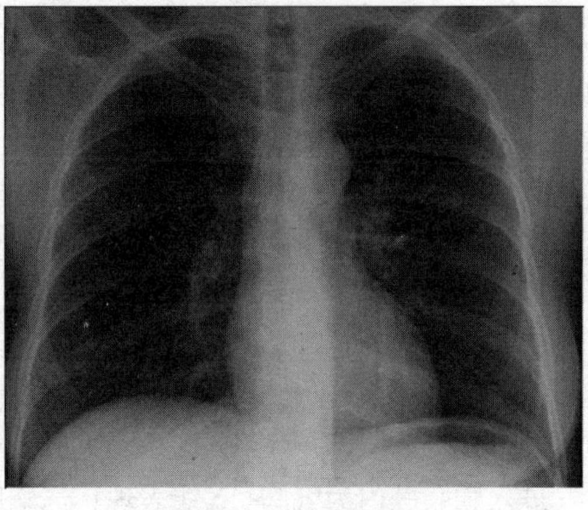

图2-3　正常胸部影像

2）胸膜　胸膜菲薄，分包裹肺叶间的脏层和与胸壁、纵隔及横隔相贴的壁层，两层胸膜之间为潜在的胸膜腔。

3）肺　①肺野：充满气体的两肺在胸片上表现为均匀一致较为透明的区域称肺野。两侧肺野分别划分为上、中、下野及内、中、外带。②肺门：肺门影主要由肺动脉、肺叶动脉、肺段动脉、伴行支气管及肺静脉构成。主要为肺动脉影像。③肺纹理：肺野中可见自肺门向外呈放射分布的树枝状影，称为肺纹理。肺纹理由肺动脉、肺静脉组成，其中主要是肺动脉分支，支气管、淋巴管也参与肺纹理的形成。肺纹理自肺门向肺野中、外带延伸，逐渐变细。

4）纵隔　位于胸骨之后，胸椎之前，介于两肺之间，上为胸廓入口，下为横膈。两侧为纵隔胸膜和肺门。其中包含心脏、大血管、气管、食管等。

5）横膈　由薄层肌腱组织构成。左右横膈均呈圆顶状，一般右膈顶在第5肋前端至第6前肋间水平，通常右膈比左膈高1~2cm。

（2）呼吸系统常见病变的X线表现

1）支气管阻塞　支气管阻塞由腔内阻塞或外在性压迫所致，可引起阻塞性肺气肿、阻塞性肺炎和阻塞性肺不张。

阻塞性肺气肿：肺气肿是指终末细支气管以远的肺组织含气腔隙过度充气、异常扩大，可伴有不可逆性肺泡壁的破坏。分局限性和弥漫性阻塞性肺气肿。X线表现：局限性者表现为肺部局限性透明度增加，肺纹理稀疏，纵隔移向健侧，病侧横膈下降。弥漫性者表现为两肺野透明度增加，常有肺大疱出现，肺纹理稀疏，胸廓前后径及横径均增大，肋间隙增宽，横膈低平，心影狭长呈垂位心。

阻塞性肺不张：支气管突然完全阻塞后，相应的肺组织萎陷。X线表现：①一侧性肺不张：患侧肺野均匀致密，肋间隙变窄，纵隔向患侧移位，横膈升高。②肺叶不张：不张肺叶缩小，密度均匀增高。③肺段不张：后前位一般呈三角形致密影。④小叶不张：表现为多数小斑片状。

2）渗出与肺实变　急性炎症反应主要表现为渗出，X线表现为密度稍高、均匀的云絮状阴影，边缘模糊不清。

肺实变指终末细支气管远端的含气腔隙内的空气被病理性液体、细胞或组织所替代。肺实变常见于大叶性肺炎、支气管肺炎。X线表现可大可小，如实变占据一个肺段或整个肺叶，则形成大片密度增高影。

3）空洞与空腔　空洞为肺内病变组织发生坏死后经引流支气管排出后而形成的，多见于结核、肺癌。可分厚壁空洞与薄壁空洞。空腔与空洞不同，是肺内生理腔隙的病理性扩大，如肺大疱、含气肺囊肿。X线表现：薄壁空洞呈圆形、椭圆形，壁内外光滑清楚；厚壁空洞的洞壁厚度多在3mm以上。

4）结节与肿块　直径小于或等于2cm的称结节，大于2cm的为肿块。单发者常见于肺癌、结核球等，多发者常见于肺转移瘤。X线表现：肺良性肿瘤有包膜，边缘锐利光滑。肺恶性肿瘤多呈浸润性生长，边缘常有短细毛刺向周围伸出。

5）钙化　钙化在病理上属于变质性病变，多见于肺或淋巴结干酪性结核病灶的愈合阶段。X线表现：为密度很高、边缘清楚锐利、大小形状不同的阴影，可为斑点状、块状或球形，常见于肺结核、矽肺等。

6）胸腔积液　多种疾病可累及胸膜产生胸腔积液。X线表现：少量积液见肋膈角变钝，变浅或填平。中量积液呈外高内低的弧形凹面。大量积液患侧肺野呈均匀致密阴影，有时仅见肺尖部透明，纵隔向健侧移位。

7）气胸与液气胸　空气进入胸膜腔内为气胸。X线表现：气胸区无肺纹理，为气体密度。大量气胸时，气胸区可占据肺野的中外带，内带为压缩的肺，呈密度均匀软组织影，纵隔向健侧移位。液气胸时立位片可见气液面。

2.循环系统X线检查

（1）心脏、大血管的正常表现　心脏的四个心腔和大血管在X线上的投影，彼此重叠，平片上仅能显示各房室和大血管的轮廓。

1）后前位　心脏、大血管有左、右两个边缘。心右缘分为两段，上段由主动脉与上腔静脉构成，下段为右房构成。心缘与膈顶交角称为心膈角。心左缘分三段，自上向下依次分为主动脉结、肺动脉段、左室。左室下方形成心尖。

2）右前斜位　心前缘自上而下由主动脉弓及升主动脉、肺动脉、右室前壁和左室下端构成。心后缘上段为左房，下段为右房。

3）左前斜位　心室大致分为左、右两半，右前方为右室，左后方为左室。心前缘上段为右房，下段为右室，心后缘上段为左房，下段为左室。

4）左侧位　心前缘下段是右室前壁，上段则由右室漏斗部、肺动脉主干和升主动脉构成。心后缘上中段由左房构成，下段由左室构成。

心胸比的测定是确定心脏有无增大的简单方法，是心影最大横径与胸廓最大横径之比。正常成人心胸比≤0.5。

在后前位上，根据形态，心脏大血管可分为横位心、斜位心和垂位心。

（2）循环系统常见病变的X线表现

1）风湿性心脏病　①二尖瓣狭窄：心影呈二尖瓣型（梨形），肺动脉段突出，左房及右室增大。②主动脉瓣狭窄：心影正常或主动脉型，左室不同程度增大，左房增大但较左室增大轻，多数患者升主动脉中段局限性扩张。③主动脉瓣关闭不全：多数心影呈主动脉型（靴形），左室增大，升主动脉、主动脉弓普遍扩张。

2）心包积液　正常情况下，心包腔内有少量液体，如液体量超过50ml，即为心包积液。当积液量增加时，可见心影向两侧增大呈球形。

3）法洛四联症　法洛四联症是最常见的紫绀型先天性心脏病，其基本畸形包括：肺动脉、肺动脉瓣或（和）瓣下狭窄，室间隔缺损，主动脉骑跨，右室肥厚。

3.消化系统X线检查　腹腔器官及内容物与周围组织多为中等密度，常缺乏自然对比，所以腹部普通平片提供的X线表现较少。

消化系统常见病变的X线表现如下。

（1）消化性溃疡　钡剂充盈的轮廓有局限性外突的影像称之为龛影。溃疡型食管癌可见边缘不规则的局部向外凸的龛影。

（2）胃癌　管壁局限性肿块突入腔内，故钡剂充盈的轮廓有局限性向内凹陷的表现称为充盈缺损。

（3）胃肠穿孔　穿孔后胃肠的气体可经过穿透部位进入腹腔，可表现为腹腔内游离的气体，随体位而变化。立位时，气体位于膈肌与肝或胃之间，表现为膈下新月形透亮影。

4.骨与关节系统X线检查　骨、关节系统常见病变的X线表现如下。

（1）骨折　骨折是骨或软骨结构发生断裂，骨的连续性中断，骨骺分离也属骨折。骨折的基本X线表现为骨折的断裂多为不整齐的断面，X线片上呈不规则的透明线，称为骨折线。嵌入性或压缩性骨折骨小梁紊乱，甚至局部骨密度增高，而可能看不到骨折线。

（2）关节病变　①关节肿胀：常由于关节腔积液或关节囊及其周围软组织充血、水肿、出血、炎症等所致。X表现为关节周围软组织肿胀、密度增高。②关节脱位：是组成关节骨骼的脱离、错位。脱位有完全脱位和半脱位。

5.乳腺X线检查　乳腺疾病是妇女常见病、多发病，其中半数以上为乳腺肿瘤。良性肿瘤中多数为纤维腺瘤，恶性肿瘤中约98%为乳腺癌，其他多见的良性疾病为乳腺增生症。乳腺钼靶X线摄影具有简单、方便、费用低及无创伤性等特点，是传统的乳腺癌检查方法之一，现已成为乳腺癌普查的首选影像方法。

（四）X线检查的防护

X线穿透人体将产生一定的生物效应，超过容许曝射量，就可能产生放射损害，应强调和重视防护。

1.技术方面　可以采取屏蔽防护和距离防护原则。

2.患者方面　要特别重视孕妇、小儿患者的防护。

3.工作人员方面　应遵照国家有关放射防护卫生标准的规定制定必要的防护措施，如安装铅玻璃、铅墙、铅屏，配置铅橡皮围裙、铅手套等，进行屏蔽防护。增加人体与X线源的距离以进行距离防护。正确操作，认真执行保健条例，定期监测射线工作者所接受的剂量。

二、超声检查

超声波是指频率在20000Hz以上，即超过人耳听阈高限的声波。超声检查是利用超声波的物理特性和人体组织器官的声学特性相互作用而产生的信息，经处理后形成图形和曲线，借此进行疾病诊断的一种非侵入性的物理检查方法。

（一）超声波的物理特性与检查原理

1.超声波的物理特性

（1）指向性（又称方向性） 超声在介质中呈直线传播，是超声对人体器官进行探查的基础。超声频率越高，方向性越好。

（2）反射与透射 ①声阻抗：介质对超声传播的阻抗作用叫声阻抗。声阻抗等于介质密度与超声在该介质中传播速度的乘积。②声界面：具有不同声阻抗的两种介质之间的交界面。③反射：如果超声波通过两种不同阻抗介质，部分声能会从声界面上返回，这种现象称为反射。④透射：当超声束通过声界面时，另一部分声能则穿过界面进入第二种介质，称为透射。⑤折射：入射声束非垂直透过界面时，透射声束方向会发生一定的改变，这一现象称为折射。

（3）吸收和衰减 ①吸收：指超声波在介质中传播时，由于介质粒子的黏滞性和热传导，部分声能因此损耗，此现象称为吸收。②衰减：由于声波的反射、散射及吸收，随着声波传导距离的增加，强度逐渐减小所致。

（4）分辨力与穿透力 超声波具有纵向分辨力和横向分辨力。频率高，纵向分辨力好，穿透差；频率低，纵向分辨力低，穿透强。对应的临床应用：①检测浅表器官，采用高频探头；②检测深部脏器，采用低频探头。

（5）多普勒效应 ①多普勒效应：指超声波声源与接收体之间存在相对运动时，反射回来的声波频率所发生的变化。②频移：指反射超声波与入射声波频率差；反射界面的相对运动愈快，频移愈大。

2.超声检查原理 超声诊断仪由主机、超声探头（又称换能器）、显示器、记录装置等组成。其中主机完成电信号的发生、回收、处理和显示回声图等功能；超声探头将电信号转换成超声发出，又把反射的回声转换成电信号。由于人体组织密度的不同，可形成各种不同的回声图像，为超声诊断的基础（表2-18）。

表2-18 人体组织声学原理一览表

反射类型	组织结构	超声表现	举例
全反射型	软组织与含气或致密结构交界处	明亮的强反射，后方的组织结构不能显示	肺、胃肠道、骨骼、结石、钙化等
多反射型	结构复杂排列	较强密集光点	心内膜、心瓣膜等不规则实质性组织回声
中等反射型	一些实质脏器	细密均匀点状回声	甲状腺、肝、胰腺等
少反射型	较均质组织	低回声图像	脂肪、肌肉、肾实质、脾、淋巴结等
无反射型	液体物质	无回声暗区	血液、尿液、胸腔积液、腹腔积液、心包积液、胆汁等

（二）常用超声诊断仪的类型

1. B型超声 辉度调制型，是目前最常用的检查方法。高灰阶实时B超扫描仪可清晰显示脏器外形与毗邻关系，以及软组织的内部回声、内部结构、血管与其他管道的分布情况等，对人体各脏器检查具有很高价值。

2. M型超声 此法主要用于探查活动器官，如心脏及大血管病变的检查。

3. D型（Doppler）超声 利用声波的多普勒效应，用于检测心脏及血管的血流动力学状态，对先天性心脏病及瓣膜病的分流和反流情况，以及血管内有无梗阻性病变做出判断。

多普勒彩色血流显像（DCFI）则在多普勒二维显像基础上，以实时彩色数字编码技术显示血流的方法，在心血管疾病诊断中具有重要的临床价值，产科还可用来判断胎心和胎动。

（三）超声检查前的准备

1.肝、胆及胰腺的常规检查一般在空腹下进行，嘱患者检查前一天晚餐后禁食。为使胃后方的胰腺及腹部血管充分显示，有时检查需遵医嘱饮水使胃充盈作为声窗。

2.早孕、妇科、膀胱及前列腺检查前多饮水不排尿使膀胱充盈。

3.心脏、肢体血管、甲状腺、乳腺、胸腔积液、妇科经阴检查和经颅多普勒超声检查者，均无特殊要求。

4.X线胃肠造影3日后，胆系造影2日后再做超声检查。

5.婴幼儿或不合作者，可给镇静剂，待患者安静入睡后再行检查。

6.超声引导定位检查，应协助摆放体位，准备好穿刺物品。

（四）超声检查临床应用

1.超声诊断的优点 ①无放射性损伤。②成像快、诊断及时、信息量丰富。③可反复检查、动态的实时观察。④可显示管腔结构、血液的方向、速度及血液状态，能反映心功能情况。⑤有良好的显示能力和准确定位能力。⑥可床边检查。

2.超声诊断局限性 ①显示范围较小，不能同时显示多器官或结构的整体关系。②对骨骼、肺和肠管病变的检查有局限性，易受气体和皮下脂肪的干扰。③图像易受气体和皮下脂肪的干扰。④检查结果受仪器设备和技术人员的影响较大。

3.超声检查的应用范围 ①检查实质性脏器或病变的大小、形状及物理特性，如肝癌、肝硬化、前列腺增生、子宫肌瘤等。②对囊性器官的大小、形状、走向及某些功能状态做出判断，如胆囊积液、胆囊结石、卵巢囊腺瘤等。③用于心脏、大血管及外周血管的结构、功能与血液动力学状态的检测。④鉴定脏器内占位性病变的物理特性，部分鉴别良恶性。对积液做出诊断，并对积液量做出大致估计，如心包积液、胸腔积液。⑤随访经药物或手术治疗后病变的动态变化。⑥引导穿刺、活检或导管置入，进行辅助诊断和某些治疗。

三、计算机体层成像

计算机体层成像（CT）是用X线束对人体层面进行扫描，取得信息，经计算机处理而获得的重建图像，其密度分辨力明显优于普通X线图像。

1.CT成像原理 CT是用X线束对人体检查部位一定厚度的层面进行扫描，由探测器接收透过该层面的X线，转变为可见光后，由光电转换器转变为电信号，再经模拟/数字转换器转为数字信号，输入计算机处理。扫描所得信息经计算而获得每个体素的X线衰减系数或吸收系数，再排列成矩阵，矩阵中的每个数字转为由黑到白不等灰度的小方块即像素，并按矩阵排列，即构成CT图像。

CT图像是以不同的灰度来表示，反映器官和组织对X线的吸收程度。与X线图像所示的黑白影像一样，黑影表示低吸收区，即低密度区，如肺部；白影表示高吸收区，即高密度区，如骨骼。

2.CT设备 CT设备主要有普通CT、螺旋CT及电子束CT。

3.CT检查方法 有平扫、对比增强扫描和造影扫描。

（1）平扫 是指不用对比增强或造影的普通扫描。

（2）对比增强扫描 是经静脉注入水溶性有机碘后再行扫描的方法。

（3）造影扫描 是先行器官或结构的造影，然后再行扫描的方法。

4.CT检查前的准备

（1）除去检查部位的异物，以防止伪影影响诊断。患者要向医师陈述自己的病史，如：是否有过敏史。

（2）肠道、上腹部检查要前一天晚上起空腹。大肠、盆腔脏器检查要清洁灌肠。另外，腹部检查之前不能做其他造影检查，尤其不能用钡剂进行消化道造影，以免钡剂残留产生伪影。

（3）利用多排螺旋CT进行冠状动脉造影检查时，要监控心律。通常把心律控制在65次/分以下且心律稳定。

（4）盆腔检查扫描前5小时禁水，口服碘溶液1000ml，待膀胱完全充盈时检查。盆腔检查前清洁肠道可获得更好的检查效果。

（5）检查时，患者不能随意变动体位，幼儿或不合作者可用镇静剂制动。

（6）CT检查时要求禁止活动，以免造成移动伪影。胸、腹等动态部位的检查不但要禁止活动还应该按要求吸气、屏气。

（7）CT增强扫描、造影检查后，应压迫穿刺点10分钟。患者要在影像科休息15分钟后方能离开，谨防过敏反应发生。

5.CT检查的临床应用　CT广泛应用于临床，如中枢神经系统疾病（颅内肿瘤、脓肿与肉芽肿、寄生虫病、外伤性血肿与脑损伤、缺血性脑梗死与脑出血等）、胸部疾病（肺癌、纵隔肿瘤、冠心病等）、腹部及盆部疾病（肝、胆、胰、脾、腹膜腔、腹膜后间隙、肾上腺及泌尿生殖系统疾病等）。

四、磁共振成像

磁共振成像（MRI）又称核磁共振成像（NMR），是利用原子核在磁场内所产生的信号经重建成像的一种非创伤性影像技术。

1.MRI检查前的禁忌证及准备

（1）禁忌证　①有心脏起搏器者。②体内有铁性物品、磁异物品（如动脉夹、心脏金属瓣膜、异物等）存留者。③体内有胰岛素泵或神经刺激器者。④妊娠3个月以内者。⑤危重患者需医师陪同并做好抢救准备。

（2）检查前的准备　①确定是否有禁忌证。②训练患者平静呼吸，并在扫描时听语音屏气。③对不合作或5岁以下儿童可使用镇静剂。④对腹部及盆腔检查者，做好胃肠道准备；对宫腔内有金属避孕环者检查前需先取出避孕环后再检查。⑤检查前，除去金属物品、电子产品，以免产生伪影和其他危险。

2.MRI诊断的临床应用　MRI在中枢神经系统疾病、胸腹部疾病、盆腔疾病、四肢及关节疾病等病变的诊断具有其他影像学检查所无法比拟的价值。

五、核医学检查

核医学，是指利用放射性核素及其标记的化合物对疾病进行诊断、治疗与科学研究，是核技术和医学相结合的一门新兴学科。核医学检查仪器主要是γ照相机和ECT（SPECT和PET），在临床医学的应用主要集中于神经系统、心血管系统、肿瘤三大领域。

本章小结

诊断学是临床医学的重要基础。问诊是病史采集的主要手段。病史的完整性和准确性对疾病的诊断和处理有很大影响，因此问诊是每个临床医生必须掌握的基本技能。症状是在疾病条件下患者主观感受到不适或痛苦的异常感受，是反应病情的重要指标之一，也是提出临床诊断的重要线索和依据。体格检查是诊断学的主要内容，是在通过问诊收集资料后，对患者进行身体检查，收集客观性临床资料的方法和手段，是医师必须掌握的基本知识和基本技能。实验室检查、影像检查可以给临床诊断治疗提供依据，需要认真了解。

习 题

习题

一、单项选择题

1.个人史中不包括（　　）。

A.出生地　B.劳动环境　C.居住地　D.受教育程度　E.过敏史

2.取仰卧位时腹部呈蛙腹状见于（　　）。

A.胃肠胀气　B.卵巢囊肿　C.大量腹腔积液

D.妊娠晚期　E.巨大腹部肿块

3.清晨起床后眼睑、颜面部水肿，考虑为（　　）。

A.营养不良性水肿　B.肾源性水肿　C.肝源性水肿

D.心源性水肿　E.血管神经性水肿

4.属于溶血性黄疸特点的是（　　）。

A.血清结合胆红素增高　B.血清非结合胆红素增高

C.结合、非结合胆红素增高　D.血清结合胆红素增高，尿胆红素阳性

E.大便颜色变浅

5.破伤风患者常见（　　）。

A.仰卧位　B.侧卧位　C.停立位　D.辗转体位　E.角弓反张位

6.成年人胸廓前后径与横径之比哪项是正确的（　　）。

A. 1∶1.5　B. 1∶1　C. 1∶2　D. 2∶1　E. 1.5∶1

7.可以反映骨髓造血功能的检测指标是（　　）。

A.白细胞计数　B.血红蛋白量　C.血细胞沉降率

D.网织红细胞计数　E.血细胞比容

8.白细胞管型最常见于（　　）。

A.急性肾盂肾炎　B.急性肾小球肾炎　C.慢性肾小球肾炎

D.输尿管结石　E.膀胱炎

9.霍乱患者的大便性状为（　　）。

A.黏液便　B.脓血便　C.鲜血便　D.米泔样便　E.细条便

10.临床上怀疑急性肝炎时，应特别关注下列哪项指标变化（　　）。

A.血清胆红素　B.丙氨酸氨基转移酶

C.天门冬氨酸氨基转移酶　D.血清胆碱酯酶

E.血清胆固醇

11.下列哪项不是X线医学应用的物理特性（　　）。

A.荧光效应　B.感光效应　C.人工对比　D.穿透性　E.电离效应

12.肝胆疾病时，经常作为首选的影像检查方法是（　　）。

A. X线透视　B. B超　C. CT　D. MRI　E. X线摄影

二、简答题

1.引起发热的常见病因有哪些？

2.试述腹部包块的触诊内容。

（李彦娴　刘　永）

第三章　外科学基础

知识目标

1.掌握　无菌术的概念；外科休克、胸部损伤、腹部损伤的诊断和治疗原则。

2.熟悉　颅脑损伤、胸部损伤及腹部损伤的临床表现及分类。

3.了解　手术室的无菌管理原则，外科休克的微循环变化和炎症介质释放。

技能目标

1.学会　穿无菌手术衣、戴无菌手套及手术区皮肤的消毒与铺巾。

2.具备　对头颅外伤、胸部损伤、腹部损伤进行检查的能力。

PPT

第一节　无菌术

人体和周围环境中普遍存在各种微生物，在手术、穿刺、插管、注射及换药等过程中，必须采取一系列严格措施，防止微生物通过接触、空气或飞沫进入伤口或组织，否则就可能引起感染。无菌术（asepsis）就是针对微生物及感染途径所采取的一系列操作规范。

灭菌（sterilization）是指杀灭一切活的微生物，包括芽孢。消毒（disinfection）则是指杀灭病原微生物和其他有害微生物，但并不要求清除或杀灭所有微生物。从临床角度，无论灭菌或消毒，都必须杀灭所有致病微生物，达到临床无菌术的要求。通常对应用于手术区域或伤口的物品按灭菌要求处理，即预先用物理或化学方法把相关物品上所有的微生物彻底消灭掉；患者的皮肤、手术人员手臂、某些特殊手术器械、手术室的空气等按消毒的标准进行处理，去除有害微生物。

无菌术的内容不仅涉及各种灭菌和消毒的方法，相关操作规则及管理制度非常重要。医务人员在医疗护理操作过程中，需遵循一套操作规程，保持无菌物品、无菌区域不被污染，防止病原微生物侵入人体。所有医护人员都必须自觉遵守、严格执行这些规则及制度，确保无菌术的实施。

知识拓展　　无菌术的历史

一百多年前，伤口感染曾是外科医生所面临的最大难题之一。1864年匈牙利的Semmelweis首先提出在检查产妇前用漂白粉溶液洗手，这是抗菌技术的开端。1867年英国外科医生李斯德（Bavon Joseph Lister）奠定了抗菌技术的基本原则，被公认为抗菌外科创始人。1877年德国Berg-mam发明了高压蒸汽灭菌法，建立了现代外科学中的无菌技术。

一、手术器械、物品、敷料的灭菌法和消毒法

（一）高压蒸汽灭菌法

是目前医院内应用最多的灭菌法，效果很可靠。高压蒸汽灭菌器分为下排气式和预真空式两种。下排气式灭菌器的式样很多，有手提式、卧式及立式等，但其基本结构和作用原理相同。均由一个有两层壁的耐高压的锅炉构成。蒸汽进入灭菌室内，积聚而使压力增高，室内温度也随之升高。当高压蒸汽达到一定的温度和时间，即能杀灭包括具有顽强抵抗力的细菌芽孢在内的一切微生物。不少医院现已采用了更为先进的预真空式蒸汽灭菌器。其特点是先抽吸灭

菌器内的空气使其呈真空状态，然后由中心供气系统将蒸汽直接输入灭菌室，这样可以保证灭菌室内的蒸汽分布均匀，整个灭菌过程所需时间可缩短，对物品的损害也更轻微（表3-1）。

表3-1　压力蒸汽灭菌器灭菌参数

设备类型	物品类别	温度	所需最短时间	压力
下排气式	辅料	121℃	30分钟	102.9kPa
	器械	121℃	20分钟	102.9kPa
预真空	器械、辅料	132~134℃	4分钟	205.8kPa

高压蒸汽法适用于大多数医用物品，包括手术器械、消毒衣巾及布类敷料等的灭菌。为保证高压灭菌的效果，使用过程有严格的规定：①灭菌包裹体积的上限为长40cm、宽30cm、高30cm；②包扎不能过紧，不用绳扎；③灭菌室内不宜排得过密。下排气式蒸汽灭菌器的装载量为柜室容积的10%~80%，预真空式蒸汽灭菌器的装载量为柜室容积的5%~90%，以免妨碍蒸汽透入，影响灭菌效果；④预置专用的包内及包外灭菌指示纸带，当压力及温度均达到灭菌要求时，特殊包内卡由无色变为黑色，包外指示带即出现黑色条纹；⑤已灭菌的物品应注明有效日期，通常为2周。

（二）化学气体灭菌法

这类方法适用于不耐高温、湿热的医疗材料的灭菌，如电子仪器、光学仪器、内镜及其专用器械、心导管、导尿管及其他橡胶制品等物品。目前主要采用环氧乙烷气体灭菌法、过氧化氢等离子体低温灭菌法和甲醛蒸气灭菌法等。使用方法如下。

1.环氧乙烷气体法　气体有效浓度为450~1200mg/L，灭菌室内温度为37~63℃，需持续1~6小时能达到灭菌要求。物品以专用纸袋密封后放入灭菌室，灭菌的有效期为半年。环氧乙烷法处理后残留气体的排放，不能采用自然挥发，而应设置专用的排气系统排放。

2.过氧化氢等离子体低温法　该方法的原理是在灭菌设备内激发产生辉光放电，以过氧化氢为介质，形成低温等离子体，发挥灭菌作用。过氧化氢作用浓度为>6mg/L，温度为45~65℃，最短时间为28~75分钟。灭菌前物品应充分干燥。

（三）煮沸法

此法适用于金属器械、玻璃制品及橡胶类物品。在水中煮沸至100℃并持续15~20分钟，一般细菌即可被杀灭，但带芽孢的细菌至少需煮沸1小时才能被杀灭。该方法简单易行，效果肯定，在部分基层医疗单位或急救场合采用。为节省时间和保证灭菌质量，高原地区可采用压力锅做煮沸灭菌。压力锅内的蒸汽压力可达到127.5kPa，锅内最高温度为124℃，10分钟即可达到灭菌效果。

（四）药液浸泡法

锐利手术器械、内镜等还可以采用化学药液浸泡达到消毒目的。目前临床上大多采用2%中性戊二醛作为浸泡液，30分钟达到消毒效果，灭菌时间为10小时。用于消毒的其他品种浸泡液包括10%甲醛、70%乙醇、1∶1000苯扎溴铵和1∶1000氯己定等。

（五）干热灭菌法

适用于耐热、不耐湿，蒸汽或气体不能穿透物品的灭菌。如玻璃、粉剂、油剂等物品的灭菌。干热温度达到160℃，最短灭菌时间为2小时，170℃为1小时，180℃为30分钟。

（六）电离辐射法

属于工业化灭菌法，主要应用于无菌医疗耗材（如一次性注射器、丝线）和某些药品，常用^{60}Co释放的γ射线或者加速器产生的电子射线起到灭菌作用。

二、手术人员和患者手术区域的准备

（一）手术人员的术前准备

手术人员需要按照一定的规程进行术前准备，以保证手术在无菌条件下进行。

1.一般准备 手术人员进入手术室后，先要换穿手术室准备的清洁鞋和衣裤，戴好帽子和口罩。帽子要盖住全部头发，口罩要盖住鼻孔。剪短指甲，并去除甲缘下的积垢。手或臂部有破损或有化脓性感染时，不能参加手术。

2.外科手消毒 人体皮肤表面存在着微生物群落，一部分存在于皮肤皱褶和毛孔等深部，称为常居菌落，主要包括凝固酶阴性葡萄球菌、棒状杆菌类、丙酸菌属、不动杆菌等，不易被摩擦等方式清除；另一部分为皮肤表面的暂居菌，多是来自环境，松散附着于皮肤表面。手臂消毒法能清除皮肤表面几乎所有暂居菌和少部分常居细菌。在手术过程中，深藏的常居菌可能逐渐移到皮肤表面。所以在手臂消毒后，还要戴上消毒橡胶手套和穿无菌手术衣，以防止这些细菌污染伤口。手臂的消毒包括清洁和消毒两个步骤：先用皂液或洗手液，按“七步洗手法”彻底清洗手臂；去除表面各种污渍，然后用消毒剂做皮肤消毒。目前常用的手消毒剂有乙醇、异丙醇、氯已定、碘伏等。消毒方法有刷洗法、冲洗法和免冲洗法。外科手消毒最常用的刷洗法，按一定顺序刷洗手臂3分钟，可达到外科手消毒标准。传统的手臂消毒法有肥皂水刷洗、乙醇浸泡法，需要15分钟才能完成，现在已很少使用。新型手消毒剂的出现使消毒过程逐渐简化。

微课

3.穿无菌手术衣和戴手套的方法 手臂消毒完成后，需要按无菌术的要求，穿上无菌手术衣，戴无菌手套。

（二）患者手术区的准备

患者皮肤表面也存在着暂居菌和常居菌。这些细菌进入切开的组织，可能会导致感染。患者手术区准备的目的是清除手术切口处及其周围皮肤上的暂居菌，并抑制常居菌的移动，最大程度减少手术部位相关感染。手术区域附近皮肤如果毛发浓密，可能影响显露和操作时，应于术前去除。手术前一日，健康状况允许的患者应沐浴。如皮肤上有较多油脂或胶布粘贴的残迹，可用汽油或松节油拭去。除局部麻醉外，手术前皮肤消毒应在麻醉后进行，传统的皮肤消毒法是用2.5%~3%碘酊涂擦手术区，待其干燥后以70%乙醇涂擦两遍，脱去碘酊。近年来，含活性碘或活性氯的专用皮肤消毒剂陆续问世并广泛用于临床，新型消毒剂对皮肤刺激性小，可长时间留在皮肤表面，消毒抑菌作用持久。

消毒规范：①涂擦消毒剂时，应由手术区中心部向四周涂擦。如为感染部位手术，或为肛门区手术，则应从手术区外周涂向感染处或会阴肛门处。已经接触污染部位的药液纱布，不应再返擦清洁处。②手术区皮肤消毒范围要包括手术切口周围15cm的区域。如切口有延长的可能，应相应扩大皮肤消毒范围。手术区消毒后，需铺设无菌布单，目的是除显露手术切口所必需的最小皮肤区以外，遮盖非手术区，尽量减少手术中的污染，为手术操作提供充分的无菌平面。除手术切开部位外，手术切口周围必须覆盖四层或四层以上无菌巾。铺巾原则是：先铺相对不洁区（如下腹部、会阴部），最后铺靠近操作者的一侧，并用布巾钳将交角夹住，以防移动。无菌巾铺设完成，不可随便移动，如果位置不准确，只能由手术区向外移，不能由外向内移动。

三、手术进行中的无菌原则

在手术开始之际，手术器械物品均已灭菌消毒，手术人员完成手臂消毒、穿手术衣、戴手套，患者手术区也已消毒并覆盖无菌布单。这一切已为手术提供了一个无菌操作的环境。但是在手术过程中，如果没有一定的规章制度来保持这种无菌环境，则已经灭菌和消毒的物品或手术区域很有可能受到污染，以致引发伤口甚至深部感染。所有参加手术的人员都应该认真执行以下无菌操作规则。

（1）手术人员穿无菌手术衣和戴无菌手套之后，个人的无菌空间为肩部以下、腰部以上的身前区（至腋中线）、双侧手臂。手术台及器械推车铺设无菌单后，台面范围也是无菌区。所有手术人员必须时时保持明确的意识，在操作过程中对无菌区域加以严格保护。手不能接触背部、腰部以下和肩部以上部位，这些区域属于有菌地带；同样，也不要接触手术台边缘以下的布单。如发生意外污染，需要立即更换或重新消毒。

（2）不可在手术人员的背后传递手术器械或物品。坠落到无菌巾或手术台以外的器械物品，按污染处理。

（3）手术中如果手套破损或接触到有菌地方，应更换无菌手套。如果前臂或肘部触碰到有菌地方，应更换无菌手术衣或加套无菌袖套。如果无菌巾、布单等已被浸湿，其无菌隔离作用已不再完整，应加盖干的无菌布单。

（4）手术开始前要清点器械、敷料。手术结束时，检查胸、腹等体腔，待核对器械、敷料数无误后，才能关闭切口，以免异物遗留腔内，产生严重后果。

（5）做皮肤切口及缝合皮肤之前，需用70%乙醇再涂擦消毒皮肤一次。

（6）切口边缘应以无菌大纱布垫遮盖。例如腹部手术在进腹后将无菌巾与腹膜缝合，保护腹壁切口。现已有工业化生产的切口保护装置问世，开腹后将切口保护器置入腹腔，其无菌薄膜外翻后即可覆盖整个切口，对切口有良好的保护作用。

（7）切开空腔脏器之前，要先用纱布垫保护周围组织，以防止或减少污染。

（8）在手术过程中，同侧手术人员如需调换位置，一人应先退一步，背对背地转身到达另一位置，以防触及对方背部非无菌区。

（9）参观手术的人员不能太多，应与手术人员和无菌器械台保持30cm以上的距离，尽量减少在手术间的走动。

（10）手术进行时不应开窗通风或用电扇，室内空调机风口不能吹向手术台。

（11）所有参加手术人员必须严格遵守无菌制度，人人应对无菌原则保持高度的责任感。对于可疑被污染的物品，一概按污染处理。

四、手术室的管理

手术室需要有严格的管理制度以保证其环境洁净。相关制度包括消毒、卫生制度，灭菌消毒物品的保存和监测，以及特殊感染患者所用器械物品的处理等。相关的规定及制度归纳如下。

（1）手术室的建筑布局应当遵循医院感染预防与控制的原则，做到布局合理、分区明确、标识清楚，符合功能流程合理和洁污区域分开的基本原则。手术室应设有工作人员出入通道、患者出入通道，物流做到洁污分开，流向合理。

（2）进入手术室的工作人员严格遵守手术室各项制度，如更衣、更鞋制度，参观制度，患者安全管理制度，查对制度，仪器设备使用制度等。

（3）现代化的层流手术室采用空气洁净技术对微生物污染采取程度不同的处理，不仅提供洁净的空气，而且能控制气流的流通方向，手术室内形成正压环境，使气流从洁净度高的手术区域流向洁净度低的区域，形成一个密闭的洁净环境。在门关闭时，室内的气压大于室外的气压，从而保证手术间内的洁净空气只向外排出，而室外的空气不会进入室内。开门时室内的正压降低，会有少量门外的空气进入室内，影响室内空气的洁净度。手术过程中尽量减少手术间的开门次数，严禁开门进行手术。

（4）一天内同一手术间有多个手术，安排时要遵循先做无菌手术再做污染手术的原则。乙型肝炎、梅毒、艾滋病等特殊传染病患者手术时应安排在无传染病患者之后。

（5）手术室的工作区域，应当每24小时清洁消毒一次。连台手术之间以及当天手术全部完毕后，应当对手术间及时进行清洁消毒处理。每周要对手术间进行彻底清扫一次，包括地面、墙面、顶部、仪器设备表面等。每月对参加手术者洗手后做手指细菌培养、手术室空气细菌培养，以及消毒物品的细菌培养。

（6）特殊感染的消毒　气性坏疽、铜绿假单胞菌感染者术后，用40%甲醛+高锰酸钾熏蒸（每100m^{3}用40%甲醛200ml+高锰酸钾100g）。乙型肝炎、铜绿假单胞菌感染，开放性结核病患者，所用手术器械先在2000mg/L有效氯溶液中浸泡60分钟，然后清洗、高压蒸气灭菌。引流物及引流瓶用2000mg/L有效氯溶液浸泡60分钟后倒入指定容器，由医院统一处理。用过的敷料打包后集中送洗衣房专门处理。

PPT

第二节　外科休克

一、概述

休克（shock）是机体有效循环血容量减少、组织灌注不足，细胞代谢紊乱和功能受损的病理生理过程，由多种病因引起。组织灌注不足导致组织氧的传递、转运和利用障碍，从而发生代谢障碍，引起细胞能量物质的缺乏及细胞代谢产物的堆积。组织细胞氧供给不足和需求增加是休克的本质，产生炎症介质是休克的特征，因此恢复对其供氧、促进其有效的利用，重新建立氧的供需平衡和维护正常的细胞功能是治疗休克的关键环节。

【病因与分类】

失血、烧伤、创伤、感染、过敏性、心源性、神经源性、内分泌性等均可导致休克。组织有效灌流量减少是不同类型休克的共同特点。保证组织有效灌流的条件是：①正常的心泵功能；②足够数量及质量的体液容量；③正常的血管舒缩功能；④血液流变状态正常；⑤微血管状态正常。

按血流动力学可将休克分为：①低血容量性休克（hypovolemic shock），包括失血、失液、烧伤、毒素、炎性渗出等导致循环容量丢失；②心源性休克（cardiogenic shock），包括急性心肌梗死、心力衰竭、严重心律失常等，即所谓泵衰竭；③分泌性休克（distributive shock），包括感染性、创伤性、神经源性、过敏性、内分泌性等导致血管舒缩功能异常；④梗阻性休克（obstructive shock），包括腔静脉压迫、心包压塞、大块肺栓塞、动脉瘤分离等导致主要血流通道受阻。

【病理生理】

有效循环血容量锐减及组织灌注不足，以及产生炎症介质是各类休克共同的病理生理基础。一方面创伤、失血、感染等可以直接引起组织灌注不足；另一方面其产生细胞炎症反应，引起一系列炎症应答，又加重组织灌注的不足，从而促进休克的进展。

1.微循环的变化

（1）微循环收缩期（缺血性缺氧期）　①儿茶酚胺升高，肾素-血管紧张素-醛固酮系统激活，醛固酮升高，ADH升高，导致回心血量增加，心排血量增加，血压可正常或升高。②特点为小动脉、微动脉、后微动脉、毛细血管前括约肌和微静脉、小静脉均处于明显收缩状态。特点是“只出不进”。③腹内脏器和皮肤等器官血管收缩，血液灌流量减少，但心、脑的血液供应基本可维持正常。

（2）微循环扩张期（淤血性缺氧期）　①微静脉端血流缓慢，血小板聚集，毛细血管后阻力大于前阻力，使毛细血管静水压增高。②肥大细胞因缺氧释放组胺，使毛细血管通透性增高，液体进入组织间隙，回心血量降低。③微循环淤血，回心血量减少，动脉血压降低，皮肤发绀、花斑，神志淡漠，尿少或无尿，酸性代谢产物增多，酸中毒及一系列炎性介质产生，加重心血管系统功能障碍。特点是“只进不出”，微循环广泛扩张。

（3）微循环衰竭期　不可逆性休克，DIC。①组织严重缺氧、酸中毒、血液高凝状态以及血管内皮细胞损伤而发生DIC。②微血管扩张，大量微血栓阻塞微循环，随后由于凝血因子耗竭，纤溶活性亢进，出现出血致微循环血流停滞，组织得不到氧和营养物质供应，微血管平滑肌处于麻痹状态，称为微循环衰竭期。③发生DIC后，对微循环和各器官功能产生严重影响。

2.代谢变化

（1）无氧代谢引起代谢性酸中毒　当氧释放不能满足细胞对氧的需要时，将发生无氧糖酵解。缺氧时丙酮酸在胞质内转变成乳酸，因此，随着细胞氧供减少，乳酸生成增多，丙酮酸浓度降低，即血乳酸浓度升高和乳酸/丙酮酸（LP）比率增高。在没有其他原因造成高乳酸血症的情况下，乳酸盐的含量和L/P比值，可以反映患者细胞缺氧的情况。当发展至重度酸中毒pH<7.2时，心血管对儿茶酚胺的反应性降低，表现为心跳减慢、血管扩张和心排出量下降，还可使氧合血红蛋白解离曲线右移。

（2）能量代谢障碍　创伤和感染使机体处于应激状态，交感神经-肾上腺髓质系统和下丘脑-垂体-肾上腺皮质轴兴奋，使机体儿茶酚胺和肾上腺皮质激素明显升高，从而抑制蛋白合成、促进蛋白分解，以便为机体提供能量和合成急性期蛋白的原料。上述激素水平的变化还可促进糖异生，抑制糖降解，导致血糖水平升高。

在应激状态下，蛋白质作为底物被消耗，当具有特殊功能的酶类蛋白质被消耗后，则不能完成复杂的生理过程，进而导致多器官功能障碍综合征，应激时脂肪分解代谢明显增强，成为危重患者机体获取能量的主要来源。

3.炎症介质释放和缺血再灌注损伤　严重创伤、感染、出血等可刺激机体释放过量炎症介质，形成“瀑布样”连锁放大反应。炎症介质包括白介素、肿瘤坏死因子、集落刺激因子、干扰素和血管扩张剂一氧化氮（NO）等。活性氧代谢产物可引起脂质过氧化和细胞膜破裂。在炎症反应中，血管内皮细胞可通过调节血流、白细胞的黏附及聚集影响炎症应答的进程。在炎症应答中首先被激活的是中性粒细胞，炎症介质及胞外配体激活中性粒细胞后，可促进中性粒细胞在组织中的游走。一方面分化形成的多形核中性粒细胞（polymorphonuclear neutrophil，PMN）可清除感染源；另一方面激活PMN介导的细胞毒作用，产生活性氧、蛋白水解酶、血管活性分子等物质，可加重细胞、组织的损伤，甚至可能与休克相关的多器官功能不全综合征（MODS）的发展有关。

代谢性酸中毒和能量不足还影响细胞各种膜的屏障功能。细胞膜受损后除通透性增加外，还出现细胞膜上离子泵的功能障碍如Na^+-K^+泵、Ca^{2+}泵。表现为细胞内外离子及体液分布异常，如钠、钙离子进入细胞内不能排出，钾离子则在细胞外无法进入细胞内，导致血钠降低、血钾升高，细胞外液随钠离子进入细胞内，引起细胞外液减少和细胞肿胀、死亡，而大量钙离子进入细胞内后除激活溶酶体外，还导致线粒体内钙离子升高，并从多方面破坏线粒体。溶酶体膜破裂后除前面提到释放出许多引起细胞自溶和组织损伤的水解酶外，还可产生心肌抑制因子（MDF）、缓激肽等毒性因子。线粒体膜发生损伤后，引起膜脂降解产生血栓素、白三烯等毒性产物，呈现线粒体肿胀、线粒体嵴消失，细胞氧化磷酸化障碍而影响能量生成。

4.内脏器官的继发性损害　肺：肺不张、肺水肿、急性呼吸窘迫综合征。肾：肾脏滤过率下降产生少尿，急性肾衰竭。脑：脑缺氧，脑水肿，颅内压增高。心：心肌局灶性坏死，缺血-再灌注损伤影响心肌收缩功能。胃肠道：胃应激性溃疡，肠道屏障功能受损，细菌移位和内毒素移位，肠源性感染。肝：肝缺血、缺氧性损伤。

在整个休克的发展过程中，上述病理生理变化互为因果，形成恶性循环，加速细胞损伤及多器官功能不全的发生。

【临床表现】

按照休克的发病过程可分为休克代偿期和失代偿期，也称休克早期和休克期。

1.休克代偿期 患者精神紧张、兴奋或烦躁不安、皮肤苍白、四肢厥冷、心率加快、脉压小、呼吸加快、尿量减少等。此时如处理及时、得当，休克可较快得到纠正。否则，病情继续发展，进入休克失代偿期。

2.休克失代偿期 患者神情淡漠、反应迟钝，甚至可出现意识模糊或昏迷；出冷汗、口唇肢端发绀；脉搏细速、血压进行性下降。严重时，全身皮肤、黏膜明显发绀，四肢厥冷，脉搏摸不清、血压测不出，尿少甚至无尿。若皮肤、黏膜出现瘀斑或消化道出血，提示病情已发展至弥散性血管内凝血阶段。若出现进行性呼吸困难、脉速、烦躁、发绀，一般吸氧而不能改善呼吸状态，应考虑并发急性呼吸窘迫综合征。休克的临床表现要点见表3-2。

表3-2 休克的临床表现和程度

分期	程度	口渴	神志	脉搏（次/分）	血压（mmHg）	表面血管	尿量	估计失血量（%）	皮肤黏膜	
									色泽	温度
休克代偿期	轻度	口渴	清楚	<100	收缩压可正常或稍增高，舒张压增高，脉压缩小	正常	正常	<20	开始苍白	正常，发凉
	中度	很口渴	尚清	100~200	收缩压70~90，脉压小	表面静脉塌陷，毛细血管充盈迟缓	尿少	20~40	苍白	发凉
休克失代偿期	重度	非常口渴	模糊	速而细弱	收缩压<70，或测不到	表面静脉塌陷，毛细血管充盈非常迟缓	尿少或无尿	>40	苍白显著	厥冷

【诊断】

诊断关键是早期发现并准确分期：①凡遇到严重损伤、大量出血、重度感染以及过敏患者和有心脏病史者，应想到并发休克的可能；②临床观察中，对于有出汗、兴奋、心率加快、脉压小或尿少等症状者，应疑有休克；③若患者出现神志淡漠、反应迟钝、皮肤苍白、呼吸浅快、收缩压降至90mmHg以下及尿少或无尿者，则标志患者已进入休克失代偿期。

【休克的监测】

通过监测不但可了解患者病情变化和治疗反应，并为调整治疗方案提供客观依据。

1.一般监测

（1）精神状态 反映脑组织灌流情况。

（2）肢体温度、色泽 反映体表灌流情况。

（3）血压 收缩压<90mmHg，脉压<20mmHg是休克存在的表现。

（4）脉率 脉搏细速常出现在血压下降之前。休克指数（脉率/收缩压）>1.0~1.5表示存在休克。

（5）尿量 反映肾脏血液灌流情况的重要指标。

2.特殊监测

（1）中心静脉压（CVP） 中心静脉压代表了右心房或者胸腔段腔静脉内压力的变化，可反映全身血容量与右心功能之间的关系。CVP的正常值为5~10cmH_2O。当CVP<5cmH_2O时，表示血容量不足；高于15cmH_2O时，则提示心功能不全、静脉血管床过度收缩或肺循环阻力增高；若CVP超过20cmH_2O时，则表示存在充血性心力衰竭。临床实践中，通常进行连续测定，动态观察其变化趋势以准确反映右心前负荷的情况。

（2）肺毛细血管楔压（PCWP） 应用Swan-Ganz漂浮导管可测得肺动脉压（PAP）和

肺毛细血管楔压（PCWP），可反映肺静脉、左心房和左心室的功能状态。PAP的正常值为10~22mmHg；PCWP的正常值为6~15mmHg，与左心房内压接近。PCWP低于正常值反映血容量不足（较CVP敏感）；PCWP增高可反映左心房压力增高（例如急性肺水肿时）。因此，临床上当发现PCWP增高时，即使CVP尚属正常，也应限制输液量以免发生或加重肺水肿。此外，还可在做PCWP时获得血标本进行混合静脉血气分析，了解肺内动静脉分流或肺内通气/灌流比的变化情况。但必须指出，肺动脉导管技术是一项有创性检查，有发生严重并发症的可能（发生率3%~5%），故应当严格掌握适应证。

（3）动脉血气分析　动脉血氧分压（PaO_2）正常值为80~100mmHg；动脉血二氧化碳分压（$PaCO_2$）正常值为36~44mmHg。休克时因肺换气不足，体内二氧化碳聚积致$PaCO_2$明显升高；相反，如患者原来并无肺部疾病，因过度换气可致$PaCO_2$较低；若$PaCO_2$超过45~50mmHg，常提示肺泡通气功能障碍；PaO_2低于60mmHg，吸入纯氧仍无改善者则可能是急性呼吸窘迫综合征（ARDS）的先兆。动脉血pH正常为7.35~7.45。通过监测pH、碱剩余（BE）、缓冲碱（BB）和标准重碳酸盐（SB）的动态变化有助于了解休克时酸碱平衡的情况。通过监测动脉血气的动态变化有助于了解休克时酸碱平衡的情况。碱缺失（BD）可反映全身组织的酸中毒情况，反映休克的严重程度和复苏状况。

（4）动脉血乳酸盐测定　组织灌注不足可引起无氧代谢和高乳酸血症，监测乳酸盐水平有助于估计休克及复苏的变化趋势。正常值为1~1.5mmol/L，危重患者有时会达到4mmol/L。乳酸的水平与患者的预后密切相关，持续的高乳酸血症往往表明患者死亡率增加。

（5）DIC的检测　对疑有DIC的患者，应测定其血小板的数量和质量、凝血因子的消耗程度及反映纤溶活性的多项指标，包括：①血小板计数低于80×10^9/L；②凝血酶原时间比对照组延长3秒以上。

（6）心排血量（CO），心脏指数（CI）　反映心排血量及外周血管阻力，同时也可测得肺动脉压（PAP）和肺毛细血管楔压（PCWP），可反映肺静脉、左心房和左心室的功能状态。但肺动脉导管技术是一项有创性检查，有发生严重并发症的可能（发生率3%~5%），故应当严格掌握适应证。

【治疗】

应当针对引起休克的原因和休克不同发展阶段的重要生理紊乱采取下列相应的治疗，其中重点是恢复灌注和对组织提供足够的氧，目的是防止多器官功能不全综合征的发生。

1.紧急治疗　包括积极处理引起休克的原发病，如创伤制动、大出血止血、保证呼吸道通畅等。采取头和躯干抬高20°~30°、下肢抬高15°~20°体位，以增加回心血量。及早建立静脉通路，并用药维持血压。早期予以鼻管或面罩吸氧。注意保温。

在对重症或创伤患者的处理中，应掌握以下原则：①保证呼吸道通畅；②及时控制活动性出血；③手术控制出血的同时予血制品及一定量的晶体液扩容。

2.补充血容量　是纠正休克引起的组织低灌注和缺氧的关键。应在连续监测动脉血压、尿量和CVP的基础上，结合患者皮肤温度、末梢循环、脉搏及毛细血管充盈时间等微循环情况，判断补充血容量的效果。目前，晶体液仍然是容量复苏时的第一线选择，大量液体复苏时可联合应用人工胶体液，必要时进行成分输血。对休克患者，争取在诊断的最初6小时这一黄金时段内进行积极的输液复苏，以尽快恢复最佳心搏量、稳定循环功能和组织氧供。这一治疗休克的策略被称为早期达标治疗（early goal directed therapy，EGDT）。

3.积极处理原发病　外科疾病引起的休克，多存在需手术处理的原发病变，如内脏大出血、肠袢坏死、消化道穿孔和脓肿等。应在尽快恢复有效循环血量后，及时施行手术处理原发病变，才能有效地治疗休克。有的情况下，应在积极抗休克的同时进行手术，以免延误抢救时机。

4. 纠正酸碱平衡失调 酸性内环境对心肌、血管平滑肌和肾功能均有抑制作用。在休克早期，又可能因过度换气引起低碳酸血症、呼吸性碱中毒。按照血红蛋白氧合解离曲线的规律，碱中毒使血红蛋白氧离曲线左移，氧不易从血红蛋白释出，可使组织缺氧加重；故不主张早期使用碱性药物。而酸性环境有利于氧与血红蛋白解离，从而增加组织供氧。目前对酸碱平衡的处理多主张宁酸毋碱。

根本措施是改善组织灌注，并适时和适量地给予碱性药物。另外，使用碱性药物须首先保证呼吸功能完整，否则会导致CO潴留和继发呼吸性酸中毒。

5. 血管活性药物的应用 在容量复苏的同时应用血管活性药物可以迅速升高血压和改善循环，尤其是在感染性休克的患者。理想的血管活性药物应既能迅速提高血压，改善心脏和脑血流灌注，又能改善肾和肠道等内脏器官血流灌注。

（1）血管收缩剂 多巴胺、去甲肾上腺素和间羟胺等。

（2）血管扩张剂 分α受体阻滞剂和抗胆碱能药两类。前者包括酚妥拉明、酚苄明，能解除去甲肾上腺素所引起的小血管收缩和微循环淤滞并增强左室收缩力；抗胆碱能药物包括阿托品、山莨菪碱和东莨菪碱。

（3）强心药 包括兴奋α和β肾上腺素能受体兼有强心功能的药物，如多巴胺和多巴酚丁胺，其他还有强心苷如毛花苷C（西地兰），可增强心肌收缩力，减慢心率。

6. 治疗DIC改善微循环 对诊断明确的DIC，可用肝素抗凝。有时还使用抗纤溶药如氨甲苯酸、氨基己酸，抗血小板黏附和聚集的阿司匹林、双嘧达莫和小分子右旋糖酐。

7. 皮质类固醇和其他药物的应用 皮质类固醇可用于感染性休克和其他较严重的休克。其作用主要有：①阻断α受体兴奋作用，使血管扩张，降低外周血管阻力，改善微循环；②保护细胞内溶酶体，防止溶酶体破裂；③增强心肌收缩力，增加心排血量；④增进线粒体功能和防止白细胞凝集；⑤促进糖异生，使乳酸转化为葡萄糖，减轻酸中毒。一般主张应用大剂量，静脉滴注，一次滴完。为了防止多用皮质类固醇后可能产生的不良反应，一般只用1~2次。

休克纠正后可以考虑加强营养代谢支持和免疫调节治疗，适当的肠内和肠外营养可减少组织的分解代谢。联合应用生长激素和谷氨酰胺具有协同作用。谷氨酰胺是肠黏膜细胞的主要能源物质及核酸的合成物质。

休克复苏过程中需要动态评估其变化。除观察生命体征指标外，近年来越来越重视其他指标的动态监测，包括：乳酸、碱剩余、心排量、氧转运及氧耗、组织的pH、氧含量、二氧化碳含量、细胞膜电势等。这些指标与组织细胞的灌注和代谢相关。一般认为乳酸和碱剩余是评估缺氧状态、组织酸中毒、无氧代谢程度较好的间接指标，对评估预后也有重要作用。

二、低血容量性休克

低血容量性休克（hypovolemic shock）常因大量出血、体液丢失或液体积存于第三间隙，导致有效循环量降低引起。包括大血管破裂或脏器出血引起的失血性休克及各种损伤或大手术引起血液、体液丢失的创伤性休克。

【临床表现】

1. 低血容量性休克 主要表现为CVP降低、回心血量减少、心排血量下降所造成的低血压；经神经内分泌机制引起的外周血管收缩、血管阻力增加和心率加快；由微循环障碍造成的组织损害和器官功能不全。及时补充血容量、治疗其病因和制止其继续失血失液是治疗此型休克的关键。

2. 失血性休克 在外科休克中很常见。多见于大血管破裂，腹部损伤引起的肝、脾破裂，胃、十二指肠出血，门静脉高压症所致的食管、胃底曲张静脉破裂出血等大量血液丢失，导致有效循环血量的不足。通常在迅速失血超过全身总血量的20%时，即发生休克。不同年龄患者对休克的代偿能力差异大。年轻人心血管代偿能力强，即使大量出血，部分患者在一定的期限内血压仍能维持近正常范围；老年人常因伴随心血管疾病，大出血时往往发生心力衰竭，表现为失血性休克和心源性休克同时存在的状况。

【治疗】

主要包括补充血容量和积极处理原发病、控制出血两个方面。注意要两方面同时抓紧进行，以免病情继续发展引起器官损害。

1. 补充血容量 可根据血压和脉率的变化来估计失血量。失血性休克时，快速建立补液通路非常重要，特别是建立中心静脉输液通路，必要时可建立几条通路同时补液，甚至进行加压输液。液体种类的选择，原则是首先经静脉快速滴注平衡盐溶液和人工胶体液（如第三代的羟乙基淀粉），其中，快速输入胶体液更容易恢复血管内容量和维持血液动力学的稳定，同时能维持胶体渗透压，持续时间也较长。一般认为，若血红蛋白浓度大于100g/L不必输血，低于70g/L可输浓缩红细胞，在70~100g/L时，可根据患者出血是否停止、一般情况、代偿能力和其他重要器官功能来决定是否输红细胞。输入液体的量应根据病因、尿量和血流动力学进行评估，临床上常以血压结合CVP测定指导补液。

在休克纠正过程中应重视纠正酸中毒，适时静脉给予碳酸氢钠。同时要注意电解质紊乱的发生，防止血电解质离子过高或过低，以免引起心律失常、心肌收缩力下降、酸碱平衡难以纠正、细胞水肿和脱水的情况。

2. 止血 在补充血容量同时，如仍有出血，难以维持血容量稳定，休克也不易纠正。“暖休克”较少见，仅见于一部分革兰阳性菌感染引起的早期休克。“冷休克”较多见，可由革兰阴性菌感染引起。革兰阳性菌感染的休克加重时也表现为“冷休克”。两种类型休克晚期，患者均可出现心功能衰竭，外周血管扩张成为低排低阻型休克。

三、感染性休克

感染性休克（septic shock）是指由各种病原微生物及其代谢产物（内毒素、外毒素）引起的机体免疫抑制、失调，微循环障碍及细胞、器官代谢、功能损害的综合征，死亡率高达40%~85%以上。

【诊断标准】

①临床上有明确的感染灶。②全身炎性反应综合征（SIRS）的存在。③收缩压低于90mmHg或较原基础值下降的幅度超过40mmHg，至少1小时，或血压依赖输液或药物维持。④有组织灌注不良的表现，如少尿（<30ml/h）超过1小时，或有急性神志障碍。

过程：菌血症→系统性炎症反应综合征→脓毒血症（sepsis）→严重脓毒症→脓毒性休克→多器官功能障碍。

【治疗】

感染性休克的病理生理变化比较复杂，治疗也比较困难。首先是病因治疗，原则是在休克未纠正以前，应着重治疗休克，同时治疗感染；在休克纠正后，则应着重治疗感染。

（1）血流动力学的监测 SVR降低、CO升高、肺循环阻力增高、循环高流量、组织缺氧。

（2）控制感染 主要措施是应用抗菌药物和处理原发感染灶。原发感染病灶的存在是发生休克的主要原因，应尽早处理，才能纠正休克和巩固疗效。

（3）纠正酸碱平衡 感染性休克的患者，常伴有严重的酸中毒，且发生较早，需及时纠正。

（4）心血管活性药物的应用。

（5）皮质激素治疗 应用限于早期、用量宜大，可达正常用量的10~20倍，维持不宜超过48小时，否则有发生急性胃黏膜损害和免疫抑制等严重并发症的危险。

（6）其他治疗 包括营养支持，对并发的DIC、重要器官功能障碍的处理等。

PPT

第三节 外科损伤

一、颅脑损伤

（一）概述

颅脑损伤（craniocerebral injury）是仅次于四肢伤的常见疾病，主要因交通事故、坠落、跌倒、火器等所致。近年来，颅脑损伤的临床诊治及相关基础研究均取得了进展，但其死亡率和致残率仍高居全身各部位损伤之首。

1.颅脑损伤方式 一般有两种方式造成颅脑损伤，一种是暴力直接作用于头部引起的损伤，称为直接损伤；另一种是暴力作用于身体其他部位，然后传导至头部所造成的损伤，称为间接损伤。

（1）直接损伤 ①加速性损伤：相对静止的头部突然遭受外力打击，头部沿外力作用方向呈加速运动而造成的损伤，称为加速性损伤，例如钝器击伤。造成的损伤主要发生在着力点，即着力伤（coup injury）。②减速性损伤：运动着的头部突然撞于静止的物体所引起的损伤，称为减速性损伤，例如坠落或跌倒时头部着地即属此类损伤。这种所致的损伤方式不仅发生于着力部位，也经常发生于着力部位的对侧，即对冲伤（contrecoup injury ）。③挤压性损伤：两个或两个以上不同方向的外力同时作用于头部，颅骨发生变形造成的损伤，称为挤压性损伤，如车轮压轧伤和新生儿产伤等。

（2）间接损伤 ①患者坠落时双足或臀部着地，外力经脊柱传导至颅底引起颅底骨折和脑损伤。②外力作用于躯干，引起躯干突然加速运动时，由于惯性，头颅的运动落后于躯干，在颅颈之间发生强烈的过伸或过屈，或先伸后又回跳性地过屈，有如挥鞭样动作，造成颅颈交界处延髓与脊髓连接部的损伤，即挥鞭伤（whiplash injury）。③胸部突然遭受挤压时，胸腔压力骤然升高，血液经上腔静脉逆行，使上胸、肩颈、头面部皮肤和黏膜及脑组织发生弥散点状出血，称为创伤性窒息（traumatic apnea）。

临床工作中所见的颅脑损伤，因单一方式所致者固然较多，但患者可出现多种损伤机制，如车辆撞击其背部，可造成挥鞭性损伤，继而患者倒地，头部撞于地面或者其他硬物，又发生减速性损伤，然后又被车轮碾压，形成挤压性损伤。因此，必须对每个患者的受伤方式进行认真分析，才能做出正确判断。

2.颅脑损伤分类 颅脑损伤的病情轻重不一，病理变化和伤后发展过程不同，治疗措施不同，因而临床上需要有一与之相适应的分类方法，以指导医疗实践。目前，国际上较通用的一种方法是根据格拉斯哥昏迷计分（Glasgowcoma scale，GCS）所做的伤情分类法。GCS由英国格拉斯哥颅脑损伤研究所的Teasdale和Jennet提出（1974年），分别对伤员的运动、言语、睁眼反应评分（表3–3），再累计得分，作为判断伤情的依据。轻型：13~15分，伤后昏迷时间<20分钟。中型：9~12分，伤后昏迷20分钟~6小时。重型：3~8分，伤后昏迷>6小时，或在伤后24小时内意识恶化并昏迷>6小时。

表3–3 格拉斯哥昏迷计分（GCS）

运动反应	计分	言语反应	计分	睁眼反应	计分
按吩咐动作	6	正确	5	自动睁眼	4
定位反应	5	不当	4	呼唤睁眼	3
屈曲反应	4	错乱	3	刺痛睁眼	2
过屈反应（去皮层）	3	难辨	2	不睁眼	1
伸展反应（去脑）	2	不语	1		
无反应	1				

（二）头皮损伤

头皮损伤均由直接外力造成，损伤类型与致伤物种类密切相关。钝器常造成头皮挫伤、不规则裂伤或头皮血肿，锐器造成的伤口整齐，头发卷入机器则可引起头皮撕脱伤。单纯头皮损伤一般不会引起严重后果，但在颅脑损伤的诊治中不可忽视，因为：①根据头皮损伤的情况可判断受伤力度、性质和大小，头皮损伤的部位常是着力点，着力点对推断颅脑损伤的位置十分重要；②头皮血供丰富，伤后极易失血，尤其是小儿可因此导致休克；③虽然头皮抗感染和愈合能力较强，但一旦感染，便有可能向深部蔓延引起颅骨骨髓炎和颅内感染。

1.头皮血肿 头皮富含血管，遭受钝器伤后，可使血管破裂，而头皮仍保持完整，形成血肿。

（1）皮下血肿（subcutaneous hematoma） 比较局限，周边较硬，中心软，无波动，易误认为颅骨凹陷骨折，必要时可摄X线或者CT进行鉴别。一般不需要处理，数日后自行吸收。

（2）帽状腱膜下血肿（subgaleal hematoma） 因不受颅缝限制，触之较软，可延及全头，波动明显。婴幼儿巨大腱膜下血肿可引起贫血甚至失血性休克。血肿较小加压包扎，若血肿较大，应在严格皮肤准备和消毒下穿刺抽吸，然后加压包扎。如果反复穿刺加压包扎血肿仍不能缩小者，需注意是否有凝血障碍或其他原因。对已有感染的血肿，需切开引流。

（3）骨膜下血肿（subperiosteal hematoma） 一般不超越颅缝，张力较高，可有波动。注意是否伴有颅骨骨折。处理原则与帽状腱膜下血肿类似，但对伴有颅骨骨折者不宜强力加压包扎，以防血液经骨折缝流入颅内，造成硬脑膜外血肿。

2.头皮裂伤 锐器所致的头皮裂伤（scalp laceration），创缘整齐较平直，除少数锐器可进入颅内造成开放性脑损伤外，多数裂伤仅限于头皮，虽可深达骨膜，一般颅骨完整。钝器或头部碰撞造成的头皮裂伤多不规则，创缘有挫伤痕迹，常伴颅骨骨折或脑损伤。

头皮裂伤为头皮的开放伤，需尽早施行清创缝合，即使伤后已达24小时，只要无明显感染征象，仍可彻底清创一期缝合。术中应将裂口内的异物彻底清除；明显损伤污染的组织应切除，但不可过多的切除，以免缝合张力过大；观察有无颅骨骨折或碎骨片，如发现脑脊液或脑组织外溢，应按开放性脑损伤处理。术后给予抗生素。

3.头皮撕脱伤 头皮撕脱伤（scalp avulsion）是最严重的头皮损伤，几乎均因头发卷入高速转动的机器所致。由于皮肤、皮下组织和帽状腱膜三层紧密连接，所以在强烈的牵扯下，往往将头皮自帽状腱膜下间隙全层撕脱，有时还连同部分骨膜。严重者整个头皮甚至连前部的额肌一起撕脱。伤后失血多，易发生休克，应及时处理。

头皮撕脱伤应根据伤后时间、撕脱是否完全、撕脱头皮的条件、颅骨是否裸露、创面有无感染等情况采用不同的方法处理：①若皮瓣部分脱离且血供尚好，清创后原位缝合；②如皮瓣已完全脱落，但完整，无明显污染，血管断端整齐，伤后未超过6小时，可在清创后行头皮血管（颞浅动、静脉或枕动、静脉）吻合，再全层缝合；如不能采用此法，则需将撕脱的头皮瓣切薄成类似的中厚皮片，置于骨膜上缝合包扎；③如撕脱的皮瓣挫伤或污染较重不能利用，而骨膜尚未撕脱，不能作转移皮瓣时，可取腹部或大腿中厚皮片做游离植皮；若骨膜已遭破坏，颅骨外露，先做局部筋膜转移，再植皮；④受伤时间较长，创面已有感染或经上述处理失败者，行创面清洁和更换敷料，待肉芽组织生长后再行“邮票状”植皮。如颅骨裸露，还需做多处颅骨钻孔至板障层，等钻孔处长出肉芽后再植皮。

（三）颅骨骨折

闭合性颅脑损伤中有颅骨骨折者占15%~20%。颅骨骨折（skull fracture）的重要性并不在于骨折本身，而在于可能同时并发的脑膜、脑、颅内血管和脑神经的损伤。

【发生机制】

颅骨遭受外力时是否造成骨折，取决于外力大小、作用方向及致伤物与颅骨接触的面积和颅骨的解剖结构特点。外力作用于头部瞬间，颅骨产生弯曲变形；外力作用消失后，颅骨又立即弹回。如外力较大，使颅骨的变形超过其弹性限度，即发生骨折。

颅骨骨折的性质和范围主要取决于致伤物的大小、速度和形状。致伤物体积大、速度慢，多引起线性骨折；体积大、速度快，易造成凹陷骨折；体积小、速度快，则可导致圆锥样凹陷骨折或穿入性骨折。头部受力的方向与骨折的性质和部位有很大关系。垂直打击于颅盖部的外力常引起着力点处的凹陷或粉碎骨折；斜向外力打击于颅盖部，常引起线形骨折。此外，骨折还与年龄、受力时头部运动状态关系密切。

【分类】

按骨折形态分为：线形骨折、凹陷骨折、粉碎骨折、洞形骨折。按骨折部位分为：颅盖骨折、颅底骨折。按创伤性质分为：闭合性骨折、开放性骨折，依骨折部位是否与外界相通区别。颅底骨折虽不与外界直接沟通，但如伴有硬脑膜破损引起脑脊液漏或颅内积气，一般视为内开放性骨折。

1.颅盖骨折 颅盖骨折分为线形骨折（linear fracture）和凹陷骨折（depressed fracture）两种。前者包括颅缝分离，后者包括粉碎骨折。线形骨折几乎均为颅骨全层骨折，少数仅为内板断裂。骨折线多为单一，也可呈线条状或放射状，骨缝宽度为数毫米，偶尔可达1cm以上。凹陷骨折绝大多数为颅骨全层凹陷，个别为内板内陷。陷入骨折片周边的骨折线呈环状或放射状。婴幼儿颅骨质软，着力部位可产生乒乓球样凹陷。

（1）临床表现和诊断 线形骨折除伴有的头皮损伤（挫裂伤、头皮血肿）外，需依赖X线平片或CT骨窗相确诊（图3-1），但纤细的骨折线有时仍可被遗漏。碎性骨折，范围较大、凹陷明显、软组织出血不多的骨折，触诊多可确定。但小的凹陷骨折易与边缘较硬的头皮下血肿混淆，需经CT检查鉴别。凹陷骨折的骨片陷入颅内，导致局部脑组织受压或产生挫裂伤，临床上可出现相应的神经功能症状和局限性癫痫。凹陷骨折碎片刺破静脉窦可引起致命的大出血。

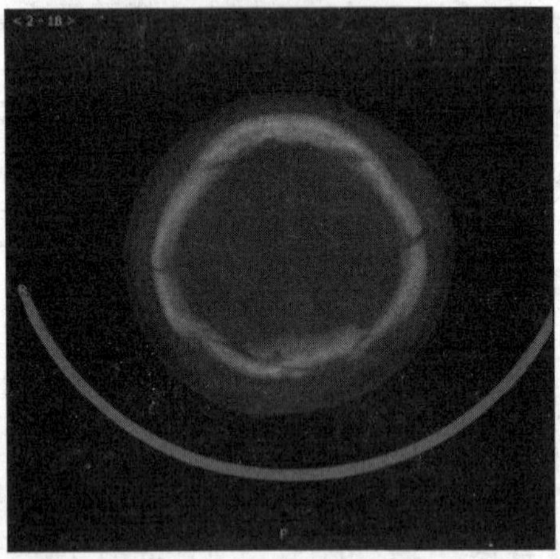

图3-1 顶骨粉碎性骨折

（2）治疗 线形骨折本身无须特殊处理。但如骨折线通过脑膜血管沟或静脉窦时，应警惕硬脑膜外血肿的出现。

对凹陷骨折是否需要手术，目前一般认为以下情况应手术治疗：①凹陷深度>1cm；②位于重要功能区；③骨折片刺入脑内；④骨折引起瘫痪、失语等神经功能障碍或癫痫者。将骨折片撬起复位，或摘除碎骨片后做颅骨成形术。非功能区的轻度凹陷，或无脑受压症状的静脉窦处凹陷骨折，暂不行手术处理。

2.颅底骨折 颅底骨折（skull base fracture）多数由颅盖骨折延伸而来，少数可因头部挤压伤或着力点位于颅底水平造成。颅底骨折多数为线形骨折，粉碎性骨折少，由于颅底结构上的特点，横行骨折线在颅前窝可由眶顶达筛板，在颅中窝常沿岩骨前缘走行，可将蝶鞍横断。纵形骨折线邻近中线者，常在筛板、视神经孔、破裂孔、岩骨内侧和岩枕裂直达枕骨大孔的线上，靠外侧者常在眶顶、圆孔和卵圆孔的线上，可将岩骨横断。

（1）临床表现和诊断　临床表现主要有：①耳、鼻出血或脑脊液漏；②脑神经损伤；③皮下或黏膜下瘀血斑。

1）颅前窝骨折　骨折多累及额骨水平部（眶顶）和筛骨。骨折出血可经鼻孔流出，或进入眶内在眼睑和球结膜下形成瘀血斑，俗称“熊猫眼”或“眼镜征”。脑膜撕裂者，可形成脑脊液鼻漏。可引起颅内积气。常伴嗅神经损伤。

2）颅中窝骨折　骨折可累及蝶骨和颞骨。血液和脑脊液经蝶窦流入上鼻道再流出形成鼻漏。若骨折线累及颞骨岩部，血液和脑脊液可经中耳和破裂的鼓膜由外耳道流出，形成耳漏；如鼓膜未破，则可沿耳咽管入鼻腔形成鼻漏。颞骨岩部骨折常发生面神经和听神经损伤。骨折亦可损伤视神经、动眼神经、滑车神经、三叉神经和展神经。

3）颅后窝骨折　骨折常累及岩骨和枕骨基底部。在乳突和枕下部可见皮下淤血（Battle征），或在咽后壁发现黏膜下淤血。骨折线位于居中者可出现舌咽神经、迷走神经、副神经和舌下神经损伤。

颅底骨折的诊断主要依靠临床表现，头颅CT扫描对颅底骨折有诊断意义，可显示骨折部位，还能发现颅内积气，核磁检查可发现脑脊液漏的漏口。

（2）治疗　颅底骨折如为闭合性，无须特殊处理。合并脑脊液漏时，避免用力咳嗽、打喷嚏和擤鼻涕，不可堵塞或冲洗，不做腰穿，取头高位卧床休息，给予抗生素预防颅内感染。多数漏口在伤后1~2周内自行愈合。如超过1个月仍有漏液，考虑手术治疗。对伤后视力减退，疑为碎骨片挫伤或血肿压迫视神经者，应争取在24小时内行视神经探查减压术。

（四）脑损伤

颅脑损伤中最为重要的为脑损伤。脑损伤分为原发性损伤和继发性损伤两大类。本节介绍原发性脑损伤，包括脑震荡（cerebral concussion）和脑挫裂伤（cerebral contusion）。继发性脑损伤包括脑水肿、脑肿胀和颅内血肿等。

【发生机制】

了解颅脑损伤的方式和发生机制，结合外力作用于头颅的部位和方向，可推测脑损伤的部位和性质，在临床诊治中意义重大。

脑损伤的发生机制比较复杂。一般认为，造成脑损伤的基本因素有：①外力作用于头部，由于颅骨内陷和回弹或骨折引起的脑损伤，这种损伤常发生在着力点；②头部遭受外力后的瞬间，脑与颅骨之间的相对运动造成的损伤，这种损伤既可发生在着力点，也可发生在着力点的对侧，即对冲伤。这两种因素在加速性损伤和减速性损伤中所起的作用不同。在加速性损伤中，主要是第一种因素起作用。在减速性损伤中，上述两种因素则均存在，脑与颅骨之间的相对运动所造成的脑损伤多见且较重。因枕骨内面和小脑幕表面比较平滑，而颅前窝和颅中窝底骨面凹凸不平，所以在减速伤中，无论着力点在枕部抑或额部，脑损伤均多见于额、颞叶前部和底面。

【分类】

按脑损伤发生的时间和机制分为：原发性脑损伤和继发性脑损伤。前者是指外力作用于头部时立即发生的损伤，后者是指受伤一段时间后出现的脑损害。按脑与外界是否相通分为：闭合性脑损伤和开放性脑损伤。凡硬脑膜完整的脑损伤均属闭合伤；脑与外界相通者则为开放伤。

1.脑震荡　是最轻的脑损伤，其特点为伤后即刻发生短暂的意识障碍和近事遗忘。

（1）发生机制和病理　关于脑震荡的发生机制，尚有争议。一般认为脑震荡引起的意识障碍主要是脑干网状结构受损的结果。这种损害与颅脑损伤时脑脊液的冲击（脑脊液经脑室系统骤然移动）、外力作用瞬间产生的颅内压力变化、脑血管功能紊乱、脑干的机械性牵拉或扭曲等因素有关系。

（2）临床表现和诊断　伤后即刻出现短暂的意识丧失，持续数分钟，一般不超过半小时。有的表现为瞬间意识混乱或恍惚，并无昏迷。同时伴有面色苍白、瞳孔改变、出冷汗、血压下降、脉弱、呼吸浅慢等自主神经和脑干功能紊乱的表现。意识恢复后，对受伤当时和伤前近期的情况不能回忆，即逆行性遗忘。一般有头痛、头晕、疲乏无力、失眠、耳鸣、心悸、畏光、情绪不稳、记忆力减退等症状，一般持续数日、数周，也可持续时间较长。

神经系统检查无明显阳性体征，腰椎穿刺发现颅内压力在正常范围，CT检查颅内无异常。

（3）治疗　脑震荡无须特殊治疗，一般卧床休息5~7天，酌情用镇静、镇痛药物，消除患者的畏惧心理，多数患者可在2周内恢复正常，预后良好。

2. 脑挫裂伤　是头部受到外力导致原发性脑器质性损伤，发生于着力点或者对冲部位。

（1）病理　脑挫裂伤轻者仅见局部软脑膜下皮质散在点片状出血。较重者损伤范围广泛，常有软脑膜撕裂，深部白质亦受累。严重者脑皮质及其深部的白质广泛挫碎、破裂、坏死，局部出血、水肿，甚至形成脑血肿。显微镜下见脑组织出血，皮质分层不清或消失；神经元胞质空泡形成，尼氏体消失，核固缩、碎裂、溶解，轴突肿胀、断裂，髓鞘崩解；胶质细胞变性肿胀；毛细血管充血，细胞外间隙水肿。

（2）临床表现　患者的临床表现可因损伤部位、范围、程度不同而异。轻者仅有轻微症状，重者深昏迷，甚至死亡。

1）意识障碍　是脑挫裂伤最突出的症状之一。伤后即刻发生，持续时间长短不一，由数分钟至数小时、数日、数月乃至迁延性昏迷，与脑损伤轻重有关。

2）头痛、恶心、呕吐　也是脑挫裂伤最常见的症状。疼痛可局限于某一部位（多为着力部位），亦可为全头性疼痛，呈现间歇或持续性，在伤后1~2周内最明显，以后逐渐减轻，可能与蛛网膜下隙出血、颅内高压或脑血管运动功能障碍相关。伤后早期的恶心、呕吐可因受伤时第四脑室底的呕吐中枢受到脑脊液冲击、蛛网膜下隙出血对脑膜的刺激或前庭系统受刺激引起，较晚发生的呕吐可能由于颅内压增高引起。

3）生命体征　轻度和中度脑挫裂伤患者的血压、脉搏、呼吸多无明显改变。严重脑挫裂伤，由于出血和水肿引起颅内高压，可出现血压上升、脉搏缓慢、呼吸深慢，危重者出现病理呼吸。

4）局灶症状和体征　伤后立即出现与脑挫裂伤部位相应的神经功能障碍或体征，运动区损伤出现对侧肢体瘫痪，语言中枢损伤出现失语等。但额叶和颞叶前端损伤后，可无明神经功能障碍。

（3）诊断　根据伤后立即出现的意识障碍、局灶症状和体征及较明显的头痛、恶心、呕吐等，诊断多可成立。因此类患者往往因意识障碍而给神经系统检查带来困难，如果脑挫裂伤发生在额极、颞极及其底面时，患者可无局灶症状和体征，确诊常需辅助检查。

CT扫描能清楚地显示脑挫裂伤的部位、范围和程度，是目前常用的检查手段。脑挫裂伤的典型CT表现为局部脑组织内有高低密度混杂影，点片状高密度影为出血灶，低密度影则为水肿区，CT扫描还可了解脑室受压、中线结构移位等情况（图3-2）。MRI检查时间较长，一般很少用于急性颅脑损伤的诊断。腰椎穿刺检查脑脊液是否含血液，可与脑震荡鉴别。同时可测定颅内压同时引流血性脑脊液以减轻症状。但对颅内压明显增高的患者，腰穿应谨慎或禁忌。

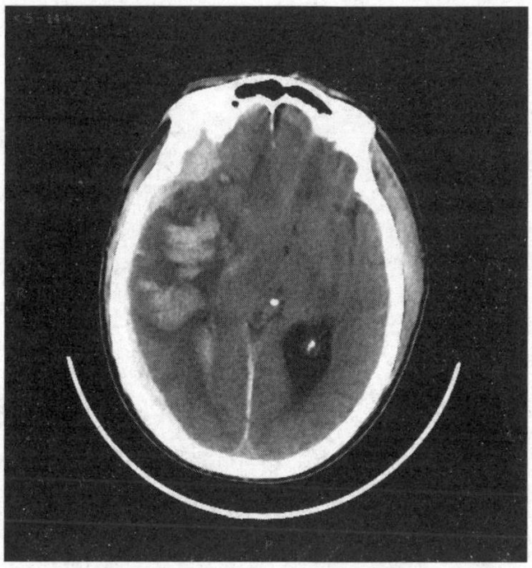

图3-2　右侧额、颞叶脑挫裂伤

（4）治疗和预后

1）严密监测病情　脑挫裂伤患者早期病情变化较大，应由专人护理，有条件者应送入重症监护室（intensive care unit，ICU），密切观察其生命体征、意识、瞳孔、和肢体活动改变，必要时应做颅内压监护或及时复查CT。

2）一般处理

①体位：抬高床头15°~30°，以利颅内静脉血回流，但对昏迷患者，宜取侧卧位或侧俯卧位，以免涎液或呕吐物误吸。

②保持呼吸道通畅：是脑挫裂伤治疗中的重要措施。呼吸道梗阻可加重脑水肿，颅内压会进一步升高，导致病情恶化。所以对昏迷患者必须及时清除呼吸道分泌物。短期不能清醒者，应早切开气管。呼吸减弱潮气量不足的患者，用呼吸机辅助呼吸，定期做呼吸道分泌物细菌培养和药敏试验，选择有效抗生素，避免呼吸道感染。

③营养支持：营养不良将降低机体的免疫力和修复功能，容易发生并发症。早期可采用肠道外营养，静脉输入脂肪乳剂、复方氨基酸液、维生素等。待肠蠕动恢复后，即可行肠内营养。如患者因呕吐、腹泻或消化道出血，长时间处于营养不良状态，可经中心静脉输入养液体。少数长期昏迷者，可考虑行胃造瘘术或空肠置管术。

④躁动和癫痫的处理：对躁动不安者应查明原因，如疼痛、尿潴留、颅内压增高、体位不适、缺氧等，需相应处理。特别警惕躁动可能是脑疝发生前的表现。脑挫裂伤后癫痫发作可进一步加重脑缺氧，癫痫呈连续状态可危及生命，应视为紧急情况，联合应用多种抗癫痫药物控制。

⑤高热的处理：高热可使代谢率增高，加重脑缺氧和脑水肿，必须及时处理。中枢性高热，可取亚低温冬眠治疗。其他原因（如感染）所致的高热，应按原因不同分别处理。

⑥脑保护、促苏醒和功能恢复治疗：巴比妥类药物（戊巴比妥）有清除自由基、降低脑代谢率的作用，可改善脑缺血、缺氧，有益于重型脑损伤的治疗。神经节苷脂（GM_1）、胞磷胆碱、乙酰谷酰胺、盐酸吡硫醇和能量合剂等药物及高压氧治疗，对部分患者的苏醒和功能恢复可能有帮助。

3）防止脑水肿或脑肿胀　继发性脑水肿或脑肿胀和颅内血肿是导致脑挫裂伤患者早期死亡的主要原因。因此，控制水肿或脑肿胀是治疗脑挫裂伤最为重要的环节之一。

4）手术治疗　下列情况下应考虑手术：①继发性脑水肿严重，脱水治疗无效，病情恶化；②颅内血肿清除后，颅内压无明显缓解，脑组织水肿加重，且又除外了颅内其他部位血肿；

③脑挫裂伤灶或血肿清除后，病情一度好转，又恶化出现脑疝。手术方法包括脑挫裂伤灶清除、额极或颞极切除、颞肌下减压和骨瓣切除减压等。

脑挫裂伤患者的预后与下列因素有关：①损伤部位、程度和范围；②有无脑干或下丘脑损伤；③是否合并其他脏器损伤；④年龄；⑤诊治是否及时恰当。

3.弥漫性轴索损伤 是头部遭受快速性旋转外力作用时，因剪应力而造成的以脑内神经轴索肿胀断裂为主要特征的损伤，在重型颅脑损伤中占28%~50%，诊断困难，预后差。

（1）病理 脑弥漫性轴索损伤好发于神经轴索聚集区，如胼胝体、脑干、灰白质交界处、小脑、内囊和基底核。肉眼可见损伤区组织间裂隙和血管撕裂性出血灶，一般不伴明显脑挫裂伤和颅内血肿。显微镜下发现轴缩球（axonal retraction ball）是确认弥漫性轴索损伤的主要依据。轴缩球是轴索断裂后，近断端轴浆溢出膨大的结果，为圆形或卵圆形小体，直径5~20μm，一般在伤后12小时出现，2周内逐渐增多，持续近2个月。

弥漫性轴索损伤可分为三级：Ⅰ级，显微镜下发现轴缩球，分布于轴索聚集区，以胼胝体和矢状窦旁白质区为主；Ⅱ级，除具Ⅰ级特点外，肉眼可见胼胝体有撕裂出血灶；Ⅲ级，除具Ⅱ级特点外，可见脑干上端背外侧组织撕裂出血灶。

（2）临床表现

1）意识障碍 伤后即刻发生的长时间的严重意识障碍是弥漫性轴索损伤的典型临床表现，损伤级别愈高，意识障碍愈重，特别严重者数小时内可死亡，即使幸存下来，也多呈昏迷或植物状态。一般情况弥漫性轴索损伤患者无伤后清醒期。但近年来的研究发现，轻型损伤者伤后可有清醒期，甚至能言语。

2）瞳孔和眼球运动改变 部分患者可有单侧或双侧瞳孔散大，广泛损伤者可有双眼同向偏斜、向下凝视或双侧眼球分离等症状。但此种改变缺乏特异性。

（3）诊断 伤后即刻发生的意识障碍是弥漫性轴索损伤的典型表现，CT或MRI以弥漫性轴索损伤中的组织撕裂出血作为诊断的依据。CT表现为胼胝体、脑干上端、内囊和底节区、白质等部位的小灶状高密度影，一般不伴周围水肿或其他损害。但无出血的组织撕裂，CT不能显示，因此CT正常不能除外弥漫性轴索损伤。MRI在弥漫性轴索损伤急性期，组织撕裂出血灶在T_1加权像中呈高信号，在T_2加权像中呈低信号；非出血性组织撕裂在T_1加权像中呈低信号，T_2加权像中呈高信号。对诊断颅内微小损伤敏感性更高。

目前较为公认的诊断标准为：①伤后持续昏迷（>6小时）；②CT示脑组织撕裂出血或正常；③颅内压正常但临床状况差；④无明确脑结构异常的伤后持续植物状态；⑤创伤后期弥漫性脑萎缩；⑥尸检见特征性病理改变。

关于弥漫性轴索损伤与原发性脑干损伤和脑震荡的关系，有学者认为，原发性脑干损伤实际上就是最重的（Ⅲ级）弥漫性轴索损伤，而脑震荡则是最轻的一类。

（4）治疗和预后 弥漫性轴索损伤治疗方面包括呼吸道管理、过度换气和吸氧、低温、钙拮抗剂、激素、脱水、巴比妥类药物等。治疗过程中若病情恶化，应及时复查CT，如发现颅内血肿或严重脑水肿，需立即手术清除血肿或行减压术。

（五）颅内血肿

颅内血肿是颅脑损伤中最常见、最严重的继发性病变，发生率约占闭合性颅脑损伤的10%和重型颅脑损伤的40%~50%，如不能及时诊断和治疗，可形成脑疝而危及生命。

颅内血肿按症状出现时间分为急性血肿（3日内）、亚急性血肿（3日以后到3周内）和慢性血肿（超过3周），按部位则分为硬脑膜外血肿、硬脑膜下血肿和脑内血肿。

1.硬脑膜外血肿（epidural hematoma） 约占外伤性颅内血肿的30%，大多属于急性型。可发生于任何年龄，儿童少见。

（1）发生机制 硬脑膜外血肿的主要来源是脑膜中动脉，该动脉经颅中窝底的棘孔入颅后，沿颞骨脑膜中动脉沟走行，在近翼点处分为前、后两支，主干及分支均可因骨折而撕破，于硬脑膜外形成血肿。颅内静脉窦（上矢状窦，横窦）、脑膜中静脉、板障静脉或导血管损伤也可形成硬脑膜外血肿。少数患者并无骨折，其血肿可能是外力造成硬脑膜与颅骨分离，硬脑膜表面的小血管被撕裂引起。

硬脑膜外血肿最多见于颞部、额顶部和颞顶部。因脑膜中动脉主干撕裂所致的血肿，多在颞部，可向额部或顶部扩展；后支出血，多在颞顶部；前支出血，血肿多在额顶部。由上矢状窦破裂形成的血肿在其一侧大脑半球或两侧。横窦出血形成的血肿多在颅后窝或骑跨于颅后窝和枕部。

（2）临床表现

1）意识障碍　进行性意识障碍为硬膜外血肿的主要症状，其变化过程与原发性脑损伤的轻重和血肿形成的速度相关。临床上常见三种情况：①原发脑损伤轻，伤后无原发昏迷，待血肿形成后开始出现意识障碍（清醒→昏迷）；②原发脑损伤略重，伤后一度昏迷，随后完全清醒或好转，但不久又陷入昏迷（昏迷→中间清醒或好转→昏迷）；③原发脑损伤较重，伤后昏迷进行性加重或持续昏迷。因为硬脑膜外血肿患者的原发脑损伤一般较轻，所以大多表现为①、②两种情况。

2）颅内压增高　患者在昏迷前或中间清醒（好转）期常有头痛、恶心、呕吐等颅内压增高症状，伴有血压升高、呼吸和脉搏变慢等改变。

3）瞳孔改变　血肿所致的颅内压增高达到一定程度，可形成脑疝。小脑幕上血肿大多先形成小脑幕切迹疝，出现意识障碍，瞳孔改变。早期因动眼神经受到刺激，伤侧瞳孔缩小，但时间短暂，往往被遗漏；由于动眼神经继续受压，患侧瞳孔散大；若脑疝继续发展，脑干严重受压，中脑动眼神经核受损，导致双侧瞳孔散大。与幕上血肿相比，幕下血肿很少有瞳孔改变，但会出现呼吸紊乱甚至骤停。

4）神经系统体征　伤后随即出现的局灶症状和体征，系原发脑损伤的表现。单纯硬脑膜外血肿，除非压迫脑功能区，早期较少出现体征。但当血肿增大引起小脑幕切迹疝时，则可出现对侧锥体束征。脑干受压严重时导致去脑强直。

（3）诊断　根据头部受伤史，伤后当时清醒，随后昏迷或出现有中间清醒（好转）期的意识障碍过程，结合CT一般可以早期诊断。

CT扫描不仅可以直接显示硬脑膜外血肿，表现为颅骨内板与硬脑膜之间的双凸镜形或弓形高密度影（图3-3），还可了解脑室受压和中线结构移位的程度及并存的脑挫裂伤、脑水肿等情况，尽早行CT检查。

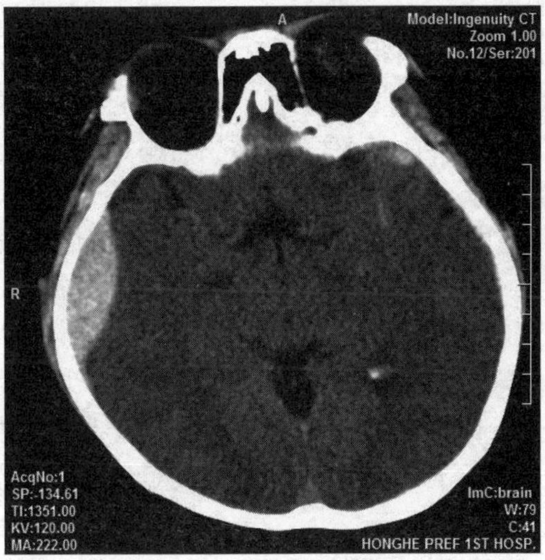

图3-3　右侧硬膜外血肿

（4）治疗和预后

1）手术治疗　手术适应证包括：①有明显颅内压增高症状和体征；②CT扫描提示明显脑受压的血肿；③幕上血肿量>30ml、颞区血肿量>20ml、幕下血肿量>10ml；④压迫静脉窦引起颅内高压的血肿。手术方法可根据CT扫描所见采用骨瓣或骨窗开颅，清除血肿，妥善止血。血肿清除后，如硬脑膜张力高或疑有硬脑膜下血肿时，应切开硬脑膜探查。对少数病情紧急，没有时间行CT检查者，应直接手术钻孔探查，再扩大成骨窗清除血肿。钻孔顺序可根据损伤方式和机制、瞳孔散大侧别、头部着力点、头皮死伤处、颅骨骨折部位等来确定。一般先在瞳孔散大侧颞部骨折线处钻孔，可发现60%~70%的硬脑膜外血肿。

2）非手术治疗　凡伤后无明显意识障碍，病情稳定，CT扫描所示幕上血肿量<30ml，幕下血肿量<10ml，中线结构移位< 1.0cm者，严密观察病情的前提下，采用保守治疗。

硬脑膜外血肿在颅内血肿中疗效最好，导致死亡的主要原因有：①诊治延误，脑疝已久，脑干发生不可逆损害；②血肿清除不彻底或止血不全，术后再次形成血肿；③遗漏其他部位血肿；④并发严重脑损伤或其他合并伤。

2.硬脑膜下血肿（subdural hematoma） 约占外伤性颅内血肿的40%，多属急性或亚急性型。

（1）发生机制　急性和亚急性硬脑膜下血肿的出血主要是脑皮质血管破裂，多由对冲性脑挫裂伤所致，好发于额极、颞极及其底面，可视为脑挫裂伤的一种并发症，称为复合型硬脑膜下血肿。另一种较少见的血肿是由于大脑表面回流到静脉窦的桥静脉或静脉窦本身撕裂所致，范围较广，可不伴有脑挫裂伤，称为单纯型硬脑膜下血肿。

慢性硬脑膜下血肿的出血来源和发病机制尚不完全清楚。好发于老年人，有轻微头部外伤史。少部分患者无外伤，可能与长期口服抗凝药物、活血化瘀的中药，维生素C缺乏、营养不良、硬脑膜出血性或血管性疾病等相关。此类血肿常有厚薄不一的包膜。

（2）临床表现　急性和亚急性硬脑膜下血肿主要表现如下。

1）意识障碍　伴有脑挫裂伤的急性复合型血肿患者多表现为持续昏迷或昏迷进行性加重，亚急性或单纯型血肿则多有中间清醒期。

2）颅内压增高　血肿及脑挫裂伤继发的脑水肿均可造成颅内压增高，导致头痛、恶心、呕吐及生命体征改变。

3）瞳孔改变　复合型血肿病情进展快，易引起脑疝而出现瞳孔改变，单纯型或亚急性血肿瞳孔变化出现较晚。

4）神经系统体征　伤后随即出现的偏瘫等征象，系脑挫裂伤所致。逐渐出现的体征是血肿压迫功能区或脑疝的表现。

慢性硬脑膜下血肿进展缓慢，病程较长，可为数月至数年。临床表现差异很大，可分为三种类型：①以颅压增高症状为主，缺乏定位症状；②以病灶症状为主，如偏瘫、失语、局限性癫痫等；③以智力和精神症状为主，表现为头昏、耳鸣、记忆力减退、精神迟钝或失常。第①、②种类型易与颅内肿瘤混淆，第③种类型易误诊为阿尔茨海默病或精神病。

（3）诊断　根据头部外伤史，伤后出现意识障碍并逐渐加重，或出现中间清醒期，伴有颅压增高症状，多表明有急性或亚急性硬脑膜下血肿。CT检查可确诊，急性或亚急性硬脑膜下血肿表现为脑表面新月形高密度、混杂密度或等密度影（图3–4），多伴有脑挫裂伤及中线移位。

慢性硬脑膜下血肿易被误诊漏诊，凡老年人出现慢性颅压增高症状、智力和精神异常，或病灶症状，尤其是曾经有过头部外伤史者，应考虑慢性硬脑膜下血肿的可能，及时行CT或MRI检查可确诊。CT显示脑表面新月形或半月形低密度或等密度影，MRI则为短T_1，长T_2信号影（图3–5）。

（4）治疗和预后　急性和亚急性硬脑膜下血肿的治疗原则与硬脑膜外血肿类似。硬脑膜外血肿多见于着力部位，而硬脑膜下血肿既可见于着力部位，也可见于对冲部位。所以，如果因术前病情较重未做CT时，着力部位和对冲部位均应钻孔，尤其是额极、颞极及其底部，是硬脑膜下血肿的最常见部位。此外，此类血肿大多伴有脑挫裂伤，术后应加强相应的处理。

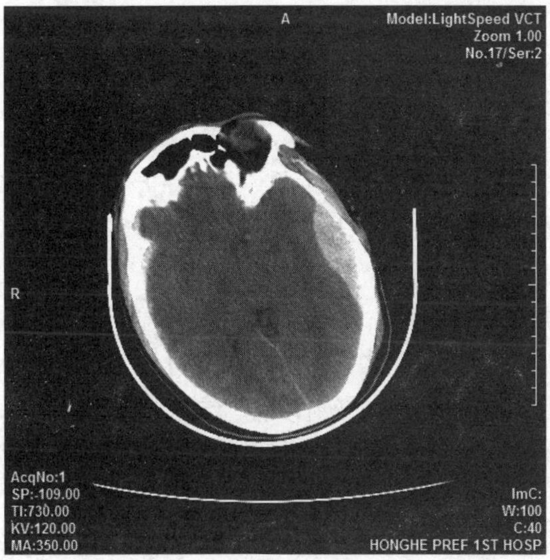

图3-4　左侧硬膜下血肿

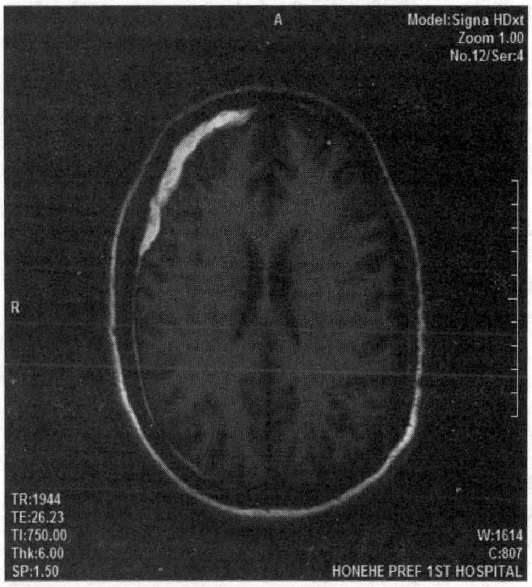

图3-5　右侧硬膜下血肿

慢性硬脑膜下血肿患者凡是有明显症状者，应立即手术，且首选钻孔置管引流术。血肿较小者于顶结节处钻一小孔即可，较大者在额部再钻一孔，切开硬脑膜和血肿的壁层包膜，经骨孔置入导管于血肿腔内，用生理盐水反复冲洗直至流出液清亮为止。保留顶结节孔处的导管，引流2~3天，多可治愈。定期复查CT。

3.脑内血肿（intracerebral hematoma）　比较少见，在闭合性颅脑损伤中，发生率为0.5%~1.0%。常与枕部着力时的额、颞对冲性脑挫裂伤同时存在，少数位于着力部位。

（1）发生机制　脑内血肿有两种类型，浅部血肿多因挫裂的脑皮质血管破裂所致，常与硬脑膜下血肿同时存在，多位于额极、颞极及其底面；深部血肿系脑深部血管破裂所引起，脑表面无明显挫裂伤。

（2）临床表现与诊断　脑内血肿与伴有脑挫裂伤的复合性硬脑膜下血肿的症状类似，且两者常同时存在。及时施行CT检查可证实脑内血肿的存在，表现为脑挫裂伤区附近或脑深部白质内类圆形或不规则高密度影（图3-6）。

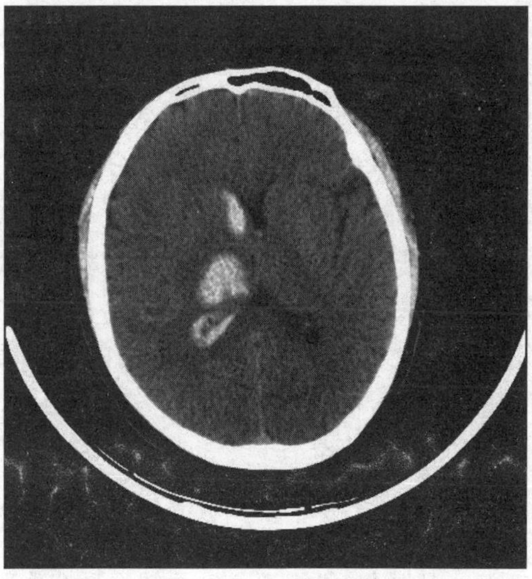

图3-6　右侧基底节区出血并破入脑室

（3）治疗和预后　脑内血肿的治疗与硬脑膜下血肿相同，多采用骨瓣或骨窗开颅，需同时清除硬膜下血肿及明显挫碎糜烂的脑组织后，对少数脑深部血肿，如颅内压增高显著，病情进行性加重，也应考虑手术，根据具体情况选用开颅血肿清除或钻孔引流术。脑内血肿患者的预后较差，病情发展较急者死亡率高达50%左右。

二、胸部损伤

（一）概述

胸部的外围有骨性胸廓的支撑和保护，但在钝性暴力作用下，胸骨或肋骨骨折均可破坏骨性胸廓的完整性，使胸腔内的心、肺发生损伤。继发于挫伤的组织水肿可能导致器官功能障碍或衰竭，创伤时骨性胸廓的损伤范围与程度往往表明暴力的大小。

正常纵隔位置居中，一侧胸腔积气或积液会导致纵隔移位，使对侧肺受压，并影响腔静脉回流。起始于降主动脉的肋间动脉管径较大，走行于背部肋间隙中央，损伤后可发生致命性大出血。上腔静脉无静脉瓣，骤升的胸膜腔内压会使上腔静脉压力急剧升高，导致上半身毛细血管扩张和破裂。膈肌分隔两个压力不同的体腔，胸腔压力低于腹腔。膈肌破裂时，腹内脏器和腹腔积液会疝入或流入胸腔。

1. 分类　胸部损伤（chest trauma or thoracic trauma）可分为钝性伤（blunt injury）和穿透伤（penetrating injury）。钝性胸部损伤多由减速性、挤压性、撞击性或冲击性暴力所致，损伤机制复杂，多有肋骨或胸骨骨折，常合并其他部位损伤；穿透性胸部损伤多由火器或锐器暴力致伤，损伤机制较清楚，损伤范围直接与伤道有关，早期诊断较容易；依据危及生命的严重程度，胸部损伤可分为快速致命性胸部损伤（immediately life-threatening chest injuries），包括心脏压塞、气道梗阻、进行性或大量血胸、张力性气胸、开放性气胸和连枷胸；潜在致命性胸部损伤（Potentially life-threatening chest injuries），包括食管破裂、膈肌破裂、肺挫伤、心脏钝挫伤。

2. 紧急处理

（1）院前急救处理　包括快速致命性胸部损伤的现场紧急处理与基本生命支持。维持呼吸通畅、给氧，控制外出血、补充血容量，镇痛、固定长骨骨折、保护脊柱，并安全及时进行转运。开放性气胸需迅速包扎和封闭胸部伤口，安置单向活瓣作用的穿刺针或引流管；张力性气胸需放置同样穿刺针或闭式胸腔引流；对大面积胸壁软化的连枷胸有呼吸困难者，需有效镇痛，给予人工辅助呼吸。

（2）院内急诊处理　有下列情况时应行急诊开胸探查手术：①进行性血胸；②心脏大血管损伤；③严重肺裂伤或气管、支气管损伤；④食管破裂；⑤腹胸联合伤；⑥胸壁大块缺损；⑦胸内存留较大的异物。

3. 急诊室开胸手术　手术抢救成功的关键是迅速缓解心脏压塞，控制出血，快速补充血容量和及时回输胸腔或心包内失血。濒死与重度休克者需要紧急的手术处理，方能争取挽救生命的时间，因此提出了急诊室开胸手术的概念。胸部穿透伤患者急诊室开胸手术的预后较好，而钝性伤患者的生存率极低。急诊室开胸探查手术指征：①穿透性胸部损伤重度休克者；②穿透性胸部损伤濒死者，且高度怀疑存在急性心脏压塞。

4. 创伤评分　创伤评分是用定量的方法评价伤员损伤的严重程度，在大批量伤员的救治中，创伤评分是伤员分类的重要依据，在平时的创伤救治中，创伤评分可指导按需转运伤员至不同级别的医院或创伤中心；在创伤个体救治中，可用于评价创伤严重程度，预测结局；并用于创伤的临床研究。创伤评分方法大致分为三类：①生理评分，按生理紊乱程度进行评分，如修订创伤评分；②解剖评分，按各组织器官解剖结构的损伤程度进行评分，如简明损伤评级；③综合评分，结合生理、解剖和年龄因素进行评分，如创伤和损伤严重程度评级。

（二）肋骨骨折

暴力直接作用于肋骨可使肋骨折断。第1~3肋骨粗短，且有锁骨、肩胛骨保护，不易发生骨折；一旦骨折说明致伤暴力巨大，常合并锁骨、肩胛骨骨折和颈部、腋部血管神经损伤。第4~7肋骨长而薄，最易折断，第8~12肋不易骨折；老年人肋骨骨质疏松，脆性较大，容易发生骨折。已有恶性肿瘤转移灶的肋骨，也容易发生病理性骨折。若发生骨折，应警惕腹内脏器和膈肌损伤。多根多处肋骨骨折使局部胸壁失去完整肋骨支撑而软化，出现反常呼吸运动，即吸气时软化区胸壁内陷，呼气时外突，称为连枷胸。肋骨骨折处胸壁皮肤软组织完整，不与外界相通称为闭合性肋骨骨折；与外界相通称为开放性肋骨骨折。

【临床表现】

肋骨骨折可产生局部疼痛，在深呼吸、咳嗽或转动体位时加剧。胸痛使呼吸受限变浅、咳嗽不敢用力，而导致呼吸道分泌物潴留，引起肺不张和肺部感染。胸壁可见畸形，局部明显压痛，甚至产生骨摩擦音，即可与软组织挫伤鉴别。骨折断端向内移位可刺破胸膜、肋间血管和肺组织，产生血胸、气胸、皮下气肿或咯血。伤后晚期骨折断端移位发生的损伤可能造成迟发性血胸或血气胸。连枷胸的反常呼吸运动可使伤侧肺受到塌陷胸壁的压迫，呼吸时两侧胸腔压力的不均衡造成纵隔扑动，影响肺通气，导致缺氧和二氧化碳潴留，严重时可发生呼吸和循环衰竭。连枷胸常伴有广泛肺挫伤，挫伤区域的肺间质或肺泡水肿导致氧弥散障碍，出现低氧血症。

【诊断】

1.病史 有胸部外伤的病史。

2.体征 有胸部疼痛，在深呼吸、咳嗽以及转动身体的时候加重，有局部肿胀，皮下有瘀斑，有时可以有少量的咯血。在骨折处有明显的压痛，胸廓挤压试验时骨折的地方疼痛加重，有时可以触及骨折断端或者皮下气肿。多根多段肋骨骨折时，出现胸壁软化、骨折部位胸廓变平，呈现反常呼吸、呼吸困难甚至休克。

3.辅助检查 X线检查时，可以确定骨折的部位、数目以及是不是合并气胸。CT检查可更加明确骨折的部位及数目。

【治疗】

有效镇痛能增加钝性胸部损伤连枷胸患者的肺活量、潮气量、功能残气量、肺顺应性和血氧分压，降低气道阻力和浮动胸壁的反常运动。一般肋骨骨折可采用口服或肌内注射镇痛剂，多根多处肋骨骨折则需要持久有效的镇痛效果。对于闭合性单处肋骨骨折，骨折两断端因有上、下完整的肋骨和肋间肌支撑，较少有肋骨断端错位、活动和重叠。固定胸廓能减少肋骨断端活动、减轻疼痛，可采用多头胸带或弹性胸带固定胸廓；闭合性多根多处肋骨骨折，有效镇痛和呼吸管理是主要治疗原则。咳嗽无力、呼吸道分泌物潴留者应施行纤维支气管镜吸痰和肺部物理治疗，呼吸功能障碍者需气管插管机械通气。长期胸壁浮动且不能脱离呼吸机者可施行手术固定肋骨，近年来也有使用电视胸腔镜下导入钢丝的方法固定浮动胸壁。因其他指征需要开胸手术时，也可同时施行肋骨固定手术；开放性肋骨骨折，胸壁伤口需彻底清创，选用上述方法固定肋骨断端。

（三）气胸

胸膜腔内积气称为气胸（pneumothorax）。气胸的形成多由于肺内、食管破裂，空气逸入胸膜腔，或因胸膜腔与外界沟通，外界空气进入所致。气胸可以分为闭合性气胸、开放性气胸和张力性气胸三类。游离的胸膜腔内积气都位于不同体位时的胸腔上部。当胸膜腔因炎症、手术等原因发生粘连，胸腔积气则会局限于某些区域，出现局限性气胸。

1.闭合性气胸 闭合性气胸（closed pneumothorax）的胸膜腔积气量决定伤侧肺萎陷的程

度。随着胸腔内积气与肺萎陷程度增加，肺表面裂口缩小，直至吸气时也不开放，气胸则趋于稳定并可缓慢吸收。伤侧肺萎陷使肺呼吸面积减少，通气血流比率失衡，影响肺通气、肺换气。伤侧胸膜腔内压增加可引起纵隔向对侧移位。根据胸膜腔内积气的量与速度，轻者可无症状，重者有明显呼吸困难。体检可能发现伤侧胸廓饱满，呼吸活动度降低，气管向对侧移位，伤侧胸部叩诊呈鼓音，呼吸音降低。气胸发生缓慢且积气量少的患者，不需要特殊处理，胸腔内的积气一般可在1~2周内自行吸收。大量气胸需进行胸膜腔穿刺或行胸腔闭式引流术，排除积气，促使肺尽早膨胀。

2.开放性气胸 开放性气胸（open pneumothorax）时外界空气经胸壁伤口或软组织缺损处，随呼吸自由进出胸膜腔。伤口大于气管口径时，空气出入量多，伤侧肺将完全萎陷，丧失呼吸功能。伤侧胸膜腔内压显著高于健侧，纵隔向对侧移位，进一步使对侧肺扩张受限。呼气、吸气时，出现两侧胸膜腔压力不均衡的周期性变化，使纵隔在吸气时移向对侧，呼气时移向伤侧，称为纵隔扑动。纵隔扑动和移位影响静脉回心血流，引起循环障碍。

患者出现明显呼吸困难、鼻翼扇动、口唇发绀、颈静脉怒张。伤侧胸壁可见伴有气体进出胸腔发出吸吮样声音的伤口，称为胸部吸吮伤口。气管向对侧移位，伤侧胸部叩诊鼓音，呼吸音消失，严重者伴有休克。

如确诊为开放性气胸，应立即将开放性气胸变为闭合性气胸，获得挽救生命的时间，并迅速转送至医院，途中使用无菌敷料如凡士林纱布、纱布、棉垫或清洁器材如塑料袋、衣物、碗杯等制作不透气敷料和压迫物，在伤员用力呼气末封盖吸吮伤口，并加压包扎，如伤员呼吸困难加重或有张力性气胸表现，应在伤员呼气时开放密闭敷料，排出高压气体。送达医院需给氧，补充血容量，纠正休克；清创、缝合胸壁伤口，并做胸腔闭式引流；给予抗生素，鼓励患者咳嗽排痰，预防感染。必要时行开胸探查手术。

闭式胸腔引流术的适应证：①开放性气胸、张力性气胸（中、大量气胸）；②胸腔穿刺术治疗肺复张无效者；③需使用机械通气或人工通气的气胸或血气胸者；④拔除胸腔引流管后气胸或血胸复发者。

闭式胸腔引流的操作方法：根据临床诊断确定安置引流管的部位，气胸引流一般在前胸壁锁骨中线第2肋间隙，血胸则在腋中线与腋后线间第6或第7肋间隙。消毒后在局部胸壁全层做局部浸润麻醉，切开皮肤，钝性分离肌层，经肋骨上缘置入带侧孔的胸腔引流管。引流管的侧孔应深入胸腔内2~3cm。引流管外接闭式引流装置，保证胸腔内气、液体克服3~4cmH_2O的压力能通畅引流出胸腔，而外界空气、液体不会吸入胸腔。术后经常挤压引流管以保持管腔通畅，记录每小时或24小时引流液量。引流后肺膨胀良好，已无气体和液体排出，可在患者深吸气屏气时拔除引流管，并封闭伤口。

3.张力性气胸 张力性气胸（tension pneumothorax）为气管、支气管或肺损伤处形成活瓣，每次吸气都有气体进入胸膜腔并逐渐积累增多，导致胸膜腔压力高于大气压。伤侧肺严重萎陷，纵隔显著向对侧移位，对侧肺受压，腔静脉回流障碍。高于大气压的胸膜腔内压，驱使气体经支气管、气管周围疏松结缔组织或壁层胸膜裂伤处，进入纵隔或胸壁软组织，形成纵隔气肿或面、颈、胸部的皮下气肿。

张力性气胸是可迅速致死的危急重症。患者表现为严重或极度呼吸困难、烦躁、意识障碍、大汗淋漓、发绀。气管明显移向对侧，颈静脉怒张，多有皮下气肿。伤侧胸部饱满，呼吸音消失，叩诊呈鼓音。胸部X线检查显示胸腔严重积气，肺完全萎陷、纵隔移位，并可能有纵隔和皮下气肿。胸腔穿刺有高压气体外推针筒芯。不少患者有脉细快、血压降低等循环障碍表现。

入院前或院内急救需迅速使用粗针头穿刺胸膜腔减压，并外接单向活瓣装置，使胸腔内高压气体易于排出，而外界空气不能进入胸腔，进一步处理可使用抗生素预防感染，安置闭式胸腔引流，闭式引流装置可连接负压引流瓶，以利加快气体排出，促使肺膨胀。待X线检查证实肺已膨胀，方可拔除引流管，必要时需考虑开胸探查手术或电视胸腔镜手术。

（四）血胸

胸膜腔积血称为血胸（hemothorax），血胸伴有气胸称为血气胸（hemopneumothorax）。胸腔积血可来源于心脏、心包血管、胸内大血管及其分支、胸壁、肺组织、膈肌等的出血。血胸发生后因血容量丢失可影响循环功能，压迫肺，可减少呼吸面积，而导致呼吸困难。血胸推移纵隔，使对侧肺受压，影响腔静脉回流。当胸腔内迅速积聚大量血液，超过肺、心包和膈肌运动所起的去纤维蛋白作用时，胸腔内积血发生凝固，形成凝固性血胸，限制肺与胸廓活动，损害呼吸功能。经伤口或肺破裂口侵入的细菌，会在积血中繁殖，引起感染，最终导致脓血胸。持续大量出血所致胸膜腔积血称为进行性血胸。因肋骨断端活动刺破肋间血管或血管破裂处凝血块脱落，发生延迟出现的胸腔内积血，称为迟发性血胸。

【临床表现】

成人血胸量≤0.5L为少量血胸，0.5~1.0L为中量，>1.0L为大量。伤员会出现不同程度的低血容量性休克，表现为面色苍白、脉搏细速、血压下降和末梢血管充盈不良等；并有呼吸急促、肋间隙饱满、气管向对侧移位、伤侧叩诊浊音和呼吸音减低等胸腔积液的临床和胸部X线表现，胸膜腔穿刺抽出血液可明确诊断。具备以下征象则提示存在进行性血胸：①持续血压降低、脉搏加快，或虽经补充血容量血压仍不稳定；②胸腔闭式引流量持续3小时，每小时超过200ml；③血红蛋白量、红细胞计数和血细胞比容进行性降低，引流液的血红蛋白量和红细胞计数与周围血相近，凝固迅速。具备以下情况应考虑感染性血胸：①抽出胸腔积血1ml，加入5ml蒸馏水，正常呈淡红透明状，感染可出现浑浊或絮状物；②有畏寒、高热等感染的全身表现；③胸腔积血无感染时红细胞白细胞计数比例应与周围血相似，即500∶1，感染时白细胞计数明显增加，比例达100∶1可确定为感染性血胸；④积血涂片和细菌培养可发现致病菌，可指导选择有效的抗生素。

【治疗】

非进行性血胸可采用胸腔穿刺或闭式胸腔引流术，及时排出积血，促使肺膨胀，改善呼吸功能，使用抗生素预防感染。血胸持续存在会增加发生凝固性或感染性血胸的可能，应及时做开胸探查手术。凝固性血胸应待情况稳定后尽早手术，清除血块；开胸手术可提早到伤后2~3天。感染性血胸应及时改善胸腔引流，排尽感染性积血、积脓；若效果不佳或肺复张不良，应尽早手术清除感染性积血，剥离脓性纤维膜。随着电视胸腔镜的发展，对于凝固性血胸、感染性血胸的处理，具有创伤小、疗效好、住院时间短、费用低等优点。

（五）创伤性窒息

创伤性窒息（traumatic asphyxia）是钝性暴力作用于胸部所致的上半身广泛皮肤、黏膜、末梢毛细血管淤血及出血性损害。当胸部与上腹部受到暴力挤压时，患者胸膜腔内压骤然剧增，声门紧闭，上腔静脉系统血液逆流入右心房，造成末梢静脉及毛细血管过度充盈甚至破裂出血。

【临床表现】

临床表现为面部与眼眶部为主的针尖大小紫蓝色瘀斑，口腔、球结膜瘀斑，甚至出血。视网膜或视神经出血可产生暂时性或永久性视力障碍。鼓膜破裂可致外耳道出血、耳鸣，甚至听力障碍。伤后多数患者有暂时性意识障碍、烦躁不安、头昏、谵妄，四肢痉挛性抽搐，瞳孔可扩大或极度缩小，上述表现可能与脑内轻微点状出血和脑水肿有关。若有颅内静脉破裂，患者可发生昏迷或死亡。

【治疗】

患者预后取决于承受压力大小、持续时间长短和有无合并伤。一般患者在严密观察下对症处理，有合并伤者应针对具体伤情给予积极处理。出血点及瘀斑一般于2~3周后自行吸收消退。少数伤员在压力移除后可发生心跳呼吸停止，应做好充分抢救准备。

（六）肺损伤

肺损伤包括肺裂伤、肺挫伤和肺爆震伤。肺裂伤伴有脏层胸膜裂伤可导致血气胸，而脏层胸膜完整者多形成肺内血肿。肺爆震伤由爆炸产生的高压气浪或水波浪冲击损伤肺组织。肺挫伤大多为钝性暴力致伤，在伤后炎症反应中肺毛细血管通透性增加，炎性细胞沉积和炎性介质释放，使损伤区域发生水肿，大面积肺间质和肺泡水肿则引起换气障碍，导致低氧血症。

肺内血肿在胸部X线检查时可发现，表现为肺内类圆形、边缘清楚、密度增高的团块状阴影，常在2周至数月自行吸收。肺挫伤患者表现为呼吸困难、咯血、血性泡沫痰及肺部啰音，重者出现低氧血症，伴有连枷胸。X线胸片出现斑片状浸润影，伤后24~48小时最明显。治疗原则为：①保持呼吸道通畅；②及时处理合并伤；③氧气吸入；④限制晶体液过量输入；⑤低氧血症可使用机械通气；⑥给予肾上腺皮质激素。

三、腹部损伤

案例讨论

案例 男性，45岁，已婚，司机。因车祸伤2小时急诊入院治疗。查体：T 38.4℃，P 132次/分。R 31次/分，BP 77/56mmHg，CVP 0.4kPa。患者极度烦躁、面色苍白、肢体冰凉。自诉全腹剧烈疼痛。体检：全腹明显压痛、反跳痛、腹肌紧张，以左上腹为甚。1小时尿量10ml。实验室检查：血WBC 22×10^9/L。腹腔穿刺抽出食物残渣和气体，腹部X线检查显示膈下游离气体。患者表情极度痛苦，情绪紧张。

讨论 1.该患者的诊断是什么？

2.诊断依据是什么？

3.首要的处理措施是什么？

腹部损伤（abdominal injury）较多见，发病率占各种损伤的0.4%~1.8%。

【分类】

腹部损伤按是否穿透腹壁、腹腔是否与外界相通可分为开放性和闭合性两大类；开放性损伤有腹膜破损者为穿透伤，无腹膜破损者为非穿透伤；其中投射物有入口、出口者为贯通伤，有入口无出口者为非贯通伤。开放性损伤即使涉及内脏，其诊断常较明确，闭合性损伤可能仅局限于腹壁，也可同时兼有内脏损伤。但闭合性损伤体表无伤口，要确定有无内脏损伤，有时很困难，故其临床意义更为重要。

【病因】

开放性损伤常由刀刃、枪弹、尖锐锋利等物品所引起，闭合性损伤常系坠落、碰撞、冲击、挤压、拳打脚踢、棍棒等钝性暴力所致。无论开放或闭合，都可导致腹部内脏损伤。常见受损内脏在开放性损伤中依次是肝、小肠、胃、结肠、大血管等；在闭合性损伤中依次是脾、肾、小肠、肝、肠系膜等。胰、十二指肠、膈、直肠等由于解剖位置较深，损伤发生率较低。肝、脾组织质地较脆、血供丰富、位置比较固定，受到暴力打击容易破裂，上腹受挤压时，胃窦、十二指肠水平部或胰腺可被压在脊柱上而断裂；肠道的固定部分比活动部分更易受损；充盈的空腔脏器比排空后更易破裂。

【临床表现】

腹部损伤的严重程度、涉及内脏情况在很大程度上取决于暴力的强度、速度、着力部位和作用方向等因素，还受解剖特点、内脏原有病理情况和功能状态等内在因素的影响。由于致伤原因及受损程度的不同，腹部损伤后的临床表现差异极大，从无明显症状、体征到重度休克甚至出现濒死状态。一般单纯腹壁损伤的症状和体征较轻，表现为受伤部位疼痛，局限性腹壁肿胀、压痛，有时可见皮下瘀斑。如为内脏挫伤，可无明显症状或有腹痛。空腔脏器如胃肠道、胆道、膀胱等破裂的主要临床表现是弥漫性腹膜炎。除胃肠道症状及全身性感染的表现外，最为突出的是腹膜刺激征，其程度可因空腔器官内容物不同而异，通常是胃液、胆汁，胰液刺激最强，肠液次之，血液最轻。伤者有时可有气腹征，而后可因肠麻痹出现腹胀，严重时可发生感染性休克。腹膜后十二指肠破裂的患者有时可出现睾丸疼痛、阴囊血肿和阴茎异常勃起等症状和体征。空腔脏器破裂处也可有某种程度的出血，有合并邻近大血管损伤时出血量大。实质性脏器如肝、脾、胰、肾等或大血管损伤主要临床表现为腹腔内出血，包括面色苍白、脉率加快，严重时脉搏微弱，血压不稳，甚至休克。腹痛呈持续性，一般不很剧烈，腹膜刺激征也不严重。胰腺损伤伴有胰管断裂时，胰液溢入腹腔，可出现明显的腹痛和腹膜刺激征。肩部放射痛提示肝或脾的损伤。肝、脾包膜下破裂或肠系膜、网膜内出血可表现为腹部肿块。移动性浊音是内出血晚期体征的有力证据，对早期诊断帮助不大。肾脏损伤时可出现血尿。

【诊断】

详细体格检查和仔细询问外伤史是诊断腹部损伤的主要依据。应在已经排除身体其他部位的合并伤后，首先确定有无内脏损伤，再分析脏器损伤的性质、部 位和严重程度，最根本的是要明确有无剖腹探查指征。有腹膜刺激征或腹内组织、内脏自腹壁伤口突出者显然腹膜已穿透，且绝大多数都有内脏损伤。穿透伤诊断还应注意：①有些腹壁切线伤虽未穿透腹膜，但并不排除内脏损伤的可能；②穿透伤的入口或出口可能不在腹部而在胸、肩、腰、臀或会阴等处；③穿透伤的入、出口与伤道不一定呈直线，因受伤时的姿势与检查时可能不同，低速或已减速投射物可能遇到阻力大的组织而转向；④伤口大小与伤情严重程度不一定成正比。闭合性损伤诊断中需要认真判断是否有内脏损伤，如确诊不及时，可能贻误手术时机而导致严重后果。为此，腹部闭合性损伤的诊断要点如下。

1.有无内脏损伤　大多数伤者根据临床表现即可确定内脏是否受损，有不少伤者因就诊较早而腹内脏器损伤体征不明显常难以判断。有些伤者在腹部以外另有较严重的合并损伤掩盖了腹部内脏损伤的表现。比如：合并胸部损伤时，因明显的呼吸困难使注意力转移至胸部；合并长骨骨折时，骨折部的剧痛和运动障碍而导致忽略了腹部情况。合并颅脑损伤时，伤者可因意识障碍而不能提供腹部损伤的自觉症状；因此，为防止漏诊，需进行严密观察。必须做到如下几点。

（1）详细了解受伤史　包括受伤时间、受伤地点、受伤条件、伤情变化和就诊前的处理措施。伤者有意识障碍或因其他情况不能回答问话时，应向现场目击者和护送人询问。

（2）密切观察生命体征　包括血压、脉率、呼吸和体温的测定，是否出现休克征象。

（3）全面进行体格检查　包括腹部压痛、肌紧张和反跳痛的程度和范围，是否有肝浊音界改变或移动性浊音，肠蠕动是否受抑制，直肠指检是否有阳性发现等。还应注意腹部以外部位有无损伤。

（4）必要的实验室检查　尤其注意观察红细胞、血红蛋白、血细胞比容，排除大量失血。白细胞总数及中性粒细胞升高，诊断意义不大。血、尿淀粉酶升高提示胰腺损伤、胃肠道穿孔或是腹膜后十二指肠破裂穿孔，但胰腺或胃肠道损伤未必均伴有淀粉酶升高，血尿与泌尿系损伤程度不成正比。通过检查如发现下列情况之一者，应考虑有腹内脏器损伤：①有明显腹膜刺激征者；②有持续性甚至进行性加重的腹部剧痛伴恶心、呕吐等消化道症状者；③早期出现休克征象者，尤其是出血性休克；④有气腹表现者；⑤腹部出现移动性浊音者；⑥有便血、呕血或血尿者；⑦直肠指诊发现前壁有压痛、波动感或指套染血者。腹部损伤患者如发生顽固性休克，尽管同时有其他部位的多发性损伤，但其原因一般都是腹部脏器损伤所致。

2.哪些脏器受到损伤　首先确定是哪一类脏器受损，然后考虑具体脏器和损伤程度。单纯实质性器官损伤时，腹痛、压痛和肌紧张不明显。出血量多时可有腹胀和移动性浊音。但肝、脾破裂后，因局部积血凝固，可出现固定性浊音。单纯空腔脏器破裂以腹膜炎为临床表现，但空腔器官破裂所致腹膜炎，不一定在伤后很快出现，尤其是上消化道破裂，腹膜炎体征通常出现得较晚。有时肠壁的破口很小，可因黏膜外翻或肠内容残渣堵塞暂时闭合而不发展为弥漫性腹膜炎。结肠破裂造成的腹膜炎虽出现晚，但由于细菌浓厚，感染性休克往往较重。

3. 是否有多发性损伤 由于现代化各行各业工具和生产技术水平的提高，多发性损伤的发病率日益增高，可能有以下几种情况：①腹内某一脏器有多处损伤；②腹内有多个脏器受到损伤；③除腹部损伤外，尚合并腹部以外的损伤；④腹部以外损伤累及腹内脏器。在诊断和治疗中，追问病史、详细体检、严密观察和诊治中的全局观点是避免误诊漏诊的关键。

4. 诊断有困难怎么办 以上检查和分析未能明确诊断时，可采取以下措施。

（1）其他辅助检查

1）诊断性腹腔穿刺术和腹腔灌洗术 阳性率可达90%以上，腹腔穿刺术的穿刺点最多选于脐和髂前上棘连线的中、外1/3交界处或经脐水平线与腋前线相交处（图3–7）。把有多个侧孔的细塑料管经针管送入腹腔深处，进行抽吸（图3–8）。抽到液体后，应观察是否为血液、胃肠内容物、浑浊腹水、胆汁或尿液，进而推断哪类脏器受损。必要时可做液体的涂片检查。疑有胰腺损伤时，可测定其淀粉酶含量。如果抽到不凝血，提示实质性器官破裂所致内出血，因腹膜的去纤维作用而使血液不凝。抽不到液体并不完全排除内脏损伤的可能性，必要时可重复穿刺，或改行腹腔灌洗术。

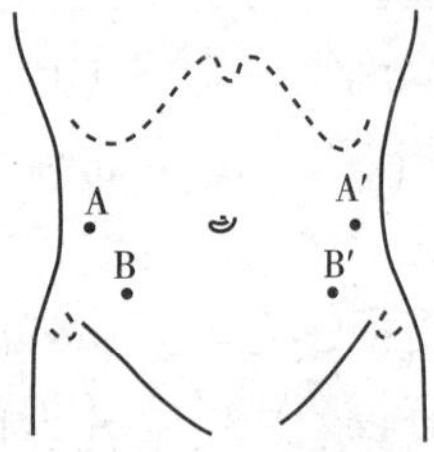

图3–7 诊断性腹腔穿刺术的进针点

A A′经脐水平线与腋前线交点

BB′髂 前上棘与脐连线中、外1/3交点

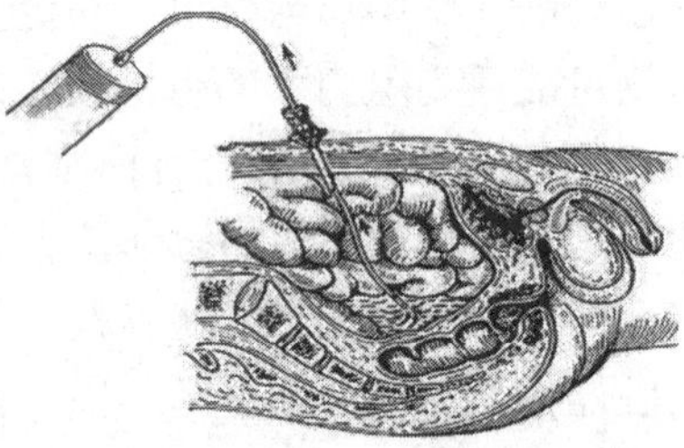

图3–8 诊断性腹腔穿刺术抽液方法

诊断性腹腔灌洗术则是经上述诊断性腹腔穿刺置入的塑料管向腹内缓慢灌入500~1000ml无菌生理盐水，然后借虹吸作用使腹内灌洗液流回输液瓶中。取瓶中液体进行肉眼或显微镜下检查，必要时涂片、培养或测定淀粉酶含量。此法对腹内少量出血者比一般诊断性穿刺术更为可靠，有利于早期诊断并提高确诊率。检查结果符合以下任何一项，即属阳性：①灌洗液含有肉眼可见的血液、胆汁、胃肠内容物或是尿液；②显微镜下红细胞计数超过100×10^9/L或白细胞计数超过0.5×10^9/L；③淀粉酶超过100 Somogyi单位；④灌洗液中发现细菌。

2）X线检查 凡腹内脏器损伤患者，尤其是伴有休克者，应抓紧时间处理，如伤情允许，有选择的X线检查还是有帮助的。最常用的是胸片及平卧位腹部平片，必要时可拍骨盆片。骨折的存在可能提示有关脏器的损伤。腹腔游离气体为胃肠道破裂的证据，立位腹部平片可表现为膈下新月形阴影。腹膜后积气提示腹膜后十二指肠、结肠或直肠穿孔。腹腔内有大量积血时，小肠多浮动到腹部中央，肠间隙增大，腹膜后血肿时，腰大肌影消失。胃右移、横结肠下移，胃大弯有锯齿形压迹是脾破裂的征象。右膈升高，肝正常外形消失及右下胸肋骨骨折，提示有肝破裂的可能。左侧膈疝时多能见到胃泡或肠管突入胸腔。右侧膈疝诊断较难，必要时可行人工气腹加以区别。静脉或逆行肾盂造影可诊断泌尿系损伤。

3）超声检查 具有无辐射、操作简便、可重复等优点。主要用于诊断肝、胆、脾、胰、肾等实质脏器的损伤，根据脏器的形态和大小以及周围积血、积液情况提示有无损伤以及损伤的部位和程度。超声可以实时动态观察，但是对空腔脏器损伤易受肠腔内气体干扰。

4）CT检查　CT影像比超声更为精确，具有高度的敏感性、特异性和准确性，对实质脏器损伤及其范围程度有重要的诊断价值。能够清晰地显示病变的部位及范围，为选择治疗方案提供重要依据。对肠管损伤，注入造影剂后，对十二指肠破裂的早期诊断很有帮助。血管造影剂增强的CT能鉴别有无活动性出血及判断出血部位。

5）诊断性腹腔镜检查　腹腔镜可直接窥视而确诊腹腔脏器损伤，可明确受伤部位和程度，确认损伤的器官有无活动性出血，使部分出血已停止者避免不必要的剖腹术。有些损伤，可在腹腔镜下进行治疗；如无损伤，也避免了较大腹部切口的探查。但需注意由于二氧化碳气腹可引起高碳酸血症和因抬高膈肌而影响呼吸，大静脉损伤时更有发生气体栓塞的危险。

6）其他检查　选择性血管造影对肝、脾、胰、肾、十二指肠等脏器损伤也有一定诊断价值。实质性器官破裂时，可见动脉像的造影剂外漏、实质像的血管缺如及静脉像的早期充盈。MRI检查对血管损伤和某些特殊部位的血肿如十二指肠壁间血肿有较高的诊断价值，而MRCP适用于胆道损伤的诊断。

（2）进行严密观察　对于不能明确有无腹部内脏损伤而生命体征尚平稳的患者，密切观察也是诊断的一个重要步骤。观察期间要反复检查伤情，不断综合分析，并根据变化，尽早做出结论而不致贻误治疗。观察的内容一般应包括：①每15~30分钟测定一次血压、脉率和呼吸；②每30分钟检查一次腹部体征，注意腹膜刺激征程度和范围的改变；③每30~60分钟测定一次红细胞数、血红蛋白和血细胞比容，了解是否有所下降，并复查白细胞数是否上升；④必要时可重复进行诊断性腹腔穿刺或灌洗术、超声检查等。除了随时掌握伤情变化外，观察期间应做到：①不随便搬动伤者，以免二次损伤；②禁用或慎用止痛剂，以免掩盖伤情；③暂禁食水，以免万一有胃肠道穿孔而加重腹腔污染。为了给可能需要进行的手术治疗创造条件，观察期间还应进行以下处理：①积极补充血容量，并防治休克；②注射广谱抗生素以预防或治疗可能存在的腹内感染；③疑有空腔脏器破裂或有明显腹胀时，应进行胃肠减压。

（3）剖腹探查　出现以下情况时，应考虑有内脏损伤，及时手术探查：①全身情况有恶化趋势，出现口渴、烦躁、脉率增快或体温及红细胞计数进行性下降或白细胞计数上升者；②腹痛和腹膜刺激征有进行性加重或范围扩大者；③肠鸣音逐渐减弱、消失或腹部逐渐膨隆；④膈下有游离气体，出现移动性浊音或者肝浊音界缩小或消失；⑤积极救治休克而情况不见好转或继续恶化者；⑥消化道出血者；⑦腹腔穿刺抽出气体、不凝血、胆汁、胃肠内容物等；⑧直肠指诊有明显触痛。

【处理】

穿透性开放损伤和闭合性腹内损伤多需手术。穿透性损伤如伴腹内脏器或组织自腹壁伤口突出，勿予强行回纳，回纳应在手术室经麻醉后进行，可用消毒碗覆盖保护，以免加重腹腔污染。

对于已确诊或高度怀疑腹内脏器损伤者的处理原则是做好紧急术前准备，力争早期手术。首先处理对生命威胁最大的损伤，对最危急的病例，心肺复苏是压倒一切的任务，其中解除气道梗阻是首要一环。其次要迅速控制明显的外出血、开放性气胸或张力性气胸。同时尽快恢复循环血容量、控制休克和进展迅速的颅脑外伤。对于腹内脏器损伤本身，实质性脏器损伤常可发生威胁生命的大出血，故比空腔脏器损伤更为紧急，而腹膜炎尚不致在短时间内发生生命危险。

内脏损伤的伤者很容易发生休克，故防治休克是治疗中的重要环节。可给予镇静剂或止痛药。已发生休克的内出血伤者要积极抢救，力争在收缩压回升至90mmHg以上后进行手术。但若在积极的抗休克治疗下，仍未能纠正，提示腹内有进行性大出血，则在抗休克的同时，迅速剖腹止血。空腔脏器穿破者，休克发生较晚，多数属失液引起的低血容量性休克，一般应在纠正休克的前提下进行手术。少数因同时伴有感染性休克因素而不易纠正者，也可在抗休克的同时进行手术治疗同时对于空腔脏器破裂者应当使用足量抗生素。

麻醉选择以气管内插管麻醉比较理想，既能保证麻醉和肌松效果，又能根据需要供氧，并防止手术中发生误吸。胸部有穿透伤者，无论是否有血胸或气胸，麻醉前都应先做患侧胸腔闭式引流，以免在正压呼吸时发生危险的张力性气胸。

切口选择常用正中切口，进腹迅速，创伤和出血较少，能满足彻底探查腹腔内所有部位的需要，还可根据需要向上下延长或向侧方添加切口甚至联合开胸。腹部有开放伤时，不可通过扩大伤口去探查腹腔，以免伤口感染和愈合不良。

有腹腔内出血时，开腹后应立即吸出积血，清除凝血块，迅速查明来源，进行处理。肝、脾、肠系膜和腹膜后的胰、肾是常见的出血来源。决定探查顺序时可以参考两点：①根据术前的诊断或判断，首先探查受伤的脏器；②凝血块集中处一般即是出血部位。若出血猛烈，危及生命，又一时无法判明其来源时，可用手指压迫主动脉穿过膈肌处，暂时控制出血，争得时间补充血容量，查明原因再做处理。

如果没有腹腔内大出血，则应对腹腔脏器进行系统、有序的探查。做到既不遗漏伤情，也不做不必要的重复探查。探查次序原则上应先探查肝、脾等实质性器官，同时探查膈肌、胆囊等有无损伤。接着从胃开始，逐段探查十二指肠第一段、空肠、回肠、大肠以及其系膜。然后探查盆腔脏器，再后则切开胃结肠韧带显露网膜囊，检查胃后壁和胰腺。如有必要，最后还应切开后腹膜探查十二指肠二、三、四段。在探查过程中发现的出血性损伤或脏器破裂，应随时进行止血或夹住破口。也可根据切开腹膜时所见决定探查顺序，如有气体逸出，提示胃肠道破裂，如见到食物残渣应先探查上消化道，见到粪便先探查下消化道，见到胆汁先探查肝外胆道及十二指肠。纤维蛋白沉积最多或网膜包裹处往往是穿孔所在部位，待探查结束，对探查所得伤情做全面估计，然后按轻重缓急逐一予以处理。原则上是先处理出血性损伤，后处理穿破性损伤；对于穿破性损伤，应先处理污染重的损伤，后处理污染轻的损伤。

关腹前应彻底清除腹内残留的液本和异物，恢复腹内脏器的正常解剖关系。用生理盐水冲洗腹腔，污染严重的部位应反复冲洗。根据需要选用放置烟卷引流、乳胶管引流或双套管进行负压吸引。腹壁切口污染不重者，可以分层缝合。污染较重者，皮下可放置乳胶片引流，或暂不缝合皮肤和皮下组织，留做延期处理。

本章小结

本章介绍了无菌术、外科休克、外科损伤的概述、临床表现、治疗原则等外科学基础知识，其中无菌术是临床医学的一个基本操作。对外科而言，其意义尤为重要。休克是机体有效循环血容量减少、组织灌注不足、细胞代谢紊乱和功能受损的病理过程，它是一个由多种病因引起的综合征。外科损伤包括颅脑损伤、胸部损伤和腹部损伤，患者常涉及头颅、心、肺、肝、肾等重要器官功能的损害，并伴有创伤性休克而危及生命，需要早期处理，包括急救、复苏、重要脏器伤的处理等一系列问题，无论哪一个步骤处理不当都会影响患者的生命安全。

习题

习 题

一、单选选择题

1.用物理方法消灭细菌称为（　　）。

A.消毒法　　B.抗菌法　　C.隔离术　　D.灭菌法　　E.无菌术

2.煮沸法杀灭带芽孢杆菌需要时间为（　　）。

A. 15分钟　B. 30分钟　C. 45分钟　D. 60分钟　E. 120分钟

3.诊断颅底骨折通常的依据是（　　）。

A.头颅X线摄片　B.受伤机制　C.剧烈头痛伴呕吐

D.临床体征　E.意识障碍

4.关于头皮裂伤，下列哪项是错误的（　　）。

A.伤口有脑组织外溢，须立即缝合头皮，变开放为闭合损伤

B.处理时着重检查有无颅骨和脑损伤

C.尽早清创缝合

D.清创时限放宽至24小时

E.即使伤口不大，出血也较多

5.创伤性窒息的最典型特征是（　　）。

A.广泛皮下气肿　B.泡沫样血痰　C.头、颈、肩皮下出血点

D.颈静脉怒张　E.满肺充满湿性啰音

二、简答题

1.药物浸泡消毒法适用于哪些器械？其注意事项是什么？

2.开放性气胸的治疗原则是什么？

（刘志明）

第四章　呼吸系统疾病

PPT

第一节　呼吸系统疾病概述

知识目标

1. **掌握**　肺炎、COPD、肺癌、支气管哮喘、肺栓塞的临床表现和辅助检查。
2. **熟悉**　呼吸系统疾病的诊断；肺炎的治疗。
3. **了解**　呼吸系统的结构与功能特点；COPD的病因、病理和预防。

技能目标

1. **学会**　呼吸系统疾病的诊断。
2. **具备**　运用临床知识对患有呼吸系统疾病的患者进行人文关怀的能力。

呼吸系统疾病是危害人民健康的常见病和多发病，其发病率约占内科疾病的25%。2009年卫生部全国居民死亡率调查结果提示呼吸系统疾病在城市的死亡原因占10.54%，在农村占14.96%。随着大气污染加重、生活环境的改变、人口流动性增大、人口老龄化等因素，呼吸系统的流行病学和疾病谱发生了改变。慢性阻塞性肺疾病患病率持续增高（40岁以上人群中超过8%）。支气管哮喘、肺癌等疾病的患病率明显增加，肺结核患病率近年有所增加。2002年底发生的传染性非典型肺炎即严重急性呼吸综合征（severe acute respiratory syndrome，SARS）引起了一定范围的恐慌，也造成了巨大的经济损失。

一、呼吸系统的结构与功能特点

呼吸系统与体外环境相通，正常成人共有3亿~7.5亿肺泡，总呼吸面积约有100m^2。在呼吸过程中，外界环境中的有机或无机粉尘，包括各种微生物、蛋白变应原、有害气体等，皆可进入人体呼吸道引起各种疾病，因而呼吸系统的防御功能至关重要。

呼吸系统的防御系统包括物理性（鼻部加温过滤、喷嚏、咳嗽、支气管收缩、黏液纤毛运输系统）、化学性（溶菌酶、乳铁蛋白、蛋白酶抑制剂、抗氧化的谷胱甘肽、超氧化物歧化酶等）、细胞吞噬（肺泡巨噬细胞、多形核粒细胞）及免疫（B细胞分泌IgA、IgM，T细胞介导的迟发型变态反应，有杀死微生物和细胞毒作用）等。

与体循环比较，肺循环具有低压（肺循环血压仅为体循环的1/10）、低阻及高容的特点。肺有两组血管供应，肺循环的动静脉为气体交换的功能血管。体循环的支气管动静脉为气道和脏层胸膜的营养血管。肺与全身各器官的血液及淋巴循环相通，所以皮肤软组织疖痈的菌栓、深静脉血栓形成的血栓、癌肿的癌栓，都可以到达肺，引起继发性肺脓肿、肺血栓栓塞症和转移性肺癌。肺部病变亦可向全身播散，如肺癌、肺结核播散至骨、脑、肝等器官，同样亦可在肺本身发生病灶播散。

二、呼吸系统疾病的诊断

（一）病史

详细的病史采集是诊断呼吸系统疾病的基础。在病史的询问过程中，要了解所出现的症状及其特点，了解有无与肺部传染性疾病患者（如活动性肺结核）的密切接触史；有无接触各种无机粉尘、有机粉尘的职业史；是否接触变应原、冷空气；是否运动后出现喘息、气促、胸闷等。询问吸烟史，了解烟龄及每日吸烟数量；有无生食溪蟹、蝲蛄等可能引起肺吸虫病的饮食史；是否使用可导致肺部病变的某些药物，如胺碘酮可引起肺纤维化，血管紧张素转换酶抑制剂可引起顽固性咳嗽，β受体阻断药可引起支气管痉挛等。询问某些疾病如支气管哮喘、特发性肺纤维化有无家族遗传史。

（二）症状

呼吸系统疾病常见症状有咳嗽、咳痰、咯血、气促、胸痛和呼吸困难等。

1.咳嗽 是呼吸系统疾病最常见的症状。急性喉、气管和支气管炎患者常有急性发作的刺激性干咳伴发热、声嘶；慢性阻塞性肺疾病患者常年咳嗽，晨间明显，常于冬季或早春加重；急性发作的咳嗽伴胸痛，可能是肺炎；发作性干咳，尤其夜间多发者，可能是咳嗽变异性哮喘；带金属音、高亢的干咳伴有呼吸困难，可能是支气管肺癌累及气管或主支气管；持续而逐渐加重的刺激性咳嗽伴有气促者可能是特发性肺纤维化或支气管肺泡癌。

2.咳痰 注意观察痰液的颜色、性状、量及气味。慢性阻塞性肺疾病患者痰多呈白色黏液状；大量黄色脓痰常见于肺脓肿或支气管扩张；铁锈色痰为肺炎链球菌性肺炎特征性痰液；红棕色胶胨样痰可能是肺炎克雷伯杆菌感染；大肠埃希菌感染时，脓痰有恶臭；肺阿米巴病呈咖啡样痰；肺吸虫病为果酱样痰；肺水肿时，则可能咳粉红色稀薄泡沫痰。痰量的增减，反映感染的加剧或炎症的缓解，若痰量突然减少，且出现体温升高，可能与支气管引流不畅有关。

3.咯血 间歇性或持续性痰中带血是肺结核、肺癌的常见症状，尤其40岁以上长期吸烟者痰中带血应高度警惕肺癌的可能。严重二尖瓣狭窄也可引起不同程度的咯血。

4.胸痛 呼吸系统疾病的病变累及壁层胸膜时可出现胸痛。胸痛伴高热，考虑肺炎。肺癌侵及壁层胸膜或骨时，可出现隐痛持续加剧乃至刀割样痛。突发性胸痛、咯血和呼吸困难，应考虑肺血栓栓塞症。突然发生局部胸痛伴明显气促者可能为自发性气胸。此外，应注意与非呼吸系统疾病引起的胸痛相鉴别，如纵隔、食管、膈和腹腔疾病所致的胸痛以及心绞痛胸痛。

5.呼吸困难 按其发作快慢分为急性、慢性和反复发作性。肺源性呼吸困难主要表现为吸气性、呼气性和混合性呼吸困难三种。急性呼吸困难伴胸痛常提示肺炎、气胸和胸腔积液。肺血栓栓塞症常表现为不明原因的呼吸困难。慢性进行性呼吸困难见于慢性阻塞性肺疾病、弥散性肺纤维化疾病。支气管哮喘呈带哮鸣音的反复发作的呼气性呼吸困难。

（三）体征

对患者进行系统、全面的体格检查，可了解呼吸系统疾病发生的部位、性质及范围。如气管、支气管病变以散在性干、湿啰音为主；而肺组织发生大片炎症实变则表现为患侧呼吸运动减弱，语音震颤增强，叩诊呈浊音或实音，听诊呼吸音减弱，可闻及支气管呼吸音及吸气末细小湿啰音。胸腔积液、气胸或肺不张时，可出现气管的移位。

（四）辅助检查

1.血液检查 呼吸系统细菌性感染时，血液白细胞及中性粒细胞增加，核左移，可伴有中毒颗粒；嗜酸性粒细胞增加提示过敏性因素、曲霉菌或寄生虫感染；荧光抗体、对流免疫电泳、酶联免疫吸附测定有助于病毒、支原体、细菌感染的诊断。

2.痰液检查 主要是检查细菌和脱落细胞。痰涂片及培养有助于感染性肺疾病的病因诊断，痰培养加药物敏感试验可指导抗生素的选择。反复做痰脱落细胞学检查有助于肺癌的诊断。

3.影像学检查 胸部X线摄片可了解病变部位、范围及性质。胸部CT检查对于肺内微小病变、纵隔或胸膜的病变、肺间质病变等的早期发现均优于常规X线检查。MRI对纵隔病变及肺血栓栓塞症的诊断更具优势。

4.肺功能检查 可了解呼吸系统疾病对肺功能损害的性质及程度，对某些肺部疾病的早期诊断具有重要价值。检查内容主要包括以下几项。

（1）肺容积测定　包括潮气量（VT）、肺活量（VC）、功能残气量（FRC）及肺总量（TLC）等，是肺功能检查中的最基本项目。

（2）肺通气功能测定　包括每分钟最大通气量（MVV）、用力肺活量（FVC）、第一秒时间肺活量（FEV_1）等。

（3）换气功能测定　有效的气体交换与通气量、血流量、通气量/血流量比例、肺弥散功能有密切关系。弥散功能测定多以弥散量（DL）为判断指标，如小于正常预计值的80%，提示弥散功能障碍。

（4）小气道功能检查　小气道是指吸气时内径≤2mm的细支气管，其阻力占气道总阻力的20%以下。许多阻塞性肺疾病（如COPD、支气管哮喘）早期容易累及小气道，临床上可无任何临床表现，常规肺功能检查不易发现异常，需借助小气道功能检查进行诊断。临床常用最大呼气流量–容积曲线（MEFV）中的VC 50%和VC 25%时的呼气瞬时流量（V_{max} 50和V_{max} 25）作为检测小气道阻塞的指标。如实测值/预计值小于70%，且V50/V25<2.5，则认为有小气道功能障碍。

5.支气管镜检查　纤维支气管镜能直视病变，做黏膜的刷检或钳检，进行组织学检查；亦可经纤支镜做支气管肺泡灌洗、取出气管内异物、诊断咯血，经高频电刀、激光、微波及药物注射治疗良、恶性肿瘤。还可借助纤支镜的引导做气管插管。

PPT

第二节　肺　炎

案例讨论

案例　患者，男，30岁。因寒战、高热、咳嗽、咳痰3天入院。患者于3天前因受凉后突然出现寒战、高热，测体温40.2℃，伴咳嗽、咳暗红色血性痰，胸痛且逐渐加重。查体：T 39.6℃，右肺下叶叩诊呈浊音，语颤增强，可闻及支气管呼吸音。心率120次/分，律齐，无杂音。腹软，肝脾肋下未触及。血常规示WBC 15.0×10^9/L，N 92%。痰液检查示革兰阳性球菌。

讨论　1.该患者的诊断是什么？

2.应该进一步做哪些检查？

3.应给予哪些治疗？

一、概述

肺炎（pneumonia）是指由病原微生物、理化因素、过敏、免疫损伤及药物所致的终末气道、肺泡及肺间质炎症。

【分类】

1.按解剖部位分类

（1）大叶性（肺泡性）肺炎　炎症起于肺泡，通过肺泡间孔向其他肺泡蔓延，以至于部分或整个肺段及整个肺叶发生炎症。致病菌以肺炎链球菌最为多见。

（2）小叶性（支气管性）肺炎　病原体经支气管入侵，引起细支气管、终末细支气管及肺泡的炎症，常继发于其他疾病，可由细菌、病毒、支原体等引起。

（3）间质性肺炎　为肺间质的炎症，病变主要累及支气管管壁及周围组织和肺泡壁。

2.按病因学分类　以细菌性肺炎最常见，其次为病毒性肺炎、真菌性肺炎、非典型病原菌性肺炎（军团菌、支原体、衣原体等感染）、理化因素所致肺炎。细菌性肺炎最常见的病原体是肺炎链球菌，其次为葡萄球菌、肺炎杆菌。

微课

3.按患病环境分类

（1）社区获得性肺炎（CAP）　在医院外罹患的感染性肺实质炎症，包括有明确潜伏期的病原体感染而入院后在潜伏期内发病的肺炎。发病病原体主要为肺炎链球菌、支原体、衣原体、流感嗜血杆菌和呼吸道病毒等。

（2）医院获得性肺炎（HAP） 患者住院期间没有接受有创机械通气，未处于病原感染的潜伏期，且入院48小时后在医院内新发生的肺炎。病原菌主要为鲍曼不动杆菌、铜绿假单胞菌、肺炎克雷伯杆菌、大肠埃希菌、金黄色葡萄球菌等。

【诊断】

肺炎的诊断步骤如下。

1.确定肺炎的诊断

（1）社区获得性肺炎的诊断依据 ①新出现的咳嗽、咳痰或原有呼吸系统症状加重并出现脓痰。②发热。③肺实变体征和（或）闻及湿啰音。④血常规中白细胞$>10\times10^9/L$或$<4\times10^9/L$。⑤胸部影像学检查示片状、斑片状浸润性阴影或间质性改变。在社区发病，上述前四项中任意一项加第5项，排除肺结核、肺部肿瘤、非感染性肺间质性疾病、肺栓塞等可诊断。

（2）医院获得性肺炎的诊断依据 ①发热，体温>38℃。②血常规中白细胞$>10\times10^9/L$或$<4\times10^9/L$。③脓痰。④胸部影像学检查示新出现或进展的肺部浸润影、实变影、磨玻璃影。在医院内发病，上述前三项中任意两项或以上加第4项，排除非感染性疾病可诊断。

2.评估严重程度 肺炎的严重程度取决于肺部局部炎症程度、肺部炎症的播散和全身炎症反应程度。美国感染疾病学会/美国胸科学会2007年发表的成人CAP处理共识指南指出重症肺炎标准为：主要标准（①需要有创机械通气。②感染性休克需要血管收缩剂治疗）和次要标准（①R≥30次/分。②$PaO_2/FiO_2\leq250$。③多肺叶浸润。④意识障碍/定向障碍。⑤BUN≥7mmol/L。⑥WBC$<4.0\times10^9/L$。⑦血小板$<10.0\times10^9/L$。⑧T<36℃。⑨低血压）。符合一项主要标准或3项次要标准以上可诊断为重症肺炎，考虑收入ICU治疗。

3.确定病原体 目前常用方法有：①痰，包括痰涂片和痰培养；②经纤支镜或人工气道吸引，如吸引物细菌培养浓度≥10^5cfu/ml，可认为是致病菌；③支气管肺泡灌洗液，如细菌≥10^4cfu/ml，可认为是致病菌；④血和胸腔积液培养；⑤血清学检查，如支原体、衣原体、嗜肺军团菌和病毒感染时测定特异性IgM抗体滴度；⑥尿抗原试验，包括军团菌和肺炎链球菌尿抗原；⑦经皮细针吸检和开胸肺活检。

【治疗】

应尽早进行抗生素治疗。青壮年和无基础疾病的CAP患者常用青霉素类和第一代头孢菌素类；老年人、有基础疾病或住院的CAP患者常用喹诺酮类，第二、三代头孢菌素，β-内酰胺类/β-内酰胺酶抑制剂或厄他培南，可联合大环内酯类药物；HAP常用第二、三代头孢菌素，β-内酰胺类/β-内酰胺酶抑制剂，呼吸喹诺酮类或碳青霉烯类药物。

二、肺炎球菌肺炎

肺炎球菌肺炎是由肺炎球菌所引起的急性肺泡炎症，约占CAP的半数。

【病因和发病机制】

肺炎球菌为革兰阳性双球菌，有荚膜，其毒力大小与荚膜中的多糖结构有关。肺炎球菌在干燥痰液中可存活数月，但在阳光直射1小时或加热至52℃ 10分钟可被杀死，对苯酚等消毒液敏感。机体免疫功能正常时，肺炎球菌是寄居在口腔及鼻咽部的一种正常菌群，当机体免疫功能受损，如淋雨、疲劳、醉酒、精神刺激、COPD、糖尿病、全身麻醉等因素的影响，细菌侵入下呼吸道，并在肺泡内繁殖而发病。

【病理】

肺炎球菌肺炎的病理改变可分为充血期、肝变期（红色肝变期、灰色肝变期）和消散期。侵入肺泡的细菌生长繁殖，肺组织充血水肿为充血期；肺泡内浆液渗出、红白细胞浸润，白细胞吞噬细菌，随后纤维蛋白渗出物溶解、吸收、肺泡重新充气为肝变期；肺组织逐渐恢复，结构多无损坏，不留纤维瘢痕为消散期。

【临床表现】

肺炎球菌肺炎患者多为既往健康的青壮年或老人与婴幼儿，男性较多见。

1.症状 起病急骤，常有畏寒、高热、全身肌肉酸痛、数小时内体温骤升到39~40℃，呈稽留热。偶有食欲不振、恶心、呕吐、腹痛等症状。患肺可有胸痛，咳嗽时加剧；咳嗽、咳痰，痰少，可带血或铁锈色。

2.体征 早期肺部无明显体征。肺实变时触觉语颤增强，叩诊呈浊音，听诊可闻及异常支气管呼吸音和湿性啰音。累及胸膜时可闻及胸膜摩擦音。

3.并发症 感染严重者可出现感染性休克，表现为血压下降、面色苍白、四肢厥冷、脉搏细速、少尿或无尿及意识模糊、烦躁不安、昏迷等。其他并发症有胸膜炎、脓胸、心包炎、脑膜炎和关节炎等。

【辅助检查】

1.血常规 白细胞总数可达（10~20）$\times 10^9$/L，中性粒细胞多在80%以上，严重者可见核左移及中毒颗粒。

2.痰 痰直接涂片做革兰染色及荚膜染色镜检；痰培养24~48小时可明确病原体。

3.肺部影像学检查 胸部X线检查早期仅见肺纹理增粗或病变部位模糊阴影；实变期可见肺叶或肺段炎症浸润阴影或实变影，在实变影中可见支气管充气征，累及胸膜时可见少量胸腔积液征；消散期，炎性浸润逐渐吸收，可有片状区吸收较快而呈“假空洞”征，大部分患者在发病3~4周后完全消散。必要时给予肺部CT检查（图4–1）。

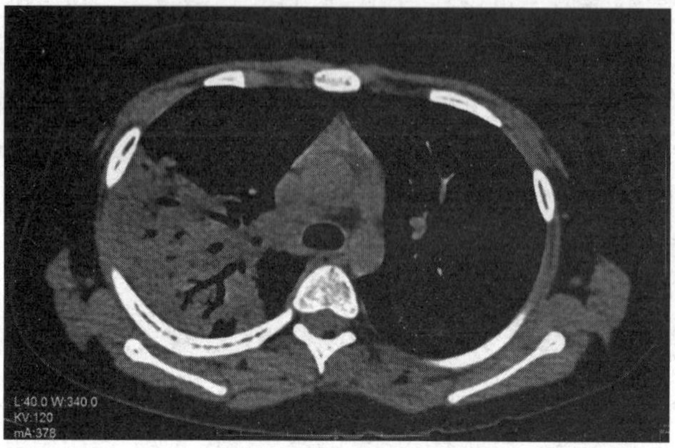

图4–1 肺炎球菌肺炎的肺部CT

【诊断】

根据典型的临床表现，结合胸部X线检查，可做出初步诊断。确诊本病的主要依据是病原菌检测。

【治疗】

1.抗菌药物治疗 首选青霉素G，对于成年轻症患者，予240万U/d，分3次肌内注射；病情稍重者，予240万~480万U/d，分次静脉滴注，每6~8小时1次；重症及并发脑膜炎者，可增至1000万~3000万U/d，分4次静脉滴注。对青霉素过敏者，可用氟喹诺酮类、头孢曲松或头孢噻肟等。抗生素疗程一般为5~7天或退热后3天停药。

2.支持疗法 患者应卧床休息，注意补充足量蛋白质、热量及维生素。密切观察血压、尿量、心率，防止休克。一般不用退热药，避免大量出汗而影响临床判断。有低氧血症者，应予以吸氧，如发绀明显且病情不断恶化者，可进行机械通气。

3.休克型肺炎 抢救的关键是扩充血容量。可根据中心静脉压调整补液量；使用适量的血管活性药物，维持收缩压在90~100mmHg；宜选用2~3种广谱抗生素联合、大剂量、静脉给药。

对病情严重者可考虑使用糖皮质激素。

PPT

第三节 慢性阻塞性肺疾病

案例讨论

案例 患者，男，68岁。慢性咳嗽、咳痰、喘息30余年，加重3天入院。患者每逢感冒或冬季均出现咳嗽、咳痰，有时伴有喘息，咳痰量不多，痰为白色泡沫样，有时为脓痰。3天前因感冒，上述症状加重，同时伴有发热、咳痰，痰中带血丝。活动时胸闷、气短。既往有长期吸烟史。查体：T 38.0℃，P 96次/分，R 28次/分，BP 100/70mmHg。口唇略发绀。胸廓呈桶状胸。肺部叩诊呈过清音，双肺可闻及散在干、湿啰音，湿罗音咳嗽后可减少。血常规示WBC 11.8×10^9/L，中性粒细胞0.78。胸部X线摄片示两肺纹理增粗、紊乱，肺透亮性增加。

讨论 1.该患者的诊断是什么？

2.应该进一步做哪些检查？

3.应给予哪些治疗？

慢性阻塞性肺疾病（COPD）是一种以不完全可逆的气流受限为特征，呈进行性发展的肺部疾病，简称为慢阻肺。通过肺功能检查可确定是否气流受限。吸入支气管扩张剂后，第一秒用力呼气容积（FEV_1）/用力肺活量（FVC）<0.7表示存在持续性气流受限。

COPD与慢性支气管炎及阻塞性肺气肿密切相关。慢性支气管炎是指气管、支气管黏膜及其周围组织的慢性非特异性炎症。临床上以咳嗽、咳痰为主要症状，每年发病持续3个月以上，连续2年，排除引起慢性咳嗽的其他疾病。阻塞性肺气肿是指肺部终末细支气管远端部分出现异常持久的扩张，并伴有肺泡壁和细支气管的破坏而无明显肺纤维化。

【病因】

该疾病的病因不明确，可能与环境因素及机体自身因素长期相互作用有关。

1.吸烟 为最重要的环境发病因素。吸烟者慢性支气管炎的患病率比不吸烟者高2~8倍，吸烟时间愈长，吸烟量愈大，COPD患病率愈高。烟草中的尼古丁、焦油等物质能损伤气道上皮细胞和纤毛运动，降低气道的净化作用；促进气道黏液纤维和杯状细胞增生，黏液分泌增多；刺激副交感神经，使支气管平滑肌收缩；氧自由基增多，使中性粒细胞释放蛋白酶，破坏弹力纤维，形成肺气肿等。

2.职业性粉尘和化学物质 如烟雾、过敏原、工业废气等。

3.空气污染 大气中的二氧化硫、二氧化氮、氯气等有害气体的慢性刺激，降低气道的净化作用，黏液分泌增多，为细菌感染创造条件。

4.感染 病毒、细菌和支原体反复感染是COPD发生发展的重要因素。

5.其他 α-抗胰蛋白酶不足、呼吸道防御功能及免疫功能降低、自主神经功能失调、气温突变等均与COPD的发生发展有关。

【病理】

1.慢性支气管炎 各级支气管均可受累。主要病变为黏膜上皮损伤与修复性改变，支气管黏膜腺体肥大、增生、黏液腺化生以及支气管壁其他组织的慢性炎性损伤。

2.肺气肿 肉眼见肺过度膨大，边缘钝圆，色泽灰白。镜下见肺泡扩张，间隔变窄，肺泡间隔断裂，扩张的肺泡融合成较大的囊腔。肺毛细血管床明显减少，肺小动脉内膜呈纤维性增厚。按病变的部位，将阻塞性肺气肿分为小叶中央型、全小叶型和混合型三类。①小叶中央型：最多见，由于气道反复炎症导致终末细支气管或一级呼吸性细支气管狭窄，其远端的二级呼吸性细支气管囊性扩张。②全小叶型：呼吸性细支气管狭窄，导致终末肺组织（肺泡管、肺泡囊和肺泡）扩张。③混合型：介于前两型之间的。

【临床表现】

（一）症状

1.慢性咳嗽 为首发症状。早期咳嗽呈间歇性，晨起较重；随后早晚或整日均有咳嗽。

2.咳痰 咳嗽时常伴有少量白色黏液痰或浆液泡沫痰，清晨排痰较多；合并感染时痰液增多，常有脓性痰。

3.气短或呼吸困难 早期仅在体力劳动或上楼等活动时出现，随着病情发展逐渐加重，轻度活动或休息时感到呼吸困难。

4.喘息和胸闷 部分患者，特别是重度患者常有喘息；胸闷常在劳力后发生。

5.其他 体重下降、食欲减退、精神抑郁等。

（二）体征

早期多无异常体征。慢性支气管炎者急性发作期可在背部或双肺底听到干、湿啰音。肺气肿者可出现桶状胸，呼吸活动减弱，触觉语颤减弱；叩诊呈过清音；听诊呼吸音减弱、呼气延长，并发感染时，可闻及湿啰音。

（三）并发症

COPD可并发慢性呼吸衰竭、自发性气胸、慢性肺源性心脏病等。

（四）分期

按临床表现分为急性加重期和稳定期。COPD急性加重期是指咳嗽、咳痰、呼吸困难比平时严重或痰量增加，或咳黄色脓痰，或需更改用药方案。COPD稳定期是指患者咳嗽、咳痰、气短等症状稳定或症状轻微。

【辅助检查】

1.肺功能检查 是判断气流受限的主要客观指标，对COPD诊断、严重程度评价、发展进展预后及治疗反应等有重要意义。吸入支气管舒张剂后$FEV_1/FVC<70\%$，可确定为不能完全可逆的气流受限。

肺气肿者呼吸功能检查示残气量增加，残气量/肺总量（RV/TLC）增高。

知识拓展 稳定期COPD患者的肺功能评估

使用GOLD分级。COPD患者吸入支气管扩张剂后$FEV_1/FVC<0.7$，再根据FEV_1下降程度进行气流受限的严重程度分级。轻度为FEV_1占预计值的百分比≥80%；中度为FEV_1占预计值的百分比50%~79%；重度为FEV_1占预计值的百分比30%~49%；极重度FEV_1占预计值的百分比<30%。

2.胸部X线检查 COPD早期胸片可无变化，以后可出现肺纹理增粗、紊乱等非特异性改变，肺气肿的典型X线表现为胸廓前后径增大，肋间隙增宽，肋骨平行，膈低平（图4-2）。

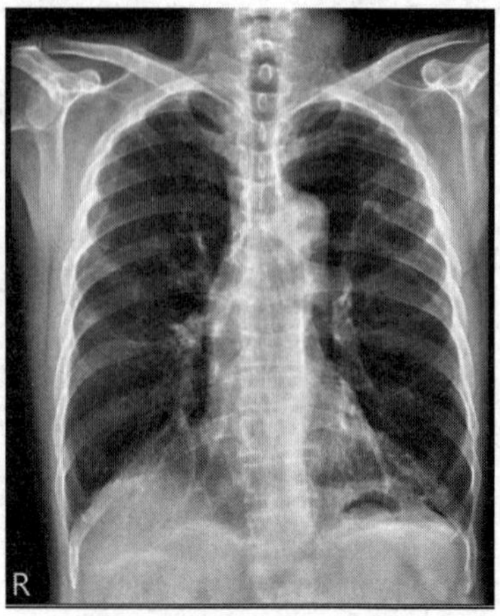

图4-2 慢阻肺的胸片

3.胸部CT检查 高分辨率CT（HRCT）对诊断肺气肿具有较高的敏感性。

4.血气分析 早期可正常，以后出现低氧血症、高碳酸血症。

【诊断】

对慢性咳嗽、咳痰、呼吸困难，和（或）具有本病危险因素接触史者，特别是吸烟者，均需考虑COPD的诊断。通过通气功能测定明确有无COPD，吸入支气管舒张剂后$FEV_1/FVC<70\%$，确诊为COPD。

【治疗】

（一）急性加重期的治疗

COPD急性加重期，首选要确定急性加重的原因、疾病的严重程度，然后决定患者是门诊治疗还是住院治疗。

1.氧疗 采用持续低流量（1~2L/min）低浓度（28~30%）吸氧。氧疗目标为$PaO_2 \geq$ 60mmHg和（或）SaO_2>90%。

2.应用支气管扩张剂 可改善患者症状，包括吸入β_2受体激动剂、抗胆碱能药、茶碱类等。

（1）β_2受体激动剂 短效制剂如沙丁胺醇气雾剂，每次100~200μg（1~2喷），定量吸入，药效持续4~5小时，每天不超过8~12喷。长效制剂有沙美特罗、福莫特罗等，每天吸入2次。

（2）抗胆碱能药 短效制剂如异丙托溴铵气雾剂，每次40~80μg，药效持续6~8小时，3~4次/天；长效制剂如噻托溴铵，每次18μg，每天一次。

（3）茶碱类 氨茶碱0.1g，每日3次；茶碱缓释片0.2g，每12小时1次。

3.抗感染治疗 当患者呼吸困难加重，咳嗽伴痰液量增多或有脓性痰时，应根据经验及药物敏感情况积极选用抗生素治疗，如可选用β-内酰胺类、第二代头孢菌素、大环内酯类、喹诺酮类。

4.祛痰 溴己新8~16mg，每日3次；盐酸氨溴索30mg。每日3次。

5.糖皮质激素 对需住院的急性加重期患者可口服泼尼松龙30~40mg/d或静脉予甲泼尼龙40~80mg/d，连续5~7天。

（二）稳定期的治疗

1.药物治疗 包括支气管舒张剂、祛痰剂、镇咳药、糖皮质激素、中药等。

2.非药物治疗 康复治疗、氧疗、通气支持、外科治疗。

长期家庭氧疗（LTOT）对COPD慢性呼吸衰竭者可提高生活质量和生存率。适用证为$PaO_2 \leq$ 55mmHg或$SaO_2 \leq$ 88%；PaO_2 55~60mmHg或$SaO_2 \leq$ 89%，并有肺动脉高压、心力衰竭或红细胞增多症。一般经鼻导管吸氧，流量1~2L/min，每天持续吸氧>15小时，目标为$PaO_2 \geq$ 60mmHg和（或）SaO_2>90%。

【预防】

COPD的预防主要是避免发病的高危因素、急性加重的诱发因素以及增强机体免疫力。戒烟是预防COPD的重要措施，也是最简单易行的措施。

第四节 支气管扩张症

PPT

案例讨论

案例 患者，女，42岁。因反复咳嗽、咳痰20余年，再发加重3天入院。3天前因受凉咳嗽、咳痰加重，咳黄色脓痰，每日约200ml，偶有少量咯血。自诉幼年曾患麻疹。查体：T 37.8℃，P 90次/分，R 20次/分，BP 105/70mmHg，体型消瘦，左下胸部听诊可闻及局限性粗湿啰音。

讨论 1.该患者的诊断是什么？

2.应该进一步做哪些检查？

3.应给予哪些治疗？

支气管扩张症是指反复支气管炎症，导致支气管壁结构改变，引起支气管异常和持久性扩张。主要临床表现为慢性咳嗽、大量脓痰、反复咯血。

【病因】

1.支气管-肺组织的感染 婴幼儿期支气管-肺组织的感染是支气管扩张症最常见的病因。多数患者在童年有麻疹、百日咳或支气管肺炎迁延不愈的病史，呼吸道反复发作的感染，破坏支气管壁。支气管炎症引起黏膜充血水肿及分泌物阻塞管腔，导致引流不畅而加重感染。肺结核、吸入腐蚀性气体、支气管曲霉菌感染、胸膜粘连等可损伤或牵拉支气管壁，反复继发感染，引起支气管扩张。

2.支气管阻塞 肿瘤、异物、感染、支气管周围肿大的淋巴结或肺癌的压迫，可使支气管阻塞导致肺不张，胸腔负压直接牵拉支气管，导致支气管扩张。

3.其他因素 先天性支气管发育缺损及遗传因素如支气管软骨和纤毛细胞发育不全（Kartagener综合征）、肺囊性纤维化、遗传性 α_1-抗胰蛋白酶缺乏等可引起支气管扩张症。

此外，尚有约30%患者病因不明，可能与全身疾病等因素有关。

【病理】

支气管扩张症的病变常发生在段或亚段支气管管壁。按病理结构改变情况分为三种类型。①柱状扩张：气道呈均匀管状物扩张，在某处变细，远端小气道常被分泌物阻塞。②囊状扩张：病变气道呈囊状改变。③不规则扩张：支气管腔呈不规则改变或串珠状改变。

【临床表现】

病程呈慢性经过，部分患者幼年患有肺炎、麻疹、百日咳、支气管肺炎等病史。多见于儿童和青年。

（一）症状

1.慢性咳嗽、大量脓痰 咳痰在晨起、傍晚时最多。急性感染发作时，每日痰量可达100~400ml，呈黄绿色脓痰，将痰静置后可分为三层：上层为泡沫，中层为浑浊黏液，下层为脓性坏死组织沉淀物。引起感染的常见病原体为铜绿假单胞菌、金黄色葡萄球菌、流感嗜血杆菌、肺炎链球菌及卡他莫拉菌等，若合并厌氧菌感染时痰液有臭味。

2.反复咯血 50%~70%的患者有不同程度的咯血，从痰中带血到大量咯血，咯血量与病情严重程度、病变范围有时不一致。部分病变发生在上叶支气管者，以咯血为唯一症状，临床上称为“干性支气管扩张”。

3.反复肺部感染 同一肺段可反复发生炎症并迁延不愈，主要是由于扩张的支气管清除分泌物的功能丧失、引流差所致。

4.其他 反复感染可引起发热、乏力、贫血、消瘦、食欲下降等。

（二）体征

早期或干性支气管扩张无明显异常肺部体征，病变重或继发感染时可闻及下胸部、背部固定而持久的局限性粗湿啰音，有时可闻及哮鸣音。部分患者因长期缺氧而伴有杵状指（趾）。

【辅助检查】

（一）实验室检查

血常规示白细胞计数和分类一般正常，急性感染时白细胞计数及中性粒细胞计数可增高；贫血者血红蛋白减少，血沉可增快。痰细菌学检查可找到病原体，有利于指导抗生素的治疗。

（二）影像学检查

1.胸部X线检查 早期可无异常或仅表现为肺纹理增粗、紊乱。典型X线表现为支气管呈柱状增粗或“双轨征”；囊状扩张典型表现为呈蜂窝状或卷发状阴影，可见多个小液体平面。

2.支气管造影 对支气管扩张诊断具有确诊价值，可明确病变的部位、形态、范围及严重程度，为手术治疗提供重要资料。但其为创伤性检查，目前已被HRCT取代。

3.胸部CT 可显示支气管壁增厚的柱状扩张或成串成簇的囊状扩张改变。高分辨CT

（HRCT）在横断面能清楚显示扩张的支气管，现已成为支气管扩张的主要诊断方法（图4-3）。

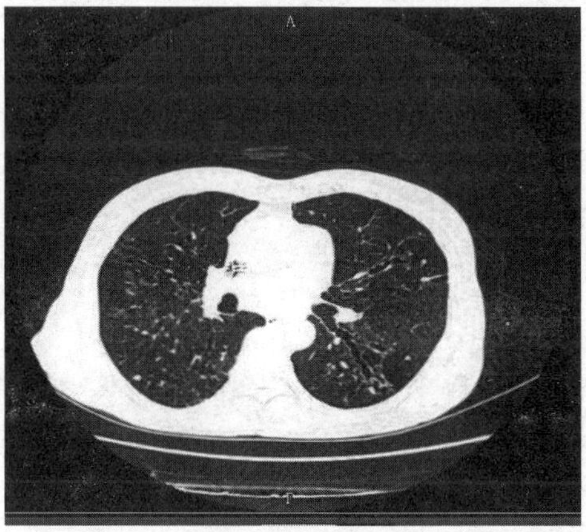

图4-3　支气管扩张症的肺部CT

（三）支气管镜检查

当支气管病变发生在段支气管以上时，镜下可见病变部位呈弹坑样改变。还可进行局部灌洗，取灌洗液做涂片、细菌学和细胞学检查，有助于诊断和指导治疗。

【诊断】

根据慢性咳嗽、大量脓痰、反复咯血，肺部闻及固定而持久性湿啰音，儿童时期有诱发支气管扩张的呼吸道感染史，结合影像学检查尤其是胸部HRCT常可做出明确诊断。该疾病需与慢性支气管炎、肺脓肿、肺结核、支气管肺癌、先天性肺囊肿和弥漫性泛细支气管炎等疾病相鉴别。

【治疗】

支气管扩张的治疗原则是消除病因，促进痰液排出，控制感染，必要时行外科手术。

（一）治疗基础疾病

对活动性肺结核伴支气管扩张者应积极抗结核治疗；低免疫球蛋白血症可用免疫球蛋白替代治疗。

（二）控制感染

控制感染是急性感染发作主要的治疗措施。如痰量增加，或出现黄绿色脓痰时需尽早使用抗生素。可根据痰涂片革兰染色及痰培养来指导抗生素的应用。早期可根据经验用药，给予氨苄西林、阿莫西林或头孢克洛等。铜绿假单胞菌感染者可选用β-内酰胺类（如哌拉西林、头孢他啶、头孢哌酮、亚胺培南、氨曲南）、氟喹诺酮类（如环丙沙星、氧氟沙星）、氨基糖苷类（如庆大霉素、妥布霉素、阿米卡星）等药物。若痰液有臭味，提示有厌氧菌感染，需加用甲硝唑或替硝唑。对慢性咳脓痰的患者，可选用疗程更长的抗生素，如口服阿莫西林或雾化吸入氨基糖苷类药物，或间断并规则使用单一抗生素以及轮换使用抗生素。

（三）改善气流受限

支气管扩张剂可改善气流受限，并协助清理气道分泌物，对伴有气道高反应及可逆性气流受限的患者疗效明显。

（四）清除气道分泌物

清除气道分泌物是控制感染和减轻全身中毒症状的关键之一。主要措施如下。

1.体位引流　根据病变不同部位采取不同体位，原则上使病灶处位于高位，引流支气管置于低处。引流前可行雾化吸入，引流中可拍健侧背部以提高引流效果。

2. 祛痰剂　口服氯化铵0.3~0.6g或溴己新（必嗽平）8~16mg，一天3次。雾化吸入重组脱氧核糖核酸酶，其可通过阻断中性粒细胞释放DNA降低痰液黏稠性。

（五）咯血

对少量反复咯血者，予对症治疗或口服云南白药、卡巴克洛等；中量咯血可静脉予以垂体后叶素或酚妥拉明，妊娠、高血压、心力衰竭等患者禁用垂体后叶素；大量咯血者，经内科治疗无效，可使用介入栓塞治疗或外科手术治疗。

（六）外科治疗

对于反复呼吸道急性感染或大咯血，病变不超过2个肺叶，经充分内科治疗效果不佳，无严重心、肺功能损害者，可考虑外科手术治疗。如大出血来自增生的支气管动脉、病变局限，经药物治疗不能缓解、反复发生威胁生命的大咯血，可考虑外科手术，但术前必须明确出血部位，否则采用支气管动脉栓塞术治疗。

【预防】

积极防治婴幼儿麻疹、百日咳、支气管肺炎及肺结核等急、慢性呼吸道疾病，是预防支气管扩张的重要措施。积极预防呼吸道感染，增强体质，提高机体免疫力及抗病能力，可考虑应用肺炎球菌疫苗和流感疫苗预防急性发作。吸烟者应戒烟。进行肺康复，保持肺功能锻炼。

PPT

第五节　肺　癌

原发性支气管肺癌为起源于支气管黏膜或腺体的恶性肿瘤，简称为肺癌（lung cancer）。肺癌是严重危害人民健康的疾病。在我国，肺癌已成为因癌症死亡的最重要的病因。

【病因】

到目前为止引起肺癌的病因尚未明确，但常认为与下列因素有关。

1. 吸烟　大量研究表明吸烟是肺癌死亡率增加最重要的原因。烟草中的尼古丁、苯并芘、亚硝胺等均有致癌作用，尤其易引起鳞状上皮细胞癌和未分化小细胞癌。吸烟者发生肺癌的危险性比未吸烟者高9~10倍。

2. 职业致癌因子　已被人类所知的职业致癌因子有石棉、砷、铬、镍、铍、煤焦油、芥子气、烟草加热的产物、电离和微波辐射及反射性物质（铀、镭等）衰变时产生的氡和氡子气。

3. 空气污染　室内被动吸烟、燃烧燃料和烹饪中释放的油烟雾均可产生致癌物质。

4. 电离辐射　大剂量电离辐射可导致肺癌，不同射线产生的效应也不同。

5. 其他　遗传、饮食（低β胡萝卜素）等。

【分类】

（一）按解剖学部位分类

1. 中央型肺癌　发生在主支气管至段支气管的肺癌，多见于鳞状上皮细胞癌和小细胞肺癌。

2. 周围型肺癌　发生在段支气管以下的肺癌，多见于腺癌。

（二）按组织病理学分类

1. 非小细胞肺癌（NSCLC）　①鳞状上皮细胞癌：简称为鳞癌，典型的病理改变为细胞角化、角化珠形成、细胞间桥。以中央型肺癌多见。②腺癌：典型的病理改变为腺管或乳头状结构，细胞大小较一致，圆形或椭圆形，胞质丰富，常含有黏液，核大，染色深，有核仁，核膜比较清楚。③大细胞癌：典型改变为癌细胞较大，大小不一，常呈多角形或不规则形，呈实性巢状排列，常见大片出血性坏死。癌细胞核大，核仁明显，胞质量中等，核分裂象常见。

2. 小细胞肺癌（SCLC） 典型的癌细胞小，圆形或卵圆形，类似于淋巴细胞。细胞核呈细颗粒状或深染，核仁不明显，分裂象常见，胞质极稀少。小细胞肺癌早期多发生肺门和纵隔淋巴结转移，易侵犯血管而导致肺外转移。

【临床表现】

（一）原发肿瘤引起的临床表现

1. 咳嗽 为早期表现，多为无痰或少痰的持续性刺激性干咳，呈高调金属性咳嗽。伴继发性感染时，痰量增加，呈黏液脓痰。

2. 咯血 常见于中央型肺癌。可出现痰中带血，侵蚀大血管时可出现大咯血。

3. 其他 呼吸困难、气短喘息；发热、体重下降等。

（二）肺外胸内扩展引起的临床表现

肿瘤细胞侵犯胸膜可出现胸痛、不同程度的胸腔积液。肿瘤压迫喉返神经可引起声音嘶哑。肿瘤压迫食管可出现吞咽困难。转移性淋巴结肿大或癌组织可压迫上腔静脉，出现上腔静脉综合征，其表现为头面部和上身淤血水肿，颈部肿胀，颈静脉怒张。癌组织压迫颈部交感神经，引起Horner综合征，其表现为病侧眼睑下垂、瞳孔缩小、眼球内陷、同侧额部及胸壁无汗或少汗。

（三）胸外转移引起的临床表现

胸外转移多见于小细胞肺癌。可转移至以下部位。①中枢神经系统：引起颅内压增高。②骨骼：引起骨痛和病理性骨折。③腹部：可转移到胰腺、胃肠道、肾上腺和腹膜后淋巴结。④淋巴结：多见于右锁骨上淋巴结。

（四）副癌综合征

副癌综合征是指肺癌非转移性胸外表现。包括：①肥大性肺性骨关节病：多侵犯上下肢长骨远端。②神经肌肉综合征：包括小脑皮质变性、脊髓小脑变性、周围神经病变、重症肌无力等。③类癌综合征：主要表现为面部、上肢躯干潮红或水肿，腹泻，心动过速，喘息，瘙痒和感觉异常等。④其他：高钙血症、异位促性腺激素、分泌促肾上腺皮质激素、分泌抗利尿激素、黑色棘皮症、皮肌炎等。

【辅助检查】

1. 血液肿瘤标志物检查 如癌胚抗原（CEA）、神经特异性烯醇酶（NSE）、胃泌素释放肽前体（ProGRP）等。

2. 痰脱落细胞检查 是一项简单、方便且易于患者接受的无创性检查技术。该项检查和X线胸片检查作为肺癌筛查的重要手段。常用于肺癌的早期诊断。

3. 影像学检查 常使用胸部X线检查和CT进行检查。

（1）中央型肺癌　癌组织向管腔内生长，可引起支气管阻塞。不完全阻塞时表现为段、叶局限性气肿；完全性阻塞时表现为段、叶不张。肺不张伴有肺门淋巴结肿大时下缘可呈倒S状影像。癌组织向管腔外生长，可出现单侧、不规则的肺门肿块（图4-4）。

（2）周围型肺癌　早期常表现为局限性小斑片状阴影，边缘不清，密度较淡。继之肿瘤增大，阴影随之增大，密度增高，为圆形或类圆形，分缘呈分叶状。伴脐凹或细毛刺（图4-5）。

4. 磁共振显像（MRI） 明确肿瘤与大血管之间的关系，优于CT检查。

5. 支气管镜检查 有助于疾病诊断、确诊病变范围、明确手术指征及方式。

6. 其他 如纵隔镜、胸腔镜、开胸活检等。

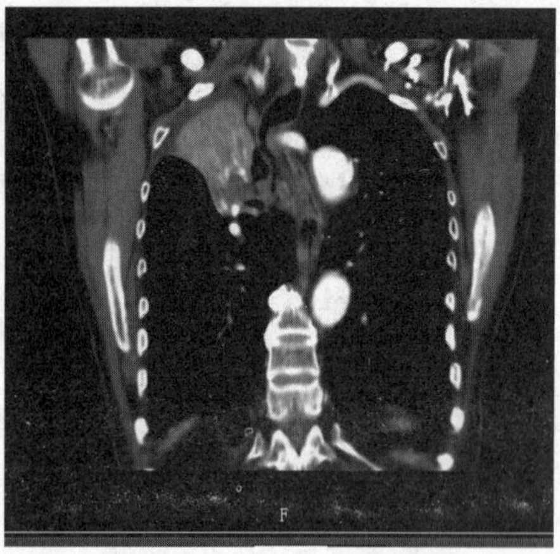

图4-4 中央型肺癌的肺部CT

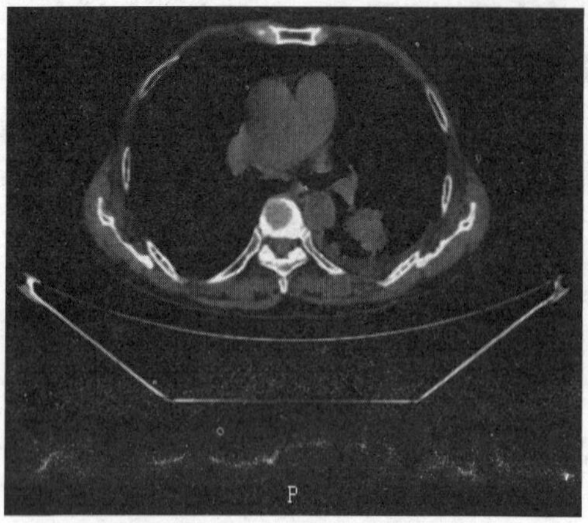

图4-5 周围型肺癌的肺部CT

【诊断】

通过收集临床信息（评估危险因素和相关临床表现）、无创检查（如影像学检查、血液肿瘤标志物、痰细胞学检查）和有创检查（支气管镜、胸腔穿刺及胸膜活检）可诊断。组织病理学诊断是肺癌确诊和治疗的依据，并进行免疫组织化学检查，进一步鉴别组织学类型。

【治疗】

（一）手术

1. NSCLC　局限性病变时，外科手术可根治。对于耐受手术的Ⅰ、Ⅱ期NSCLC者首选手术；对于Ⅲa期，若患者年龄、心肺功能尚好，可考虑手术治疗。

2. SCLC　多早期转移，发现时难以通过外科手术根治。

（二）化疗

1. NSCLC　常用药物有顺铂、卡铂、吉西他滨、长春瑞滨、紫杉醇、多西他赛等。目前一线化疗推荐治疗方案为卡铂（或顺铂）加上紫杉醇（或多西紫杉醇、长春瑞滨、吉西他滨等）联合用药。二线化疗推荐方案为多西他赛或培美曲塞。

2. SCLC　推荐化疗为主的综合治疗。一线化疗推荐药物为足叶乙甙、顺铂、卡铂、伊立替康等。常用足叶乙甙加上顺铂（或卡铂）联合用药。复发时，可用紫杉醇、多西他赛、伊立替康、环磷酰胺等化疗药物。

在化疗时，给予必要的支持治疗（如止吐药、用顺铂时补充输液和盐水等）和监测血常规（白细胞计数及分类、血小板）。

（三）放疗

1. NSCLC　适用于原发肿瘤阻塞支气管引起阻塞性肺炎、上呼吸道阻塞或上腔静脉阻塞等；对无症状患者的预防性治疗；拒绝或不能耐受手术的Ⅰ、Ⅱ期患者及Ⅲ期患者均可选择根治性放疗。

2. SCLC　有颅脑转移者予全脑高剂量放疗；完全缓解者予预防性颅脑放疗；有症状、胸部或其他部位有进展性病灶者，予全剂量放疗。

（四）靶向治疗

分子靶向治疗是指以肿瘤细胞特异性分子为靶点，分子靶向药能特异性阻断该靶点的生物学功能，抑制肿瘤细胞的生长，达到消除肿瘤的目的。常用的药物种类有：①表皮生长因子受体-酪氨酸激酶抑制剂（EGFR-TKI）：如吉非替尼、厄洛替尼、埃克替尼等。②间变淋巴瘤激酶（ALK）抑制剂：如克唑替尼。③单克隆抗体（MAb）：如贝伐单抗。

（五）其他治疗

如生物反应调节剂（如小剂量干扰素、转移因子、集落刺激因子等）、中医药治疗。

第六节　支气管哮喘

PPT

案例讨论

案例　患者，女，42岁。因反复、喘息10余年，加重5天入院。患者10年前开始咳嗽、喘息，时有痰，为白黏痰，无痰中带血，咳嗽、喘息为发作性，症状可自行或用药（具体不详）后缓解。5天前受凉后咳嗽、喘息加重，伴黄色黏痰，量中，晨起及夜间发作，用药（氨茶碱）后无好转。既往体健，无药物过敏史。查体：T 36.4℃，P 100次/分，R 20次/分，BP 120/80mmHg。端位呼吸，无三凹征，口唇无发绀，双肺野可闻及哮鸣音，以呼气相为主，呼气相延长，未闻及湿啰音。心腹（-）。血常规中示WBC 11.2×10^9/L，N 0.76。

讨论　1.该患者的诊断是什么？

2.应该进一步做哪些检查？

3.应给予哪些治疗？

支气管哮喘（bronchial asthma）是一种以嗜酸性粒细胞、肥大细胞和T淋巴细胞等多种炎症细胞参与的气道慢性炎症性疾病，简称哮喘。主要特征包括慢性气道炎症、气道的高反应性、可逆性气流受限、气道重构。

【病因】

哮喘是多基因遗传病，受遗传和环境因素的双重影响。常见环境因素有变应原因素，如花粉、尘螨、动物毛屑、油漆、食物（鱼、虾、蛋类、牛奶）、药物（阿司匹林、抗生素）等；非变应原因素，如吸烟、运动、大气污染等。上呼吸道感染尤其是病毒感染是哮喘急性发作的常见诱因。

【病理】

肉眼观肺过度膨胀，支气管管腔内含有黏稠痰液和黏液栓。镜下见支气管平滑肌肥厚，黏膜及黏膜下血管增生、黏膜水肿、纤毛上皮细胞脱落、基膜显著增厚，支气管有嗜酸性粒细胞、淋巴细胞、中性粒细胞等浸润。

【临床表现】

（一）症状

典型症状为发作性伴有哮鸣音的呼气性呼吸困难，夜间及凌晨发作或加重。症状持续数小时至数日，可自行缓解或予平喘药物治疗后缓解。严重者被迫取坐位或端坐位，干咳或咳大量白色泡沫痰，甚至发绀。部分患者仅以咳嗽为唯一症状（咳嗽变异性哮喘）；有些青少年可在运动时出现胸闷、咳嗽和呼吸困难（运动型哮喘）。

（二）体征

哮喘发作时胸部呈过度充气状态，听诊双肺可闻及广泛哮鸣音，呼气延长。当气道严重阻塞时哮鸣音可减弱或消失，提示病情较前恶化。严重发作时可有心率增快、奇脉、胸腹反常运动和发绀等。

（三）并发症

发作时可并发气胸、纵隔气肿、肺不张等；反复发作和感染者可并发慢性阻塞性肺气肿。

（四）分期

1.急性发作期　喘息、气促、咳嗽、胸闷等症状突然发生或加重，以呼气流量降低为特征，常因接触过敏原等刺激物或治疗不当所致。按照严重程度分为轻度、中度、重度和危重度四级（表4–1）。

表4–1 哮喘急性发作期的分级

分期	临床表现	肺功能和血气分析
轻度	步行或上楼时气促，可有焦虑，呼吸轻度增快，肺部闻及散在哮鸣音	正常
中度	稍事活动感气促，讲话常有中断，时有焦虑，呼吸增快，可有三凹征，肺部闻及响亮、弥漫的哮鸣音，心率增快，可出现奇脉	使用支气管扩张剂后PEF占预计值60%~80%，SaO_2为91%~95%
重度	休息时感气促，端坐呼吸，只能发单字，常有焦虑和烦躁，大汗淋漓，R>30次/分，常有三凹征，肺部闻及响亮、弥漫的哮鸣音，HR>120次/分，奇脉	使用支气管扩张剂后PEF占预计值<60%或绝对值<100ml，或作用时间<2小时，PaO_2<60mmHg，$PaCO_2$>45mmHg，SaO_2为≤90%，pH可降低
危重度	不能讲话，嗜睡或意识模糊，胸腹矛盾运动，哮鸣音减弱或消失，脉率变慢或不规则	严重低氧血症和高碳酸血症，pH降低

2.非急性发作期 又称慢性持续期。许多哮喘患者即使无急性发作时，但在相当长时间内仍有不同频率和不同程度的喘息、咳嗽、胸闷等症状，可伴有肺通气功能下降。目前应用广泛的严重程度评估方法为哮喘控制水平，其包括目前临床控制评估和未来风险评估（表4–2）。

表4–2 非急性发作期哮喘控制水平的分级

1.目前临床控制评估（四周以上）			
临床特征	控制（满足下列所有条件）	部分控制（有下列任意1项）	未控制
白天症状	无（或≤2次/周）	>2次/周	有≥3项部分控制的表现
活动受限	无	有	
夜间症状	无	有	
需用缓解药或急救治疗	无（或≤2次/周）	>2次/周	
肺功能	正常	<正常预计值或个人最佳值的80%	
2.未来风险评估（急性发作风险、病情不稳定、肺功能迅速下降、药物不良反应）			

【辅助检查】

1.血液检查 发作时嗜酸性粒细胞可增多。合并感染时，白细胞总数和中性粒细胞增高。

2.痰液检查 涂片可见较多的嗜酸性粒细胞。

3.呼吸功能检查 1秒钟用力呼气容积（FEV_1）、第一秒用力呼气容积占用力肺活量的百分比（FEV_1/FVC）、最大呼气中期流量（MMEF）、呼气峰值流速（PEF）等均减少。而残气量（RV）、功能残气量（FRC）和肺总量（TLC）均增加；RV/TLC百分比增高。

4.血气分析 发作时可有不同程度低氧血症。当$PaCO_2$升高，则提示气道堵塞，病情严重。

5.胸部X线检查 发作时两肺透亮度增加，膈肌低平，呈充气过度。缓解期多无明显异常。

6.特异性变应原检测 皮肤过敏原实验和血清特异性IgE检查，可证实患者的变态反应状态，了解诱发哮喘的过敏原和种类。

【诊断】

根据有反复发作的喘息、气促、胸闷或咳嗽，多与接触变应原、冷空气、病毒性上呼吸道感染、运动等有关；发作时伴有哮鸣音的呼气性呼吸困难，可自行缓解或治疗后缓解；排除其他疾病引起的喘息、气促、胸闷、咳嗽，一般可诊断。若临床表现不典型者应有下列三项中至少一项阳性：①支气管激发试验或运动试验阳性；②支气管舒张试验阳性；③昼夜PEF变异率≥20%。

【治疗】

（一）消除病因

脱离变应原是防治哮喘最有效的方法。

（二）药物治疗

1.缓解性药物（解痉平喘药）

（1）β_2受体激动剂　主要通过激动呼吸道的β_2受体，激活腺苷酸环化酶，减少肥大细胞和嗜酸性粒细胞脱颗粒和介质的释放，从而舒张支气管平滑肌，缓解症状。

短效β_2受体激动剂（SABA）是控制哮喘急性发作的首选药物。常用药物有沙丁胺醇、特布他林等，作用时间为4~6小时，有吸入（定量气雾剂吸入、干粉吸入、持续雾化吸入）、口服和静脉三种制剂，首选吸入给药。长效β_2受体激动剂（LABA）常用药物有沙美特罗、福莫特罗，作用时间为10~12小时。LABA不能单独用于哮喘的治疗，一般与吸入型糖皮质激素（ICS）联合使用。常用的ICS加LABA制剂有氟替卡松/沙美特罗干粉吸入剂、布地奈德/福莫特罗干粉吸入剂。不良反应有心律失常、肌肉震颤、低血钾等。

（2）茶碱类　能抑制磷酸二酯酶，提高平滑肌细胞内的环腺甘酸（cAMP）浓度；能拮抗腺苷受体；刺激肾上腺分泌肾上腺素，增强呼吸肌的收缩；增强气道纤毛清除功能和抗炎作用。

氨茶碱的用药方式为口服、静脉注射或静脉滴注，静脉给药主要应用于重、危症患者。口服剂量每日6~10mg/kg，静脉注射速度不宜超过0.25mg/（kg·min），日注射量一般不超过1.0g。不良反应有胃肠道症状、心血管症状（心律失常、血压下降）及尿多，偶可兴奋呼吸中枢，严重者可引起抽搐及死亡。发热、妊娠、小儿或老人，患有肝、心、肾功能障碍及甲亢者需慎用。合用西咪替丁、喹诺酮类、大环内酯类等可使茶碱类排泄减慢，应减少用药量。

（3）抗胆碱能药物　可降低迷走神经兴奋性而舒张支气管、减少痰液分泌。尤适用于夜间哮喘发作和痰多者。常用异丙托溴铵定量气雾剂或持续雾化吸入。少数患者有口苦或口干感等不良反应。

2.控制性药物（抗炎药）

（1）糖皮质激素　抑制气道变应性炎症，降低气道高反应性，是目前控制哮喘发作最有效的药物。

常用吸入、口服和静脉用药三种给药方式。常用的吸入药物有倍氯米松、氟替卡松等，吸入药物全身性不良反应少，少数患者可引起口咽念珠菌感染、声音嘶哑或呼吸道不适，吸药后用清水漱口可减轻局部反应和胃肠吸收。常用的口服药物有泼尼松和泼尼松龙，用于吸入糖皮质激素无效或需要短期加强者。常用的静脉药物有琥珀酸氢化可的松和甲泼尼龙，用于重度或严重哮喘发作者。

（2）色甘酸钠　可稳定肥大细胞膜，对预防运动或过敏原诱发的哮喘最有效。

（三）免疫疗法

免疫疗法包括特异性（脱敏疗法）和非特异性两种。前者称脱敏治疗，后者是指注射卡介苗、转移因子等生物制品抑制变异原反应的过程。

第七节　肺栓塞

PPT

肺栓塞是指各种栓子阻塞肺动脉及其分支所引发的一组疾病或临床综合征的总称，包括肺血栓栓塞症（PTE）、脂肪栓塞综合征、羊水栓塞、空气栓塞等。

肺血栓栓塞是静脉系统或右心的血栓阻塞肺动脉及分支所引起的以肺循环和呼吸功能障碍为主要临床特征的疾病，为肺栓塞最常见的类型。

【危险因素】

PTE的危险因素有静脉血液淤滞、静脉系统内皮损伤和血液高凝状态等。原发性危险因素多与遗传变异有关，包括抗凝血酶缺乏、先天性异常纤维蛋白原血症、血栓调节蛋白异常、凝血因子Ⅻ缺乏、纤溶酶原缺乏、蛋白S缺乏等。40岁以下无明显诱因反复发病，或发病呈家族聚集倾向，均需考虑是否有原发性危险因素引起的PTE。继发性危险因素是指后天获得的，包括吸烟、妊娠、口服避孕药、肥胖、长期卧床、长途乘车、肾病综合征、脑卒中、血小板异常、充血性心力衰竭、急性心肌梗死等。

【病理生理】

引起PTE的血栓绝大多数来源于下肢深静脉。静脉或右心的血栓通过右心室，进入肺动脉及分支，引起血流动力学改变（肺动脉高压、右心功能不全、左心功能不全、冠脉供血不足等）、气体交换障碍，严重者出现肺梗死。

【临床表现】

（一）症状

常见症状包括：①不明原因的呼吸困难，以活动后加重；②胸痛，一般为心绞痛样胸痛或胸膜炎样胸痛；③咯血，少量咯血多见；④晕厥；⑤其他，咳嗽、心悸、烦躁不安等。

（二）体征

1.呼吸系统体征 呼吸急促、发绀、肺部可闻及哮鸣音和（或）湿啰音。有胸腔积液时，出现相应体征。

2.循环系统体征 心动过速。严重时出现低血压，甚至出现休克，颈静脉充盈，$P_2>A_2$等。

（三）临床分型

急性PTE根据病情的轻重分为高危、中危和低危。

1.高危PTE 主要临床表现为休克和低血压，即体循环动脉收缩压<90mmHg，或较该患者的基础值下降≥40mmHg，持续15分钟以上。

2.中危PTE 血流动力学稳定，有右心功能不全和（或）心肌损伤。

3.低危PTE 血流动力学稳定，无右心功能不全和心肌损伤。

【诊断】

PTE的诊断分三步（疑诊、确诊、病因诊断）诊断。

1.疑诊 患者有PTE的临床表现，特别是有危险因素，或单侧或两侧不对称的下肢肿胀、疼痛者，应做相应辅助检查。①血浆D-二聚体：其值<500μg/L可排除PTE的诊断。②动脉血气分析：常为低氧血症、低碳酸血症。③心电图：最常见的改变为窦性心动过速。肺动脉高压及右心功能不全时，可有V_1~V_2或V_4导联T波倒置和ST段异常、$S_ⅠQ_ⅢT_Ⅲ$征、右束支传导阻滞、肺型P波、电轴右偏、顺时针钟向转位等。④胸部X线检查：部分肺纹理变细或消失，肺透亮度增加（肺动脉阻塞）；右下肺动脉干增宽或伴截断征，肺动脉膨隆，右心室增大（肺动脉高压及右心扩大）；局部肺部片状阴影，尖端指向肺门的楔形阴影，肺不张或肺膨隆，可伴有少至中量胸腔积液。⑤超声心动图：严重者，可出现右心室功能障碍的表现。⑥下肢深静脉检查：常用超声检查。

2.确诊 对疑诊患者进行确诊检查，下述四项检查中任意一项阳性可确诊。①螺旋CT：肺动脉内的充盈缺损。完全充盈缺损时，远端血管不显影（图4-6）。②放射性核素肺通气/血流灌注显影：肺段分布的血流灌注缺损，与通气显像不匹配。③核磁共振（MRI）和核磁共振肺动脉造影（MRPA）。④肺动脉造影：肺动脉内造影剂充盈缺损，伴或不伴血流阻断。

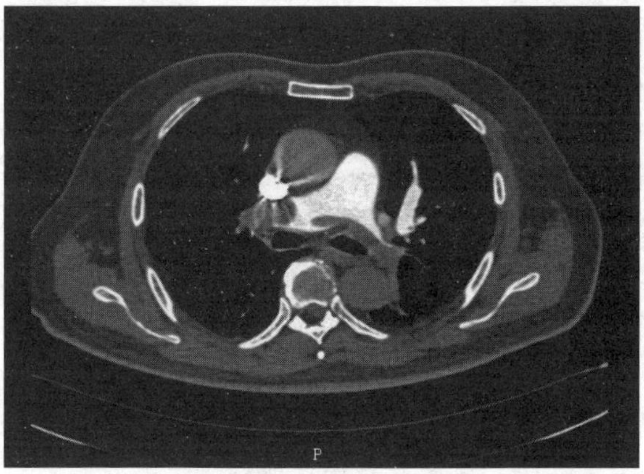

图4-6 肺栓塞的肺部CT

3.病因诊断 首先明确有无深静脉血栓形成及栓子的来源，然后再寻找发生PTE的危险因素。

【治疗】

（一）一般治疗

卧床休息，保持大便通畅，避免用力排大便。经鼻导管或面罩吸氧。监测生命征、心电图及血气的变化。

（二）抗凝治疗

临床疑诊PTE者，无禁忌证时，使用抗凝药。常用的抗凝药有普通肝素、低分子肝素、磺达肝癸钠和华法林等。使用抗凝药前需要检查活化部分凝血酶时间（APTT）、凝血酶原时间（PT）和血常规。

1.普通肝素 3000~5000IU/kg或80IU/kg静脉注射，继之以18IU/（kg·h）继续静脉滴注。测定APTT，尽快使APTT达到正常值的1.5~2.5倍。使用药物期间，监测血小板，若血小板 $<100\times10^9/L$，或降低达30%，应停药。

2.华法林 在肝素/磺达肝癸钠应用的第1天开始加用华法林，初始计量为3.0~5.0mg。华法林与肝素至少需重叠应用5天。当国际标准化比率达2.5或PT延长至正常1.5~2.5倍时，持续至少24小时，可停用肝素，只用华法林抗凝治疗。

（三）溶栓治疗

溶栓治疗用于高危PTE或没有禁忌证的部分中危PTE患者。常用药物有：①尿激酶：20000IU/kg持续滴注2小时或4400IU/kg静脉注射10分钟，继之2200IU/kg持续静脉滴注12小时。②链激酶：250000IU静脉注射30分钟，继之100000IU/h持续静脉滴注24小时。该药具有抗原性，用药前予地塞米松或苯海拉明，防止过敏。③重组组织型纤溶酶原激活剂：50mg持续静脉注射2小时。

（四）其他治疗

肺动脉导管碎解和抽吸血栓、肺动脉血栓摘除术、放置腔静脉滤器等。

本章小结

细菌性肺炎是最常见的肺炎。肺炎球菌肺炎的典型临床表现为高热、寒战、咳嗽、咳痰。合理使用抗生素是治疗该疾病的关键。

COPD是一种以不完全可逆的气流受限为特征，呈进行性发展的肺部疾病。肺功能检查对确定气流受限有重要意义。COPD与慢性支气管炎和肺气肿有关，最常见的病因为吸烟，主要的临床表现为慢性咳嗽、咳痰、进行性呼吸困难等。急性发作期治疗为控制感染、吸氧、使用支气管扩张剂等。

支气管扩张症多见于儿童和青年，常见病因为支气管阻塞和感染。临床表现为慢性咳嗽、咳大量脓痰、反复咯血。确诊该疾病的影像学检查为支气管碘油造影，现已被HRCT所取代。该疾病的治疗关键在于清除气道分泌物和控制感染。

肺癌是起源于支气管黏膜或腺体的恶性肿瘤。主要临床表现为刺激性干咳、痰中带血、气短等。常用的辅助检查为肿瘤标记物检查、痰脱落细胞检查、胸部X线及CT检查。NSCLC为局限性疾病时，可行外科手术根治；播散性病变者予化疗和放疗。SCLC者予化疗和放疗。

哮喘是气道的慢性炎症疾病，与遗传和环境因素有关，典型的表现为伴有哮鸣音的呼气性呼吸困难。脱离过敏原是防治哮喘最有效的方法。哮喘的治疗药分为控制性药物和缓解性药物。SABA是哮喘急性发作的首选药物。糖皮质激素是控制哮喘最有效的药物。

PTE是最常见的肺栓塞类型。引起PTE的血栓主要来源于深静脉血栓。常见的临床表现为不明原因的呼吸困难、胸痛、咯血等。对疑诊病例通过CTPA、MRPA、V/Q显影、肺动脉造影等可确诊。基本治疗为抗凝治疗，高危PTE可使用溶栓治疗。

习题

习 题

一、单项选择题

1.肺炎球菌肺炎首选抗炎药是（　　）。

A.青霉素　B.红霉素　C.异烟肼　D.磺胺类　E.庆大霉素

2.社区获得性肺炎最常见的病原菌是（　　）。

A.肺炎球菌　B.葡萄球菌　C.大肠埃希菌

D.铜绿假单胞菌　E.肺炎克雷伯杆菌

3.诊断COPD的必备条件是（　　）。

A.慢性咳嗽、咳痰

B.进行性加重的呼吸困难

C.吸入支气管扩张剂后FEV_1/FVC<70%

D.吸入支气管扩张剂后FEV_1/预计值<80%

E.FEV_1/FVC<80%预计值

4.慢性支气管炎的诊断标准是（　　）。

A.咳嗽、咳痰或伴喘息，每年发病持续2个月以上，连续1年

B.咳嗽、咳痰或伴喘息，每年发病持续2个月以上，连续2年

C.咳嗽、咳痰或伴喘息，每年发病持续2个月以上，连续3年

D.咳嗽、咳痰或伴喘息，每年发病持续3个月以上，连续1年并排除其他心肺疾病

E.咳嗽、咳痰或伴喘息，每年发病持续3个月以上，连续2年并排除其他心肺疾病

5.患者，女，60岁。支气管扩张病史20余年。近1周来出现咳嗽、咳痰、咯血。入院时突然咯血250ml。既往有高血压病史。该患者不宜使用的药是（　　）。

A.卡巴克洛　B.酚磺乙胺　C.酚妥拉明　D.云南白药　E.垂体后叶素

6.下列不属于副癌综合征表现的是（　　）。

A.高钙血症　B.类癌综合征　C.Horner综合征

D.肥大性骨关节病　E.分泌抗利尿激素

7.哮喘急性发作时典型的临床表现是（　　）。

A.慢性咳嗽、咳痰　B.反复咯血　C.发绀

D.吸气性呼吸困难伴哮鸣音　E.呼气性呼吸困难伴哮鸣音

8. 支气管哮喘急性发作时，禁用的药物是（　　）。

A. 氨茶碱　　B. 肾上腺素　　C. 沙丁胺醇　　D. 普萘洛尔　　E. 糖皮质激素

9. 肺动脉栓塞的栓子一般来自（　　）。

A. 动脉血栓脱落　　B. 门静脉血栓脱落　　C. 左心房附壁血栓脱落

D. 二尖瓣疣状血栓的脱落　　E. 静脉系统或右心的血栓脱落

10. 可确诊PTE的检查是（　　）。

A. 心电图　　B. 肺功能　　C. 肺动脉造影

D. 血浆D-二聚体　　E. 胸部X线检查

二、简答题

1. 肺炎的诊断程序有哪些？

2. 确诊PTE的检查有哪些？

（谢　云）

第五章　消化系统疾病

PPT

第一节　消化系统疾病概述

知识目标

1. **掌握**　消化系统疾病常用的检查方法。
2. **熟悉**　消化系统疾病的临床表现及诊断。
3. **了解**　消化系统疾病的病因及分类。

技能目标

1. **学会**　消化系统疾病常用的检查方法。
2. **具备**　运用临床知识对消化系统疾病患者进行人文关怀的能力。

消化系统包括的器官最多，由食管、胃、十二指肠、空肠、回肠、结肠、直肠、肝、胰、胆道等脏器组成。其主要功能是对食物进行消化和吸收，为机体新陈代谢提供物质和能量来源，以维持生命活动。

消化系统疾病包括食管、胃、肠、肝、胆、胰等器官的器质性和功能性疾病，在临床上十分常见。消化性溃疡是最常见的消化系统疾病之一；胃癌和肝癌的病死率在我国恶性肿瘤病死率排名中分别位于第二和第三位，大肠癌、胰腺癌患病率亦有明显上升趋势。

一、病因和分类

消化系统疾病的病因颇为复杂，同一疾病可由多种因素引起，而同一因素也可以是多种疾病的病因。常见的病因有感染、物理化学因素、神经系统功能失调、营养缺乏、代谢紊乱、吸收障碍、变态反应、肿瘤、外伤、先天畸形和遗传等。

消化系统疾病有多种分类方法，按病变器官可以分为食管疾病、胃十二指肠疾病、小肠疾病、大肠疾病、肝胆疾病、胰腺疾病、腹膜疾病、肠系膜疾病等。

二、主要症状

1. 胃灼热　酸或碱性反流物刺激有炎症的食管黏膜而引起胸骨和剑突后的烧灼感。见于胃食管反流病、消化性溃疡。

2. 嗳气　胃内气体溢出口腔的现象。可见于胃食管反流病、胃和十二指肠疾病、胆道疾病等。也可由精神因素引起。

3. 吞咽困难　多见于食管疾病、结缔组织疾病、纵隔肿瘤、主动脉瘤、神经系统病变等。

4. 胸痛　即所谓非心源性胸痛，见于胃食管反流病或食管裂孔病。

5. 厌食　见于胃肠道肿瘤、肝炎、胰腺炎、胰腺癌等。

6. 恶心和呕吐　见于胃癌、胃炎、幽门梗阻、肝胆胰急性炎症、肠梗阻等。

7. 反酸　多见于消化性溃疡和胃食管反流病。

8. 腹胀　可由胃肠道积气、积食、胃肠道梗阻、腹腔积液、气腹、腹内肿物、便秘及胃肠道运动功能障碍所致。

9. 呕血和黑便　上消化道和肝脏、胆系、胰腺出血，表现为呕血和黑便，出血量过大且消化道运动加速时，可出现血便。下消化道出血常为暗红色或果酱样便，离肛门越近，色泽越红。

10.腹痛 多由于消化器官的膨胀、肌肉痉挛、腹膜刺激、血供不足等因素所致，可表现为不同性质的疼痛和腹部不适感。空腔脏器痉挛常产生剧烈疼痛，如胆绞痛、肠梗阻。

腹痛亦可见于胃肠道外和功能性疾病，如泌尿-生殖道炎症或梗阻、肺部疾病、心肌梗死等。

11.腹泻 水样腹泻多提示小肠疾病或胃肠道激素分泌过多。脓血便和黏液便见于结肠疾病，如炎症、溃疡、肿瘤等。

12.里急后重 多因局部炎症或肿瘤刺激直肠所致。

13.便秘 肠道缺乏驱动性蠕动；直肠反射减弱或消失；肠腔内机械性阻塞或肠腔外肿瘤压迫所致。

14.黄疸 各种原因所致的血胆红素浓度增高时可出现巩膜、皮肤黄染。病因有溶血性、肝细胞性、胆汁淤积性等。

三、诊断

详细询问病史、系统的体格检查和必要的实验室及其他检查是正确诊断的基础。

1.病史与症状 病史采集要掌握消化系统疾病问诊的要领。针对主要症状、要尽可能了解其诱因、起病情况、发病经过、用药的反应等，要详细了解其部位、性质、程度、时间、加剧和缓解的规律，以及所伴随的其他症状等。此外，患者的年龄、性别、饮食及生活习惯、烟酒嗜好、接触史以及家族史等对诊断亦有重要意义。

2.体格检查 进行腹部检查，要全面细致。①视诊：腹式呼吸活动减弱或消失，常表示腹膜炎的存在；腹部膨隆提示腹腔积液或肠胀气，胃肠型和蠕动波提示肠梗阻；局部不对称的膨隆，可能是闭袢性肠梗阻、肿瘤等的表现。②触诊：注意压痛、肌紧张、反跳痛的部位、范围和程度。腹部某一部位呈现固定明显压痛，往往是原发病灶所在；压痛、肌紧张、反跳痛是腹膜炎征象；腹肌呈“木板样”强直，是消化性溃疡穿孔典型特点；触到腹部包块时应详细检查其位置、大小、形状、表面情况、硬度、活动情况、触痛及搏动感等。直肠指检对便血、腹泻、便秘、下腹痛的患者非常重要，能发现大多数的直肠肿瘤及胃肠道恶性肿瘤的盆腔转移。③叩诊：胃肠穿孔出现气腹时，肝浊音界缩小或消失；移动性浊音提示腹腔内中等量的出血、积液；麻痹性肠梗阻者，叩诊呈鼓音。④听诊：肠鸣音减少或消失是肠麻痹的表现；肠鸣音亢进、气过水声或金属音，是机械性肠梗阻的征象。腹部的血管杂音有时会有特殊的诊断价值。

除腹部检查外，还要注意全身的系统检查。如黄疸、瘀斑、瘀点、蜘蛛痣、肝掌等是诊断肝病的重要线索，左锁骨上淋巴结肿大见于胃肠道癌转移。

3.辅助检查

（1）实验室检查　血、尿、大便常规检查是简便而又重要的检查项目，隐血试验阳性是消化道出血的重要证据。包括酶学测定在内的肝功能试验可从某一侧面反映肝损害的情况。血、尿胆红素检查可初步鉴别黄疸的性质。血、尿淀粉酶测定对急性胰腺炎诊断有重要价值。甲胎蛋白对于原发性肝细胞癌有较特异的诊断价值，癌胚抗原等肿瘤标志物对结肠癌和胰腺癌具有辅助诊断和估计疗效的价值。

（2）内镜检查　内镜检查成为消化系统疾病诊断的一项极为重要的检查手段。可直接观察消化道腔内的各类病变，并可取活组织做病理学检查。以胃镜和结肠镜最为常用，可检出大部分的常见胃肠道疾病。十二指肠镜逆行胰胆管造影（ERCP）是胆、胰管疾病的重要诊断手段并可同时进行内镜下治疗。超声内镜检查，可了解黏膜下病变的深度、性质、大小及周围情况，并可在超声引导下进行穿刺取样活检。

（3）影像学检查

1）超声检查　B超在我国被用作首选的初筛检查。B超可显示腹腔内实体脏器病变，并可了解有无腹腔积液及积液量，还能引导各种经皮穿刺，进行诊断和治疗。彩色多普勒超声有助于门静脉高压的诊断与鉴别诊断。

2）X线检查　普通X线检查依然是诊断胃肠道疾病的常用手段。腹部平片可判断腹腔内有无游离气体、钙化的结石或组织以及肠曲内气体和液体的情况。胃肠钡剂造影、小肠钡灌造影、钡剂灌肠造影、气－钡双重对比造影等检查可发现胃肠道的溃疡、肿瘤、炎症、静脉曲张、结构畸形以及运动异常等。口服及静脉注射X线胆系造影剂可显示胆系结石和肿瘤、胆囊浓缩和排空功能障碍，以及其他胆道病变。经皮肝穿刺胆管造影术，可鉴别肝外梗阻性黄疸胆管的梗阻部位和病因。选择性腹腔动脉造影有助于肝和胰腺肿瘤的诊断以及判断肿瘤范围，并可同时进行介入治疗，对消化道出血的诊断也有相当重要的价值。

3）CT、MRI、PET　CT可反映轻微的密度改变，对病灶的定位、定性以及明确有无转移病灶效果较佳，MRI因所显示的图像反映组织的结构而不仅是密度的差异，因此对占位性病变的定性诊断尤佳。磁共振胰胆管造影术（MRCP）临床上可代替侵入性的逆行胰胆管造影，（ERCP）用于胰胆管病变的诊断。正电子发射体层显像（PET）对于消化系统肿瘤的诊断、分级和鉴别诊断均有重要价值。

（4）活组织检查和脱落细胞检查

1）活组织检查　取活组织做组织病理学检查具有确诊价值，对诊断有疑问者尤应尽可能做活检。消化系统的活组织检查取材方法有内镜、腹腔镜、超声或CT引导下细针穿刺以及手术标本取材。

2）脱落细胞检查　在内镜直视下冲洗或擦刷胃肠道、胆道和胰管，检查所收集的脱落细胞，有利于发现该处的癌肿。收集腹腔积液找癌细胞也属此范畴。

四、治疗原则

1.一般治疗

（1）饮食与营养　饮食和营养在消化系统病变治疗中占相当重要地位，不当的饮食会加重疾病过程。应视疾病部位、性质及严重程度决定限制饮食甚至禁饮食，有梗阻病变的还要给予胃肠减压。疾病引起的食欲下降、呕吐等症状加上饮食限制，会导致营养障碍以及水、电解质和酸碱平衡紊乱，因此需要给予高营养且易消化吸收的食物，必要时静脉补液及补充营养物质，甚至全胃肠外营养或全胃肠内营养。避免烟、酒、某些刺激性食物以免诱发或加重病情。

（2）生活与精神调适　精神紧张或生活紊乱会诱发或加重疾病，要教育患者注意劳逸结合、合理安排作息生活。向患者耐心解释病情、消除其紧张心理，必要时予以心理治疗，适当使用镇静药。

2.药物治疗　病因明确的感染性消化系统疾病，予以抗菌药物治疗多可被彻底治愈。病因未明的消化系统疾病，治疗原则要针对发病的不同环节，抑制病情发展，促进病情缓解、改善症状和预防并发症的发生，要注意治疗措施的合理选择及强调综合治疗；疾病缓解期需要维持治疗以预防复发。腹痛、呕吐、腹泻等症状增加患者痛苦，而且不及时处理会导致机体功能及代谢紊乱，加重病情，往往要予以对症治疗，但应酌情使用药物，如急腹症病因诊断未明者禁止使用镇痛药，以免掩盖病情，延误诊断。结肠癌用止泻药可能导致漏诊。

3.手术治疗或介入治疗　手术是治疗消化系统疾病的重要手段。对经非手术治疗无效、疗效不佳或出现严重并发症的良恶性疾病，手术常常是治疗的根本办法或最终途径。近年来内镜治疗技术如食管狭窄扩张术、食管支架放置术、胆道碎石和取石术、胆管内外引流术等；血管介入技术如经颈静脉肝内门体静脉分流术（TIPS），肝动脉栓塞化疗（TACE）；B超引导下穿刺引流术或注射术等创伤较少的介入治疗技术的迅速发展，可替代外科手术或与之互相配合，大大拓宽了消化系统疾病治疗的领域。

PPT

第二节 食管癌

案例讨论

案例 患者，女性，68岁，吞咽困难2月余。患者2个月前感进食时有哽噎感，饮水后可缓解消失，后感固体食物难咽，近半个月喝稀饭亦有类似感觉，在不进食时食道偶有异物感。为进一步治疗，遂来我院。查体：消瘦貌，神志清，精神不振，皮肤黏膜无黄染，浅表淋巴结未触及肿大。

讨论 1.该患者的诊断是什么？

2.应该进一步做哪些检查？

食管癌（esophageal carcinoma）是一种常见的消化道恶性肿瘤。发病年龄多在40岁以上。我国食管癌发病率较高，发病率呈现地理特征，北方高于南方，男多于女。食管第一狭窄处为食管最狭窄部位，异物最容易嵌顿于此。

【病因】

食管癌是多种因素综合作用所致，病因尚不明确，目前比较公认与以下因素有密切关系。

1.饮食与生活习惯 食物及饮水中亚硝胺偏高是重要的致病因素，亚硝胺类化合物是一组很强的致癌物质，研究发现食管癌高发区的饮食中亚硝酸盐含量远高于低发区。真菌及其代谢产物污染食物，有些真菌能促使亚硝胺及其前体的形成，真菌本身也有致癌作用。酒精对食管黏膜造成破坏是重要的致癌因素，吸烟也是潜在的致癌因素；长期吃过热、过硬而咀嚼不细食物也有一定关系。

2.遗传因素 食管癌具有比较显著的家庭聚集现象，尤其是高发地区。

3.癌前病变及其他疾病因素 慢性食管炎症、食管上皮增生、黏膜损伤、溃疡、食管憩室、食管贲门失弛缓症等均被认为是食管癌的癌前病变或癌前疾病。

4.维生素和微量元素缺乏 维生素A、维生素B_2、维生素C及动物蛋白缺乏导致食管黏膜增生、间变，引起癌变。微量元素钼、锌、氟、硒等缺乏也和食管癌发生有关。

【病理】

1.病理形态分型 分早期和中晚期分型。

（1）早期食管癌的病理形态分型 分为隐伏型、糜烂型、斑块型和乳头型。其中斑块型分化较好，最多见。

（2）中、晚期食管癌的病理形态分型 分为髓质型、蕈伞型、溃疡型、缩窄型、腔内型和未定型。其中髓质型多见，恶性程度最高。溃疡型转移早、出血早，而梗阻较晚。缩窄型梗阻出现较早，转移及出血晚。

2.组织学分型 分为鳞状细胞癌、腺癌和未分化癌。食管上、中段绝大多数为鳞状细胞癌，下段则多为腺癌。其中鳞状细胞癌最多见。腺癌又可分为单纯腺癌、腺鳞癌、黏液表皮样癌和腺样囊性癌，较少见。未分化癌更少见，但恶性程度高。

知识链接 TNM分期标准

1987年开始，国际抗癌联盟（UICC）与美国癌症联合会（AJCC）联合发布恶性肿瘤TNM分期标准，并不定期更新，目前临床采用的最新版是2017年1月颁布实施的第8版食管癌TNM分期标准。

食管癌国际TNM分期标准第8版（AJCC/UICC）

分类	标准
T分期	原发肿瘤
T_x	肿瘤不能确定
T_0	无原发肿瘤证据
T_{is}	重度不典型增生（定义为恶性细胞未突破基底膜）
T_1	肿瘤侵及黏膜固有层、黏膜肌层或黏膜下层
T_{1a}	肿瘤侵及黏膜固有层、黏膜肌层
T_{1b}	肿瘤侵及黏膜下层
T_2	肿瘤侵及食管肌层
T_3	肿瘤侵及食管外膜
T_4	肿瘤侵及食管周围结构
T_{4a}	肿瘤侵及胸膜、心包、奇静脉、膈肌或腹膜
T_{4b}	肿瘤侵及其他邻近器官，如主动脉、椎体或气管
N分期	区域淋巴结
N_x	区域淋巴结转移不能确定
N_0	无区域淋巴结转移
N_1	1~2枚区域淋巴结转移
N_2	3~6枚区域淋巴结转移
N_3	≥7枚区域淋巴结转移
M分期	远处转移
M_0	无远处转移
M_1	有远处转移

【临床表现】

食管癌主要靠临床症状发现，常没有任何体征，晚期可出现锁骨上淋巴结肿大、腹部包块、胸腹腔积液等转移体征。

1.早期症状 多不明显且时轻时重，进展缓慢，易被患者忽略。主要表现为吞咽粗硬或刺激食物时可能偶有不适，如咽部异物感或哽噎感，常在情绪波动时发生，可自行或饮水后缓解消失；胸骨后烧灼样、针刺样或牵拉摩擦样疼痛；食物下行时有缓慢滞留感、胸骨后紧缩感、食物黏附感等。此外，少数患者可有胸闷、胸痛、嗳气等症状。

2.中晚期症状 典型症状为进行性吞咽困难，首先是难咽固体食物，继而半流质食物，最后液体也不能咽下。持续胸痛或背痛表示癌已侵犯食管外组织。当癌肿梗阻所引起的炎症水肿暂时消退，或部分癌肿脱落后，梗阻症状可暂时减轻，常误认为病情好转。食管癌如侵犯喉返神经可出现声音嘶哑；压迫颈交感神经节可产生Horner综合征；侵入气管、支气管，可形成食管-气管瘘，导致吞咽时出现剧烈呛咳，并发生呼吸系统感染，最终出现恶病质状态。若有肝、脑等脏器转移，可出现相应症状。

3.体征 体征常缺如，晚期可出现呃逆，吞咽困难，以及脱水、贫血、营养不良或恶病质等体征。体格检查时应特别注意锁骨上有无肿大淋巴结、肝有无肿块和有无腹腔积液、胸腔积液等远处转移体征。

【诊断】

1.好发人群以及地区的筛查 好发人群包括家族史、烟酒成瘾，过量摄入霉菌、亚硝胺或经常食用过热食物者，营养、维生素、微量元素缺乏者。地区初筛重点是高发区40岁以上人群。

2.食管气钡双重造影 对可疑病例应行食管气钡双重造影。早期诊断率可达70%，早期可见：①食管黏膜皱襞紊乱、粗糙或有中断现象；②小的充盈缺损；③局限性管壁僵硬，蠕动中断；④小龛影。中、晚期有明显的不规则狭窄和充盈缺损，管壁僵硬。有时狭窄上方食管有不同程度的扩张。

3.纤维食管镜 对临床已有症状或怀疑而又未能明确诊断者，应尽早检查。对于早期浅表性黏膜病变，可行食管黏膜碘染色以鉴别良、恶性病变。早期食管癌黏膜改变主要表现为局部黏膜颜色改变为黏膜红斑或白斑。黏膜增厚、浑浊和血管结构紊乱。黏膜形态改变，如糜烂、斑块、结节和黏膜粗糙不规则等。

4.食管超声内镜检查（EUS） 判断食管癌的浸润层次、向外扩展深度以及有无纵隔淋巴结或腹内脏器转移等，对食管癌治疗方式的选择有指导作用。

5.其他检查 CT、MRI以及骨扫描可以帮助确定食管癌外侵及远处转移。食管增强CT可判断病变范围以及转移情况，用于指导外科手术切除范围。

【鉴别诊断】

1.食管良性肿瘤 少见，手术效果满意，预后良好，恶变者罕见。按其组织发生来源可分为腔内型、黏膜下型及壁间型。食管良性肿瘤患者的症状和体征主要取决于肿瘤的部位和大小。较大的肿瘤可出现不同程度的堵塞食管腔，出现吞咽困难、呕吐和消瘦等症状。很多患者伴有吸入性肺炎、胸骨后压迫感或疼痛感。血管瘤患者可发生出血。食管良性肿瘤患者，不论有无症状，通过影像学检查和内镜检查可以做出诊断。对于发病最多的食管平滑肌瘤和食管间质瘤，切勿进行食管黏膜活检以免黏膜破损。

2.食管憩室 为食管壁的一层或全层局限性膨出，形成与食管腔相通的囊袋。按憩室发生部位分为咽食管憩室、食管中段憩室和膈下憩室。咽食管憩室早期无症状，当憩室增大，可在吞咽时有咕噜声。食物潴留时可引起颈部压迫感。食物淤积可发生恶臭味或导致咽下困难。体检可触及颈部压迫时有咕噜声的质软肿块，巨大憩室出现声音嘶哑。反流食物可并发肺部感染。食管钡餐造影或胸部CT扫描可以确诊。食管中段憩室常无症状。若发生炎症水肿时，可有咽下哽噎感或胸骨后、背部疼痛感。长期感染可导致形成憩室-支气管瘘而出现肺部同一部位反复感染、呛咳等症状。行食管钡餐造影确诊或做内镜检查排除癌变。膈下憩室主要症状为胸骨后或上腹部疼痛。有时出现咽下困难或食物反流。食管吞钡X线检查，可显示憩室囊、憩室颈及其位置方向。

3.贲门失弛缓症 是指吞咽时食管体部无蠕动，贲门括约肌松弛不良，表现为间断性吞咽困难，症状时轻时重，发作常与精神因素有关。主要症状为吞咽不畅，胸骨后沉重感或阻塞感。后期可呈持续性进食困难。行食管X线钡餐检查、食管腔内压力测定可以确诊，食管镜检查可排除食管肿瘤。

【治疗】

食管癌的治疗原则是以手术为主的多学科综合治疗，即包括手术、放射治疗和化学治疗、中医药治疗等。近年来的靶向治疗和免疫治疗为食管癌患者特别是中晚期者提供了新的治疗手段。

1.内镜下治疗 早期食管癌及癌前病变可以采用内镜下治疗，包括射频消融、冷冻治疗、内镜黏膜切除术（EMR）或内镜黏膜下剥离术（ESD）治疗，但应严格掌握手术适应证。

2.手术治疗 是治疗食管癌的首选方法。原则上是能手术尽量手术，以免患者因不能摄入营养物质而死于营养不良。根治性的切除范围应距肿瘤上下各5~8cm，一般以颈段癌长度<3cm、胸上段癌长度<4cm、胸下段癌长度<5cm者切除的机会较大。重建方法包括胃、结肠、空肠代食管，各种术式的选择取决于患者的病情和肿瘤的部位，以胃代食管最常采用。目前以胸（腹）腔镜为代表的微创技术广泛应用于食管癌外科。吻合口瘘是较严重的术后并发症之

一，其他并发症包括吻合口狭窄、乳糜胸、喉返神经损伤等。对晚期食管癌，不能根治或进食有困难者，可行姑息性手术以改善生活质量，近年来，食管内支架治疗是一种良好的姑息性治疗手段。

3.放射治疗 ①术前放疗：可增加手术切除率，提高远期生存率。一般放疗结束2~3周后再做手术。②术后放疗：对术中切除不完全的残留癌组织在术后3~6周开始术后放疗。③根治性放疗：多用于颈段或胸上段食管癌；也可用于有手术禁忌证且患者尚可耐受放疗者。三维适形放疗是目前较先进的放疗技术。

4.化学治疗 分为姑息性化疗、新辅助化疗（术前）、辅助化疗（术后）。采用化疗与手术治疗相结合或与放疗相结合的综合治疗，有时可提高疗效，或使食管癌患者症状缓解，存活期延长。

PPT

第三节 胃 癌

案例讨论

案例 患者，男性，59岁，腹胀伴恶心呕吐2月余。患者2个月来感腹胀，以饭后为甚，时有呕吐，呕吐物为胃内容物，无呕血及黑便。自发病来患者体重下降约15kg。既往患者“胃病”史5年，自行服用“胃药”可缓解，未行规范治疗。为进一步诊治，遂来我院。查体：神志清，精神不振，脱水貌，皮肤黏膜无黄染，浅表淋巴结未触及肿大。上腹部饱满，无压痛，未触及明显肿块。叩诊移动性浊音（+）。

讨论 1.该患者的诊断是什么？

2.应该进一步做哪些检查？

胃癌（gastric carcinoma）是最常见的恶性肿瘤之一，在我国消化道恶性肿瘤中居第二位，好发年龄在50岁以上，男女发病率之比约为2∶1。好发于胃窦部，其次是胃底贲门部。

【病因】

胃癌的确切病因不十分明确，但以下因素与发病有关。

1.地域环境 胃癌发病有明显的地域性差异，在我国的西北与东部沿海地区胃癌发病率明显高于南方地区。在世界范围内，日本发病率最高，而美国则很低。

2.饮食生活因素 长期食用熏烤、盐腌食品的人群胃癌发病率较高，与食品中亚硝酸盐、真菌毒素、多环芳烃化合物等致癌物含量高有关；食物中缺乏新鲜蔬果与发病也有一定关系；吸烟者的胃癌发病危险性较不吸烟者高50%。

3.幽门螺杆菌（Helicobacter pylori，Hp）感染 是引发胃癌的主要因素之一。Hp可通过多种途径引起胃黏膜炎症和损伤，具有致癌作用。我国胃癌高发区成人Hp感染率高。控制Hp感染在胃癌防治中的作用已受到高度重视。

4.慢性疾病 易发生胃癌的胃疾病包括胃息肉、慢性萎缩性胃炎及胃部分切除后的残胃。胃炎性息肉、增生性息肉恶变的可能性很小，胃腺瘤的癌变率为10%~20%，直径超过2cm时癌变概率加大。萎缩性胃炎可发生癌变。胃大部切除术后残胃可能在术后15~25年发展为残胃癌。

5.癌前病变 指容易发生癌变的胃黏膜病理组织学改变，本身尚不具备恶性特征，是从良性上皮组织转变成癌过程中的病理变化。胃黏膜上皮的重度异型增生与分化较好的早期胃癌有时很难区分。

6.遗传和基因 胃癌患者有血缘关系的亲属其胃癌发病率较对照组高4倍，其一级亲属患胃癌的比例显著高于二、三级亲属。

【病理】

1.大体类型

（1）早期胃癌　指病变仅限于黏膜或黏膜下层，不论病灶大小或有无淋巴结转移。癌灶直径在10mm以下称小胃癌，5mm以下为微小胃癌。早期胃癌根据病灶形态可分为：Ⅰ型为隆起型，癌灶突向胃腔；Ⅱ型为表浅型，癌灶比较平坦，没有明显的隆起与凹陷；Ⅲ型为凹陷型，表现为较深的溃疡。其中Ⅱ型还可以分为三个亚型，即Ⅱa浅表隆起型、Ⅱb浅表平坦型和Ⅱc浅表凹陷型。

（2）进展期胃癌　指癌组织浸润深度超过黏膜下层的胃癌。按Borrmann分型法分四型：Ⅰ型（息肉型或肿块型），为边界清楚突入胃腔的块状癌灶；Ⅱ型（溃疡局限型），为边界清楚并略隆起的溃疡状癌灶；Ⅲ型（溃疡浸润型），为边界模糊不清的溃疡，癌灶向周围浸润；Ⅳ型（弥漫浸润型），癌肿沿胃壁各层全周性浸润生长，边界不清。若全胃受累胃腔缩窄、胃壁僵硬如革囊状，称皮革胃，恶性度极高，发生转移早。

2.组织类型　世界卫生组织（WHO）2000年将胃癌分为：①腺癌；②乳头状腺癌；③管状腺癌；④黏液腺癌；⑤印戒细胞癌；⑥腺鳞癌；⑦鳞状细胞癌；⑧小细胞癌；⑨未分化癌；⑩其他。胃癌绝大部分为腺癌。

3.扩散与转移

（1）直接浸润　浸润性生长的胃癌突破浆膜后，易扩散至网膜、结肠、肝、脾、胰腺等邻近器官。当胃癌组织侵及黏膜下层后，可沿组织间隙与淋巴网蔓延，贲门胃底癌易侵及食管下端；胃窦癌可向十二指肠浸润。

（2）淋巴转移　是胃癌的主要转移途径。通常将引流胃的淋巴结分为16组，有的组还可以进一步分为若干亚组。胃癌的淋巴结转移通常是循序渐进，由近及远依次转移，也可发生跳跃式转移，终末期胃癌可经胸导管向左锁骨上淋巴结转移，或经肝圆韧带转移至脐部。

（3）血行转移　常发生于晚期，胃癌细胞进入门静脉或体循环向身体其他部位播散，形成转移灶。常见转移的器官有肝、肺、胰、骨骼等，以肝转移为多。

（4）腹膜种植转移　当胃癌组织穿透胃壁后，肿瘤细胞脱落并种植在腹膜和脏器浆膜上，形成转移性结节。女性患者胃癌可形成卵巢转移性肿瘤，称Krukenberg瘤。腹膜广泛播散时，可出现大量癌性腹腔积液。

知识链接　　**胃癌的临床病理分期**

国际抗癌联盟（UICC）和美国癌症联合会（AJCC）2010年共同公布的胃癌TNM分期法，分期的病理依据主要是肿瘤浸润深度、淋巴结以及远处转移情况，以T代表原发肿瘤浸润胃壁的深度。T_1：肿瘤侵及固有层、黏膜肌层或黏膜下层；T_2：肿瘤浸润至固有肌层；T_3：肿瘤穿透浆膜下结缔组织而未侵犯脏腹膜或邻近结构；T_{4a}：肿瘤侵犯浆膜；T_{4b}：肿瘤侵犯邻近组织或脏器。N表示局部淋巴结的转移情况。N_0：无淋巴结转移；N_1：1~2个区域淋巴结转移；N_2：3~6个区域淋巴结转移；N_3：7个以上区域淋巴结转移。M则代表肿瘤远处转移的情况。M_0：无远处转移；M_1：有远处转移。根据TNM的不同组合可将胃癌划分为Ⅰ~Ⅳ临床病理分期。

【临床表现】

1.症状　早期胃癌患者多无特异性表现，诊断率低。患者有时出现上腹部不适，进食后出现饱胀、恶心等类似胃炎、消化性溃疡的上消化道症状，易被忽视。如胃窦癌常出现类似十二指肠溃疡的症状，按慢性胃炎和十二指肠溃疡治疗，症状可暂时缓解。

随着病情进展，症状日渐加重，出现上腹疼痛、食欲减退、体重减轻，甚至可发生出血和急性穿孔。上腹疼痛与体重减轻是进展期胃癌最常见的临床表现。根据肿瘤的部位不同，也有其特殊表现，如贲门胃底癌可有胸骨后疼痛和进行性吞咽困难；幽门附近的胃癌可导致幽门梗阻而出现呕吐不含胆汁的隔夜宿食；肿瘤破溃或侵犯胃周血管则有呕血、黑便等消化道出血症状。

2. 体征 早期患者多无明显体征，晚期患者可出现锁骨上淋巴结肿大，腹腔积液，黄疸，上腹部触及质硬、固定的包块，直肠前壁触及肿块等体征以及贫血、营养不良甚至恶病质等表现。

【诊断】

早期诊断是提高治愈率的关键。应对以下人群定期检查：①40岁以上，既往无胃病史而出现上述消化道症状者，或已有溃疡病史但症状和疼痛规律明显改变者；②有胃癌家族病史者；③有胃癌前期病变者，如萎缩性胃炎、胃溃疡、胃息肉、胃大部切除病史者；④有原因不明的消化道慢性失血或短期内体重明显减轻者。

1. 电子胃镜检查 是诊断胃癌的最有效方法。可直接观察胃黏膜病变情况，并可取材活检做病理学检查。染色内镜和放大内镜，可显著提高小胃癌和微小胃癌的检出率。采用带超声探头的电子胃镜可了解肿瘤在胃壁内、外浸润及胃周淋巴结转移情况，有助于术前临床分期，以及决定病变是否适合进行内镜下切除。

2. X线钡餐检查 目前仍为诊断胃癌的常用方法。多采用气钡双重造影，通过对黏膜相和充盈相的观察做出诊断，以及对胃上部癌是否侵犯食管有诊断价值。

3. CT和MRI检查 螺旋增强CT检查是术前判断临床分期的首选方法。在评价胃癌病变范围、局部淋巴结转移和远处转移方面具有较高的价值，MRI的作用与CT相似。

4. 正电子发射成像技术（PET） 利用胃癌组织对于［^{18}F］氟-2-脱氧-D-葡萄糖（FDG）的亲和性，判断淋巴结和远处转移病灶情况，准确性较高，特别适用于早期胃癌的诊断。

5. B超 主要用于观察胃的邻近脏器，特别是肝胰浸润和淋巴结转移的情况。

6. 其他检查 部分胃癌患者的粪潜血可持续阳性。肿瘤标志物癌胚抗原（CEA），CA19-9和CA125目前认为无助于诊断，仅作为判断肿瘤预后和治疗效果的指标。

【治疗】

胃癌的治疗是以外科手术为主，辅以综合性治疗为基本原则，根据肿瘤病理学类型和临床分期，结合患者状况，合理运用手术、化疗、放疗、分子靶向治疗等手段，根治或最大限度的遏制肿瘤，提高患者生存质量。

1. 内镜下治疗 早期胃癌直径小于2cm的无溃疡表现的分化型黏膜内癌，可行内镜下治疗。

2. 手术治疗 分为根治性手术和姑息性手术两类。

（1）根治性手术 原则为彻底切除胃癌原发灶，切除范围：胃切断线要求距肿瘤边缘至少5cm；远侧部癌应切除十二指肠第一部3~4cm，近侧部癌应切除食管下端3~4cm。按临床分期标准清除胃周围的淋巴结，重建消化道。手术方式包括根治性远端胃切除术、根治性全胃切除术、腹腔镜胃癌根治术等。

（2）姑息性手术 对原发灶无法切除，由于胃癌导致的梗阻、穿孔、出血等并发症状而做的手术，如胃切除术、胃空肠吻合术、空肠造口、穿孔修补术等。

3. 化疗 早期胃癌根治术后原则上不必辅助化疗；而进展期胃癌根治术后无论有无淋巴结转移均需化疗，控制残存的肿瘤细胞，减少复发。

4. 放疗 胃癌对放疗的敏感度较低，较少采用，可用于缓解癌肿引起的局部疼痛症状。

5. 其他治疗 免疫治疗、靶向治疗、中医中药对胃癌的治疗有一定的效果。

第四节　原发性肝癌

PPT

案例讨论

案例　患者，65岁，男性。右上腹痛2个月，加重半个月，发热1周。患者2个月前无明显诱因出现右上腹痛，疼痛为持续性胀痛，半个月来感疼痛逐渐加重，1周前发热，体温最高达37.8℃，伴乏力、纳差、腹胀、小便黄。患者既往"乙肝"病史15年。查体：巩膜轻度黄染，浅表淋巴结未触及肿大，胸前可见蜘蛛痣。腹部稍膨隆，脐周静脉曲张，触诊肝肋下3cm，剑突下4cm，质硬，无触痛，Murphy征（−），脾肋下3cm，移动性浊音（+）。双下肢轻度凹陷性水肿。

讨论　1.该患者的诊断是什么？

2.应该进一步做哪些检查？

原发性肝癌（primary liver cancer）是我国常见的恶性肿瘤之一，近年来发病率有增高趋势，占我国肿瘤年死亡率的第二位，东南沿海地区高发。我国肝癌患者的中位年龄为40~50岁，男性比女性多见。据统计，我国肝癌年死亡率占肿瘤死亡率的第二位。

【病因】

病因和发病机制尚未明确，目前认为与肝硬化、病毒性肝炎、黄曲霉素等某些化学致癌物质和水土因素有关。肝炎病毒其中乙型肝炎病毒在我国为主要因素。由于玉米、花生等粮食被黄曲霉菌污染而霉变，产生的黄曲霉素B_1是一种强致癌物质。部分地区以饮用沟塘水的危险性最大，可能与化学品污染（如亚硝胺农药等）、某些微量元素（如硒）含量低有关。

【病理】

肝癌大体病理形态分为结节型、巨块型和弥漫型三型。传统上以5cm为界，将肝细胞癌分为小肝癌（≤5cm）和大肝癌（>5cm）两类。中华医学会外科学分会肝脏外科学组的分类：微小肝癌（直径≤2cm），小肝癌（>2cm，≤5cm），大肝癌（>5cm，≤10cm）和巨大肝癌（>10cm）。肝癌组织细胞学类型分为肝细胞癌、胆管细胞癌和混合型癌，其中我国绝大多数为肝细胞癌。

原发性肝癌主要通过血运转移，其极易侵犯门静脉分支向肝内扩散，甚至阻塞门静脉主干引起门静脉高压的临床表现；肝外血行转移最多见于肺，其次为骨、脑等。淋巴转移至肝门淋巴结最多，其次为胰周、腹膜后、主动脉旁及锁骨上淋巴结。此外，向横膈及附近脏器直接蔓延和腹腔种植性转移也不少见。

【临床表现】

原发性肝癌早期缺乏典型症状，可分为亚临床期和临床期。亚临床期即存在肿瘤但无临床症状和体征，检查可发现肿瘤影像、甲胎蛋白（AFP）升高。患者出现症状和体征时，疾病多已进入中、晚期。临床表现可能有肝区疼痛、肝大或右上腹肿块，乏力、消瘦、食欲减退、黄疸、腹胀等全身及消化道症状。有半数以上患者以肝区疼痛为首发症状，多为持续性钝痛、刺痛或胀痛。肝肿大为中、晚期肝癌最常见的主要体征，有时肝肿大或肝区肿块是由患者自己偶然扪及而成为肝癌的首发症状。如发生肺、骨、脑等脏器转移者，可产生相应症状。少数患者可有低血糖症、红细胞增多症、高血钙和高胆固醇血症等特殊表现。

知识链接 肝功能Child-Pugh分级

项目	得分		
	1分	2分	3分
血清总胆红素（μmol/L）	<34.2	34.2~51.3	>51.3
血浆白蛋白（g/L）	>35	28~35	<28
凝血酶原延长时间（s）	<4	4~6	>6
腹腔积液（腹水）	无	轻度	中度以上
肝性脑病	无	轻度	中度以上

注：总分5~6分为轻度肝功能不全（A级），7~9分为中度肝功能不全（B级），10~15分为重度肝功能不全（C级）。

【诊断】

出现典型症状时诊断并不困难，但往往已非早期。对于中年以上，特别是有乙型或丙型肝炎等肝病病史的高危患者应及时完善详细检查。采用甲胎蛋白（AFP）检测和现代影像学检查，有助于早期发现，甚至可筛检出尚无症状和体征的极早期小肝癌患者。

1.肝癌血清标志物检测

（1）血清甲胎蛋白（AFP）测定　是诊断肝细胞癌最常用和最有价值的指标。放射免疫法测定持续血清AFP>400 μg/L，并能排除妊娠、活动性肝病、生殖系胚胎源性肿瘤等，即可考虑肝癌的诊断。AFP为阴性的可疑患者，应同时检测AF异质体提高诊断率。

（2）血清酶学及其他肿瘤标记物检查　血清酶学检查可高于正常，但缺乏特异性，多用于与AFP、AFP异质体等联合检测并进行综合分析，有助于提高肝癌的确诊率。

2.影像学检查

（1）B超　高分辨率的B型超声显像仪诊断符合率可达90%左右，是目前有较好诊断价值的非侵入性检查方法，并可用作高危人群中的普查工具。另外有助于与转移性肝癌、肝血管瘤等进行鉴别。

（2）CT与MRI　对肝癌的诊断符合率可达90%以上，可检出直径1.0cm左右的微小癌灶；CT血管造影（CTA）可提高小肝癌的检出率。MRI诊断价值与CT相仿，对良、恶性肝内占位性病变，特别是与肝血管瘤的鉴别优于CT。

（3）选择性腹腔动脉或肝动脉造影　属于创伤性检查，仅当上述检查不易确诊，必要时才考虑采用。

（4）肝穿刺行针吸细胞学检查　B超引导下行细针穿刺，有确定诊断意义。

【鉴别诊断】

1.继发性肝癌　常有胃癌、结肠癌、乳腺癌、妇科肿瘤、鼻咽癌等原发病灶，AFP不增高，肠道肿瘤有CA199、CEA升高。B超、CT检查有典型影像可作鉴别。

2.肝血管瘤　AFP阴性，B超能做出鉴别，CT延迟扫描可见门静脉期逐渐强化为等密度，MRI在T_1加权像呈均匀低信号，T_2加权像为明显高信号，成为特征的“灯泡征”。

【治疗】

早期诊断采用以手术切除为主的综合治疗，是提高肝癌长期治疗效果的关键。

1.手术治疗

（1）部分肝切除　是治疗肝癌首选和最有效的方法。肝癌切除术后5年生存率为30%~50%，微小肝癌切除术后5年生存率为90%。手术可以通过开腹施行，也可有选择地采用经腹腔镜或机器人辅助下施行。

（2）肝移植　可以获得较好的长期治疗效果，但存在供肝源少和治疗费用昂贵的问题。

2.局部介入治疗　适用于瘤体较小而又不能或不宜手术切除者，特别是肝切除术后早期肿瘤复发者。方法有B超引导下经皮穿刺肿瘤局部行射频、微波、冷冻、注射无水乙醇（PEI）以及体外高能超声聚焦疗法等。

3.化学药物治疗 原则上不做全身化疗。经肝动脉和（或）门静脉区域化疗或经肝动脉化疗栓塞（TACE）可用于治疗不可切除的肝癌或作为肝癌切除术后的辅助治疗。治疗后肿瘤缩小，部分患者可获得手术切除机会。

4.放射治疗 肝功能尚好，癌肿较局限，无远处转移，无肝硬化、黄疸、腹水，无脾亢和食管静脉曲张，不适于手术切除或手术后复发患者，可采用以放疗为主的综合治疗。

5.其他治疗方法 生物治疗主要是免疫治疗，可与化疗等联合应用。中医中药提高机体抗病力，改善全身状况和症状，减轻化疗、放疗不良反应等。

PPT

第五节 胆道疾病

案例讨论

案例 患者，女性，43岁，右上腹痛半天。患者5天前餐后感上腹部不适，自服“健胃消食片”无明显好转。今晨食煎鸡蛋后突感右上腹绞痛，阵发性加剧，向右肩胛部和背部放射，伴有恶心、呕吐。来诊。查体：T 38.6℃，精神差，痛苦面容，皮肤黏膜无黄染。腹平坦，未见胃肠型，右上腹局限性肌紧张、压痛，无反跳痛，Murphy征（+），肝、脾未触及。移动性浊音（-），肠鸣音正常。

讨论 1.该患者的诊断是什么？

2.应该进一步做哪些检查？

一、胆石症与胆道感染

胆石症（cholefithiasis）和胆道感染是胆道系统的常见疾病，胆石症包括发生在胆囊和胆管的结石，位于胆囊内的结石称为胆囊结石，位于左、右肝管汇合部以下的肝总管和胆总管内称为肝外胆管结石，位于汇合部以上的称为肝内胆管结石。胆石按其组成成分分为胆固醇结石、胆色素结石和混合结石三类。胆道感染按发生的部位分为胆囊炎和不同部位的胆管炎，临床出现急性、亚急性和慢性炎症。

【病因】

胆石症的病因与多种因素有关，如年龄、肥胖与发病率呈正相关。雌激素使胆固醇饱和度增高导致女性特别是多产女性发病率高于男性。饮食方面如精制的碳水化合物和动物脂肪摄取过多；药物方面如烟酸、某些降脂药、避孕药等；疾病方面如糖尿病、肝硬化、血脂异常症、溶血性贫血等；以及迷走神经切除术后、远段回肠切除术后、长期胃肠外营养等，都是胆石症的易患因素。

对于不同部位的结石来说，任何影响胆固醇与胆汁酸磷脂浓度比例和造成胆汁淤积的因素都能导致胆囊结石的形成。肝内胆管结石主要与胆道感染、胆道寄生虫、胆汁淤滞、胆管解剖变异、营养不良等因素有关。肝外胆管结石分为原发性结石和继发性结石。原发性结石形成的诱因包括胆道感染、胆道梗阻、胆管节段性扩张、胆道异物等。胆囊结石或肝内胆管结石排进并停留于胆管内形成继发性结石。

胆石症与胆道感染互为因果，胆道感染主要是因为胆道梗阻、胆汁淤滞造成，胆道结石是导致梗阻的最主要原因，而反复发作的胆道感染又是胆道结石形成和发展的重要原因。

【病理】

胆囊结石引起胆囊管梗阻，可直接损伤黏膜以及造成胆囊内胆汁滞留，继发细菌感染而引起急性结石性胆囊炎。约95%的胆囊炎患者合并胆囊结石。如病变进一步加重，有纤维素或脓性渗出，则发展为化脓性胆囊炎。如胆囊管梗阻未解除，导致胆囊壁血管受压发生缺血、坏疽，则为坏疽性胆囊炎，可并发胆囊穿孔。炎症长期反复发作可引起胆囊壁纤维组织增生、胆囊黏膜萎缩，形成慢性胆囊炎。

肝外胆管结石停留于胆管内会导致：①造成和加重梗阻，引起胆汁淤滞引发感染，造成急性和慢性胆管炎。②急性胆管炎时，胆道梗阻未解除，感染没有得到控制，逐渐发展至急性梗阻性化脓性胆管炎（AOSC）并威胁患者生命。AOSC又称急性重症胆管炎（ACST），是急性胆管炎的严重阶段。胆道内压增加，细菌和感染胆汁可逆向进入血液循环，引起毒血症甚至脓毒症。③梗阻并感染可引起肝细胞损害甚至坏死及形成胆源性肝脓肿；反复感染和肝损害可导致胆汁性肝硬化。④结石如嵌顿于壶腹部时可引起急性或慢性胆源性胰腺炎。

肝内胆管结石导致胆汁引流不畅，引起胆管内感染。急性感染可发生化脓性胆管炎、肝脓肿、全身脓毒症、胆道出血等。在我国，AOSC最常见的病因是肝内外胆管结石。结石或反复胆管感染可造成肝胆管狭窄、梗阻，导致梗阻以上的肝段或肝叶纤维化或萎缩，甚至引起胆汁性肝硬化及门脉高压症。此外，肝胆管长期受结石、炎症及胆汁中致癌物质的刺激，可引起肝内胆管癌。

【临床表现】

1.胆囊结石与胆囊炎

（1）胆囊结石　20%~40%的胆囊结石患者终生无症状，称为无症状胆囊结石。多数结石病患者表现为油腻饮食后上腹部隐痛不适或饱胀、嗳气等，常被误认为“消化不良”或“胃病”。只有少数患者会出现胆绞痛，典型的胆绞痛是在饱餐、进食油腻食物后或睡眠中体位改变时发生绞痛，疼痛位于右上腹或上腹部，呈阵发性或持续疼痛阵发性加剧，可向右肩胛部和背部放射，可伴有恶心、呕吐。胆囊结石长期嵌顿或阻塞胆囊管但未合并感染时导致胆囊积液。积液呈透明无色，称为白胆汁。胆囊结石极少引起黄疸，即使黄疸也较轻。此外，小的结石可形成继发性胆总管结石；结石嵌顿于Vater壶腹导致胰腺炎，称胆源性胰腺炎；结石、炎症反复刺激可诱发胆囊癌变。

知识拓展　　Mirizzi综合征

Mirizzi综合征是特殊类型的胆囊结石，因持续嵌顿于胆囊颈部的和较大的胆囊管结石压迫肝总管，引起肝总管狭窄；反复的炎症发作导致胆囊肝总管瘘，胆囊管消失，结石部分或全部堵塞肝总管。临床特点是胆囊炎及胆管炎反复发作以及黄疸。胆道影像检查可见胆囊增大、肝总管扩张、胆总管正常。

（2）胆囊炎

1）急性结石性胆囊炎　常于饱餐、进食油腻食物诱发，女性多见。发作时主要是上腹部疼痛。开始时仅有上腹胀痛不适，逐渐发展至呈阵发性绞痛；疼痛放射到右肩和背部，伴恶心、呕吐、厌食、便秘等消化道症状。少数患者可出现轻度黄疸。患者常有轻至中度发热，通常无寒战，可有畏寒，如出现寒战高热，表明病情严重或合并急性胆管炎。体格检查于右上腹胆囊区域可有压痛，炎症波及浆膜时可有腹肌紧张及反跳痛，Murphy征阳性。如发生坏疽、穿孔时出现弥漫性腹膜炎表现。

2）急性非结石性胆囊炎　较少见，多见于男性、老年患者。常发生于严重创伤、烧伤、腹部非胆道手术后等危重患者。临床表现与急性结石性胆囊炎类似，但病情发展更迅速，更容易出现胆囊坏疽、穿孔。病情常被原发病所掩盖，易误诊和延误治疗。

3）慢性胆囊炎　超过90%的患者有胆囊结石，临床表现常不典型，多数有胆绞痛病史。患者常在饱餐、进食油腻食物后出现腹胀、腹痛、厌油、嗳气等，疼痛程度不一，多在上腹部，可牵涉到右肩背部，较少出现畏寒、高热和黄疸，可伴有恶心、呕吐。腹部检查可无阳性体征或仅有上腹部轻压痛，Murphy征可呈阳性。

2.胆管结石与胆管炎

（1）肝外胆管结石与急性胆管炎　肝外胆管结石一般无症状或仅有上腹部不适。如结石嵌顿在胆总管下端或壶腹部，可引起胆绞痛。常伴有恶心、呕吐。胆管梗阻后可出现黄疸，常伴有尿色加深，粪色变浅，完全梗阻时大便呈陶土样，患者可出现皮肤瘙痒。合并胆管炎时，随着炎症的发作及控制，黄疸呈现间歇性和波动性。单纯性胆管结石平日无发作时无阳性体征，或仅有剑突下和右上腹深压痛。如无合并胆管炎不会出现寒战高热。当合并急性胆管炎时，主要表现为Charcot三联征（腹痛、寒战高热、黄疸）。腹部查体有胆囊肿大，右上腹压痛、肌紧张和反跳痛等腹膜炎体征。

（2）肝内胆管结石　肝内胆管结石可长期无症状。如胆汁引流受阻，可出现腹胀痛、隐痛，并牵涉到背部。此病常见的临床表现是合并的急性胆管炎引起寒战、高热和腹痛。严重者出现急性梗阻性化脓性胆管炎、全身脓毒血症或感染性休克。肝内胆管结石合并胆管炎容易引起肝脓肿，脓肿穿破膈肌和肺可发生胆管支气管瘘，咳出胆砂或胆汁样痰。如不合并肝外胆管结石，可以不出现黄疸。体格检查肝区有压痛和叩击痛。

（3）急性梗阻性化脓性胆管炎　青壮年多见，发病急骤，病情进展迅速。多数患者有反复胆道感染病史或胆道手术史。本病除有急性胆管炎的Charcot三联征外，还有休克、神经中枢系统受抑制表现，称为Reynolds五联征。

急性梗阻性化脓性胆管炎可分为肝外梗阻和肝内梗阻两种，肝外梗阻腹痛、寒战、高热、黄疸均较明显，肝内梗阻主要表现为寒战、高热，可有腹痛，黄疸较轻。常伴有恶心、呕吐等消化道症状。体格检查体温常呈弛张热或持续升高达39~40℃以上，脉搏快而弱，血压降低。全身皮肤可有出血点和皮下瘀斑。剑突下或右上腹有压痛，可有腹膜刺激征。肝常肿大并有压痛和叩击痛。胆总管梗阻者胆囊肿大。

【诊断】

1.胆囊结石与胆囊炎

（1）胆囊结石　临床典型的绞痛病史是胆囊结石诊断的重要依据，影像学检查可帮助确诊。首选超声检查，CT、MRI也可显示胆囊结石，但不作为常规检查。

（2）胆囊炎　大多数急性结石性胆囊炎患者白细胞升高，血清丙氨酸转移酶、碱性磷酸酶常升高，约1/2的患者血清胆红素升高，1/3的患者血清淀粉酶升高。超声检查对急性胆囊炎的诊断准确率为85%~95%，可见胆囊增大、胆囊壁增厚，明显水肿时见“双边征”，胆囊结石显示强回声，其后有声影；必要时可做CT、MRI检查。急性非结石性胆囊炎发病早期超声检查不易诊断，CT检查有帮助，而约97%的患者经肝胆系统放射性核素扫描可获得诊断；对危重、严重创伤及长期应用肠外营养的患者，出现右上腹疼痛并伴有发热时应警惕。对于右上或中上腹腹痛反复发作合并胆囊结石者，应考虑慢性胆囊炎的诊断，超声检查可显示其胆囊壁增厚，胆囊排空障碍或胆囊内结石。

2.胆管结石与胆管炎

（1）肝外胆管结石与急性胆管炎　可出现血清总胆红素及结合胆红素升高，血清转氨酶和碱性磷酸酶升高，尿中胆红素升高，尿胆原降低或消失，粪中尿胆原减少。合并胆管炎时，外周血白细胞及中性粒细胞升高。影像学检查首选B超检查，可发现胆管内结石及胆管扩张影像；CT能客观显示结石的位置、梗阻的部位以及有无肝脓肿存在；经皮肝穿刺胆管造影（PTC）、内镜逆行胰胆管造影（ERCP）、MRI和磁共振胆胰管成像（MRCP）均可提供结石的部位、数量、大小、胆管有无解剖变异、梗阻的部位和程度等。

（2）肝内胆管结石　影像学检查如B超、CT、PTC、MRCP均有助于诊断肝内胆管结石，并能准确定位，指导治疗。

（3）急性梗阻性化脓性胆管炎　胆道疾病出现Reynolds五联征，即可诊断急性梗阻性化脓性胆管炎。实验室检查白细胞计数可超过20×10^9/L，中性粒细胞比例升高，胞质内可出现中毒颗粒。肝功能有不同程度的损害，凝血酶原时间延长。肾功能也可能受损。B超可见胆道有结石、胆管扩张。

【鉴别诊断】

胆石症与胆道感染根据临床表现及影像学检查，一般不难诊断。需要做出鉴别的包括：急性结石性胆囊炎需要与消化性溃疡穿孔、急性胰腺炎、高位阑尾炎、肝脓肿、胆囊癌、结肠肝曲癌以及右侧肺炎、胸膜炎和肝炎等疾病进行鉴别。慢性胆囊炎需要与胃食管反流性疾病、消化性溃疡、胃炎、急性胰腺炎、消化道肿瘤等疾病鉴别。肝外胆管结石腹痛应与右肾绞痛、肠绞痛鉴别；黄疸应与壶腹癌或胰头癌鉴别，ERCP或MRCP和CT检查有助于诊断，内镜超声（EUS）检查对鉴别诊断有较大帮助。

【治疗】

1.胆囊结石与胆囊炎

（1）胆囊结石　对于有症状或有并发症的胆囊结石，首选胆囊切除术治疗，腹腔镜胆囊切除具有损伤小、恢复快、疼痛轻等优点。儿童胆囊结石以及无症状的成人胆囊结石，一般不做预防性胆囊切除术，可观察和随诊。

（2）胆囊炎

1）急性结石性胆囊炎　大多数患者经非手术治疗能够控制病情发展，非手术治疗也可作为术前的准备，包括禁食、输液、营养支持、补充维生素、纠正水电解质及酸碱代谢失衡。选用对革兰阴性细菌及厌氧菌有效的抗生素，同时用解痉止痛、消炎利胆药物。急性结石性胆囊炎最终需手术治疗，原则上应争取择期手术，急性期手术力求安全、简单、有效，可采用胆囊切除术（首选腹腔镜胆囊切除）、部分胆囊切除术、胆囊造口术、超声引导下经皮经肝胆囊穿刺引流术（PTGD）。

2）急性非结石性胆囊炎　因易坏疽穿孔，一经诊断，应及早手术治疗。可选用胆囊切除、胆囊造口术或PTGD治疗。

3）慢性胆囊炎　确诊者应行胆囊切除，首选腹腔镜胆囊切除。不能耐受手术者可选择低脂饮食，口服消炎利胆药、溶石药物、中医中药，有机溶石剂直接穿刺胆囊溶石，体外震波碎石等非手术治疗方法。

2.胆管结石与胆管炎

（1）肝外胆管结石与急性胆管炎　肝外胆管结石的主要治疗方法为手术治疗。术中应尽量取尽结石，解除胆道梗阻，术后保持胆汁引流通畅。方法主要有胆总管切开取石、T管引流术，胆肠吻合术，内镜下Oddi括约肌切开取石。急性胆管炎除一般治疗措施外，最主要的治疗是胆管引流。非手术引流方法包括超声引导下的经皮胆管穿刺引流和经内镜从十二指肠乳头插管的鼻胆管引流。手术引流方法是胆总管探查取石和T管引流术。

（2）肝内胆管结石　无症状的肝内胆管结石可不治疗，定期观察、随访。临床症状反复发作者应手术治疗，手术方法包括胆管切开取石、胆肠吻合术、肝切除术。

（3）急性梗阻性化脓性胆管炎　治疗原则是立即解除胆道梗阻并引流胆道。非手术治疗既是治疗手段，又可作为手术前准备。主要包括：尽快恢复血容量，联合应用足量抗生素，纠正水、电解质紊乱和酸碱失衡，对症治疗、吸氧等。如病情仍未改善，应在抗休克的同时紧急行简单有效的胆道引流治疗。1~3个月后选择彻底的手术治疗。

二、胆道肿瘤

胆道肿瘤主要是指原发于胆道系统的肿瘤，包括胆囊肿瘤和胆管肿瘤，分为良性肿瘤和恶性肿瘤。胆道良性肿瘤主要包括胆囊息肉和胆囊腺瘤。胆囊息肉是形态学的名称，泛指向胆囊腔内突出或隆起的病变，呈球形、半球形或乳头状，有蒂或无蒂，多为良性。由于胆囊息肉术前难以确诊性质，故笼统称为“胆囊息肉样病变”或“胆囊隆起性病变”。胆囊腺瘤是胆囊常见的良性肿瘤，一直被认为是胆囊癌的癌前病变。多见于中、老年女性。胆道恶性肿瘤在中国消化道肿瘤中位居第5位，包括胆囊癌和胆管癌，最常见的是胆囊癌，约占胆道肿瘤的1/3，多见于50~70岁的老年女性。胆管癌是指发生在肝外胆管，即左、右肝管至胆总管下端的恶性肿瘤。随着诊断水平的提高，本病已常见。胆管癌多发于50~70岁，男、女比例约1.4∶1。

【病因】

1.胆囊息肉 胆囊息肉的病因较复杂，可能与慢性胆囊炎、胆囊结石和胆固醇代谢紊乱有关。肥胖、吸烟、高脂血症、高胰岛素血症、肝硬化、上消化道和胆道的解剖异常，是胆囊息肉的好发因素。此外，年龄与发病存在一定关联，50岁以上者发病率较高。

2.胆囊腺瘤 发病原因与胆囊息肉类似。

3.胆囊癌 70%的患者与胆结石有关。胆囊癌合并胆囊结石是无结石胆囊癌的13.7倍，直径3cm的结石合并胆囊癌是1cm的10倍，而胆囊结石至发生胆囊癌的时间为10~15年；这说明胆囊结石引起胆囊癌是长期物理刺激的结果，可能还有黏膜的慢性炎症、细菌产物中的致癌物质等综合因素参与。此外，胆囊空肠吻合，完全钙化的“瓷化”胆囊，胆囊腺瘤，胆胰管结合部异常，溃疡性结肠炎等因素与胆囊癌的发生也可能有关。

4.胆管癌 病因仍不明，本病可能与下列因素有关：肝胆管结石，约1/3的胆管癌合并胆管结石，而胆管结石5%~10%发生胆管癌；原发性硬化性胆管炎；先天性胆管囊性扩张症，胆管囊肿空肠吻合术后；肝吸虫感染，慢性伤寒带菌者，溃疡性结肠炎等。

【病理】

1.胆囊息肉 可分为：①肿瘤性息肉，包括腺瘤和腺癌，其他少见的还有血管瘤、脂肪瘤、平滑肌瘤、神经纤维瘤等；②非肿瘤性息肉，如胆固醇息肉、炎性息肉、腺肌增生等。胆固醇息肉是胆囊黏膜面的胆固醇结晶沉积；炎性息肉是胆囊黏膜的增生，呈多发，直径常小于1cm，多同时合并胆囊结石和胆囊炎；胆囊腺肌增生是胆囊壁的增生性改变，如为局限型则类似肿瘤，但呈良性经过。

2.胆囊腺瘤 可单发或多发，直径0.5~2.0cm，最大者可充满胆囊。腺瘤表面可破溃出血、坏死、感染。胆囊腺瘤的恶变率约为1.5%，一直被认为是胆囊癌的癌前病变。

3.胆囊癌 多发生在胆囊体部和底部。腺癌最常见，其次为未分化癌，鳞状细胞癌和混合性癌较少。胆囊癌可经淋巴、静脉、神经、胆管腔内转移、腹腔内种植和直接侵犯。沿淋巴引流方向转移较多见，途径多由胆囊淋巴结至胆总管周围淋巴结，再向胰上淋巴结、胰头后淋巴结、肠系膜上动脉淋巴结、肝动脉周围淋巴结、腹主动脉旁淋巴结转移。肝转移也常见，尤其是靠近胆囊床的体部肿瘤，常由直接侵犯或淋巴管转移。胆囊癌的预后与分期有关，有多种分期方法。其中Nevin分期较为易记及常用，具体如下。Ⅰ期：黏膜内原位癌。Ⅱ期：侵犯黏膜和肌层。Ⅲ期：侵犯胆囊壁全层。Ⅳ期：侵犯胆囊壁全层及周围淋巴结。Ⅴ期：侵犯或转移至肝及其他脏器。此种分期方法对临床治疗有一定的指导作用。另外，还有根据肿瘤大小、有无淋巴结转移和远处转移的TNM分期。

4.胆管癌 病理大体形态分为乳头状癌、结节状癌、弥漫性癌。组织学类型95%以上为腺癌，其中主要是高分化腺癌，低分化、未分化癌较少见且多发生在上段胆管。癌肿生长缓慢，发生远处转移者少见。其他尚有鳞状上皮癌、腺鳞瘤、类癌等。其扩散方式有局部浸润、淋巴转移以及腹腔种植等。根据肿瘤生长的部位，胆管癌分为上段、中段、下段胆管癌，上段胆管癌又称肝门部胆管癌，位于左、右肝管至胆囊管开口以上部位；中段胆管癌位于胆囊管开口至十二指肠上缘；下段胆管癌位于十二指肠上缘至十二指肠乳头。

【临床表现】

1.胆囊息肉 大部分患者无症状，是体检时由B超检查发现。少数患者可有右上腹疼痛，恶心、呕吐，食欲减退；极个别病例可引起阻塞性黄疸、无结石性胆囊炎、胆道出血、诱发胰腺炎等。体检可能有右上腹压痛。

2.胆囊腺瘤 患者多无特殊的临床表现，常在健康检查或人群普查时才被发现。最常见的症状为右上腹疼痛或不适，一般症状不重，可耐受，如果病变位于胆囊颈部可影响胆囊的排空，常于餐后尤其是进食油性食物后，发生右上腹的疼痛或绞痛。其他症状包括消化不良，偶有恶心、呕吐等，患者多无明显体征，部分可有右上腹深压痛，如果存在胆囊管梗阻时，可扪及肿大的胆囊。

3.胆囊癌 早期无特异性症状，部分患者因胆囊切除标本病理检查意外发现胆囊癌。如原有的慢性胆囊炎或胆囊结石引起的腹痛、恶心、呕吐、腹部压痛等，当肿瘤侵犯至浆膜或胆囊床，则出现定位症状，如右上腹痛，可放射至肩背部。胆囊管受阻时可触及肿大的胆囊。能触及右上腹肿物时往往已到晚期，常伴有腹胀、食欲差、体重减轻或消瘦、贫血、肝大，甚至出现黄疸、腹腔积液、全身衰竭。少数肿瘤可发生胆囊急性穿孔、腹膜炎或慢性穿透至其他脏器形成内瘘；还可引起胆道出血、肝弥漫性转移引起肝衰竭等。

4.胆管癌 90%~98%患者出现黄疸，梗阻完全时大便呈灰白色，多数患者伴皮肤瘙痒和体重减轻。偶有上腹部疼痛。位于中、下段的肿瘤可触及肿大的胆囊，肋缘下可触及肝脏，晚期患者可触及腹部肿块，出现腹水或双下肢浮肿。并发肝肾综合征时出现尿少、无尿。合并细菌感染可出现典型的右上腹疼痛、寒战、高热、黄疸等胆管炎表现。

【诊断】

1.胆囊息肉 对此病的诊断主要依靠B超，但难以区分是肿瘤性还是非肿瘤性息肉，是良性还是恶性病变。鉴于少数胆囊息肉可能为早期胆囊癌或可发生癌变，因此对本病以下情况视为恶性病变的危险因素：直径超过1cm；年龄超过50岁；单发病变；息肉逐渐增大；合并胆囊结石等。实验室检查肿瘤标志物如癌胚抗原（CEA），CA19-9有助于早期发现恶性病变。帮助确诊的方法有：①常规超声加彩色多普勒超声或声学血管造影检查；②内镜超声（EUS）检查；③CT增强扫描；④超声引导下经皮细针穿刺活检。

2.胆囊腺瘤 B超检查对胆囊腺瘤诊断的敏感性高于口服胆囊造影和CT检查。B超能直接显示肿瘤与胆囊壁的关系，有无合并胆囊结石。如发现肿瘤附着处的胆囊壁不规则增厚，提示胆囊腺瘤有癌变的可能。

3.胆囊癌 根据病史、腹部触及肿物、影像学发现胆囊肿物等可诊断胆囊癌。实验室检查：CEA、CA19-9、CA125等升高，其中以CA19-9较为敏感，但无特异性。B超引导下的细针抽吸活检及胆汁细胞学检查，有助于获得病理学诊断。影像学检查：B超、CT检查均可显示胆囊壁增厚不均匀，腔内有位置及形态固定的肿物；或能发现肝转移或淋巴结肿大。增强CT或MRI显示胆囊肿块血供丰富，则胆囊癌的可能性更大。

4.胆管癌 实验室检查：血清总胆红素、直接胆红素，ALP和γ-GT均显著升高，而ALT和AST只轻度异常。胆道梗阻致维生素K吸收障碍时凝血酶原时间延长。血清肿瘤标志物CA19-9可能升高，CEA、AFP可能正常。影像学检查：首选B超检查，可见肝内胆管扩张或胆管肿物。彩色多普勒超声检查可了解门静脉及肝动脉有无受侵犯；内镜超声探头能避免肠气的干扰。ERCP仅对下段胆管癌诊断有帮助，并可术前放置内支架引流用。CT、MRI能显示胆道梗阻的部位、病变性质。磁共振胆胰管成像（MRCP）将逐渐代替PTC及ERCP等有创性检查。

核素显影扫描、血管造影有助于了解癌肿与血管的关系。

【鉴别诊断】

胆囊息肉根据影像学检查基本可诊断，但需区分是肿瘤性还是非肿瘤性息肉，是良性还是恶性病变。胆囊癌通过仔细问诊、体格检查及相应的辅助检查，从临床上可以基本得出诊断。良性胆囊息肉、胆囊腺瘤与胆囊癌有相似之处，但胆囊息肉常有咳嗽、咳痰及胸痛等明显的呼吸道症状；胸部体征有呼吸音改变及湿啰音等；腹部体征不明显，右下腹压痛多不存在。胆囊腺瘤腹部B超特点为胆囊壁上中等强度回声光团，不伴声影，不随体位改变而移动，有蒂或广基底。胆管癌根据临床表现即可考虑诊断，结合实验室检查和影像学检查可进一步明确诊断。

【治疗】

1.胆囊息肉 患者如无息肉恶变危险因素，也无临床症状，不需手术治疗，应每6~12月超声检查一次，观察息肉大小变化。如存在危险因素以及明显临床症状，在排除精神因素、胃十二指肠和其他胆道疾病后，宜行手术治疗。手术方式为腹腔镜胆囊切除术，也可行开腹胆囊切除术。术中最好做快速切片病理检查以排除恶变，术后必须做石蜡切片病理检查，进一步确定诊断，包括疾病分期和病理学分级。

2.胆囊腺瘤 一旦确诊，应行手术治疗。手术处理原则参见胆囊息肉。

3.胆囊癌 首选手术切除，手术切除的范围依据胆囊癌分期确定。包括：①单纯胆囊切除术，适用于AJCC 0期和Ⅰ期胆囊癌；②胆囊癌根治性切除术，适用于ⅡA、ⅡB、ⅢA期胆囊癌；③胆囊癌扩大根治术，适应证为某些ⅢB、ⅣA或ⅣB期胆囊癌；④姑息性手术，适用于不能切除的胆囊癌，目的是减轻或解除肿瘤引起的黄疸或十二指肠梗阻。胆囊癌化学或放射治疗大多无效。

4.胆管癌 胆管癌化学治疗和放射治疗效果不肯定，原则上应争取做根治性切除，不同部位的胆管癌手术方法有所不同。上段胆管癌可行胆管癌切除或合并肝切除、胆管空肠吻合手术；中段胆管癌可行切除肿瘤、肝总管空肠吻合术；下段胆管癌需行胰十二指肠切除术。如局部有转移的肿瘤还可行扩大根治术，但实际意义存在争论。不能切除的胆管癌可行姑息性手术，经皮肝穿刺胆道置管引流（PTCD）或放置内支架，经内镜鼻胆管引流或放置内支架，可引流胆汁，减轻黄疸。胃空肠吻合术可解除消化道梗阻，改善患者生存质量。

第六节　胰腺疾病

PPT

案例讨论

患者，男性，43岁，上腹痛1天。患者1天前参加聚会后2小时感上腹正中隐痛，后疼痛逐渐加重，呈持续性，向腰背部放射，伴恶心、频繁呕吐，吐后腹痛无减轻，呕吐物为胃内容物和胆汁。患者既往有"胆石症"病史3年。查体：T 38.7℃。急性病容，蜷曲位，皮肤巩膜无黄染，浅表淋巴结未触及。腹平坦，上腹部轻度肌紧张，压痛明显，反跳痛（±），未触及肿块，Murphy（-），肝肾区无明显叩痛，移动性浊音（±），肠鸣音3次/分。

问题　1.该患者的诊断是什么？

2.应该进一步做哪些检查？

一、急性胰腺炎

急性胰腺炎（acute pancreatitis）是多种病因导致胰酶在胰腺内被激活后引起胰腺组织自身消化、水肿、出血甚至坏死的炎症反应。临床表现轻重不一，轻者以胰腺水肿为主，病情常呈自限性，预后良好，又称为轻症急性胰腺炎（mild acute pancreatitis，MAP），临床多见。少数患者胰腺出血坏死，继发感染、腹膜炎和休克等多种并发症，病死率高，称为重症急性胰腺炎

（severe acute pancreatitis，SAP）。

【病因】

急性胰腺炎的病因和发病机制目前尚未完全阐明，有多种致病危险因素，主要如下。

1.胆道疾病 在我国，胆道疾病为常见病因，称为胆源性胰腺炎。其中胆石症、胆道感染等是引起急性胰腺炎的主要病因，结石、炎症使壶腹部发生梗阻，胆汁通过胰管与胆总管汇合而成的共同通道反流入胰管，激活胰蛋白酶原，从而引起胰腺炎。此外，如壶腹狭窄、梗阻时胆汁逆流入胰管，Oddi括约肌功能不全时十二指肠液反流入胰管损伤胰管，胆道炎症时细菌毒素、游离胆酸等通过胆胰间淋巴管交通支扩散到胰腺，激活胰酶，均可引起急性胰腺炎。

2.过量饮酒和暴饮暴食 过量饮酒是引起急性胰腺炎的常见原因，其导致胰液分泌旺盛，而胰管引流不畅，造成胰液在胰胆管系统的压力增高，致使高浓度的胰蛋白酶排泄障碍，最后导致胰腺泡破裂而发病。

3.十二指肠液反流 当十二指肠内压力升高时，十二指肠液可反流入胰管引起胰腺炎。

4.高脂血症及高钙血症 脂滴微粒栓塞胰腺血管造成局部缺血，毛细血管扩张，损害血管壁，导致胰液排泄困难；钙沉积结石可阻塞胰管，引起胰腺炎。

5.手术与损伤 胃、胆道等腹腔手术伤及胰腺，或造成胰胆管压力过高。

6.其他 胰管阻塞、内分泌与代谢障碍、感染、药物等因素亦可引发胰腺炎。少数病因不明，称之为特发性胰腺炎。

【病理】

各种病因共同的发病过程为胰酶激活后引起胰腺自身消化。各类活化酶共同发挥作用，造成胰腺实质及邻近组织病变。细胞的损伤和坏死又促使消化酶释出，形成恶性循环。胰腺消化酶和胰腺炎症、坏死的产物又可引起多器官损害，成为急性胰腺炎的多种并发症和致死的主要原因。

急性胰腺炎分为两种病理类型。①急性水肿性胰腺炎：病变轻、胰腺呈局限性或弥漫性水肿、充血。镜下可见腺泡及间质性水肿，中性粒细胞及单核细胞浸润，可有轻度出血或局灶性坏死，胰腺周围可有积液。此型多见，预后良好。②急性坏死性胰腺炎：病变重、以胰腺实质广泛的出血、坏死为特征。胰腺肿胀，呈暗紫色，分叶结构模糊，坏死灶呈灰黑色，严重者整个胰腺变黑。腹腔内可见皂化斑和脂肪坏死灶，腹膜后可出现广泛组织坏死。腹腔内或腹膜后有咖啡色或暗红色血性液体或血性混浊渗液。镜下可见脂肪坏死和腺泡破坏，腺泡小叶结构模糊不清。间质小血管壁也有坏死，呈现片状出血，炎细胞浸润。晚期坏死胰腺组织合并感染，形成胰腺或胰周脓肿。

【临床表现】

1.症状

（1）腹痛 为主要表现和首发症状，常在高脂饮食或饮酒后突然发生。起始于上腹正中或左上腹，呈持续性，剧烈腹痛，向左肩及左腰背部放射。胆源性者腹痛始发于右上腹，逐渐向左侧转移。病变累及全胰时，疼痛范围较宽并呈束带状向腰背部放射。腹痛不能为一般胃肠解痉药所缓解，进食可加剧。

（2）腹胀 与腹痛同时存在，腹胀程度通常反映病情的严重程度，早期为反射性肠麻痹所致，严重时由腹膜后炎性刺激所致。腹腔积液时腹胀更为明显，患者排气、排便停止。

（3）恶心呕吐 发作早，呕吐剧烈而频繁。其特点是呕吐后症状不能缓解。呕吐物为胃十二指肠内容物，饮酒后常可见咖啡色物。

（4）发热 早期常有中度发热，约38℃。胆源性胰腺炎伴胆道梗阻者可伴寒战、高热。高热为胰腺坏死感染时的主要症状之一。

（5）休克 重症胰腺炎患者可有脉搏细速、血压下降乃至休克。早期休克主要是由低血容量所致，后期继发感染使休克原因复杂化且难以纠正。

2.体征

（1）腹膜炎体征　急性水肿性胰腺炎时压痛多只限于上腹部，常无明显肌紧张。重症急性胰腺炎腹部压痛明显，可伴有肌紧张和反跳痛，范围较广，可累及全腹。腹腔神经丛受刺激引起肠麻痹，肠鸣音减弱或消失，腹腔渗液量大者移动性浊音为阳性。

（2）黄疸　结石嵌顿在胆总管远端或胰头部水肿压迫胆总管所致。

（3）特殊体征　胰腺坏死伴感染时，可出现腰部皮肤水肿、发红和压痛。少数严重患者胰腺的出血经腹膜后渗入皮下，在腰部、季肋部和下腹部皮肤出现大片青紫色瘀斑，称Grey-Turner征；若出现在脐周，称Cullen征。

【诊断】

1.实验室检查

（1）胰酶测定　血、尿淀粉酶测定是诊断急性胰腺炎的主要手段之一。血清淀粉酶一般在发病1~2小时后开始升高，24小时达高峰，可持续4~5天。淀粉酶>500U/L（Somogyi法）应考虑诊断急性胰腺炎。尿淀粉酶在起病12~24小时后开始升高，其下降缓慢，可持续1~2周。尿淀粉酶明显升高具有诊断意义。淀粉酶升高的程度并不完全反映疾病的严重程度。血清脂肪酶明显升高是诊断急性胰腺炎较客观的指标。

（2）血清钙　血钙降低程度与预后明显相关。若血钙低于2.0mmol/L，常预示病情严重。

（3）血糖　较长时间禁食后血糖仍超过11.0 mmol/L，同时伴有血钙明显降低，预示预后不佳。

（4）C反应蛋白（CRP）　发病48小时>150mg/ml，提示病情较重。

（5）诊断性腹腔穿刺　若抽出血性渗出液，且淀粉酶值升高对诊断很有帮助。

（6）其他　白细胞增多及中性粒细胞核左移、肝功能异常、低血钙、血气分析异常等。

2.影像学检查

（1）B超检查　可发现胰腺肿大和胰周液体积聚。胰腺水肿时显示为均匀低回声，出现粗大的强回声提示有出血、坏死的可能。亦可了解胆囊和胆道情况；后期对胰腺脓肿及胰腺假性囊肿有诊断意义。B超可作为常规初筛检查，但易受胃肠气体干扰而影响其诊断的准确性。

（2）CT和MRI检查　是最具诊断价值的影像学检查。不仅能诊断急性胰腺炎，而且能鉴别是否合并胰腺组织坏死。动态CT扫描可作为了解病情进展及治疗效果的重要依据。MRI可提供与CT相类似的诊断信息。

（3）ERC术　对胆源性胰腺炎的效果好，但风险性较大。可显示胆总管和胰管情况，并可于内镜下行十二指肠大乳头切开、取石等相关操作。

3.诊断与分型标准

（1）轻型急性胰腺炎　也称水肿型胰腺炎，主要表现为上腹痛、恶心和呕吐；腹膜炎体征较轻且仅限于上腹部；血、尿淀粉酶增高；短期内经及时的液体治疗便可好转，死亡率很低。

（2）重型急性胰腺炎　也称出血坏死型胰腺炎，除上述症状外，腹胀明显，肠鸣音减弱或消失，腹膜炎体征重、范围广，可有腹部包块，偶见腰肋部或脐周皮下瘀斑征。腹水呈血性或脓性。可伴休克，也可并发脏器功能障碍和严重的代谢障碍。实验室检查：白细胞增多（$\geq 16\times10^9$/L），血糖升高（>11.1mmol/L），血钙降低（<1.87mmo1/L），血尿素氮或肌酐增高，酸中毒；当PaO_2<60mmHg，应考虑ARDS；甚至出现DIC、急性肾衰竭等，死亡率高。早期合并多器官功能障碍的特重型胰腺炎亦称暴发性胰腺炎，死亡率很高。

针对重型急性胰腺炎国际上有许多评定标准。如急性生理学、Ranson预后判断和慢性健康评分标准（APACHE），对病情及预后估计很有帮助，但是评估步骤较为繁琐。

【局部并发症】

1.胰腺及胰周组织坏死 指胰腺实质的弥漫性或局灶性坏死，伴有胰周脂肪坏死。根据感染与否又分为感染性胰腺坏死和无菌性胰腺坏死，增强CT是目前诊断胰腺坏死的最佳方法。

2.急性液体积聚 发生于胰腺炎病程的后期，位于胰腺内或胰周，无囊壁包裹的液体积聚。通常靠影像学检查发现，多自行吸收，少数可发展为急性假性囊肿或胰腺脓肿。

3.急性胰腺假性囊肿 是指胰腺周围积聚的液体被纤维组织包裹而形成的假性囊肿。多数通过影像学检查可确诊。

4.胰腺及胰周围组织脓肿 是指胰腺和（或）胰腺周围的包裹性积脓，由胰腺组织和（或）胰周组织坏死、液化继发感染所致，感染征象是其最常见的临床表现。

5.胃肠道瘘或出血 胰液的消化或感染的腐蚀，导致胃肠道壁坏死、穿孔而发生瘘。有时也会造成腹腔或腹膜后的大出血。

【治疗】

1.非手术治疗 适应于轻症胰腺炎及尚无外科干预指征的中度重症和重症急性胰腺炎。也可用于手术前准备。具体措施如下。

（1）禁食和胃肠减压 禁饮食、持续胃肠减压是治疗胰腺炎的有效方法，能减少胰腺分泌，减轻呕吐和腹胀，降低腹内压。

（2）补液，维持水、电解质及酸碱平衡 静脉补充液体、电解质，纠正水与电解质酸碱平衡紊乱，防治休克。

（3）镇痛和解痉 在诊断明确的情况下给予止痛药，吗啡、哌替啶可引起Oddi括约肌痉挛，因此宜同时应用解痉药（山莨菪碱、阿托品）。

（4）抑制胰腺分泌及胰酶抑制剂 抗胆碱能药、H_2受体拮抗剂、生长抑素、胰蛋白酶抑制剂等。

（5）营养支持 早期禁食，完全胃肠外营养（PN）。腹痛、腹膜炎和肠梗阻症状减轻后应尽早恢复肠内营养。

（6）预防和治疗感染 早期给予抗生素治疗，选择针对肠源性革兰阴性杆菌的抗生素。

2.手术治疗

（1）治疗原则 凡伴有胆道下端梗阻或胆道感染的胆源性胰腺炎患者，应早期或急诊手术，手术目的以解除梗阻、通畅胆道引流为主。非胆源性重症急性胰腺炎，先行非手术治疗。

（2）手术适应证 ①胰腺和胰周围组织坏死继发感染；②重型胰腺炎经积极的短期（24小时）非手术治疗后，多器官功能障碍仍不能纠正；③经非手术治疗，病情继续恶化；④伴胆道感染或胆总管下端梗阻；⑤不能排除其他急腹症时；⑥合并肠穿孔、大出血或胰腺假性囊肿。

（3）手术方法 胆源性胰腺炎可选择经纤维十二指肠镜下Oddi括约肌切开取石及胰胆管引流，或实施开腹手术。非胆源性重症急性胰腺炎可选用开放手术或使用内镜行坏死组织清除引流术及小网膜囊引流加灌洗。必要时做胃、空肠造瘘或创口敞开灌洗引流。

二、慢性胰腺炎

慢性胰腺炎（chronic pancreatitis，CP）是由多种原因所致的胰腺弥漫性或局限性炎症。其临床特征是反复发作性上腹部疼痛伴不同程度的胰腺内外分泌功能减退或丧失。

【病因】

慢性胰腺炎是一个多因素的疾病，在我国以胆道疾病为主要原因，其次是长期酗酒。吸烟可显著增加发病的危险性。急性胰腺炎、甲状旁腺功能亢进和高血钙等各种原因造成的胰管梗阻均可导致慢性胰腺炎。

【病理】

病理改变为胰腺组织的不可逆性破坏，包括腺泡减少、腺体萎缩、纤维增生、钙化和瘢痕狭窄。少数患者可以在胰腺慢性炎症的基础上发生癌变。

【临床表现】

1. 腹痛 最常见。疼痛位于上腹部剑突下或偏左，常放射到腰背部，呈束腰带状。平时为隐痛，发作时呈持续性剧痛。腹痛发作时多伴随恶心、呕吐。

2. 食欲减退、体重下降 可有食欲减退和体重下降，体重下降与发作次数及持续时间有明显联系。

3. 脂肪泻 腹泻的特征是排便次数增多，粪不成形，恶臭，粪便有油光。镜下可见脂肪球。

4. 糖尿病 晚期由于胰岛素分泌减少所致。腹痛、体重下降、糖尿病和脂肪泻称之为慢性胰腺炎的四联症。

【诊断】

依据反复发作性腹痛，体重减轻，胰腺内、外分泌功能逐渐衰竭，基本可诊断。

（1）粪便检查　可发现脂肪滴，有脂肪泻，胰功能相关指标检查显示功能不全。

（2）B超检查　可见胰腺局限性结节，胰管扩张，囊肿形成，胰肿大或纤维化。

（3）腹部X线平片　可显示胰腺钙化或胰石影。

（4）CT　可见胰实质钙化，结节状，密度不均，胰管扩张或囊肿形成等。

（5）ERCP　可见胰管扩张或不规则呈“串珠状”，可见钙化或结石影，也可见囊肿。

【治疗】

1. 非手术治疗

（1）病因及饮食治疗　戒烟、酒。少食多餐，高蛋白、高维生素、低脂饮食，控制糖的摄入。

（2）镇痛　可应用一般止痛药或长效抗胆碱能药物，无法缓解疼痛才能使用麻醉镇痛药物。

（3）补充胰酶　消化不良，特别对脂肪泻患者，应给予大量外源性胰酶制剂。

（4）控制糖尿病　控制饮食，必要时采用胰岛素替代疗法。

（5）营养支持　营养不良者可有计划地给予肠外和（或）肠内营养支持。

2. 手术治疗 主要目的是减轻疼痛，延缓疾病的进展。慢性胰腺炎合并胆道梗阻、十二指肠梗阻和怀疑癌变者，应尽早手术。手术方式有胰管空肠侧侧吻合术、胰腺切除术、保留十二指肠的胰头切除术、胰头切除及胰管引流术、内脏神经破坏手术等。

三、胰腺癌和壶腹部癌

胰腺癌（pancreatic carcinoma）是一种发病隐匿，进展迅速，治疗效果及预后极差的消化道恶性肿瘤。好发于胰头部。40岁以上好发，男性多见，发病率和死亡率在全球范围呈明显上升趋势。壶腹部癌（periampullary adenocarcinoma）是指胆总管末端、壶腹部和十二指肠乳头附近的癌肿。其恶性程度明显低于胰头癌，手术切除率和5年生存率明显高于胰头癌。

【病因】

胰腺癌和壶腹部癌的病因尚不明确，流行病学调查与多种因素有关。其发生与吸烟、饮酒、高脂肪和高蛋白饮食、过量饮用咖啡、环境污染及遗传因素有关；肥胖、糖尿病、慢性胰腺炎患者发生胰腺癌的比例明显增高。

【病理】

1. 胰腺癌 包括胰头癌、胰体尾部癌，临床上以胰头部最多见，其次是体尾部，全胰癌较少。组织分类依次为导管细胞腺癌、腺泡细胞癌、黏液性囊腺癌。其主要的转移和扩散途径为直接浸润和淋巴转移，沿神经末梢扩散是胰腺癌特有的转移方式。血行转移和腹腔种植是晚期胰腺癌的主要转移方式。

2. 壶腹部癌 组织类型以腺癌多见，其次为乳头状癌和黏液癌。其中腺癌最为多见。转移方式有淋巴转移、血行转移和腹膜种植性转移。其中淋巴转移是最重要的转移方式。

【临床表现】

1. 胰腺癌 早期无特异性表现，仅为上腹不适、饱胀或有消化不良等症状。腹痛、黄疸和消瘦最常见，但提示癌变已进入中晚期。

（1）上腹痛和上腹胀满不适 是疾病的首发症状，较常见。早期可出现上腹部不适或者隐痛、钝痛、胀痛等。腹痛位于中上腹深处，胰头癌偏右，体尾癌偏左，常为持续性疼痛，饭后1~2小时加剧。中晚期则出现持续性剧烈腹痛，疼痛向腰背部放射，直至昼夜腹痛不止。患者往往不能平卧，强迫被动体位，常呈蜷曲坐位。

（2）黄疸 是胰头癌的最主要症状和体征。黄疸呈进行性加重，伴皮肤瘙痒。癌肿距离胆管越近、梗阻程度越高，黄疸越深。胆道完全梗阻，黄疸加深，大便呈陶土色。

（3）消瘦乏力 腹痛、饮食减少、睡眠不足和癌肿消耗使患者患病初期即有消瘦乏力，晚期可出现恶病质。

（4）消化道症状 如食欲不振、消化不良、腹胀、腹泻或便秘。部分患者可有恶心、呕吐。晚期癌肿侵及十二指肠可出现上消化道梗阻或消化道出血。

（5）其他 胰头癌致胆道梗阻合并胆道感染，可出现寒战、高热。晚期患者可触及腹部肿块，出现腹水和恶病质。少数患者有轻度糖尿病表现。

2. 壶腹部癌 壶腹部癌与胰头癌的临床表现类似，以黄疸、消瘦和腹痛为临床特点。

（1）黄疸 是壶腹部癌最主要表现。特点是黄疸出现早，深浅呈波动性，原因是肿瘤组织坏死脱落，可使胆道暂时再通。

（2）腹痛 患者因胰胆管梗阻引起上腹饱胀不适、腹痛；合并胆道感染时，可出现腹痛、畏寒、发热、黄疸。

（3）其他 如食欲减退、体重减轻，全身乏力、腹泻、恶心、呕吐和贫血等。癌肿组织溃烂、坏死、脱落可致消化道出血。

【诊断】

1. 胰腺癌 胰腺癌早期无特异症状，诊断困难，发现时多已属中晚期。对于中年以上，近期原因不明的上腹及腰背部疼痛、消瘦、乏力，难以解释的消化道症状，或非胰腺炎的胰腺酶类变化者，需做进一步检查。

（1）实验室检查 ①血清生化检查：胰头癌早期可有血、尿淀粉酶的一过性升高，空腹或餐后血糖升高，糖耐量试验有异常曲线。胆道梗阻时，血清总胆红素和直接胆红素升高，碱性磷酸酶、转氨酶也可轻度升高，尿胆红素阳性。②免疫学检查：目前无特异性的胰腺癌标记物，其中CA19-9对胰腺癌的诊断较为敏感，常用于辅助诊断和术后随访。

（2）影像学检查 ①B超检查能够检出直径在2.0cm以上的胰腺癌。对胰胆管扩张比较敏感，可观察胰头部占位病变，同时可观察有无肝转移和淋巴结转移，但对胰腺常显示不清。②CT检查诊断准确性高于B超。可显示胰胆管扩张和直径大于0.5cm的胰腺病变，还可发现转移。胰腺动态薄层增强扫描及三维重建、高性能CT血管成像（CTA）检查对判断胰腺癌能否行根治性切除有较大意义。③ MRI诊断并不优于增强CT。磁共振胆胰管造影（MRCP）可显示肝内外胆管扩张，胰管扩张。④超声内镜（LEUS）不受腹壁和胃肠道气体的影响，具有定位准确和充分显示病变的优点。能发现直径在1.0cm以下的小胰腺癌。⑤经皮肝穿刺胆道造影（PTC）可显示梗阻上方肝内、外胆管扩张情况。在PTC的同时行胆管内置管引流（PTCD）可减轻黄疸和防止胆瘘。⑥内镜逆行胰胆管造影（ERCP）可直接观察十二指肠乳头区并能进行活检，收集胰液行细胞学、生化和酶学检查，但可能引起急性胰腺炎或胆道感染。⑦胃肠钡餐可显示胰腺癌压迫引起胃和十二指肠形态改变的间接征象。

（3）细针穿刺细胞学检查　可在B超或CT引导下，对难以确定诊断的病例采用细针穿刺胰腺肿块做细胞学检查。

2.壶腹部癌　胆囊肿大、上消化道出血、黄疸深浅呈波动性变化等表现具有诊断意义。

（1）实验室检查　①黄疸患者血清生化检查见血清总胆红素和结合胆红素升高，血清碱性磷酸酶、谷氨酰转肽酶可于血清总胆红素之前升高。②肿瘤标志物可升高，但缺乏特异性。③消化道少量出血粪便隐血试验阳性。

（2）影像学检查　同胰腺癌检查，ERCP是确诊壶腹部癌的主要手段，内镜可直接观察乳头病变，并可行组织活检。

【鉴别诊断】

1.胃部慢性疾病　胃部慢性疾病可有上腹部疼痛、饱胀不适等表现，但多与饮食有关，治疗后症状可缓解，利用X线钡餐检查及纤维胃镜检查可做出鉴别。

2.胆石症与胆道感染　腹痛呈阵发性绞痛，向右肩背部放射，急性发作时常有发热和白细胞增高，黄疸多在短期内消退或有波动，无明显体重减轻。行影像学检查可做出鉴别。

3.原发性肝癌　常有肝炎或肝硬化病史、血清甲胎蛋白阳性，先有肝肿大，黄疸在后期出现，腹痛不因体位改变而变化，超声和放射性核素扫描可发现肝占位性病变。

4.急慢性胰腺炎　慢性胰腺炎可以出现胰腺肿块（假囊肿）和黄疸，酷似胰腺癌，而胰腺深部癌压迫胰管也可以引起胰腺周围组织的慢性炎症。慢性胰腺炎腹部X线平片可发现胰腺钙化点。如难以鉴别可行极细穿刺针做穿刺活检，以助鉴别。

【治疗】

1.胰腺癌　治疗原则是早期手术治疗，争取切除肿瘤。根治性手术包括：①胰十二指肠切除术，是胰头癌的标准术式，切除范围包括肝总管下端、胰头、胃、幽门区、胆囊、胆总管、十二指肠和空肠上段，以及附近的区域淋巴结；切除后重建胰管、胆管和胃肠道通路；②保留幽门的胰十二指肠切除术，适用于幽门上、下淋巴结无转移者；③胰体尾切除术，适用于胰体尾部癌。姑息性手术包括：①胆肠吻合术解除胆道梗阻；②胃空肠吻合术解除或预防十二指肠梗阻；③内脏神经切断术或腹腔神经节切除术减轻晚期疼痛；④区域性介入治疗为不能切除的胰腺癌争取获得手术切除的机会。对于不可切除胰腺癌，可采用化疗、放疗和免疫治疗等综合治疗手段。对于不能耐受放、化疗者，可采用营养支持、缓解疼痛等支持治疗。

2.壶腹部癌　壶腹部癌的根治性术式为胰十二指肠切除。肿瘤不能切除者，可行胆肠吻合术、胃空肠吻合术等姑息性手术，以解除胆道梗阻和十二指肠梗阻。

第七节　肠道疾病

PPT

案例讨论

案例　患者，女性，26岁，转移性右下腹痛半天，加重2小时。患者今晨无明显诱因感上腹部不适，逐渐变为持续性隐痛，至中午腹痛逐渐转移至右下腹，呈持续性并逐渐加重，无放射痛，伴轻度恶心，呕吐1次，呕吐物为胃内容物，量不多。无尿频、尿急及尿痛，无腹泻，无肛门坠胀及里急后重感。

讨论　1.该患者的诊断是什么？

2.应该进一步做哪些检查？

一、肠梗阻

肠梗阻（intestinal obstruction）是任何原因引起肠腔内容物的正常运行和通过发生障碍。是外科常见的急腹症之一。肠梗阻不仅影响肠管局部，而且会导致全身多种生理功能紊乱，病情往往变化快，进展快，若诊断处理不及时，一旦发生绞窄性肠梗阻将危及患者生命。

肠梗阻按病因可分为：①机械性肠梗阻：最为常见。是由于各种原因引起肠腔变狭窄，使肠内容物通过障碍。②动力性肠梗阻：由于神经反射或毒素刺激，发生肠壁运动功能障碍，致使肠内容物不能正常运行，而无器质性肠腔狭窄。因肠壁肌肉失去正常蠕动能力所致的为麻痹性肠梗阻，较常见；肠壁肌肉强烈痉挛，肠蠕动失常引起的为痉挛性肠梗阻，少见。③血运性肠梗阻：由于肠系膜血管栓塞或血栓形成，引起肠管血液循环障碍，出现肠蠕动功能丧失，肠内容物停止运行，甚至导致肠坏死、肠穿孔。按肠壁血运有无障碍可分为单纯性和绞窄性肠梗阻。仅有肠内容物通过受阻，而无肠管血运障碍的为单纯性肠梗阻。因血管受压、血管腔栓塞或血栓形成而使相应肠段血运障碍，继而可引起肠坏死、穿孔的为绞窄性肠梗阻。按梗阻部位可分为高位（空肠）梗阻、低位小肠（回肠）和结肠梗阻。按梗阻程度可分为完全性和不完全性肠梗阻。根据病程发展快慢，又分为急性和慢性肠梗阻。

肠梗阻的类型不是绝对孤立的。如肠扭转既可以是机械性、完全性，也可以是绞窄性、闭袢性。不同类型的肠梗阻在一定条件下可以相互转化，如不完全性肠梗阻也可发展为完全性肠梗阻和绞窄性肠梗阻。单纯性肠梗阻可发展为绞窄性肠梗阻。

【病因】

1.机械性肠梗阻 常见的原因有：①粪块、结石、异物导致肠腔阻塞；②肠扭转、粘连带、疝嵌顿、肠外肿瘤等压迫肠管；③肠套叠、先天性肠道闭锁、狭窄、肠管炎症、肠肿瘤等引起肠壁病变。

2.动力性肠梗阻 急性弥漫性腹膜炎、腹部大手术、腹膜后血肿或感染及严重低钾血症时可导致麻痹性肠梗阻。肠功能紊乱或慢性铅中毒时导致痉挛性肠梗阻。

3.血运性肠梗阻 肠道梗阻病程进展，肠管迅速膨胀，肠腔内压力不断升高，肠壁变薄，到一定程度时可致肠壁血运障碍。

【病理】

1.局部变化 各种类型肠梗阻局部病理变化并不完全一致。①机械性肠梗阻：梗阻以上肠蠕动增加，肠腔内因气体和液体的积聚而膨胀，气体来源于咽下空气和细菌发酵产气；液体主要是消化液。梗阻以下肠管则瘪陷、空虚或仅存积少量粪便，扩张肠管和塌陷肠管交界处即为梗阻所在。肠腔内压力不断升高，可使肠壁充血水肿，液体外渗，最后肠管可因缺血坏死而穿孔。②动力性肠梗阻：麻痹性肠梗阻全部肠管蠕动减弱或消失，并有全腹肠管积气、积液和扩张。痉挛性肠梗阻局部改变常不明显。③绞窄性肠梗阻：单纯性肠梗阻发展到一定程度引起肠壁血运障碍。最初主要表现为静脉回流受阻，肠壁的毛细血管及小静脉淤血，肠壁水肿、增厚。组织缺氧导致毛细血管通透性增加，肠壁出血，血性渗出液渗入肠腔和腹腔。随着血运障碍的发展，继而出现动脉血运受阻、血栓形成，最终肠壁缺血坏死，甚至穿孔。绞窄、穿孔多发生于梗阻部位，并形成急性腹膜炎。血运性肠梗阻也可首先发生动脉血供阻断。

2.全身改变 体液丧失、肠膨胀、毒素吸收和感染导致：①体液代谢失调：是肠梗阻重要的病理生理改变。肠梗阻后，胃肠道液体不能被吸收返回全身循环并大量丢失。肠管壁水肿、绞窄性肠梗阻大量血浆向肠腔、腹腔渗出，导致血容量减少、血液浓缩。以上病理生理改变均会导致人体水、电解质、酸碱平衡失调。高位肠梗阻由于不能进食同时出现的大量呕吐更易出现脱水。同时丢失大量的胃酸和氯离子，故有代谢性碱中毒；低位小肠梗阻丢失大量的碱性消化液加之组织灌注不良，酸性代谢产物剧增，可引起严重的代谢性酸中毒。②感染和中毒：肠腔内细菌大量繁殖，细菌、毒素及坏死组织等毒性物质引起严重的腹膜炎和全身性感染。③休克：严重的缺水、血容量减少和血液浓缩，电解质紊乱和酸碱失衡，以及腹腔内感染和中毒等多种因素可引起低血容量性休克和感染性休克。④呼吸、循环功能障碍：腹胀导致膈肌上升，腹式呼吸受限，腹内压高妨碍下腔静脉血液回流，使心排血量降低，最终导致呼吸、循环障碍，甚至衰竭。

【临床表现】

1.症状 各类肠梗阻的共同症状是腹痛（痛）、呕吐（吐）、腹胀（胀）、肛门停止排气与排便（闭）。

（1）腹痛 机械性肠梗阻为阵发性腹部绞痛，多位于梗阻部位附近，有时可见肠型及蠕动波，肠鸣音亢进，呈金属音或气过水音。若腹痛发作间歇期缩短，甚至成为持续性腹部剧痛，或持续性腹痛阵发性加重，表明可能已发展为绞窄性肠梗阻。麻痹性肠梗阻多为持续性腹部胀痛。

（2）呕吐 梗阻早期为反射性呕吐。高位小肠梗阻，静止期短，呕吐较频繁，呕吐物为胃液、十二指肠液和胆汁。低位小肠梗阻，静止期可维持1~2天才出现呕吐，呕吐物为带臭味的粪样物。绞窄性肠梗阻，呕吐物呈棕褐色或血性。结肠梗阻时呕吐少见，直到晚期才会出现，呕吐物有粪臭味。

（3）腹胀 高位肠梗阻有时可见胃型，而腹胀不明显；低位及麻痹性肠梗阻腹胀显著，可遍及全腹；结肠梗阻呈周边性腹胀；肠扭转等闭袢性肠梗阻腹胀常不对称。

（4）肛门停止排气排便 完全性肠梗阻多无排气、排便，但肠梗阻早期，尤其是高位肠梗阻，则仍可有少量排气、排便。绞窄性肠梗阻可排血性黏液便。不完全性肠梗阻发病后可有多次排气、排便。

2.体征 单纯性肠梗阻早期多无明显全身改变，晚期或绞窄性肠梗阻可有明显缺水、感染中毒和休克征象。

（1）视诊 机械性肠梗阻除腹胀外还可见肠型、肠蠕动波。麻痹性肠梗阻腹胀均匀。闭袢性肠梗阻腹胀多不对称。

（2）触诊 单纯性肠梗阻时有轻压痛、无腹膜刺激征。绞窄性肠梗阻时腹部压痛固定、腹膜刺激征明显。触及痛性包块常为发生绞窄的肠袢。

（3）叩诊 叩诊多呈鼓音，腹腔渗液多时移动性浊音可呈阳性。

（4）听诊 机械性肠梗阻听诊有肠鸣音亢进，气过水声或金属音；麻痹性梗阻则肠鸣音减弱或消失。

另外，直肠指检应作为肠梗阻的常规检查。直肠肿瘤、肠套叠可触及肿块；绞窄性肠梗阻指诊退出后见指套染血。

【诊断】

1.实验室检查 早期变化不明显，其后因缺水、血液浓缩可有尿比重增高，血红蛋白及血细胞比容升高。绞窄性肠梗阻还多有白细胞和中性粒细胞数明显增加。呕吐物和粪便检查有大量红细胞或隐血试验阳性时应考虑肠管有血运障碍。通过血气分析了解水电解质紊乱、酸碱失衡和肾功能情况。

2.影像学检查 立位或侧卧位腹部X线平片，对肠梗阻诊断具有重要价值。一般在肠梗阻发生4~6小时，X线检查即显示出肠腔内气体；怀疑有肠套叠、肠扭转或结肠肿瘤时，可做钡灌肠或CT检查以协助诊断。

3.在诊断过程中必须明确的几个问题

（1）是不是肠梗阻 根据腹痛、呕吐、腹胀及肛门停止排气与排便四大症状和腹部可见肠型或肠蠕动波、肠鸣音亢进等体征，再结合腹部立位X线检查，一般可做出肠梗阻的诊断。

（2）是机械性还是动力性肠梗阻　机械性肠梗阻所致肠胀气仅限于梗阻部位以上的部分肠管。麻痹性肠梗阻则腹胀显著，肠蠕动减弱或消失，X线检查可显示大、小肠全部充气扩张。

（3）是单纯性还是绞窄性肠梗阻　这点极为重要，绞窄性肠梗阻必须尽早手术。有下列表现者，应考虑绞窄性肠梗阻的可能。

1）腹痛突发、部位固定，初始为持续性剧烈腹痛；或腹痛由阵发性变为持续性；或在阵发性加重之间仍有持续性腹痛，有时疼痛牵涉腰背部。

2）病情发展迅速，早期出现休克，经抗休克治疗后改善不明显。

3）有腹膜炎的表现，伴体温上升、脉率增快、白细胞计数增高。

4）腹胀不对称，腹部有局部隆起或触及有压痛的肿块。

5）呕吐出现早而频繁，呕吐物、胃肠减压抽出液、肛门排出物为血性，腹腔穿刺抽出血性液体。

6）腹部X线检查见孤立胀大的肠袢，位置不随时间的进展而改变。

7）经积极的非手术治疗，症状与体征改善不明显。

（4）是高位还是低位肠梗阻　高位小肠梗阻的呕吐发生早而频繁，腹胀不明显；低位小肠梗阻的呕吐出现晚而次数少，但腹胀明显，并可吐粪样物；结肠梗阻晚期才出现呕吐，腹胀以脐周为著。行腹部X线检查可助鉴别。

（5）是完全性还是不完全性肠梗阻　完全性肠梗阻呕吐频繁，完全停止排气、排便，低位肠梗阻还有严重腹胀。不完全性肠梗阻呕吐少，腹胀较轻，尚有少量排气、排便。

（6）是什么原因引起梗阻　最为常见的粘连性肠梗阻多有腹腔感染、腹部损伤或手术史。新生儿以先天性肠道畸形为多见，2岁以内小儿多为肠套叠。青壮年饱餐剧烈活动后多为肠扭转，老年人则考虑粪块堵塞，肿瘤或乙状结肠扭转等。

【治疗】

肠梗阻的治疗原则是纠正因肠梗阻所引起的全身生理紊乱和解除梗阻。治疗方法的选择要根据肠梗阻的类型以及全身情况和病情严重程度而定。无论手术与否，首要措施是采用基础疗法治疗。最为基础的治疗措施是禁饮食、持续胃肠减压，以降低肠内压，减轻腹胀，减少毒素吸收，有利于肠道功能的恢复和改善呼吸和循环。根据患者情况，结合实验室检查结果制定补液计划，纠正体液代谢紊乱和营养支持是极为重要的治疗手段。联合使用有效抗生素，控制感染，减轻全身中毒症状。同时禁食期间还需予以肠外营养支持，以及解痉、镇静、镇痛等对症治疗。

1.非手术治疗　适用于单纯性不完全性肠梗阻；动力性肠梗阻；蛔虫或粪块阻塞引起的肠梗阻；肠管炎症、水肿引起的不完全性肠梗阻以及肠套叠早期。方法除基础疗法外，可通过口服或胃肠道灌注生植物油；按病因采用腹部按摩、颠簸、灌肠及经乙状结肠镜插管复位等。非手术治疗期间须严密观察病情，如不见好转或反而加重，应急症手术治疗。

2.手术治疗　适用于绞窄性肠梗阻；腹膜刺激征明显的肠梗阻；肿瘤及先天性肠道畸形引起的梗阻；经非手术治疗无效者。手术方式有粘连松解术、肠切开取异物、肠套叠或肠扭转复位术等单纯解除梗阻的手术；对肠管肿瘤、炎症性狭窄或局部肠袢已经失活坏死者，行肠段切除吻合术。全身情况差不允许做复杂手术，又伴急性结直肠梗阻者，行肠造口或肠外置术，原发病留待二期手术处理，如肿瘤广泛浸润、与周围重要组织严重粘连等可行短路手术。绞窄性肠梗阻应首先是解除梗阻，而后通过肠管色泽、张力和蠕动以及相应系膜终末动脉搏动等方面判断肠管生机。如肠段较长一时难以判断，可将其做好标记后回纳腹腔，暂时关腹，严密观察18~24小时再处理。

【常见的肠梗阻】

1.粘连性肠梗阻　粘连性肠梗阻是腹腔内粘连带形成所导致的肠梗阻，为临床最常见的肠梗阻类型。常因腹部手术、炎症、损伤、出血、异物等所致；发育异常或胎粪性腹膜炎也可引起，但较少见。

粘连性肠梗阻临床上以手术后粘连最为多见，肠粘连的程度与患者体质也有一定关系，肠粘连造成梗阻多见于小肠，结肠少见。临床表现多有腹部手术、腹腔感染、损伤、出血等病史，常有胃肠功能紊乱、暴饮暴食、体位突然改变等促发因素。可长期无症状，急性发作同机械性肠梗阻，也可导致绞窄性肠梗阻。

一般采用非手术治疗，特别是术后早期发生者。非手术治疗无效甚至病情加重，出现绞窄性肠梗阻或可疑者须尽早手术，手术方式有粘连松解术、肠切除吻合术、小肠折叠排列术、短路手术等。

控制医源性粘连促发因素是预防粘连性肠梗阻的关键。手术时应注意手术开始前冲净手套上的滑石粉；术中彻底止血；精细操作；避免肠管暴露过久或长时间与敷料接触；合理放置腹腔引流物；鼓励患者术后早期离床活动，促进肠蠕动尽早恢复等。

2.肠扭转 肠扭转是一段肠袢沿其系膜长轴旋转而造成的闭袢性肠梗阻。常因肠系膜过长，系膜根部附着处过窄或粘连收缩、靠拢等解剖因素，如肠内容物量骤增，在肠管动力异常以及体位突然改变等诱发因素作用下引起。扭转部位最多发生于小肠。旋转方向以顺时针为多。肠扭转发生形成闭袢性肠梗阻，属于绞窄性肠梗阻。

肠扭转临床表现主要是急性机械性肠梗阻的表现。①小肠扭转多发生于青壮年，常在饱餐后剧烈活动时发生。临床表现为突发剧烈腹部绞痛，多位于脐周，呈持续性伴阵发性加重，可牵涉到腰背部；呕吐频繁；腹部不对称局部隆起，可触及胀大压痛的肠袢；早期即可发生休克。②乙状结肠扭转多见于常有便秘习惯、多次腹痛发作经排气、排便后缓解病史的老年男性。临床表现为腹部持续胀痛、感恶心而呕吐不明显，左侧腹部膨胀显著，可触及明显胀大的肠袢。

肠扭转可在短时期内发生肠绞窄、坏死，需及时手术将扭转的肠袢回转复位。手术方法有扭转复位、肠切除吻合或肠外置术等；乙状结肠扭转早期可试行在结肠镜直视下，将肛管插入扭转部位以上减压，严密观察病情，疑有肠绞窄者须及时手术。

3.肠套叠 肠的一段套入其相连的肠管腔内称为肠套叠，以回盲部肠套叠最为多见。多见于2岁以下的儿童，是小儿肠梗阻的常见病因。

肠套叠发生常与肠管解剖异常、肠息肉、肿瘤等病理因素以及肠功能失调、蠕动异常等有关。小儿肠套叠急性起病，三大典型表现是腹痛、血便和腹部肿块。发作时患儿因突然发作的剧烈腹痛而哭闹不安、面色苍白、出汗，伴有呕吐和排果酱样血便。脐右上方触及腊肠形肿块，稍活动即有压痛，右下腹触诊有空虚感。随着病程的进展，肠梗阻症状逐渐出现。直肠指检有时可触及套叠肠管的套头。成人肠套叠少见，多为不完全性肠梗阻，可自行复位。表现为阵发性腹痛，程度较轻，便血较少见。

小儿肠套叠早期治疗可采用灌肠复位法，对不能复位，发病已超过48小时，或疑有肠坏死者行手术治疗，方法有手术复位及肠切除吻合术；肠切除肠外置术。成人肠套叠一般主张手术处理相应病变。

二、大肠癌

大肠癌是常见的恶性肿瘤，包括结肠癌（colon carcinoma）和直肠癌（carcinoma of the rectum）。结肠癌是胃肠道常见的恶性肿瘤，以40~65岁发病率高。直肠癌是乙状结肠-直肠交界至齿状线之间的癌，是消化道最常见的恶性肿瘤之一。近年来，我国的结肠癌发病率呈明显上升且高于直肠癌的趋势。

【病因】

大肠癌的病因虽未明确，但其相关的高危因素逐渐被认识。①癌前疾病：如腺瘤性息肉、炎症性肠病等。结肠癌约半数来自腺瘤的癌变，家族性息肉病和绒毛状腺瘤的直肠癌变率最高。慢性炎症的长期刺激，肠黏膜反复破坏和修复，癌变率随病史的延长而增高，其病变程度及范围也与癌变相关。②膳食和运动：过多的动物脂肪及动物蛋白饮食，缺少新鲜蔬菜水果及纤维素食品，缺乏适度的体力活动，使肠的蠕动功能下降，肠道菌群发生变化，肠道中胆酸和胆盐含量增多，其结果都会引起或加重肠黏膜的损害。③遗传：遗传易感性也具有重要地位，如遗传性非息肉性结肠癌的错配修复基因突变携带者的家族成员，应视为结肠癌的一组高危人群；家族性肠息肉病，已被公认为癌前期疾病。精神因素、钼的缺乏、阳光与维生素D的缺乏、吸烟等因素也与大肠癌的发病有关。

【病理】

1.大体分型 分为溃疡型、肿块型、浸润型三型。①溃疡型：多见，占50%以上。向肠壁深层生长并向周围浸润，易发生出血、感染和穿孔，转移早，分化程度低。②肿块型：肿块向肠腔突出生长，向周围浸润少，预后较好。③浸润型：癌肿沿肠壁浸润，使肠管周径缩小而形成狭窄，转移早而预后差。

2.组织学分型 ①腺癌：主要为管状腺癌和乳头状腺癌，其次为黏液腺癌，印戒细胞癌，恶性程度高，预后差。②腺鳞癌：较少见，主要位于直肠下段和肛管。③未分化癌：易浸入小血管和淋巴管而预后最差。

3.临床病理分期 目前常用的有Dukes分期和TNM分期。

（1）Dukes分期法

A期：癌局限于肠壁内。分为三个亚期，癌局限于黏膜内为A_0期，穿透黏膜达黏膜下层为A_1期，累及黏膜肌层但未穿透浆膜为A_2期。

B期：癌穿透肠壁，侵入浆膜或（和）浆膜外层，但尚无淋巴结转移。

C期：癌穿透肠壁且有淋巴结转移。分为两个亚期，淋巴结转移局限于肠壁和肠旁淋巴结为C_1期，有肠系膜淋巴结（包括系膜根部淋巴结）转移者为C_2期。

D期：已有远处淋巴结转移或腹腔转移，或广泛侵及邻近脏器而无法切除者。

（2）TNM分期法

T代表原发肿瘤，T_x为原发肿瘤无法评价。无原发肿瘤证据为T_0；原位癌为Tis；肿瘤侵及黏膜下层为T_1；侵及固有肌层为T_2；穿透固有肌层至浆膜下或侵犯无腹膜覆盖的结、直肠旁组织为T_3；穿透脏腹膜为T_{4a}，侵犯或粘连于其他器官或结构为T_{4b}。

N为区域淋巴结，N_x代表区域淋巴结无法评价；无区域淋巴结转移为N_0；1~3个区域淋巴结转移为N_1；4个及4个以上区域淋巴结转移为N_2。

M为远处转移，无法估计远处转移为M_x；无远处转移为M_0；凡有远处转移为M_1。

结肠癌主要经淋巴转移，首先到结肠壁和结肠旁淋巴结，再到肠系膜血管周围和肠系膜血管根部淋巴结。血行转移多见于肝，其次为肺、骨等。结肠癌也可直接浸润到邻近器官。脱落的癌细胞也可在腹膜种植转移。直肠癌的主要扩散途径也是淋巴转移。上段直肠癌向上沿直肠上动脉、肠系膜下动脉及腹主动脉周围淋巴结转移，下段直肠癌（以腹膜返折为界）向上方和侧方转移为主。齿状线周围的癌肿可向上、侧、下方转移。向下方转移可表现为腹股沟淋巴结肿大。直肠癌血行转移可至肝、肺、骨和脑等，直肠癌致肠梗阻和手术时的挤压，易造成血行转移。直肠癌直接浸润可穿透浆膜层侵入邻近脏器，下段直肠癌由于缺乏浆膜层的屏障作用，易向四周浸润。直肠癌种植转移的机会较小，上段直肠癌可发生种植转移。

【临床表现】

大肠癌早期无症状或症状不明显，仅感不适、消化不良、大便潜血等。随着癌肿发展，症状逐渐出现，表现为大便习惯改变、腹痛、便血、腹部包块、肠梗阻等，伴或不伴贫血、发热和消瘦等全身症状。肿瘤因转移、浸润可引起受累器官的改变。大肠癌因其发生部位不同而表现出不同的临床症状及体征。

1.结肠癌 一般右半结肠以腹痛、腹部肿块和全身症状为主；左侧结肠癌以梗阻症状、排便习惯与粪便性状改变等症状为主。

（1）排便习惯和粪便性状的改变 排便习惯改变是结肠癌患者的首发症状。表现为排便次数增多、腹泻与便秘交替出现、粪便不成形、黏液便或黏液脓血便等。

（2）腹痛 多为定位不确切的持续性隐痛、不适或腹胀感，表现为绞痛提示出现肠梗阻。

（3）肠梗阻症状 一般属结肠癌的中晚期症状，多表现为慢性低位不完全肠梗阻，左侧结肠癌有时可以急性完全性结肠梗阻为首发症状。

（4）腹部肿块 肿块大多坚硬，呈结节状。如为横结肠和乙状结肠癌可有一定活动度。如癌肿穿透并发感染，肿块固定，且可有明显压痛。

（5）全身症状 患者可出现贫血、消瘦、乏力、低热等，病程晚期可出现肝大、黄疸、水肿、腹腔积液、直肠前凹肿块、锁骨上淋巴结肿大及恶病质等。

2.直肠癌 直肠癌早期无明显症状，癌肿影响排便或破溃出血时才出现症状。

（1）排便异常 直肠刺激症状，如排便次数增多、排便习惯改变、肛门下坠感、里急后重等。癌肿表面破溃继发感染时，大便表面带血、黏液甚至脓血便，易误诊为肠炎或痢疾。

（2）肠腔狭窄 初时大便进行性变细，当癌肿造成肠管部分梗阻后，出现腹胀、阵发性腹痛、肠鸣音亢进、排便困难。晚期可发生完全梗阻。

（3）其他表现 癌肿侵犯周围组织、器官，可出现相应症状。如排尿困难、尿频、尿痛及血尿，阴道流血，骶尾部持续性剧烈疼痛，肝肿大，贫血，消瘦，腹水、黄疸甚至恶病质等表现。

【诊断】

凡40岁以上有以下任何一种表现者应视为高危人群：①亲属有结、直肠癌病史；②有癌症史或肠道有癌前病变；③大便隐血试验持续阳性；④具有以下五项中的两项以上者：黏液血便、慢性腹泻、慢性便秘、慢性阑尾炎史及精神创伤史。

1.结肠癌 ①大便隐血试验可作为对高危人群的筛查；②钡剂灌肠或气钡双重对比造影及乙状结肠镜或纤维结肠镜检查有助于明确诊断；③超声和CT检查对了解腹部肿块和肿大淋巴结及肝内有无转移等均有帮助；④血清癌胚抗原（CEA）值对检测诊断结肠癌无特异性，对肿瘤的预后、疗效的观察和复发有一定帮助。

2.直肠癌 直肠癌的筛查遵循自简到繁的步骤。①大便隐血试验是普查或对高危人群进行初步筛查的手段。②直肠指诊简便、易行，是诊断直肠癌最重要的方法。凡有大便习惯改变、大便变形、便血等表观的患者，均应行直肠指诊检查。③内镜检查，包括直肠镜、乙状结肠镜及纤维结肠镜检查。可观察，协助诊断以及取活组织做病理检查，以确定肿块性质。④肿瘤标志物的检查意义同结肠癌。

【鉴别诊断】

结肠癌的鉴别诊断主要是结肠息肉、溃疡性结肠炎、克罗恩病、肠结核、慢性细菌性痢疾、血吸虫病、阿米巴肠病等；最可靠的鉴别是通过结肠镜取活组织检查。直肠癌根据病史、体检、内镜和影像学检查不难做出临床诊断。

【治疗】

治疗原则是以手术切除为主的综合治疗。

1.手术治疗 包括根治性手术、姑息性手术、局部手术等。结肠癌根治性手术要求整块切除肿瘤及其远、近两端10cm以上的肠管，并包括系膜和区域淋巴结。手术方式包括：右半结肠切除术、横结肠切除术、左半结肠切除术、乙状结肠癌根治术。直肠癌根治性手术要求整块切除癌肿和足够的切缘、区域淋巴结和伴行血管以及完整的直肠系膜。手术方式包括：经会阴直肠癌根治术、经腹会阴直肠癌根治术和经腹直肠癌切除近端造口远端封闭手术。若不能进行根治性切除时，应进行姑息性手术，缓解患者症状，改善生活质量，延长生命。结肠癌并发急性肠梗阻患者应当早期施行手术治疗，根据肿瘤位置和患者情况选择适当的手术方案。直肠癌向远端肠壁浸润的范围较结肠癌小，因此T_1以内的直肠癌，可采用局部切除术，方法为经肛局部切除或骶后径路局部切除。

2.放疗 术前放疗可控制原发病灶，提高切除率，降低患者术后复发率。术后放疗适用于手术未达到根治标准、术后局部复发或晚期患者。

3.化疗 结直肠癌的化疗均以氟尿嘧啶为基础用药，以全身静脉化疗为主。根治术后全身（辅助）化疗能提高Ⅲ期和部分Ⅱ期结、直肠癌的5年生存率。目前标准的新辅助方案是氟尿嘧啶单药增敏的放疗。姑息化疗可控制晚期无法行根治治疗肿瘤的进展和延长生存时间。局部化疗尚有待临床研究明确其治疗地位。

4.其他治疗 非甾体类抗炎药如阿司匹林、舒林酸、维生素E、维生素C、维生素A具有一定的预防作用。对于形成梗阻且不能手术者，可采用烧灼、激光或冷冻、放置金属支架或肠梗阻导管以减轻梗阻。手术无法切除的多发肝转移，可采用超声或CT引导的介入消融尽量减少病灶。晚期患者应注意支持治疗，以改善生活质量为原则。

三、急性阑尾炎

急性阑尾炎（acute appendicitis）是阑尾的急性化脓性感染，致病菌为多种革兰阴性需氧菌和厌氧菌。发病率居于急腹症首位。随着现代医学的发展，急性阑尾炎患者经过早期确诊、早期手术，可取得良好的治疗效果，少数患者因各种原因而延误诊治，从而引起严重的并发症。

【病因】

急性阑尾炎的发病原因除了与全身免疫力下降外，主要与下列因素有关。

（1）阑尾管腔阻塞 是急性阑尾炎最常见的病因。导致阻塞的原因有：阑尾壁内淋巴滤泡增生或水肿引起管腔狭窄，这是引起阑尾管腔阻塞最常见的原因；阑尾壁被破坏而导致管腔粘连；粪石、异物、寄生虫等阻塞管腔；阑尾开口附近病变导致开口受压使阑尾排空受阻；另外，因阑尾系膜较短，使阑尾处于扭曲状态，阻碍阑尾管腔的通畅，进入异物后不易排出。

（2）细菌入侵 因阑尾管腔阻塞和炎症，腔内细菌繁殖，损伤黏膜上皮并使黏膜形成溃疡，导致黏膜屏障功能受损害，细菌穿过黏膜进入阑尾肌层和浆膜。炎性渗出导致阑尾壁间质压力升高，可影响动脉血流，造成阑尾缺血，最终导致梗死和坏疽。

（3）其他 阑尾先天畸形、胃肠道功能障碍导致黏膜受损、胃肠道疾病蔓延至阑尾等。

【病理】

根据急性阑尾炎的临床过程和病理解剖学变化，可分为急性单纯性阑尾炎、急性化脓性阑尾炎、坏疽性及穿孔性阑尾炎、阑尾周围脓肿四种临床病理类型。急性单纯性阑尾炎临床症状和体征均较轻，感染局限于黏膜及黏膜下层。如病变扩展到肌层和浆膜层，阑尾积脓而形成急性化脓性阑尾炎，此时阑尾周围的腹腔内可有稀薄脓液，形成局限性腹膜炎，患者临床症状和体征较重。炎症进一步加剧，阑尾管壁坏死或部分坏死，形成坏疽性阑尾炎；合并穿孔，穿至腹膜腔，炎症如无局限，将导致弥漫性腹膜炎；如被包裹粘连，则可形成阑尾周围脓肿。

急性阑尾炎的转归有三种。①炎症消退：一部分单纯性阑尾炎经及时药物治疗后炎症消退。但大部分将转为慢性阑尾炎，易复发。②炎症局限化：被大网膜包裹粘连，形成阑尾周围脓肿，治愈缓慢。③炎症扩散：发展为弥漫性腹膜炎、化脓性门静脉炎、感染性休克等。

【临床表现】

1.症状

（1）腹痛 急性阑尾炎的典型症状为“转移性右下腹痛”，即腹痛开始于上腹部或脐周，

6~8小时后，逐渐下移并固定于右下腹，呈持续性疼痛。部分患者发病开始即为右下腹痛。另外，因阑尾位置变异，其腹痛也可位于右腰部、耻骨上区、右上腹部；甚至极少数左侧腹阑尾炎呈左下腹痛，临床应予以鉴别。阑尾炎腹痛性质与其类型有关，单纯性阑尾炎为轻度疼痛，化脓性阑尾炎为阵发性绞痛，坏疽性阑尾炎为持续性剧痛，如腹痛突然减轻，提示阑尾穿孔，穿孔后导致弥漫性腹膜炎，腹痛又会持续加剧并且范围扩大。

（2）胃肠道反应　常见为恶心、呕吐。也可有便秘或腹泻，盆位阑尾炎或盆腔脓肿时，导致排便次数增多、里急后重，排尿异常。

（3）全身反应　患者自觉乏力，或头痛、头晕。体温升高，单纯性阑尾炎体温一般不超过38℃；化脓性和坏疽性、穿孔性阑尾炎体温可达39℃左右；极少数患者体温达40℃以上。

2.体征

（1）右下腹固定的压痛点　是诊断阑尾炎的最重要体征，通常位于麦氏点。压痛点在腹痛转移之前已经存在，虽因阑尾变异而致位置不同，但其始终在一个固定的位置上，即使压痛范围随炎症扩散而扩大，但仍以阑尾部位最为明显。

（2）腹膜刺激征　单纯性阑尾炎或阑尾位置较深时可无腹膜刺激征；化脓、坏疽或穿孔性阑尾炎，出现压痛、反跳痛及腹肌紧张等腹膜刺激征象，但小儿、老年人、孕妇、肥胖、盲肠后位阑尾炎时，腹膜刺激征可不明显。

（3）右下腹肿块　阑尾周围脓肿可触及右下腹边界不清、有压痛的固定性包块。

（4）特殊体征

1）结肠充气试验　可提示阑尾炎的存在。患者仰卧体位，检查者先用一手压降结肠，再以另一手反复挤压近侧结肠，并逐步向近侧移动，使结肠内气体传导至盲肠和阑尾，引起右下腹痛为阳性。

2）腰大肌试验　提示阑尾位置深，在盲肠后近腰大肌处。患者左侧卧位，将其右下肢向后过伸引起腰大肌紧张，出现右下腹疼痛者为阳性。

3）闭孔内肌试验　提示阑尾位置较低，靠近闭孔内肌。患者仰卧位，右髋、右大腿及膝关节前屈90°，内旋其髋关节，诱发右下腹痛为阳性。

4）直肠指检　直肠右前壁触痛提示盆位阑尾炎或炎症已波及盆腔。触及痛性肿块提示形成阑尾周围脓肿。

【诊断】

根据转移性右下腹痛、右下腹固定的压痛点等典型症状、体征，多数急性阑尾炎可得到确诊。

1.实验室检查　多数患者白细胞计数及中性粒细胞比例增高。白细胞计数升高至10×10^9/L以上，单纯性阑尾炎或老年人急性阑尾炎白细胞计数也可无明显升高。尿检查如出现少数红细胞，提示阑尾的炎症刺激右侧输尿管或膀胱；如出现明显血尿，应注意与泌尿系结石等疾病鉴别。盆位阑尾炎和合并盆腔脓肿时大便中可发现白细胞。淀粉酶检查有助于排除急性胰腺炎。

2.影像学检查

（1）B超检查　可发现阑尾肿大征象和阑尾腔脓肿影像，如需进行阑尾脓肿切开引流，B超可了解脓肿具体位置及大小，便于选择切口。

（2）X线检查　多用于疾病的鉴别，如消化道穿孔、胰腺炎、肠梗阻等，可行立位腹部X线平片。

（3）CT和MRI　用于诊断阑尾炎的较少，诊断不清时可酌情选用。

（4）腹腔镜技术　是微创新型技术，近年应用广泛，可用于诊断急性阑尾炎，且同时可行腹腔镜阑尾切除术。

特殊检查在急性阑尾炎的诊断中不是必需的，多用于鉴别诊断。

【鉴别诊断】

1.胃十二指肠溃疡急性穿孔 多有溃疡史；发病急，上腹部突发似刀割样剧烈腹痛，很快扩散到右下腹和全腹部；肝浊音界缩小或消失；X线检查膈下有游离气体；诊断性腹穿抽出胃肠内容物。

2.胆道系统感染性疾病 与高位阑尾炎相鉴别，有胆道结石或感染病史，发作时右上腹绞痛，向右侧肩背部放射，可伴寒战、高热，黄疸。腹部B超可见肿大胆囊和结石声影。

3.右侧输尿管结石 疼痛呈阵发性绞痛，难以忍受，沿输尿管向外阴部、大腿内侧放射。尿常规检查有大量红细胞。B超检查或X线平片可见结石阴影影像。

4.右侧输卵管妊娠破裂 近期有停经史和不规则阴道出血史，突发自下腹部开始的剧烈腹痛，伴腹内出血，甚至失血性休克症状，腹腔穿刺或阴道后穹窿穿刺抽到不凝固血液，妊娠试验阳性。

5.卵巢囊肿蒂扭转 盆腔包块病史，突发急性剧烈阵发性绞痛，可有轻度休克症状，双合诊下腹部可触及包块和触痛。阴道B超检查见带蒂的囊性包块。

6.卵巢滤泡或黄体囊肿破裂 临床表现与异位妊娠相似，但无停经史，病情较轻，多发病于排卵期或月经中期以后。

7.急性肠系膜淋巴结炎 多发生于儿童。常继发于上呼吸道感染后，先发热后有右下腹痛，腹部压痛点随体位变动而不固定，范围较大。腹部超声检查表现为腹腔肠系膜增厚，并可见肠系膜淋巴结多发肿大。

【治疗】

阑尾炎一经确诊，应尽早行阑尾切除术，以减少并发症的发生。如超过72小时，手术切除难度较大且并发症多，病情允许可先行非手术治疗使炎症局限，再择期行阑尾切除术。

1.非手术治疗 适应证为急性阑尾炎早期患者不接受手术或不具备手术条件；急性阑尾炎发病超过72小时，已形成阑尾周围脓肿并有局限趋势者。

治疗措施包括卧床休息，禁食或进流质饮食，静脉补液，因多为混合型感染，故应联合应用抗生素。

2.手术治疗 大多数患者可行阑尾切除术，急性单纯性阑尾炎采用麦氏切口，一期缝合。有条件医院可采用具有安全、住院时间短、漏诊率低、较快恢复正常工作等优点的腹腔镜阑尾切除术。急性化脓性、坏疽性或穿孔性阑尾炎可采用经麦氏点或经腹直肌切口，切除阑尾的同时放置引流。如形成脓肿无法切除阑尾，可行阑尾周围脓肿引流术，待2~3个月后再行阑尾切除术。

本章小结

消化系统疾病按病变器官可以分为食管疾病、胃十二指肠疾病、小肠疾病、大肠疾病、肝胆疾病、胰腺疾病、腹膜疾病、肠系膜疾病等。

食管癌是胸外科常见的恶性肿瘤，进行性吞咽困难是其典型临床表现，食管吞钡检查及食管镜检查可做出诊断；手术治疗是食管癌的首选治疗方法。胃癌临床常见，最多见于胃窦部；早期临床症状缺乏特异性，多为胃、十二指肠溃疡或慢性胃炎表现，早期诊断是提高胃癌治愈率的关键，应重视对高危人群的随诊和筛查，行上消化道造影和胃镜检查可明确诊断。原发性肝癌是我国常见的恶性肿瘤，发展快，转移和复发率高，死亡率高；发病多经历肝炎、肝硬化、肝癌三部曲；临床期肝癌主要表现为右季肋、上腹疼痛，为持续性钝痛、刺痛、胀痛；肝癌的诊断包括定位和定性诊断，AFP检测是诊断肝细胞癌最常用和最有价值的指标；B超可发现细小病灶、监测病变，引导穿刺；CT诊断符合率高；MRI对血管瘤的鉴别率高。胆道疾病是外科常见疾病，以胆道结石和炎症多见，B超是检查的首选，胆道肿瘤早期症状隐匿，恶性程度高；

多数胆道疾病已能通过腹腔镜手术解决。胰腺炎轻重型的判断对治疗及预后影响较大，酒后突发上腹部剧烈腹痛，向左肩背部放射是急性胰腺炎的典型表现，淀粉酶测定及B超、CT等可明确诊断。结、直肠癌是发病率较高的消化道肿瘤，好发于中老年男性，应注意对高危人群的筛查；排便习惯及大便性状改变是其主要特征，大便隐血实验是初步筛查的手段，钡剂灌肠或气钡双重造影、B超、CT及内镜检查可明确诊断，直肠指诊简便易行，对诊断直肠癌具有重要意义。肠梗阻病变在肠管而影响波及全身，以痛、吐、胀、闭为典型表现；其中粘连性肠梗阻最常见，绞窄性肠梗阻最为严重。2岁以下小儿以肠套叠最常见；小肠扭转多发生于青壮年，老年男性多为乙状结肠扭转。急性阑尾炎是最多见的外科急腹症，以转移性右下腹痛、右下腹固定压痛点为典型表现，患者早就医，早手术，预后良好。少数阑尾炎需认真和急性胃十二指肠溃疡穿孔、右侧输尿管结石及妇产科急症等疾病鉴别，以免误诊。

消化系统疾病的病因颇为复杂，同一疾病可由多种因素引起，而同一因素也可以是多种疾病的病因，要认真收集临床资料，通过全面的分析与综合，才能得到正确的诊断。在治疗过程中应遵循综合治疗和个体化治疗原则。

习题

习 题

一、单项选择题

1. 不属于食管癌的早期临床表现的是（　　）。
A. 食管内异物感　　B. 咽下食物哽咽感　　C. 进行性吞咽困难
D. 上腹部烧灼感　　E. 胸骨后针刺样疼痛

2. 食管癌诊断的首选方法是（　　）。
A. 脱落细胞学检查　　B. X线检查　　C. 超声内镜检查
D. 消化内镜加病理检查　　E. CT检查

3. 下述哪一疾病不属于胃癌前状态（　　）。
A. 胃息肉　　B. 萎缩性胃炎　　C. 胃黏膜脱垂　　D. 胃酸缺乏　　E. 胃溃疡

4. 早期胃癌是指癌灶（　　）。
A. 局限于黏膜或黏膜下层，无淋巴结转移
B. 局限于黏膜或黏膜下层，无论有无淋巴结转移
C. 直径6~8mm
D. 直径小于5mm
E. 直径小于10mm

5. AFP定性测定持续阳性，一般不考虑（　　）。
A. 肝细胞癌　　B. 结肠癌肝转移　　C. 妊娠
D. 活动性肝病　　E. 生殖腺胚胎性肿瘤

6. 胃癌的好发位置是（　　）。
A. 胃窦部　　B. 胃体部　　C. 胃底部　　D. 贲门部　　E. 幽门部

7. 急性化脓性梗阻性胆管炎最常见的梗阻原因是（　　）。
A. 胆道先天畸形　　B. 胆管炎性狭窄　　C. 胰头癌
D. 胆道结石　　E. 胆管癌

8. Charcot征是指（　　）。
A. 腹痛、黑便、呕血　　B. 腹痛、发热、休克
C. 腹痛、畏寒发热、黄疸　　D. 腹痛、畏寒发热、休克

E.腹痛、畏寒发热、黄疸、休克、神志不清

9.胰头癌最主要的临床表现是（　　）。

A.上腹痛和上腹饱胀不适　　B.消瘦、乏力　　C.消化道出血

D.黄疸　　E.腹泻或便秘

10.我国急性胰腺炎最常见的病因是（　　）。

A.暴饮暴食　　B. ERCP

C.免疫抑制剂所致药源性损害　　D.胆石症

E.胰管阻塞

11.疑为机械性肠梗阻的病例，当腹部平片显示（　　）时应考虑有绞窄性肠梗阻的可能。

A.空肠、结肠均明显扩张　　B.扩张肠段呈梯形排列

C.孤立肠段扩张且较固定　　D.扩张肠段黏膜呈鱼刺样

E.近端肠段扩张，远端肠腔未见异常气体

12.小肠良性肿瘤最多见的是（　　）。

A.平滑肌瘤　　B.纤维瘤　　C.腺瘤性息肉

D.脂肪瘤　　E.血管瘤

13.肠梗阻诊断明确后，极为重要的是了解（　　）。

A.梗阻的原因　　B.梗阻的部位　　C.梗阻的程度

D.梗阻发生速度　　E.梗阻是否绞窄

14.结肠癌的早期最常见症状是（　　）。

A.近期腹部持续性不适，腹胀，隐痛　　B.大便习惯改变

C.粪便带脓血或黏液　　D.原因不明的贫血或体重减轻

E.腹部扪及肿块

15.直肠癌简便易行且最重要的诊断方法是（　　）。

A.大便隐血试验　　B.直肠指检　　C.纤维光束结肠镜检查

D. X线钡灌肠检查　　E.癌胚抗原（CEA）检查

16.急性阑尾炎时最重要的体征为（　　）。

A.右下腹固定压痛点　　B.结肠充气试验阳性　　C.反跳痛

D.麦氏点压痛　　E.脐周压痛

17.小儿阑尾炎的特点是（　　）。

A.年龄越小发病率越高　　B.炎症易局限化

C.阑尾腔大引流好，穿孔少　　D.诊断较困难，并发症较多

E.炎症易于消退

18.男性，45岁，黄疸、寒战、发热、上腹痛。此患者首先应考虑为（　　）。

A.胆总管结石　　B.胆囊积水　　C.高胆固醇血症

D.病毒性肝炎　　E.急性胰腺炎

19.女性，30岁，突发阵发性右上腹绞痛2小时，体检：皮肤黏膜无黄染，腹平软，剑突下压痛，无反跳痛及肌紧张，下列诊断最可能的是（　　）。

A.急性胆囊炎　　B.胆道蛔虫症

C.急性胃、十二指肠溃疡穿孔　　D.急性化脓性胆管炎

E.急性胰腺炎

20.男性，70岁，上腹不适、纳差2个月，黄疸并进行性加深半个月，伴低热。体检：血胆红素265.5μmol/L，尿胆红素阳性。最可能的诊断是（　　）。

A.病毒性肝炎　　B.胆石症　　C.胰头癌
D.慢性胰腺炎　　E.肝内胆汁淤积症

二、简答题

1.肠梗阻的诊断思路?
2.急性阑尾炎的临床表现?

（段启龙）

第六章　循环系统疾病

知识目标

1.掌握　高血压的诊断和分级；心力衰竭的临床表现；心绞痛的特点。

2.熟悉　心脏的解剖；高血压的治疗原则；急性左心衰竭的诊断要点和治疗原则；急性心肌梗死的诊断及鉴别诊断。

3.了解　心血管疾病实验室检查的方法；高血压的发病机制；心力衰竭的分类、分级、病因和发病机制；冠状动脉粥样硬化性心脏病的病因、临床分型；急性心肌梗死的治疗原则。

技能目标

1.学会　正确测量血压的方法，学会识别心肌梗死心电图的分期及定位诊断。

2.具备　运用临床知识对高血压诊断的能力；抢救急性左心衰竭的能力；运用影像及冠状动脉解剖知识对病变冠状动脉定位的能力。

PPT

第一节　循环系统疾病概述

一、心脏的解剖和生理

（一）心脏的结构

心脏是一个中空器官，其内部分为左、右心房和左、右心室四个腔。全身的静脉血由上、下腔静脉口入右心房，而心壁本身的静脉血由冠状窦口入右心房。右心房的血液经三尖瓣口流入右心室。静脉血由右心室前上方肺动脉瓣流入肺动脉，由肺进行气体交换后的氧合血液，再经左、右各两个肺静脉口流入左心房。左心房的血液经二尖瓣流入左心室，再由左心室上方主动脉瓣口射入主动脉（图6-1）。

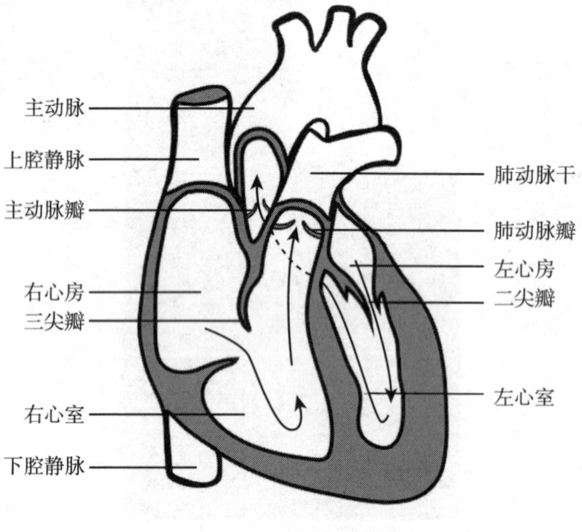

图6-1　心脏结构

（二）心脏的传导系统

心脏有节律地跳动，是由于心脏本身含有一种特殊的心肌纤维，具有自动节律性兴奋的能力。心脏传导系统包括窦房结、房室结、房室束和浦肯野纤维。

微课

窦房结是心脏正常的起搏点，位于右心房壁内，窦房结内的起搏细胞发生的兴奋通过过渡细胞传至心房肌，使心房肌收缩。同时兴奋可经结间束下传至房室结。房室结位于房间隔的下部，由房室结发出房室束进入心室。房室结将窦房结发出的冲动传至心室引起心室收缩。房室束进入室间隔分成左、右束支，分别沿心室内膜下行，最后以细小分支即为浦肯野纤维分布于心室肌。

（三）冠状动脉

冠状动脉是供应心脏本身血液的血管，分为左、右冠状动脉（图6-2），了解冠状动脉结构对冠状动脉粥样硬化性心脏病（冠心病）的诊断和治疗非常重要。

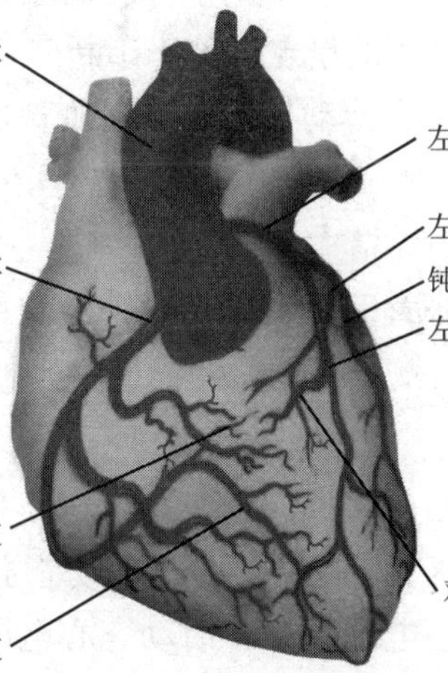

图6-2　冠状动脉解剖示意图

1.左冠状动脉

（1）左主干　起源于主动脉根部左冠窦，然后分为左前降支和回旋支，有时亦发出第三支，即中间支。

（2）左前降支　沿肺动脉前行至室间沟，下行至心尖或绕过心尖。其主要分支包括间隔支动脉和对角支。

（3）左回旋支　绕向后于左心耳下到达左房室沟。其主要分支为钝缘支。

2.右冠状动脉　大部分起源于主动脉根部右冠窦。下行至右房室沟，绝大多数延续至后室间沟。其分支包括圆锥支、窦房结动脉、锐缘支，远端分为后降支和左室后支。

（四）心脏的生理

1.心肌动作电位　分为除极过程（0相）和复极过程（1期快速复极初期、2期平台期、3期快速复极末期、4期静息期）。

2.压力容积的变化

（1）心室收缩期　①等容收缩期：心室内压大幅度升高，心室容积不变。②快速射血期：由于大量血液进入主动脉，主动脉压相应增高。约占总射血量的70%，心室容积迅速缩小。③减慢射血期：心室内压和主动脉压都相应由峰值逐步下降。约占总射血量的30%，心室容积继续缩小。

（2）心室舒张期　①等容舒张期：心室内压急剧下降，心室容积不变。②快速充盈期：血液由心房快速流入心室，心室容积增大。③减慢充盈期：血液充盈速度减慢，心室容积进一步增大。

二、心血管疾病的诊断

诊断心血管疾病应根据病史、临床症状和体征、实验室检查和器械检查等资料作出综合分析。

（一）症状

心血管疾病的常见症状有：发绀、呼吸困难、胸痛、心悸、水肿、晕厥，其他症状还包括咳嗽、头痛、头昏或眩晕、上腹胀痛、恶心、呕吐、声音嘶哑等。多数症状也见于一些其他系统疾病，因此分析时要仔细鉴别。

（二）体征

心血管病常见的体征如下。

1. 视诊 主要观察一般情况、呼吸状况（是否存在端坐呼吸）、是否存在发绀、贫血、颈静脉怒张、水肿等。此外，环形红斑、皮下结节等有助于诊断风湿热，两颧呈紫红色有助于诊二尖瓣狭窄和肺动脉高压，皮肤黏膜的瘀点有助于诊断感染性心内膜炎。

2. 触诊 主要观察是否存在心尖搏动异常、毛细血管搏动、静脉充盈或异常搏动、肝颈回流征、肝脾大、下肢水肿等。

3. 叩诊 主要观察是否存在心界增大。

4. 听诊 主要观察是否存在心音的异常变化、额外心音、心脏杂音和心包摩擦音、心律失常等。

（三）实验室检查

1. 非侵入性检查

（1）血压测定 包括诊所血压、家庭自测血压和动态血压监测。

（2）心电图检查 包括常规心电图、24小时动态心电图、心电图运动负荷试验、遥测心电图、心室晚电位和心率变异性分析等。

（3）心脏超声检查 M型超声心动图、二维超声心动图、多普勒超声心动图、经食道超声等。

（4）X线胸片 能显示出心脏大血管的大小、形态、位置、轮廓，能观察心脏和毗邻器官的关系和肺内血管的变化，可用于心脏及其径线的测量。

（5）心脏CT 近几年冠状动脉CT造影（CTA）迅速发展，已成为评估冠状动脉粥样硬化的有效的无创成像方法，是筛查和诊断冠心病的重要手段。

（6）心脏核医学 正常或有功能的心肌细胞可选择性摄取某些显像药物，摄取量与该部位冠状动脉灌注流量成正比，也与局部心肌细胞的功能和活性密切相关。临床上常用的显像剂包括^{201}Tl（铊）和^{99m}Tc-MIB等。显像技术包括心血池显像、心肌灌注显像、心肌代谢显像等。常用的成像技术包括单光子发射计算机断层显像（SPECT）和正电子发射计算机断层显像（PET）

2. 侵入性检查 包括左、右心导管检查、心脏电生理检查、腔内成像技术、心内膜和心肌活检、心包穿刺等。

三、心血管疾病的治疗

（一）药物治疗

虽然目前治疗心血管疾病的方法越来越多，但是药物治疗仍然是基础，是最为重要和首选的方法之一。治疗心血管疾病的常用药物按作用机制进行分类，如血管紧张素转换酶抑制剂（ACEI）类、血管紧张素受体拮抗剂（ARB）类、β受体阻滞剂、扩血管药、利尿剂、α受体拮抗剂、正性肌力药、调脂类药物、钙通道阻滞剂等。也有按具体疾病的治疗药物选择进行分类，如降血压药物、治疗冠心病药物、治疗心功能不全药物、抗凝抗栓药物等。药物的药理作用、适应证、禁忌证、毒副作用及应用注意事项对临床实践都非常重要。同时个体化治疗也是药物治疗成功的关键。

（二）介入治疗

介入治疗已经成为心脏疾病非常重要的治疗手段，其技术不断发展，适应证不断扩大，极大地改善了患者的预后和生活质量。

1. 经皮冠状动脉介入术（PCI） 经皮冠状动脉介入治疗已经成为治疗冠心病的一种最常用、最成熟的技术，它是在血管造影仪的引导下，通过特制的导管、导丝、球囊、支架等，对狭窄或阻塞的冠状动脉进行疏通的治疗方法。

2. 射频消融术 是将电极导管经静脉或者动脉送入心腔特定部位，释放射频电流导致局部心内膜及心内膜下心肌凝固性坏死，达到阻断快速心律失常传导束和起源点的介入手术。这种方法创伤小，成功率极高，已成为根治快速性心律失常的首选方法。

3. 埋藏式心脏起搏器植入术 包括治疗缓慢性心律失常的埋藏式起搏器、心脏再同步化治疗、埋藏式心脏复律除颤器。

4. 先天性心脏病经皮封堵术 经皮应用封堵器进行房间隔缺损和动脉导管未闭的介入治疗，具有不开胸、创伤小的特点。

（三）外科治疗

外科治疗包括冠状动脉搭桥手术、心脏各瓣膜修补及置换术、先天性心脏病矫治手术、心包剥离术、心脏移植等。

（四）其他治疗

基因治疗是治疗心血管疾病的又一新途径。

第二节　心力衰竭

PPT

案例讨论

案例 患者男，53岁，既往有10余年的风湿性心脏病史，近3个月来出现心悸、气短，伴双下肢水肿、不能平卧入院。

体格检查：呼吸36次/分，血压110/80mmHg，重病容，端坐呼吸，颈静脉怒张，两肺底可闻及湿性啰音，心界向左、右两侧扩大，心率130次/分，律不齐，心尖部可闻Ⅳ级收缩期吹风样杂音及舒张期雷鸣样杂音。肝脏在右肋下6cm可触及，有压痛，腹部移动性浊音阳性，双下肢对称性凹陷性水肿。

讨论 1. 该患者的主要诊断是什么？

2. 应该进一步做哪些检查？

3. 主要的治疗措施是什么？

一、概述

心力衰竭（heart failure，HF），是指各种心脏结构或功能性疾病导致心室充盈和（或）射血功能受损，心排血量不能满足机体组织代谢需要，以肺循环和（或）体循环淤血，器官组织灌注不足为临床表现的一组临床综合征，主要表现为呼吸困难、体力活动受限和体液潴留。心功能不全（cardiac dysfunction）或心功能障碍理论上是一个更广泛的概念，伴有临床症状的心功能不全称为心力衰竭简称心衰。

【病因和发病机制】

1. 基本病因

（1）原发性心肌损害

1）缺血性心肌损害　冠状动脉粥样硬化性心脏病心肌缺血和（或）心肌梗死是引起心力衰竭最常见的原因之一。

2）心肌炎和心肌病　各种类型的心肌炎及心肌病均可导致心力衰竭，以病毒性心肌炎及原发性扩张型心肌病最常见。

3）心肌代谢障碍性疾病　糖尿病性心肌病最为常见。其他如维生素B_1缺乏及心肌淀粉样变性等。

（2）心肌负荷异常

1）压力负荷（后负荷）过重　高血压、主动脉瓣狭窄、肺动脉高压、肺动脉瓣狭窄等造成左、右心室收缩期射血阻力增高，心室肌代偿性肥厚。持久的负荷过重，心肌必然发生结构和功能的改变而终致失代偿，心排血量下降。

2）容量负荷（前负荷）过重　主要有3种情况：①心瓣膜关闭不全，血液反流，如主动脉瓣关闭不全、二尖瓣关闭不全等；②左、右心或动静脉分流性先天性心血管病，如房间隔缺损、室间隔缺损、动脉导管未闭等；③伴有全身血容量增多或循环血量增加的疾病，如长期贫血造成代偿性血容量增加、甲状腺功能亢进症等。

3）心室前负荷不足　可见于二尖瓣狭窄、三尖瓣狭窄、限制型心肌病、心包疾病所致的急性心包填塞或慢性心包缩窄等，左心室和（或）右心室充盈不足，心排血量下降；心房扩大，体循环、肺循环淤血。

2.诱发因素　有基础性心脏病的患者，增加心脏负荷的因素均可诱发心力衰竭。常见的诱因如下。

（1）感染　呼吸道感染是最常见、最重要的诱因，其次为风湿热、泌尿系感染及感染性心内膜炎等，并常因感染隐匿而漏诊。

（2）心律失常　各种类型的快速性心律失常及严重的缓慢性心律失常均可诱发心力衰竭。其中以心房颤动最常见。

（3）血容量增加　如摄入过多钠盐，静脉输液过多、过快等。

（4）过度劳累或情绪激动、妊娠后期及分娩过程，暴怒等。

（5）药物治疗不当　如洋地黄类药物用量不足或过量，不当使用β受体阻滞剂、钙通道阻滞药、奎尼丁、普鲁卡因胺等药物，不恰当地停用降血压药或利尿药等。

（6）原有心脏疾病加重或并发其他疾病　如风湿性心脏病出现风湿活动，冠心病发生急性心肌梗死，或合并贫血、肺栓塞或甲状腺功能亢进症等。

【类型】

1.左心衰竭、右心衰竭和全心衰竭　左心衰竭由左心室代偿功能不全所致，以肺循环淤血为特征，临床上最为常见。单纯右心衰竭主要见于肺源性心脏病及某些先天性心脏病，以体循环淤血为主要表现。左心衰竭后肺动脉压力增高，使右心负荷加重，右心衰竭继之出现，即为全心衰竭。心肌炎、心肌病患者左、右心同时受损，左、右心衰可同时出现而表现为全心衰竭。

单纯二尖瓣狭窄引起的是一种特殊类型的心衰，不涉及左心的收缩功能，而是因为左心房的压力升高而导致肺动脉高压，有明显肺淤血和相继出现的右心功能不全。

2.急性和慢性心力衰竭　急性心力衰竭系因急性的严重心肌损害、心律失常或突然加重的心脏负荷，使心功能正常或处于代偿期的心脏在短时间内发生衰竭或慢性心衰急剧恶化。临床上以急性左心衰常见，表现为急性肺水肿或心源性休克。

慢性心力衰竭有一个缓慢的发展过程，一般均有代偿性的心脏扩大或肥厚及其他代偿机制的参与。

【病理生理】

心力衰竭是心脏不能或仅在提高充盈压后方能泵出组织代谢所需相应血量的一种病理生理状态。心衰时最重要的病理生理变化可归纳为以下4个方面。

1.代偿机制 当心肌收缩力受损和（或）心室超负荷血流动力学因素存在时，机体通过以下代偿机制使心功能在短期内维持相对正常的水平。

（1）Frank-Starling机制 增加心脏前负荷，回心血量增多，心室舒张末期容积增加，从而增加心排血量及心脏做功量，但同时也导致心室舒张末压力增高，心房压、静脉压随之升高，达到一定程度时可出现肺循环和（或）体循环静脉淤血。

图6-3表明在正常人和心力衰竭时左心室收缩功能（以心脏指数表示，为纵坐标）和左心室前负荷（以左心室舒张末压表示，为横坐标）的关系，在心力衰竭时，心功能曲线向右下偏移，当左心室舒张末压>18mmHg时，出现肺充血的症状和体征，若心脏指数<2.2L/（min・m^2）时，出现低心排血量的症状和体征。

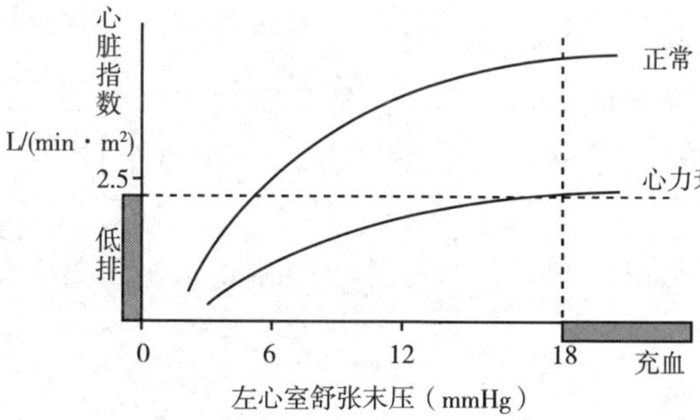

图6-3 左心室功能曲线

（2）神经体液机制 当心脏排血量不足，心腔压力升高时，机体全面启动神经体液机制进行代偿，包括以下两种。

1）交感神经兴奋性增强 心力衰竭患者血中去甲肾上腺素（NE）水平升高，作用于心肌β_1肾上腺素能受体，增强心肌收缩力并提高心率，从而提高心排血量。但同时周围血管收缩，心脏后负荷增加及心率加快，均使心肌耗氧量增加。NE还对心肌细胞有直接毒性作用，促使心肌细胞凋亡，参与心室重塑的病理过程。此外，交感神经兴奋还可使心肌应激性增强而有促心律失常作用。

2）肾素-血管紧张素-醛固酮系统（renin-angiotensin-aldosterone system，RAAS）激活 心排血量降低致肾血流量减低，RAAS激活，心肌收缩力增强，周围血管收缩维持血压，调节血液再分配，保证心、脑等重要脏器的血供，并促进醛固酮分泌，水、钠潴留，增加体液量及心脏前负荷，起到代偿作用。但同时RAAS激活促进心脏和血管重塑，加重心肌损伤和心功能恶化。

（3）心肌肥厚 当心脏后负荷增高时常以心肌肥厚作为主要的代偿机制，可伴或不伴心室扩张。心肌肥厚心肌收缩力增强，克服后负荷阻力，使心排血量在相当长时间内维持正常，但心肌顺应性差，舒张功能降低，心室舒张末压升高。

前两种代偿机制启动迅速，在严重心功能不全发生的数个心脏周期内即可发生并相互作用，使心功能维持相对正常的水平。心肌肥厚进展缓慢，在心脏后负荷增高的长期代偿中起到重要作用。但任何一种代偿机制均作用有限，最终导致失代偿。

2.心室重塑 在心脏功能受损，心腔扩大、心肌肥厚的代偿过程中，心肌细胞、胞外基质、胶原纤维网等均发生相应变化，即心室重塑（ventricular remodeling），是心力衰竭发生发展的基本病理机制。除了因为代偿能力有限、代偿机制的负面影响外，心肌细胞的能量供应不足及利用障碍导致心肌细胞坏死、纤维化也是失代偿发生的一个重要因素。心肌细胞减少使心肌整体收缩力下降；纤维化的增加又使心室顺应性下降，重塑更趋明显，心肌收缩力不能发挥其应有的射血效应，形成恶性循环，最终导致不可逆转的终末阶段。

3.舒张功能不全 心脏舒张功能不全的机制，大体上可分为两大类，一是能量供应不足时，钙离子回摄入肌浆网及泵出胞外的耗能过程受损，导致主动舒张功能障碍，如冠心病明显心肌缺血时，在出现收缩功能障碍前即可出现舒张功能障碍。二是心室肌顺应性减退及充盈障碍，主要见于心室肥厚（如高血压及肥厚型心肌病），心室充盈压明显增高，当左心室舒张末压过高时，肺循环出现高压和淤血，即舒张性心功能不全，此时心肌的收缩功能尚可保持，心脏射血分数正常。

4.体液因子的改变 心力衰竭时可引起一系列复杂的神经体液变化，除了上述两个主要神经内分泌系统的代偿机制外，另有众多体液调节因子参与心血管系统调节，并在心肌和血管重塑中起重要作用。

二、慢性心力衰竭

慢性心力衰竭（chronic heart failure，CHF）是心血管疾病的终末期表现和最主要的死因，冠心病、高血压已成为慢性心力衰竭的最主要病因，据2005年对我国17个地区的CHF病因调查，冠心病占57.1%，居首位，高血压占30.4%。风湿性心脏病虽在病因构成中的比例已趋下降，但瓣膜性心脏病仍不可忽视。同时，慢性肺心病和高原性心脏病在我国也具有一定的地域高发性。

【临床表现】

临床上左心衰竭较为常见，尤其是左心衰竭后继发右心衰竭而致的全心衰竭，由于严重广泛的心肌疾病同时波及左、右心而发生全心衰竭者在住院患者中更为多见。

1.左心衰竭 以肺循环淤血及心排血量降低为主要表现。

（1）症状

1）不同程度的呼吸困难 ①劳力性呼吸困难：是左心衰竭最早出现的症状。因运动使回心血量增加，左心房压力升高，加重肺淤血。引起呼吸困难的运动量随心衰程度加重而减少。②端坐呼吸：肺淤血达到一定程度时，患者不能平卧，因平卧时回心血量增多且横膈上抬，呼吸更为困难。高枕卧位、半卧位甚至端坐时方可好转。③夜间阵发性呼吸困难：患者入睡后突然因憋气而惊醒，被迫取坐位，重者可有哮鸣音，称为“心源性哮喘”。多于端坐休息后缓解。其发生机制除睡眠平卧血液重新分配使肺血量增加外，夜间迷走神经张力增加、小支气管收缩、横膈抬高、肺活量减少等也是促发因素。④急性肺水肿是“心源性哮喘”的进一步发展，是左心衰呼吸困难最严重的形式。

2）咳嗽、咳痰、咯血 咳嗽、咳痰是肺泡和支气管黏膜淤血所致，开始常于夜间发生，坐位或立位时咳嗽可减轻，白色浆液性泡沫状痰为其特点，偶可见痰中带血丝。急性左心衰发作时可出现粉红色泡沫样痰。长期慢性肺淤血肺静脉压力升高，导致肺循环和支气管血液循环之间在支气管黏膜下形成侧支，此种血管一旦破裂可引起大咯血。

3）乏力、疲倦、运动耐量减低、头晕、心慌等器官、组织灌注不足及代偿性心率加快所致的症状。

4）少尿及肾功能损害 症状严重的左心衰竭血液进行再分配时，肾血流量首先减少，可出现少尿。长期慢性的肾血流量减少可出现血尿素氮、肌酐升高并可有肾功能不全的相应症状。

（2）体征

1）肺部湿性啰音 由于肺毛细血管压增高，液体渗出到肺泡而出现湿性啰音。随着病情的加重，肺部啰音可从局限于肺底部直至全肺。侧卧位时下垂的一侧啰音较多。

2）心脏体征 除基础心脏病的固有体征外，一般均有心脏扩大（单纯舒张性心衰除外）及相对性二尖瓣关闭不全的反流性杂音、肺动脉瓣区第二心音亢进及舒张期奔马律。

2.右心衰竭 以体循环淤血为主要表现。

（1）症状

1）消化道症状 胃肠道及肝淤血引起腹胀、食欲不振、恶心、呕吐等是右心衰最常见的症状。

2）劳力性呼吸困难 继发于左心衰的右心衰呼吸困难也已存在。单纯性右心衰为分流性先天性心脏病或肺部疾患所致，也均有明显的呼吸困难。

（2）体征

1）水肿 体静脉压力升高使软组织出现水肿，表现为始于身体低垂部位的对称性凹陷性水肿。也可表现为胸腔积液，以双侧多见，单侧者以右侧多见，可能与右膈下肝淤血有关。因胸膜静脉部分回流到肺静脉，故胸腔积液更多见于全心衰竭。

2）颈静脉征 颈静脉搏动增强、充盈、怒张是右心衰时的主要体征，肝颈静脉反流征阳性则更具特征性。

3）肝脏肿大 肝淤血肿大常伴压痛，持续慢性右心衰可致心源性肝硬化。

4）心脏体征 除基础心脏病的相应体征外，可因右心室显著扩大而出现三尖瓣关闭不全的反流性杂音。

3.全心衰竭 右心衰竭继发于左心衰竭而形成全心衰竭。右心衰竭时右心排血量减少，因此阵发性呼吸困难等肺淤血症状反而有所减轻。扩张型心肌病等表现为左、右心室衰竭者，肺淤血症状往往不严重，左心衰竭的表现主要为心排血量减少的相关症状和体征。

【辅助检查】

1.利钠肽 是心衰诊断、患者管理、临床事件风险评估中的重要指标，临床上常用BNP及NT-proBNP。未经治疗者若利钠肽水平正常可基本排除心衰诊断，已接受治疗者利钠肽水平高则提示预后差，但左心室肥厚、心动过速、心肌缺血、肺动脉栓塞、慢性阻塞性肺疾病（COPD）等缺氧状态、肾功能不全、肝硬化、感染、败血症、高龄等均可引起利钠肽升高，因此其特异性不高。

2.肌钙蛋白 严重心衰或心衰失代偿期、败血症患者的肌钙蛋白可有轻微升高，但心衰患者检测肌钙蛋白更重要的目的是明确是否存在急性冠状动脉综合征。肌钙蛋白升高，特别是同时伴有利钠肽升高，也是心衰预后的强预测因子。

3.常规检查 包括血常规、尿常规、肝肾功能、血糖、血脂、电解质等，对于老年及长期服用利尿剂、RASS抑制剂类药物的患者尤为重要，在接受药物治疗的心衰患者的随访中也需要适当监测。甲状腺功能检测不容忽视，因为无论甲状腺功能亢进或减退均可导致心力衰竭。

4.心电图 心力衰竭并无特异性心电图表现，但能帮助判断心肌缺血、既往心肌梗死、传导阻滞及心律失常等。

5.影像学检查

（1）X线检查 是确诊左心衰竭肺水肿的主要依据，并有助于心衰与肺部疾病的鉴别。心影小及形态为心脏病的病因诊断提供了重要的参考资料，心脏扩大的程度和动态改变也间接反映了心脏的功能状态，但并非所有心衰患者均存在心影增大。X线胸片可反映肺淤血。早期肺静脉压增高时，主要表现为肺门血管影增强，上肺血管影增多与下肺纹理密度相仿甚至多于下肺。肺动脉压力增高可见右下肺动脉增宽，进一步出现间质性肺水肿可使肺野模糊，KerleyB线是在肺野外侧清晰可见的水平线状影，是肺小叶间隔内积液的表现，是慢性肺淤血的特征性表现。急性肺泡性肺水肿时肺门呈蝴蝶状，肺野可见大片融合的阴影。左心衰竭还可见胸腔积液和叶间胸膜增厚。

（2）超声心动图 能更准确地评价各心腔大小变化及心瓣膜结构和功能，方便快捷地评估心功能和判断病因，是诊断心力衰竭最主要的仪器检查。

（3）放射性核素检查　放射性核素心血池显影能相对准确地评价心脏大小和LVEF，还可通过记录放射活性-时间曲线计算左心室最大充盈速率以反映心脏舒张功能。常同时行心肌灌注显像评价存活或缺血心肌，但在测量心室容积或更精细的心功能指标方面价值有限。

（4）心脏磁共振（cardiac magnetic resonance，CMR）能评价左右心室容积、心功能、节段性室壁运动、心肌厚度、心脏肿瘤、瓣膜、先天性畸形及心包疾病等。因其精确度及可重复性成为评价心室容积、肿瘤、室壁运动的金标准。增强磁共振能为心肌梗死、心肌炎、心包炎、心肌病、浸润性疾病提供诊断依据，但费用昂贵，部分心律失常或起搏器植入的患者不能接受CMR，故具有一定的局限性。

（5）冠状动脉造影（coronary angiography）对于拟诊冠心病或有心肌缺血症状、心电图或负荷试验有心肌缺血表现者，可行冠状动脉造影明确病因诊断。

知识拓展　　有创血流动力学检查

右心漂浮导管（Swan-Ganz导管）和脉搏指示剂连续心排血量监测（pulse indicator continuous cardiac output，PiCCO）。急性重症心衰患者必要时采用床边Swan-Ganz导管检查，经静脉将漂浮导管插入至肺小动脉，测定各部位的压力及血液含氧量，计算心脏指数（CI）及肺小动脉楔压（PCWP），直接反映左心功能，正常时CI>2.5L/（min·m^2），PCWP<12mmHg。

【诊断和鉴别诊断】

1. 诊断　心力衰竭须综合病史、症状、体征及辅助检查做出诊断。主要诊断依据为原有基础心脏病的证据及循环淤血的表现。症状、体征是早期发现心衰的关键，完整的病史采集及详尽的体格检查非常重要。左心衰竭的不同程度呼吸困难、肺部啰音，右心衰竭的颈静脉征、肝大、水肿，以及心衰的心脏奔马律、瓣膜区杂音等是诊断心衰的重要依据。但症状的严重程度与心功能不全程度无明确相关性，需行客观检查并评价心功能。BNP测定也可作为诊断依据，并能帮助鉴别呼吸困难的病因。

2. 鉴别诊断　心力衰竭主要应与以下疾病相鉴别。

（1）支气管哮喘　左心衰竭患者夜间阵发性呼吸困难，常称之为"心源性哮喘"，应与支气管哮喘相鉴别。前者多见于器质性心脏病患者，发作时必须坐起，重症者肺部有干、湿性啰音，甚至咳粉红色泡沫痰；后者多见于青少年有过敏史，发作时双肺可闻及典型哮鸣音，咳出白色黏痰后呼吸困难常可缓解。测定血浆BNP水平对鉴别心源性和支气管性哮喘有较大的参考价值。

（2）心包积液、缩窄性心包炎　由于腔静脉回流受阻同样可以引起颈静脉怒张、肝大、下肢水肿等表现，应根据病史、心脏及周围血管体征进行鉴别，超声心动图、CMR可确诊。

（3）肝硬化腹水伴下肢水肿　应与慢性右心衰竭鉴别，除基础心脏病体征有助于鉴别外，非心源性肝硬化不会出现颈静脉怒张等上腔静脉回流受阻的体征。

【治疗】

心力衰竭的治疗目标为防止和延缓心力衰竭的发生发展；缓解临床症状，提高生活质量；改善长期预后，降低病死率与住院率。治疗原则：采取综合治疗措施，包括对各种可致心功能受损的疾病如冠心病、高血压、糖尿病的早期管理，调节心力衰竭的代偿机制，减少其负面效应，如拮抗神经体液因子的过度激活，阻止或延缓心室重塑的进展。

1. 一般治疗

（1）生活方式管理

1）患者教育　心力衰竭患者及家属应得到准确的有关疾病知识和管理的指导，内容包括健康的生活方式、平稳的情绪、适当的诱因规避、规范的药物服用、合理的随访计划等。

2）体重管理　日常体重监测能简便直观地反映患者体液潴留情况及利尿剂疗效，帮助指导调整治疗方案。体重改变往往出现在临床体液潴留症状和体征之前。部分严重慢性心力衰竭患者存在临床或亚临床营养不良，若患者出现大量体脂丢失或干重减轻称为心源性恶液质，往往预示预后不良。

3）饮食管理　心力衰竭患者血容量增加，体内水、钠潴留，减少钠盐摄入有利于减轻上述情况，但在应用强效排钠利尿剂时过分严格限盐可导致低钠血症。

（2）休息与活动　急性期或病情不稳定者应限制体力活动，卧床休息，以降低心脏负荷，有利于心功能的恢复。病情稳定的心衰患者应鼓励主动运动，根据病情轻重不同，在不诱发症状的前提下从床边小坐开始逐步增加有氧运动。

（3）病因治疗

1）基本病因治疗　对所有可能导致心脏功能受损的常见疾病如高血压、冠心病、糖尿病、代谢综合征等，在尚未造成心脏器质性改变前即应早期进行有效治疗。对于少数病因未明的疾病如原发性扩张型心肌病亦应早期积极干预，延缓疾病进展。

2）消除诱因　常见的诱因为感染，特别是呼吸道感染，应积极选用适当的抗感染治疗。心律失常特别是心房颤动也是诱发心力衰竭的常见原因，对心室率很快的心房颤动应尽快控制心室率，如有可能应及时复律。潜在的甲状腺功能亢进、贫血等也可能是心力衰竭加重的原因，应注意排查并予以纠正。

（4）药物治疗

1）利尿剂　是心力衰竭治疗中改善症状的基石，是唯一能够控制体液潴留的药物，但不能作为单一治疗。原则上在慢性心衰急性发作和明显体液潴留时应用。种类有袢利尿剂、噻嗪类利尿剂和保钾利尿剂。

2）血管紧张素转换酶抑制剂（ACEI）　通过抑制ACE减少血管紧张Ⅱ（angiotensin，ATII）生成而抑制RAAS；并通过抑制缓激肽降解而增强缓激肽活性及缓激肽介导的前列腺素生成，发挥扩血管作用，改善血流动力学。

3）血管紧张素受体拮抗剂（ARB）　ARB可阻断经ACE和非ACE途径产生的AT Ⅱ与AT Ⅰ，受体结合，阻断RAS的效应，但无抑制缓激肽降解作用，因此干咳和血管性水肿的不良反应较少见。心衰患者治疗首选ACEI，当ACEI引起干咳、血管性水肿时，不能耐受者可改用ARB。

4）β受体拮抗剂　β受体拮抗剂可抑制交感神经激活对心力衰竭代偿的不利作用。心衰患者长期应用β受体拮抗剂能减轻症状、改善预后、降低死亡率和住院率，且在已接受ACEI治疗的患者中仍能观察到β受体拮抗剂的上述益处，说明这两种神经内分泌系统阻滞剂的联合应用具有叠加效应。

5）洋地黄类药物　洋地黄类药物作为正性肌力药物的代表用于治疗心衰已有两百余年的历史，洋地黄类药物通过抑制Na^+，K^+-ATP酶发挥药理作用，适用于急性心力衰竭或慢性心力衰竭加重时。

6）非洋地黄类正性肌力药　①β受体兴奋剂：多巴胺与多巴酚丁胺是常用的静脉制剂，两者均只能短期静脉应用，在慢性心力衰竭加重时起到帮助患者渡过难关的作用，连续用药超过72小时可能出现耐药，长期使用将增加死亡率。②磷酸二酯酶抑制剂：包括米力农、氨力农等，通过抑制磷酸二酯酶活性促进Ca^{2+}通道膜蛋白磷酸化，Ca^{2+}内流增加，从而增强心肌收缩力。对心脏术后急性收缩性心力衰竭、难治性心力衰竭及心脏移植前的终末期心力衰竭的患者短期应用。

7）血管扩张药物　慢性心力衰竭的治疗并不推荐血管扩张药物的应用，仅在伴有心绞痛或高血压的患者可考虑联合治疗，对存在心脏流出道或瓣膜狭窄的患者应禁用。

三、急性心力衰竭

急性心力衰竭（acute heart failure，AHF）是指心力衰竭急性发作和（或）加重的一种临床综合征，可表现为急性新发或慢性心衰急性失代偿。

【临床表现】

1.症状　突发严重呼吸困难，强迫坐位、面色灰白、发绀、大汗、烦躁，同时频繁咳嗽，咳粉红色泡沫状痰。极重者可因脑缺氧而致神志模糊。

2.体征　听诊时两肺满布湿性啰音和哮鸣音，心尖部第一心音减弱，率快，同时有舒张早期第三心音奔马律，肺动脉瓣区第二心音亢进。

3.辅助检查　胸部X线片显示：早期间质水肿时，上肺静脉充盈、肺门血管影模糊、小叶间隔增厚；肺水肿时表现为蝶形肺门；严重肺水肿时，为弥漫满肺的大片阴影。重症患者采用漂浮导管行床边血流动力学监测，肺毛细血管楔压随病情加重而增高，心脏指数则相反。

【诊断和鉴别诊断】

根据典型症状与体征，一般不难做出诊断。急性呼吸困难与支气管哮喘的鉴别前已述及，与肺水肿并存的心源性休克与其他原因所致休克不难鉴别。疑似患者可行BNP/NT-proBNP检测鉴别，阴性者几乎可排除急性心力衰竭的诊断。

【治疗】

急性左心衰竭时的缺氧和严重呼吸困难是致命的威胁，必须尽快缓解。基本处理如下。

1.体位　半卧位或端坐位，双腿下垂，以减少静脉回流。

2.吸氧　立即高流量鼻管给氧，严重者采用无创呼吸机持续加压（CPAP）或双水平气道正压（BiPAP）给氧，增加肺泡内压，既可加强气体交换，又可对抗组织液向肺泡内渗透。

3.救治　准备静脉通道开放，留置导尿管，心电监护及经皮血氧饱和度监测等。

4.镇静　吗啡3~5mg静脉注射不仅可以使患者镇静，减少躁动所带来的额外的心脏负担，同时也具有舒张小血管的功能而减轻心脏负荷。必要时每间隔15分钟重复1次，共2~3次。老年患者可减量或改为肌内注射。

5.快速利尿　呋塞米20~40mg于2分钟内静脉注射，4小时后可重复1次。除利尿作用外，还有静脉扩张作用，有利于肺水肿缓解。

6.氨茶碱　解除支气管痉挛，并有一定的增强心肌收缩、扩张外周血管作用。

7.洋地黄类药物　毛花苷C静脉给药最适合用于有快速心室率的心房颤动并心室扩大伴左心室收缩功能不全者，首剂0.4~0.8mg，2小时后可酌情再给0.2~0.4mg。

8.其他　如血管扩张剂常用的硝普钠和硝酸甘油、非洋地黄正性肌力药物根据病情选择，主动脉内球囊反搏、对极危重患者，有条件的医院可采用LVAD和临时心肺辅助系统。

9.病因治疗　应根据条件适时对诱因及基本病因进行治疗。

PPT

第三节　高血压

案例讨论

案例　患者，58岁。头晕、头痛5个月，加重1天入院。患者5个月前无明显诱因出现头晕、头额颞部胀痛，无恶心、呕吐，无视物旋转，无畏寒、发热，在某医院检查血压150/90mmHg，未服药治疗，未监测血压，仍经常出现头晕、头痛。1天前出现头晕、头痛较前加重，为进一步治疗，遂来我院。家族史：其父亲患有高血压。查体：血压168/120mmHg，神志清楚，球结膜无水肿，双肺未闻及干、湿啰音，心率86次/分，律齐，未闻及杂音，双下肢无水肿。

讨论　1.该患者的诊断是什么？

2.应该进一步做哪些检查？

高血压（hypertensive disease）又名原发性高血压，是一种血压增高为主要临床表现而病因尚未明确的独立疾病，占所有高血压患者的90%以上，是最常见的心血管疾病之一，长期血压高可影响重要脏器尤其是心、脑、肾的功能，最终导致脏器功能衰竭。

【病因和发病机制】

病因尚不完全清楚，但目前认为在一定的遗传的易感性基础上由多种后天因素作用所致。

1.遗传 本病有明显的家族聚集性，国内调查发现，与无高血压家族史比较，双亲一方有高血压者的高血压患病率高1.5倍，双亲均有高血压则高2~3倍。

2.精神、神经作用 精神源学说认为在外因刺激下，患者出现较长期或者反复较明显的精神紧张、焦虑、烦躁等情绪变化时大脑皮层兴奋、抑制平衡失调。

3.肾素-血管紧张素-醛固酮（RAA）系统平衡失调 肾缺血时肾小球入球动脉的球旁细胞分泌肾素→肝脏合成的血管紧张素Ⅰ（ATⅠ）→肺、肾等血管紧张素转化酶（ACE）→血管紧张素Ⅱ（ATⅡ）使血压增高，并刺激肾上腺皮质球状带分泌醛固酮，水钠潴留、血管收缩，产生高血压。

4.钠过多 大量的实验、临床、流行病学资料证实钠的代谢和本病有密切联系。人群的血压水平及本病患病率与平均摄钠量呈正相关。体内钠过多除与摄入有关，肾脏排钠障碍也是重要原因，本病患者在血压上升时肾不能排出体内多余的钠和水分，致使血压持续上升。

5.其他 胰岛素抵抗患者高血压发生率明显高于正常者，还有吸烟、饮酒过度、碳水化合物摄入致肥胖者也易患高血压。

知识拓展 高血压的病因研究

近年来针对高血压病因研究，有学者提出部分高血压患者存在叶酸缺乏，也就是H型高血压，此类患者需要在服用降压药时同时补充叶酸治疗。

【临床表现】

根据起病和病情进展的缓急，及病程长短高血压可分为两型，即缓进型和急进型。绝大部分属于前者，后者仅仅占本病患者的1%~5%。

缓进型高血压起病缓慢，约半数早期常无症状，往往在体检时发现，随着病情的发展，血压明显而持续性升高，则可出现脑、心、肾、眼底等器质性损害和功能障碍，并出现相应临床表现。

1.脑部表现 头晕、头痛和头胀为最常见的神经系统症状，也可有头部沉重或颈项板紧感。高血压直接引起的头痛多发生在早上，位于前额、枕部或者颞部。高血压引起的头晕多为暂时性或者持续性，伴有眩晕者较少。

2.心脏表现 血压长期增高增加了左心室的负担，左心室因代偿而逐渐肥厚、扩张，形成了高血压性心脏病。心功能代偿阶段除有心悸外无其他症状，失代偿时体力后劳累、气喘，甚至发生急性左心衰甚至全心衰。

3.肾脏表现 早期可无临床表现，随病程进展可先出现蛋白尿，24小时很少超过1g，可有血尿、颗粒管型，肾功能失代偿时多尿，尿素氮、肌酐增高，甚至出现尿毒症。

4.其他症状 眼底改变时可有眼花、视物模糊等。

急进型高血压临床表现和缓进型高血压相似，但病情严重、发展迅速、视网膜病变和肾功能很快衰竭，最后多因尿毒症而死亡，但也可死于脑血管意外和心力衰竭。

5.实验室检查

（1）血分析 血红蛋白和红细胞一般无异常。

（2）尿分析 早期患者尿常规正常，肾脏浓缩功能受损时出现尿比重逐渐下降，可有少量尿蛋白、红细胞，随着病变进展，尿蛋白增多，红细胞、颗粒管型也增加。

（3）肾功能　早期检查无异常，肾实质受损到一定程度时尿素氮和肌酐均增高，当肌酐大于114.3μmol/L时提示有肾损害。

（4）胸部X线　可见主动脉，尤其是升主动脉、主动脉弓部迂曲延长，其升主动脉、主动脉弓或者降部扩张。出现高血压心脏病时左心室增大，肺水肿时则见肺门充血明显，呈蝴蝶形模糊阴影。

（5）超声心动图　是诊断左心室肥厚最敏感可靠的指标。在M型超声曲线测量室间隔和（或）左心室后壁厚度大于13mm为左室肥厚。

（6）其他　如动态血压监测、眼底检查、血脂、血糖的测定有利于病情评估。

【诊断和分级】

1.高血压的诊断　主要依据测量的血压值。测定方法：测定安静休息座位时上臂肱动脉部位血压，一般非同日测量三次血压收缩压≥140mmHg和（或）舒张压≥90mmHg可诊断为高血压，排除继发性高血压即可诊断高血压。此外，还要对高血压患者进行心血管危险分层，即根据是否存在高血压之外的其他危险因素，糖尿病、靶器官损害及并发症情况将高血压患者分为低危、中危、高危和很高危。

2.高血压的分级　见表6-1。

表6-1　高血压的分级

级别	收缩压（mmHg）		舒张压（mmHg）
正常血压	<120	和	<80
正常高值血压	120~139	和（或）	80~90
高血压	≥140	和（或）	≥90
1级高血压	140~159	和（或）	90~99
2级高血压	160~179	和（或）	100~109
3级高血压	≥180	和（或）	≥110
单纯收缩期高血压	≥140	和	<90

【治疗原则】

1.治疗目的　最大程度减少心、脑、肾等靶器官损害及其所致死亡的风险。治疗方法分为非降压药物治疗和降压药物治疗。

2.非药物治疗　通过改变生活方式来达到降压的目的，包括以下措施：①减轻体重；②限制钠盐摄入；③限制饮酒量；④增加体育活动；⑤戒烟；⑥健康的饮食习惯，正确处理日常生活中的应激事件。

3.药物治疗

（1）降压药物有五大类　利尿剂、钙通道阻滞剂、β受体阻滞剂、血管紧张素转化酶抑制剂、血管紧张素受体Ⅱ拮抗剂，以及其他的降压药的如α受体拮抗剂等。

（2）降压药物使用时机　对于2级或2级以上的高血压患者，高血压合并糖尿病或者已经有靶器官或者并发症的患者，应使用降压药物治疗。从心血管危险分层的角度，高危和很高危的患者必须使用降压药物强化治疗。

（3）降压的目标　一般主张血压目标值<140/90mmHg，糖尿病、慢性肾病、心力衰竭或者病情稳定冠心病合并高血压患者，目标值<130/80mmHg，老年人降至<150/90mmHg。

（4）降压的策略　应遵循小剂量开始、优先选择长效制剂、联合用药及个体化。

PPT

第四节 冠状动脉粥样硬化性心脏病

案例讨论

案例 患者，女性，75岁。劳力性胸痛7年余，加重1小时入院。7年前出现快走时心前区压榨样疼痛，向左侧肩背部放射，伴心悸、胸闷，无大汗淋漓、呼吸困难，无夜间阵发性呼吸困难，活动后加重，休息约10分钟自行缓解，未予重视，反复发作，约10次/月，每次均口服“丹参片5片”后5分钟可缓解；1小时前患者出现持续胸痛，性质同前，于我院就诊查“心电图 $V_{1\sim6}$ ST段抬高0.1~0.3mV”。查体：烦躁，双肺底湿啰音，心界不大，无杂音，心率80次/分，腹软，无压痛，双下肢无水肿。

讨论 1.该患者的诊断是什么？

2.应该进一步做哪些检查？

一、概述

冠状动脉粥样硬化性心脏病（coronary atherosclerotic heart disease）简称冠心病（coronary heart disease，CHD）也称缺血性心脏病。是指动脉粥样硬化累及到冠状动脉从而引起冠状动脉管腔狭窄或闭塞，进而导致心肌缺血或坏死的心脏病。主要好发于40岁以上成年人，男性发病早于女性，我国冠心病患病率为3%~5%，占心脏病死亡人数的10%~20%，发病地区我国北方高于南方，城市高于农村，近年来发病呈年轻化趋势，已成为威胁人类健康的主要疾病之一。

【病因】

动脉粥样硬化是冠心病的发病原因，但动脉粥样硬化的病因尚不明确，动脉粥样硬化的发病与许多因素有关，其主要的危险因素如下。

1.年龄、性别 本病临床上多见于40岁以上的中、老年人，49岁以后进展较快，但在一些青壮年人甚至儿童的尸检中，也曾发现他们的动脉有早期的粥样硬化病变，提示这时病变已开始。近年来，临床发病年龄有年轻化趋势。男性与女性相比，女性发病率较低，但在更年期后发病率增加。年龄和性别属于不可改变的危险因素。

2.血脂异常 脂质代谢异常是动脉粥样硬化最重要的危险因素。总胆固醇（TC）、三酰甘油（TG）、低密度脂蛋白（low density lipoprotein，LDL，特别是氧化的低密度脂蛋白）或极低密度脂蛋白（very low density lipoprotein，VLDL）增高，相应的载脂蛋白B（ApoB）增高；高密度脂蛋白（high density lipoprotein，HDL即 α 脂蛋白）减低，载脂蛋白A（apoprotein A，ApoA）降低都被认为是危险因素。在临床实践中，以TC及LDL增高最受关注。

3.高血压 血压增高与本病关系密切。60% ~70%的冠状动脉粥样硬化患者有高血压，高血压患者患本病较血压正常者高3~4倍。收缩压和舒张压增高都与本病密切相关。

4.吸烟 吸烟者与不吸烟者比较，本病的发病率和病死率增高2~6倍，且与每日吸烟的支数呈正比。被动吸烟也是危险因素。

5.糖尿病和糖耐量异常 糖尿病患者中不仅本病发病率较非糖尿病者高出数倍，且病变进展迅速。本病患者糖耐量减低者也十分常见。

其他的危险因素尚有：①肥胖。②从事体力活动少，脑力活动紧张，经常有工作紧迫感者。③西方的饮食方式：常进较高热量、含较多动物性脂肪、胆固醇、糖和盐的食物者。④遗传因素：家族中有在年龄<50岁时患本病者，其近亲患病的机会可5倍于无这种情况的家族。⑤性情急躁、好胜心和竞争性强、不善于劳逸结合的A型性格者。新近发现的危险因素还有：①血同型半胱氨酸增高；②胰岛素抵抗增强；③血中纤维蛋白原及一些凝血因子增高；④病毒、衣原体感染等。

知识拓展 体重和腰围

正常体重的简单计算：体重指数BMI=体重（kg）/身高（m）^{2}我国，正常18.5~23.9，<18.5为体重过轻，24~27为过重，≥28为肥胖。以腰围为标准，一般女性≥85cm，男性≥90cm为超标。

【病理和发病机制】

1.病理 冠状动脉有左、右两支，开口分别在左、右主动脉窦。左冠状动脉有1~3cm长的主干，然后分为前降支和回旋支。这三支连同左冠状动脉的主干，合称冠状动脉四支。粥样硬化可累及四支冠状动脉中的一、二或三支，亦可四支受累。

近年来由于冠脉造影的普及和冠脉内超声成像技术的进展，对不同的冠心病患者的斑块性状有了更直接和更清晰的认识。从临床的角度来看，动脉粥样硬化的斑块基本上可分为两类：一类是稳定型即纤维帽较厚而脂质池较小的斑块；而另一类是不稳定型（又称为易损型）斑块，其纤维帽较薄，脂质池较大易于破裂。而就是这种斑块的破裂导致了心血管急性事件的发生。斑块破裂释放组织因子和血小板活化因子，使血小板迅速黏附聚集形成白色血栓，血栓形成使血管急性闭塞而导致严重的持续的心肌缺血。同时斑块破裂导致大量的炎症因子的释放，可以上调促凝物质的表达，并能促进纤溶酶原激活剂抑制物PAI–1的合成，从而加重血栓形成，并演变为红色血栓（图6–4）。

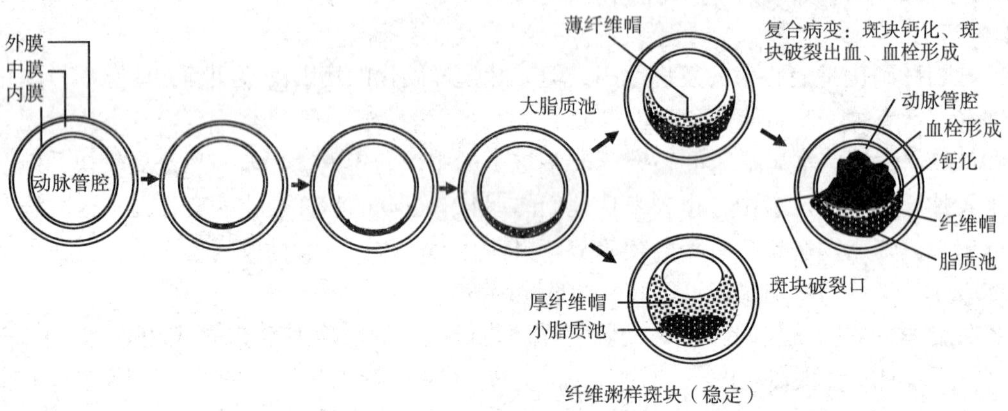

图6–4 动脉粥样硬化的进程

2.发病机制 当冠状动脉管腔存在显著的狭窄（>50%~75%），安静时尚能代偿，而运动、心动过速、情绪激动造成心肌需氧量增加时，可导致短暂的心肌供氧和需氧的不平衡，这是引起大多数慢性稳定型心绞痛发作的机制。另一种情况下，由于不稳定斑块发生破裂、糜烂或出血，继发血小板聚集或血栓形成导致管腔狭窄程度急剧加重，或冠状动脉痉挛，均可使心肌氧供应减少，清除代谢产物也发生障碍，这是引起ACS的主要原因。但在多数情况下，心肌缺氧是需氧量和供氧量减少两者共同作用的结果。

【临床分型】

1979年WHO曾将冠心病分为5种类型，即隐匿型、心绞痛型、心肌梗死型、缺血性心肌病型、猝死型。近年来趋于将冠心病分为两大类，即急性冠状动脉供血不足和慢性冠状动脉供血不足。急性冠状动脉供血不足（acute coronary syndrome，ACS）包括不稳定型心绞痛（unstable angina，UA）、非ST段抬高心肌梗死（non–ST–segment elevation myocardial infarction，NSTEMI）、急性ST段抬高心肌梗死（ST–segment elevation myocardial infarction，STEMI）以及猝死型冠心病。慢性冠状动脉供血不足（chronic coronary artery disease，CAD）包括稳定型心绞痛、无症状性心肌缺血、缺血性心肌病。本节重点讲述稳定型心绞痛和急性心肌梗死。

二、稳定型心绞痛

稳定型心绞痛（stable angina pectoris）也称劳力性心绞痛，是在冠状动脉固定性严重狭窄的基础上，由于心肌负荷的急剧增加引起心肌急剧的、暂时的缺血缺氧的临床综合征。

【病理】

稳定型心绞痛的患者，有1、2或3支动脉直径减少>70%的病变者分别各有25%左右，5%~10%有左冠状动脉主干狭窄，其余约15%患者无显著狭窄。后者提示患者的心肌血供和氧供不足，可能是冠状动脉痉挛、冠状循环的小动脉病变、血红蛋白和氧的离解异常、交感神经过度活动、儿茶酚胺分泌过多或心肌代谢异常等所致。

【临床表现】

1.主要症状 心绞痛是最先出现的症状，以发作性胸痛为主要临床表现。

（1）部位 主要在胸骨体中段或上段之后可波及心前区，有手掌大小范围，甚至横贯前胸，界限不很清楚。常放射至左肩、左臂内侧达无名指和小指，或至颈、咽或下颌部。

（2）性质 胸痛常为压迫、发闷或紧缩性，也可有烧灼感，但不像针刺或刀扎样锐性痛，偶伴濒死的恐惧感觉。有些患者仅觉胸闷不适不认为有痛。发作时，患者往往被迫停止正在进行的活动，直至症状缓解。

（3）诱因 发作常由体力劳动或情绪激动（如愤怒、焦急、过度兴奋等）所诱发，饱食、寒冷、吸烟、心动过速、休克等亦可诱发。

（4）持续时间 疼痛出现后常逐步加重，然后在3~5分钟内渐消失，可数天或数周发作一次，亦可一日内多次发作。

（5）缓解方式 一般在停止原来诱发症状的活动后即可缓解；舌下含用硝酸甘油也能在几分钟内使之缓解。

2.体征 无特异体征，心绞痛发作时常见心率增快、血压升高、表情焦虑、皮肤冷或出汗，有时出现第四或第三心音奔马律。可有暂时性心尖部收缩期杂音，是乳头肌缺血以致功能失调引起二尖瓣关闭不全所致。

3.辅助检查

（1）心脏X线检查 可无异常发现，如已伴发缺血性心肌病可见心影增大、肺充血等。

（2）心电图检查 是发现心肌缺血、诊断心绞痛最常用的检查方法。静息时心电图约半数患者在正常范围，也可能有陈旧性心肌梗死的改变或非特异性ST段和T波异常，有时出现房室或束支传导阻滞或室性、房性期前收缩等心律失常。心绞痛发作时心电图绝大多数患者可出现暂时性心肌缺血引起的ST段移位。因心内膜下心肌更容易缺血，故常见反映心内膜下心肌缺血的ST段压低（≥0.1mV），发作缓解后恢复。

（3）心电图连续动态监测 可从中发现心电图ST-T改变和各种心律失常，出现时间可与患者的活动和症状相对照。胸痛发作时相应时间的缺血性ST-T改变有助于确定心绞痛的诊断。

（4）放射性核素检查 ^{201}Tl心肌显像或兼做负荷试验。^{201}Tl（铊）随冠状血流很快被正常心肌细胞所摄取。静息时铊显像所示灌注缺损主要见于心肌梗死后瘢痕部位。近年来有用^{99m}Tc-MIBI取代^{201}Tl做心肌显像可取得与之相似的良好效果，更便于临床推广应用。正电子发射断层心肌显像（PET）利用发射正电子的核素示踪剂如^{18}F-FDG、^{11}C、^{13}N等进行心肌显像。除可判断心肌的血流灌注情况外，尚可了解心肌的代谢情况。

（5）动脉造影 目前认为仍然是临床诊断冠心病的“金标准”，用特形的心导管经股动脉、肱动脉或桡动脉送到主动脉根部，分别插入左、右冠状动脉口，手推注射器注入少量含碘造影剂。这种选择性冠状动脉造影在不同的投射方位下摄影可使左、右冠状动脉及其主要分支得到清楚的显影。可发现各支动脉狭窄性病变的部位并估计其程度。一般认为，管腔直径减少70% ~75%以上会严重影响血供，50% ~70%者也有一定意义，狭窄50%以上被认定为冠心病诊断的临床“金标准”。

冠状动脉造影的主要指征为：①已确诊为冠心病，药物治疗效果不佳，拟行介入性治疗或旁路移植手术；②心梗后再发心绞痛或运动试验阳性者；③有胸痛病史，但症状不典型，或无心绞痛、心肌梗死病史，但心电图有缺血性ST-T改变或病理性Q波不能以其他原因解释者；④中老年患者心脏增大、心力衰竭、心律失常、疑有冠心病而无创性检查未能确诊者；⑤急性冠脉综合征拟行急诊PCI者。冠状动脉造影未见异常而疑有冠状动脉痉挛的患者，可谨慎地进行麦角新碱试验。

（6）冠状动脉内超声显像（IVUS） 冠脉内光学相干断层显像（OCT），冠脉血流储备分数测定（FFR）以及定量冠脉血流分数（QFR）等也可用于冠心病的诊断并有助于指导介入治疗。

（7）超声心动图 二维和M型超声心动图也有助于了解心室壁的运动和左心室功能，诊断室壁瘤和乳头肌功能失调等。

【诊断和鉴别诊断】

1.诊断 有动脉粥样硬化危险因素者，凡有典型心绞痛症状和体征，含化硝酸甘油可缓解，除外其他原因的心绞痛，一般可建立诊断。诊断有困难者可行冠脉造影明确。

2.鉴别诊断

（1）其他疾病引起的心绞痛 包括严重的主动脉瓣狭窄或关闭不全、风湿性冠状动脉炎、梅毒性主动脉炎引起冠状动脉口狭窄或闭塞、肥厚型心肌病、X综合征（Kemp1973年）、心肌桥等病均可引起心绞痛，要根据其他临床表现来进行鉴别。其中X综合征多见于女性，心电图负荷试验常阳性，但冠状动脉造影则阴性且无冠状动脉痉挛，预后良好，被认为是冠状动脉系统毛细血管舒张功能不良所致。心肌桥则指通常行走于心外膜下结缔组织中的冠状动脉，如有一段行走于心肌内，其上的一束心肌纤维即称为心肌桥。当心脏收缩时，心肌桥可挤压该动脉段足以引起远端血供减少而导致心肌缺血，加之近端血管常有粥样硬化斑块形成，遂可引起心绞痛。

（2）急性心肌梗死（见后面章节）

（3）反流性食管炎 有消化道症状，服用制酸剂、胃黏膜保护剂后好转。此外还需与神经官能症、肋间神经痛鉴别。

【治疗】

1.发作期的治疗

（1）休息 急性加重期应卧床休息，保持环境安静。有条件吸氧。

（2）解除疼痛 硝酸甘油0.5mg或硝酸异山梨酯5~10mg舌下含用，约半小时后作用消失，要注意心率增快和血压降低。

2.缓解期的治疗

（1）药物治疗 ①硝酸酯类制剂：为非内皮依赖性血管扩张剂，能减少心肌需氧和改善心肌灌注，从而减低心绞痛的发作频率和程度，增加运动耐量。缓解期常用药为单硝酸异山梨酯（普通片20mg，每日2次口服；缓释片40~60mg，每日1次）和二硝酸异山梨酯（普通片5~20mg，每日3~4次口服；缓释片20~40mg，每日1~2次）。不良反应有头痛、面色潮红、心率反射性加快和低血压。②β受体阻滞剂：能抑制心脏β肾上腺素能受体，减慢心率、减弱心肌收缩力、降低血压，从而降低心肌耗氧量以减少心绞痛发作和增加运动耐量。用药后静息心率要求降至55~60次/分，使用剂量应个体化。临床常用的β受体阻滞剂包括美托洛尔普通片（25~100mg，每日2次）、美托洛尔缓释片（47.5~190mg，每日1次）和比索洛尔（5~10mg，每日1次口服）等。③阿司匹林肠溶片：通过抑制环氧化酶和血栓烷A_2的合成达到抗血小板聚集的作用，所有患者只要没有禁忌证都应该服用。阿司匹林肠溶片的最佳剂量范围75~150mg/d。其主要不良反应为胃肠道出血或对阿司匹林过敏，不能耐受的患者改用氯吡格雷作为替代治疗。④他汀类药物：他汀类药物能有效降低TC和LDL-C，还有延缓斑块进展、稳定斑块和抗炎等调脂以外作用。所有冠心病患者，无论其血脂水平如何，均应给予他汀类药物，并根据目标LDL-C水平调整剂量。临床上常用的他汀类药物包括辛伐他汀（20~40mg，每晚1次）、阿托伐他汀（10~80mg，每日1次）、瑞舒伐他汀（5~20mg，每晚1次）。

（2）介入治疗　PCI是指一组经皮介入手术，不仅可以改善生活质量，而且可以明显降低高危患者的心肌梗死发生率和死亡率。

（3）外科手术治疗　主要是在体循环下施行主动脉-冠状动脉旁路移植术（CABG），通过血管吻合引主动脉的血流以改善病变冠状动脉所供血心肌的血流供应。

三、急性心肌梗死

【病理】

绝大多数急性心肌梗死（Acute myocardial infarction，AMI）患者冠脉内可见在粥样斑块的基础上有血栓形成使管腔闭塞，冠状动脉闭塞后20~30分钟，受其供血的心肌即有少数坏死，开始了急性心肌梗死的病理过程。1~2小时之间绝大部分心肌呈凝固性坏死，心肌间质充血、水肿，伴大量炎症细胞浸润。以后，坏死的心肌纤维逐渐溶解，形成肌溶灶，随后渐有肉芽组织形成。大块的梗死累及心室壁的全层或大部分者常见，在心腔内压力的作用下，坏死心壁向外膨出，可产生心脏破裂（心室游离壁破裂、心室间隔穿孔或乳头肌断裂）或逐渐形成心室壁瘤。坏死组织1~2周后开始吸收，并逐渐纤维化，在6~8周形成瘢痕愈合，称为陈旧性或愈合性心肌梗死（图6-5）。

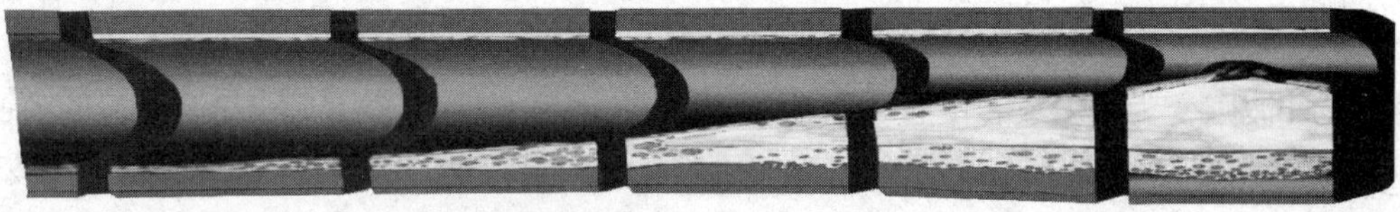

图6-5　动脉粥样硬化的逐渐进展导致冠脉管腔逐渐狭窄可同时斑块破裂出现急性血栓形成

【临床表现】

与梗死的大小、部位、侧支循环情况密切相关。

1.症状

（1）疼痛　是最先出现的症状，疼痛部位和性质与心绞痛相似，但持续时间较长，可达数小时或更长，休息和含化硝酸甘油不能缓解。常有烦躁、出汗、恐惧或有濒死感。

（2）全身症状　发热、心动过速、白细胞增高和红细胞沉降率增快等，由坏死物质被吸收所引起。一般在疼痛发生后24~48小时出现，程度与梗死范围常呈正相关，体温一般在38℃左右，很少达到39℃，持续约1周。

（3）胃肠道症状　疼痛剧烈时常伴有频繁的恶心、呕吐和上腹胀痛，与迷走神经受坏死心肌刺激和心排血量降低组织灌注不足等有关。肠胀气亦不少见。重症者可发生呃逆。

（4）心律失常　见于75%~95%的患者，多发生在心肌梗死起病1~2天，而以24小时内最多见，可伴乏力、头晕、晕厥等症状。各种心律失常中以室性心律失常最多，尤其是室性期前收缩，如室性期前收缩频发（每分钟5次以上），成对出现或呈短阵室性心动过速，多源性或落在前一心搏的易损期时（R在T波上），常为心室颤动的先兆。室颤是急性心肌梗死早期，特别是入院前主要的死因。房室传导阻滞和束支传导阻滞也较多见，室上性心律失常则较少，多发生在心力衰竭患者中。前壁心肌梗死如发生房室传导阻滞表明梗死范围广泛，情况严重。

（5）低血压和休克　疼痛期中血压下降常见，未必是休克。如疼痛缓解而收缩压仍低于80mmHg，有烦躁不安、面色苍白、皮肤湿冷、脉细而快、大汗淋漓、尿量减少（<20ml / h），神志迟钝，甚至晕厥者，则为休克表现。休克多在心肌梗死起病后数小时至数日内发生，见于约20%的患者。

（6）心力衰竭　主要是急性左心衰竭，可在心肌梗死起病最初几天内发生，或在疼痛、休克好转阶段出现，为梗死后心脏舒缩力显著减弱或不协调所致，发生率为32% ~48%。出现呼吸困难、咳嗽、发绀、烦躁等症状，严重者可发生肺水肿，随后可有颈静脉怒张、肝大、水肿等右心衰竭表现。右心室心肌梗死者可一开始即出现右心衰竭表现，伴血压下降。晚期可出现顽固性心力衰竭甚至猝死。

2. 体征

（1）心脏体征　心率增快，少数也可减慢；心尖区第一心音减弱；可出现第三心音或者第四心音奔马律；心尖区可出现粗糙的收缩期杂音或伴收缩中晚期喀喇音，为二尖瓣乳头肌功能失调或者断裂所致。

（2）血压　除极早期血压可增高外，几乎所有患者都有血压降低。

（3）其他　可有与心律失常、休克或者心力衰竭有关的其他体征。

3. 辅助检查

（1）心电图检查　常有进行性改变，对心肌梗死的诊断、定位、定范围、估计病情演变和预后都有帮助。①特征性改变：ST段抬高呈弓背向上型，在面向坏死区周围心肌损伤区的导联上出现；宽而深的Q波，在面向透壁心肌坏死区的导联上出现；T波倒置在面向损伤区周围心肌缺血区的导联上出现。在背向心肌梗死区的导联则出现相反的改变，既R波增高、ST段压低和T波直立并增高。②动态性改变：数小时后ST段抬高，弓背向上，与直立的T波连接，形成单相曲线。数小时至2日内出现病理性Q波，是为急性期改变。Q波在3~4天稳定不变，以后70%~80%永久存在。在早期如不进行治疗干预，ST段抬高持续数日至两周左右，逐渐回到基线水平，T波则变为平坦或者倒置，是为亚急性期改变。数周至数月后，T波呈V形倒置，是为慢性期改变。非ST段抬高心肌梗死：无病理性Q波，有普遍性ST段压低或者仅有T波倒置。③定位和定范围：ST段抬高心肌梗死的定位和定范围可根据出现特征性改变的导联数来判断。

（2）超声心动图　二维和M型超声心动图也有助于了解心室壁的运动和左心室功能，诊断室壁瘤和乳头肌功能失调等。

（3）心肌梗死时血生化指标改变　①起病24~48小时后白细胞可增至（10~20）$\times 10^9$ / L，中性粒细胞增多，嗜酸性粒细胞减少或消失；红细胞沉降率增快；C反应蛋白（CRP）增高均可持续1~3周。起病数小时至2日内血中游离脂肪酸增高。②血心肌坏死标记物增高：心肌损伤标记物增高水平与心肌梗死范围及预后明显相关。肌红蛋白起病后2小时内升高，12小时内达高峰；24~48小时内恢复正常。肌钙蛋白I（cTnI）或T（cTnT）起病3~4小时后升高，cTnI于11~24小时达高峰，7~10天降至正常，cTnT于24~48小时达高峰，10~14天降至正常。这些心肌结构蛋白含量的增高是诊断心肌梗死的敏感指标。肌酸激酶同工酶CK-MB升高。在起病后4小时内增高，16~24小时达高峰，3~4天恢复正常，其增高的程度能较准确地反映梗死的范围，其高峰出现时间是否提前有助于判断溶栓治疗是否成功。

【诊断和鉴别诊断】

1. 诊断　根据典型的临床表现，特征性的心电图改变和实验室检查，诊断本病并不困难。对老年患者，突然发生严重的心律失常、休克、心力衰竭而原因未明，或者突然发生较重而持久的胸闷或胸痛者，都应考虑本病的可能。

2. 鉴别诊断

（1）主动脉夹层　胸痛一开始即达高峰，常放射到背、肋、腹、腰和下肢，两上肢的血压和脉搏可有明显差别，可有主动脉瓣关闭不全的表现，偶有意识模糊和偏瘫等神经系统受损症状。但无血清心肌坏死标记物升高等可鉴别。二维超声心动图检查、X线或磁共振体层显像有助于诊断。

（2）急性肺动脉栓塞　可发生胸痛、咯血、呼吸困难和休克。但有右心负荷急剧增加的表现，如发绀、肺动脉瓣区第二心音亢进、颈静脉充盈、肝大、下肢水肿等。心电图示Ⅰ导联S波加深，Ⅲ导联Q波显著T波倒置，胸导联过渡区左移，右胸导联T波倒置等改变，可资鉴别。

（3）急腹症　急性胰腺炎、消化性溃疡穿孔、急性胆囊炎、胆石症等，均有上腹部疼痛，可能伴休克。仔细询问病史、做体格检查、心电图检查、血清心肌酶和肌钙蛋白测定可协助鉴别。

【治疗】

冠状动脉粥样硬化性心脏病的一级预防主要在于控制动脉粥样硬化的危险因素，而对于已发生冠心病的患者应做到早发现、早诊断、早治疗。针对心绞痛的治疗原则是改善冠脉血供和降低心肌耗氧量，同时治疗动脉粥样硬化。针对心肌梗死应积极再灌注治疗，同时预防严重并发症，防止梗死扩大，保护和维持心脏功能，及时处理严重心律失常、泵衰竭和各种并发症，防止猝死，使患者不但能渡过急性期，且康复后还能保持尽可能多的有功能的心肌。

1.一般治疗

（1）休息　急性加重期应卧床休息，保持环境安静。减少探视，防止不良刺激，解除焦虑。

（2）监测　严重或不稳定患者在冠心病监护室进行心电图、血压和呼吸的监测，除颤仪应随时处于备用状态。对于严重泵功能衰竭者还应监测肺毛细血管压和静脉压。密切观察心律、心率、血压和心功能的变化，为适时做出治疗措施，避免猝死提供客观资料。

（3）吸氧　对有呼吸困难和血氧饱和度降低者，最初几日间断或持续通过鼻导管或面罩吸氧。

（4）建立静脉通道，保持给药途径畅通。

2.解除疼痛　选用下列药物尽快解除疼痛。

（1）试用硝酸甘油0.5mg或硝酸异山梨酯5~10mg舌下含用或静脉滴注，要注意心率增快和血压降低。

（2）疼痛不缓解且疼痛较轻者可用可待因或罂粟碱0.03~0.06g肌内注射或口服。

（3）疼痛仍不缓解且疼痛较重者予哌替啶50~100mg肌内注射或吗啡5~10mg皮下注射，必要时1~2小时后再注射一次，以后每4~6小时可重复应用，注意防止对呼吸功能的抑制。如仍不能缓解疼痛选择心肌血运重建治疗可极有效地解除疼痛。

3.血运重建治疗　急性心肌梗死患者按风险程度及临床情况选择急诊或择期行冠脉造影，评估后选择血运重建方式。目前血运重建治疗主要有介入治疗、溶栓及冠脉搭桥三种治疗方式。

（1）介入治疗（percuaneous coronary intervention，PCI）　具备施行介入治疗条件的医院（①能在患者住院90分钟内施行PCI；②心导管室每年施行PCI>100例并有心外科待命的条件；③施术者每年独立施行PCI>30例；④AMI直接PTCA成功率在90%以上；⑤在所有送到心导管室的患者中，能完成PCI者达85%以上）在患者抵达急诊室明确诊断之后，对需施行直接PCI者边给予常规治疗和作术前准备，边将患者送到心导管室。

（2）溶栓疗法　无条件施行介入治疗或因患者就诊延误、转送患者到可施行介入治疗的单位将会错过再灌注时机，如无禁忌证应立即（接诊患者后30分钟内）行本法治疗。

1）适应证　两个或两个以上相邻导联ST段抬高（胸导联≥0.2mV，肢导联≥0.1mV），或病史提示AMI伴左束支传导阻滞，起病时间<12小时，患者年龄<75岁。

2）禁忌证　既往发生过出血性脑卒中，1年内发生过缺血性脑卒中或脑血管事件；颅内肿瘤；近期（2~4周）有活动性内脏出血；未排除主动脉夹层；入院时严重且未控制的高血压（>180/110mmHg）或慢性严重高血压病史；目前正在使用治疗剂量的抗凝药或已知有出血倾向；近期（2~4周）创伤史，包括头部外伤、创伤性心肺复苏或较长时间（>10分钟）的心肺复苏；近期（<3周）外科大手术；近期（<2周）曾有在不能压迫部位的大血管行穿刺术。

3）溶栓药物的应用　以纤维蛋白溶酶原激活剂激活血栓中纤维蛋白溶酶原，使转变为纤维蛋白溶酶而溶解冠状动脉内的血栓。国内常用：尿激酶（urokinase，UK）30分钟内静脉滴注150万~200万U；链激酶（streptokinase，SK）或重组链激酶（rSK）以150万U静脉滴注，在60分钟内滴完。用链激酶时，应注意寒战、发热等过敏反应。重组组织型纤维蛋白溶酶原激活剂（recombinant tissue plasminogen activator，rt-PA）100mg在90分钟内静脉给予：先静脉注入15mg，继而30分钟内静脉滴注50mg，其后60分钟内再滴注35mg（国内有报告用上述剂量的一半也能奏效）。用rt-PA前先用肝素5000U静脉注射，用药后继续以肝素每小时700~1000U持续静脉滴注共48小时，以后改为皮下注射7500U每12小时一次，连用3~5天（也可用低分子量肝素）。

4）溶栓成功标准　根据冠状动脉造影直接判断，或根据：心电图抬高的ST段于2小时内回降>50%；胸痛2小时内基本消失；2小时内出现再灌注性心律失常；血清CK-MB酶峰值提前出现（14小时内）等间接判断血栓是否溶解。

（3）紧急主动脉-冠状动脉旁路移植术（CABG）　介入治疗失败或溶栓治疗无效有手术指征者，宜争取6~8小时内进行。

4.消除心律失常　心肌梗死时心律失常必须及时消除，以免演变为严重心律失常甚至猝死。

（1）发生心室颤动或持续多形性室性心动过速时，尽快采用非同步直流电除颤或同步直流电复律。单形性室性心动过速药物疗效不满意时也应及早用同步直流电复律。

（2）一旦发现室性期前收缩或室性心动过速，立即用利多卡因50~100mg静脉注射，每5~10分钟重复1次，至期前收缩消失或总量已达300mg，继以1~3mg/min的速度静脉滴注维持（100mg加入5%葡萄糖液100ml，滴注1~3ml/min）。如室性心律失常反复可用胺碘酮治疗。

（3）对缓慢性心律失常可用阿托品0.5~1mg肌内或静脉注射。

（4）房室传导阻滞发展到第二度或第三度，伴有血流动力学障碍者宜用人工心脏起搏器做临时的经静脉心内膜右心室起搏治疗，待传导阻滞消失后撤除。

（5）室上性快速心律失常选用维拉帕米、地尔硫䓬、美托洛尔、洋地黄制剂或胺碘酮等药物治疗不能控制时，可考虑用同步直流电复律治疗。

5.控制休克　根据休克纯属心源性，抑或尚有周围血管舒缩障碍或血容量不足等因素存在，而分别处理。

（1）补充血容量　估计有血容量不足，或中心静脉压和肺动脉楔压低者，用右旋糖酐40或5%~10%葡萄糖液静脉滴注，输液后如中心静脉压上升>18cmH_2O，肺小动脉楔压>15~18mmHg，则应停止。右心室梗死时，中心静脉压的升高则未必是补充血容量的禁忌。

（2）应用升压药　补充血容量后血压仍不升，而肺小动脉楔压和心排血量正常时，提示周围血管张力不足，可用多巴胺[起始剂量3~5μg/(kg·min)]，或去甲肾上腺素2~8μg/min，亦可选用多巴酚丁胺[起始剂量1~10μg/(kg·min)]静脉滴注。

6.治疗心力衰竭　主要是治疗急性左心衰竭，以应用吗啡（或哌替啶）和利尿剂为主，亦可选用血管扩张剂减轻左心室的负荷，或用多巴酚丁胺1~10μg/(kg·min)静脉滴注或用短效血管紧张素转换酶抑制剂从小剂量开始治疗。洋地黄制剂可能引起室性心律失常宜慎用。由于最早期出现的心力衰竭主要是坏死心肌间质充血、水肿引起顺应性下降所致，而左心室舒张末期容量尚不增大，因此在梗死发生后24小时内宜尽量避免使用洋地黄制剂。有右心室梗死的患者应慎用利尿剂。

7.其他治疗 下列疗法可能有助于挽救濒死心肌，防止梗死扩大，缩小缺血范围，加快愈合的作用，有些尚未完全成熟或疗效尚有争论，可根据患者具体情况考虑选用。

（1）β受体阻滞剂和钙通道阻滞剂 在起病的早期，如无禁忌证可尽早使用美托洛尔、阿替洛尔或卡维地洛等β受体阻滞剂，尤其是前壁MI伴有交感神经功能亢进者，可能防止梗死范围的扩大，改善急、慢性期的预后，但应注意其对心脏收缩功能的抑制。钙通道阻滞剂中的地尔硫卓可能有类似效果，如有β受体阻滞剂禁忌者可考虑应用。

（2）血管紧张素转换酶抑制剂和血管紧张素受体阻滞剂 在起病早期应用，从低剂量开始，如卡托普利（起始6.25mg，然后12.5~25mg，2次/日）、依那普利（2.5mg，2次/日）、雷米普利（5~10mg，1次/日）、福辛普利（10mg，1次/日）等，有助于改善恢复期心肌的重塑，降低心力衰竭的发生率，从而降低病死率。如不能耐受血管紧张素转换酶抑制剂者可选用血管紧张素Ⅱ受体阻滞剂氯沙坦或缬沙坦等。

（3）极化液疗法 氯化钾1.5g、胰岛素10U加入10%葡萄糖液500ml中，静脉滴注，1~2次/日，7~14天为一疗程。可促进心肌摄取和代谢葡萄糖，使钾离子进入细胞内，恢复细胞膜的极化状态，以利心脏的正常收缩、减少心律失常，并促使心电图上抬高的ST段回到等电位线。

（4）抗凝疗法 目前多用在溶解血栓疗法之后，单独应用者少。在梗死范围较广、复发性梗死或有梗死先兆者可考虑应用。有出血、出血倾向或出血既往史、严重肝肾功能不全、活动性消化性溃疡、血压过高、新近手术而创口未愈者禁用。先用肝素或低分子量肝素。维持凝血时间在正常的两倍左右（试管法20~30分钟，APTT法60~80秒，ACT法300秒左右）。继而口服氯吡格雷或阿司匹林。

（5）调整血脂药物 血脂增高的患者，总胆固醇>5.2mmol/L、低密度脂蛋白胆固醇>3.1mmol/L，三酰甘油>1.7mmol/L，可根据情况选用降脂药物，如他汀类、胆酸螯合剂、贝特类等。

8.非ST段抬高性心肌梗死的处理 无ST抬高的MI其住院期病死率较低，但再梗死率、心绞痛再发生率和远期病死率则较高。治疗措施与ST抬高性MI有所区别。非ST段抬高性MI也多是非Q波性，此类患者不宜溶栓治疗。其中低危险组（无合并症、血流动力稳定、不伴反复胸痛者）以阿司匹林和肝素尤其是低分子量肝素治疗为主；中危险组（伴持续或反复胸痛，心电图无变化或ST段压低1mm上下者）和高危险组（并发心源性休克、肺水肿或持续低血压）则以介入治疗为首选。其余治疗原则同上。

9.预防 以下预防措施亦适用于心绞痛患者。预防动脉粥样硬化和冠心病，属一级预防，已有冠心病和MI病史者还应预防再次梗死和其他心血管事件称之为二级预防。二级预防应全面综合考虑，为便于记忆可归纳为以A、B、C、D、E为符号的五个方面。

A. aspirin抗血小板聚集（或氯吡格雷，噻氯匹定）
  anti—anginal therapy抗心绞痛治疗，硝酸酯类制剂

B. beta—blocker。预防心律失常，减轻心脏负荷等
  blood pressure control控制好血压

C. cholesterol lowing控制血脂水平
  cigarettes quiting戒烟

D. diet control控制饮食
  diabetes treatment治疗糖尿病

E. education普及有关冠心病的教育，包括患者及其家属
  exercise鼓励有计划的、适当的运动锻炼

本章小结

循环系统疾病是严重威胁人类健康的一类疾病。心力衰竭是由于心功能下降、心排血量不能维持机体代谢需要的一种病理状态，根据临床表现分为左心衰、右心衰和全心衰，治疗上主要是缓解症状、纠正血流动力学异常、逆转心室重塑、降低死亡率。高血压是一种以血压增高为主要临床表现而病因尚未明确的独立疾病，是最常见的心血管疾病之一，长期血压高可影响重要脏器尤其是心、脑、肾的功能，最终导致脏器功能衰竭。治疗方法分为非降压药物治疗和降压药物治疗。对于2级或2级以上的高血压患者，高血压合并糖尿病或者已经有靶器官或者并发症的患者，应使用降压药物治疗，以最大程度减少心、脑、肾等靶器官损害及其所致死亡的风险。冠状动脉粥样硬化性心脏病是常见疾病，发病率越来越高，且越来越年轻化，致死、致残率高，应积极做好冠心病的一级、二级预防，及时血运重建治疗，改善预后，急性心肌梗死是常见急重症，必须掌握心肌梗死心电图、血清酶学改变，用以及时诊断心肌梗死，挽救心肌，改善预后。

习题

习题

一、单项选择题

1. 关于心脏的解剖结构正确的是（　　）。
A. 心脏分为四个腔，有左、右心房和左、右心室
B. 心脏是实质性器官
C. 左心房的血液通过二尖瓣流入右心室
D. 右心房的血液通过三尖瓣流入左心室
E. 窦房结位于左心房内

2.（　　）不是心脏传导系统组成部分。
A. 窦房结　B. 心房肌　C. 房室结　D. 房室束　E. 浦肯野纤维

3. 下述不是心血管疾病按作用机制的常用药物分类的是（　　）。
A. 血管紧张素转换酶抑制剂（ACEI）　B. 血管紧张素受体拮抗剂（ARB）
C. β 受体阻滞剂　D. 利尿剂
E. 硝酸甘油

4.（　　）不是心血管疾病非侵入性检查的方法。
A. 心电图　B. 动态心电图　C. X线胸片
D. 心肌核素显像　E. 冠状动脉造影

5. 下列不是左心衰竭症状体征的是（　　）。
A. 夜间阵发性呼吸困难　B. 咯血　C. 劳力性呼吸困难
D. 心源性哮喘　E. 肝颈静脉回流征阳性

6. 右心衰竭的主要表现是（　　）。
A. 肺水肿　B. 体循环淤血　C. 心律失常
D. 咳粉红色泡沫痰　E. 呼气性呼吸困难

7. 长期饮用增加心衰死亡率的药物是（　　）。
A. 洋地黄　B. β 受体阻滞剂　C. ACEI
D. 多巴胺　E. 硝酸酯类

8. 心源性哮喘与支气管哮喘难于鉴别时，治疗宜选用（　　）。
A. 洋地黄　B. 氨茶碱　C. 利尿剂　C. 吗啡　E. 硝普钠

9. 急性左心衰的典型X线表现是（　　）。
A. 双肺纹理增多、增粗，以上肺为主
B. 心影扩大、主动脉迂曲、延伸
C. 蝶形肺门
D. 肺野外侧清晰可见KerleyB线
E. 胸腔积液和叶间胸膜增厚

10. 诊断高血压3级的血压值是（　　）。
A. 160/95mmHg　B. 140/80mmHg　C. 130/85mmHg
D. 180/85mmHg　E. 170/108mmHg

11. 以下关于高血压说法正确的是（　　）。
A. 诊断高血压以卧位测量血压≥140/90mmHg
B. 诊断高血压以坐位测量桡动脉血压为准
C. 诊断高血压以一次坐位测量肱动脉血压为准，值≥140/90mmHg
D. 诊断高血压以运动后至少两次坐位测量肱动脉血压为准，值≥140/90mmHg
E. 诊断高血压以安静休息后至少3次非同日坐位测量肱动脉血压为准，收缩压≥140 mmHg 和（或）舒张压≥90mmHg

12. 常见的单纯高血压的临床表现有（　　）。
A. 恶心、呕吐　B. 头晕、头痛　C. 胸闷、胸痛
D. 尿频、尿急膀胱刺激征　E. 腹痛、腹泻

13. 患者，76岁，有糖尿病病史，多次测血压170/80mmHg，目前最重要的治疗方法是（　　）。
A. 口服钙通道阻滞剂降压　B. 戒烟　C. 保持心情愉快
D. 控制饮食　E. 降血糖

14. 下列不是心绞痛表现的是（　　）。
A. 胸骨后疼痛　B. 压榨样疼痛　C. 含化硝酸甘油可缓解
D. 疼痛时间数天　E. 体力劳动或者情绪激动发作

15. 稳定型心绞痛急性期治疗措施应选择（　　）。
A. α受体阻滞剂治疗　B. 利尿剂　C. 硝酸甘油含化
D. ACEI　E. 地高辛

16. 心绞痛最常用的检查方法是（　　）。
A. 心电图　B. 冠状动脉造影　C. 胸片
D. 心脏超声　E. 心肌标志物

17. 急性心肌梗死急性期心电图特征性改变是（　　）。
A. ST段弓背向上抬高、病理性Q波、T波倒置
B. ST段弓背向下抬高、T波倒置
C. ST段无改变，T波高尖
D. ST段无改变，T波倒置
E. 病理Q波

二、简答题

1. 简述冠状动脉的结构。
2. 急性心力衰竭的治疗方案是什么？
3. 慢性心力衰竭的主要临床表现有哪些？
4. 高血压的病因和发病机制有哪些？（至少说出3条）
5. 常用的降压药物有哪五类？
6. 心绞痛和急性心肌梗死的鉴别要点是什么？
7. 试述急性心肌梗死的治疗原则。

（代永红）

PPT

第七章 血液与造血系统疾病

学习目标

1. **掌握** 缺铁性贫血、巨幼细胞贫血和再生障碍性贫血的辅助检查方法。
2. **熟悉** 缺铁性贫血、巨幼细胞贫血和再生障碍性贫血的病因、临床表现及诊断。
3. **了解** 缺铁性贫血、巨幼细胞贫血和再生障碍性贫血的治疗原则。

技能目标

1. **学会** 各类贫血常用的检查方法。
2. **具备** 运用临床知识对贫血患者进行人文关怀的能力。

第一节 血液与造血系统疾病概述

血液系统由造血器官和血液组成。造血器官包括骨髓、胸腺、肝、脾、淋巴结以及散在全身各处的淋巴组织和单核-巨噬细胞系统。血液由血浆和悬浮在其中的血细胞（红细胞、白细胞和血小板）两部分组成。血液系统疾病是指原发（如白血病）或主要累及血液和造血器官的疾病（如缺铁性贫血）。

一、血液系统解剖及生理

正常情况下，幼儿时期全部骨髓腔内充满能够造血的红骨髓，以后随着年龄的增长，四肢管状骨骨髓腔中的红骨髓逐渐被含大量脂肪细胞的黄骨髓代替。到20岁左右，红骨髓仅限于颅骨、躯干的骨骼及股骨、肱骨的近骺端。在某些病理情况下要求造血增加时，红骨髓可再扩展，已无造血功能的黄骨髓部位可再恢复造血活动。在某些特殊的疾病（如骨髓纤维化），骨髓造血功能受到抑制或损害，出生后原已停止造血的肝、脾、淋巴结及其他组织可再恢复造血活动，称为髓外造血。正常情况下，仅在红骨髓中生成红细胞、粒细胞、单核细胞及血小板。血细胞均来源于骨髓造血干细胞，经过原始、幼稚的各个阶段，发育、增殖、分化成熟为红细胞、粒细胞、单核细胞及血小板。红细胞进入血液循环后的寿命为100~120天。成熟粒细胞在循环血中的半寿期为6~7小时，以后大部分移入肺及其他组织。单核细胞进入循环血中1天多以后，即移入组织而成为游走的巨噬细胞，寿命可达数月之久。B淋巴细胞的寿命仅有数日至数周，而T淋巴细胞的寿命则可达数月、数年甚至更长时间。血小板进入循环血中的寿命为8~11天，衰老的血小板也被单核-巨噬细胞系统所清除、破坏。在正常情况下，依靠人体内部复杂的神经体液机制来调节血细胞的生成和破坏，使其保持着平衡。

二、血液系统疾病分类

1.造血干细胞疾病 如再生障碍性贫血、骨髓增生异常综合征、骨髓增殖性肿瘤及阵发性睡眠性血红蛋白尿等。

2.红细胞疾病 如各类贫血和红细胞增多症等。

3.粒细胞疾病 如粒细胞缺乏症、中性粒细胞分叶功能不全、惰性白细胞综合征和类白血病反应等。

4.单核细胞和巨噬细胞疾病 如炎症性组织细胞增多症、恶性组织细胞病等。

5.淋巴细胞和浆细胞疾病 如各类淋巴瘤，急、慢性淋巴细胞白血病，多发性骨髓瘤等。

6.出血性及血栓性疾病 如血管性紫癜、血小板减少性紫癜、凝血障碍性疾病、弥散性血管内凝血及血栓性疾病等。

7.其他 脾功能亢进。

三、临床表现

1.贫血 患者可有皮肤、黏膜苍白，心慌、气短、疲倦、乏力、头晕、耳鸣、记忆力减退和注意力不集中。

2.出血 牙龈、口腔、鼻腔等黏膜和皮肤出血，女性月经量过多，严重者可导致颅内出血。

3.感染 白血病或粒细胞减少的患者因细菌易于侵入而引起感染。

4.黄疸 由于红细胞形态和酶等异常及物理、化学和机械因素的作用，导致溶血而出现黄疸。

5.肝、脾、淋巴结肿大 由于白血病细胞的浸润而导致肝、脾、淋巴结肿大。

四、实验室和其他检查

实验室检查是血液疾病诊断的必备条件。根据临床需要和客观条件，选择适当的检查项目，将实验室检查和临床紧密结合，才能使血液疾病的诊断更为准确。

1.血液检查 正确的血细胞计数、血红蛋白测定及血涂片细胞形态学的详细观察是最基本的诊断方法，可反映骨髓造血病理变化。

2.网织红细胞计数 反映骨髓红细胞的生成功能。

3.骨髓检查 包括骨髓穿刺液涂片和骨髓活组织检查，是诊断血液疾病必不可少的步骤，用以了解造血细胞生成的质和量的变化。对于急性白血病、巨幼细胞贫血和粒细胞缺乏症等，骨髓细胞形态学结论常可起决定作用。

4.造血原料检查 如血清铁、铁蛋白、叶酸和维生素B_{12}含量测定。

5.组织病理学检查 淋巴结和肿块的穿刺涂片及切片的病理学检查是淋巴瘤等的确诊依据。

6.免疫组织化学检查 单克隆抗体检测细胞表型及染色体分带检查、聚合酶链反应（PCR）检测*BCR-ABL*等融合基因，可确定某些类型的白血病及淋巴瘤。

7.其他实验室检查

（1）各种凝血试验 以测定血浆凝血因子、纤溶及抗凝系统活力。

（2）溶血试验及血红蛋白电泳 可以诊断各种溶血性贫血。

（3）各种红细胞酶测定 可诊断红细胞酶缺陷情况。

（4）血液免疫学检查 如抗人球蛋白试验、红细胞血型、免疫蛋白电泳检查和酶标法测定各种细胞因子等。

8.影像学检查 如超声显像CT、MRI及正电子发射计算机体层显像（PET）等，对血液病的诊断也有很大帮助。

五、诊断

虽然不少血液病最终明确诊断有赖于实验室检查，但详细的病史询问和体格检查仍然是血液病诊断的重要线索，不容忽视。

1.病史采集 除了询问患者主要症状的特点、出现时间、伴随症状外，还需注意询问患者既往史（如胃肠道疾病、寄生虫病、各部位出血史等）、生活史（烟、酒习惯和营养状况等）、职业史（有无化学品或放射线接触史等）、手术史、月经史、孕产史及家族史（家族成员有无贫血、黄疸、出血史等）。

2.体格检查 要特别注意皮肤黏膜颜色有无改变，有无黄疸、出血点，有无肝、脾、淋巴结肿大，有无骨骼压痛，注意舌乳头、牙龈、咽部、毛发及指甲是否正常。

3.实验室和其他检查 包括血细胞计数、分类、形态观察及骨髓象检查，必要时再进行其他检查。

（1）溶血的检查 如红细胞渗透脆性、抗人球蛋白、酸化血清溶血试验等。

（2）白血病细胞的组织化学检查 如过氧化酶、糖原、脂酶染色等。

（3）凝血象的检查 如出血时间、凝血时间、凝血酶原时间的测定，凝血活酶生成试验等。

（4）某些特殊的生物化学检查 如血清铁、溶菌酶等。

（5）放射性核素检查 如红细胞寿命测定、脾功能检查、脾的扫描等。

（6）病理学检查 骨髓、淋巴结、脾脏活组织检查等。

六、治疗原则

1.一般治疗 饮食、营养、精神与心理治疗。

2.去除病因 对于病因明确的疾病，祛除病因是至关重要的。

3.保持正常血液成分及其功能

（1）补充造血所需各种营养物质 采取缺什么补什么，缺多少补多少的原则，如营养性巨幼细胞贫血时补充叶酸或维生素B_{12}，缺铁性贫血时补充铁剂。

（2）刺激造血 应用雄激素刺激造血来治疗慢性再生障碍性贫血。

（3）细胞因子 用促红细胞生成素（EPO）治疗肾性贫血。

（4）脾切除 可减少血细胞在体内最大的单核-巨噬细胞系统内的破坏与潴留，从而延长血细胞的寿命。该方法对遗传性球形细胞增多症所致的溶血性贫血有确切疗效。

（5）过继免疫治疗 如给予干扰素或在异基因造血干细胞移植后给予供者淋巴细胞输注（DLI），通过过继免疫，使患者的免疫功能有所增强。

（6）成分输血及抗生素的使用 严重贫血或失血时应输注红细胞，血小板减少有出血危险时应补充血小板。白细胞减少有感染时应给予有效的抗感染药物。

4.去除异常血液成分和抑制异常功能

（1）化疗 联用作用于不同细胞周期的化疗药物可杀灭病变细胞（如白血病细胞或淋巴瘤细胞等）。

（2）放疗 利用γ射线、X射线等电离辐射杀灭局部各种实体瘤、白血病及淋巴瘤细胞。

（3）诱导分化 我国科学家发现全反式维A酸、三氧化二砷对急性早幼粒细胞白血病有肯定的疗效。通过诱导分化可使早幼粒细胞凋亡或使其分化成正常成熟的粒细胞，是特异性去除白血病细胞的新途径。

（4）治疗性血液成分单采 通过血细胞分离器选择性地去除血液中某一成分，如用细胞去除术治疗骨髓增殖性疾病、白血病，用血浆置换术治疗巨球蛋白血症、某些自身免疫病、同种免疫性疾病及血栓性血小板减少性紫癜等。

（5）免疫抑制 使用糖皮质激素、环孢素及抗淋巴/胸腺细胞球蛋白等，可减少有异常免疫功能的淋巴细胞数量，抑制其异常功能以治疗自身免疫性溶血性贫血、再生障碍性贫血等。

（6）抗凝及溶栓治疗 如用肝素治疗弥散性血管内凝血（DIC），防止凝血因子进一步消耗。用双嘧达莫防止过多的血小板异常聚集，用尿激酶、组织型纤溶酶原激活剂（t-PA）溶解已形成的血栓，以恢复血流畅通。

5.造血干细胞移植（HSCT） 去除异常的骨髓造血组织，然后植入健康的造血干细胞以重建造血与免疫系统。这是一种可能根治血液系统恶性肿瘤的综合性治疗方法。

6.靶向治疗 如酪氨酸激酶抑制剂治疗慢性髓性白血病。

7.细胞免疫治疗 急性淋巴细胞白血病和非霍奇金淋巴瘤用嵌合抗原受体T细胞免疫治疗有显著疗效。

PPT

第二节 贫 血

案例讨论

案例 患者，女，42岁，因不规则阴道流血3个月入院。患者于3个月前开始出现阴道不规则流血，出血量不多，未引起重视，近1周多次出现头晕、乏力，活动后心慌、气短，遂来医院就诊。查体：贫血貌，毛发干枯，皮肤干燥、脱屑，巩膜无黄染，皮肤未见出血点，浅表淋巴结未触及肿大，心肺无阳性体征，肝脾肋下未触及。血常规RBC $2.06\times10^{12}/L$，Hb 80g/L，呈小细胞低色素性。妇科B超显示子宫肌瘤。

讨论 1.该患者的诊断是什么？

2.应该进一步做哪些检查？

3.治疗原则是什么？

一、概述

贫血（anemia）是指人体外周血单位容积内，血红蛋白量（Hb）、红细胞数（RBC）和（或）红细胞比容（HCT）低于正常范围下限的一种常见临床症状。由于红细胞容量测定较复杂，因此，临床上常以血红蛋白浓度来代替。在我国海平面地区，血红蛋白量成年男性低于120g/L、成年女性（非妊娠）低于110g/L、孕妇低于100g/L为贫血的诊断标准。

微课

应注意，久居高原的居民血红蛋白正常值较高；妊娠、充血性心力衰竭时，血浆容量增加、血液被稀释，血红蛋白浓度降低，易被误诊为贫血；脱水或失血的早期，由于血液浓缩，血红蛋白浓度增高，容易漏诊。

根据血红蛋白降低程度的不同，临床上将贫血分为下列4级（表7-1）。

表7-1 贫血的临床分级

分级	血红蛋白（g/L）	临床表现
轻度	>90	症状轻微
中度	60~90	体力劳动后感到心慌、气短
重度	30~59	卧床休息时感心慌、气短
极重度	<30	常合并贫血性心脏病

贫血是临床上最常见的表现之一，但它不是一种独立的疾病，而是一种或多种疾病的重要临床表现，一旦发现贫血，必须查明原因。

【贫血分类】

1.根据贫血进展速度分类 分为急性贫血和慢性贫血。

2.根据红细胞形态分类 主要根据患者红细胞平均体积（MCV）和红细胞平均血红蛋白浓度（MCHC）的数值，将贫血分为以下几类。

（1）大细胞性贫血 MCV>100fl，MCHC=0.32~0.35。如维生素B_{12}或叶酸缺乏导致的巨幼细胞贫血和骨髓增生异常综合征。

（2）正细胞正色素性贫血 MCV=80~100fl，MCHC=0.32~0.35。如多数溶血性贫血、急性失血性贫血、再生障碍性贫血及骨髓病性贫血等。

（3）小细胞低色素性贫血 红细胞MCV<80fl，MCHC<0.32。如缺铁性贫血、铁粒幼细胞性贫血和珠蛋白生成障碍性贫血等。

3. 根据贫血的病因分类

（1）红细胞生成减少性贫血　①造血原料缺乏：见于缺铁引起的缺铁性贫血，缺乏叶酸和（或）维生素B_{12}导致的巨幼细胞贫血。②骨髓造血功能衰竭：再生障碍性贫血。

（2）红细胞破坏过多性贫血　红细胞膜缺陷导致的遗传性球形红细胞增多症、葡萄糖-6-磷酸脱氢酶缺乏导致的贫血、珠蛋白生成障碍性贫血、阵发性睡眠性血红蛋白尿、由于化学或物理因素引起的溶血性贫血、微生物感染引起的溶血性贫血和脾功能亢进等。

（3）失血性贫血　如血友病、特发性血小板减少性紫癜、外伤、消化性溃疡、肿瘤等引起的贫血。

【临床表现】

贫血的临床表现取决于原发病的性质、血液携氧能力下降的程度、血容量下降的速度和贫血发生的速度、心血管系统的代偿和耐受能力等。

1. 神经系统　头晕、头痛、晕厥、眼花、耳鸣、失眠多梦、注意力不集中、记忆力减退等均为贫血的常见症状。其中有些症状是贫血导致脑组织缺氧所致，有些是引起贫血的原发病所致。晕厥甚至神志模糊可出现于贫血严重或发生急骤者，特别是老年患者。小儿患缺铁性贫血时可出现哭闹不安、躁动甚至影响智力。

2. 皮肤黏膜　苍白是贫血时皮肤、黏膜的主要表现，以睑结膜、口唇和甲床最为明显，主要是由于皮肤黏膜缺血引起。粗糙、缺少光泽、甚至形成溃疡是贫血时皮肤、黏膜的另一类表现，这除了与贫血导致皮肤、黏膜供血减少和营养不足有关，还可能与引起贫血的原发病有关。

3. 呼吸系统　稍事活动即可出现呼吸加快、气急。

4. 心血管系统　活动后心悸为最突出的症状之一，有心动过速，脉压增大，在心尖或心底部可听到柔和的收缩期杂音，称为贫血性杂音（anemic murmur）。严重者可有心脏扩大、心力衰竭、心电图缺血性改变，这种贫血性心脏病在贫血纠正后大多可恢复。

5. 消化系统　恶心、食欲减退、腹部胀满、大便规律和性状的改变等为最多见的症状。缺铁性贫血可有异食癖，巨幼细胞贫血可引起舌炎、舌乳头萎缩、牛肉舌、镜面舌等。

6. 生殖内分泌系统　女性患者中常有月经失调，如闭经或月经过多。男性可有性欲减退等。

【诊断要点】

贫血的诊断首先要确定贫血的类型和程度，其次是查明贫血的原因，只有找出贫血的原因，才能进行合理有效的治疗。诊断贫血的手段有：①详细询问病史，尤其应重视现病史、慢性病史、失血史、营养状况及家族遗传史；②全面体格检查，特别要注意皮肤、黏膜有无出血及黄染，有无肝脾、淋巴结肿大，③实验室检查，血常规检查、外周血涂片、网织红细胞计数和骨髓检查是确定贫血的可靠指标。为了进一步明确贫血的病因，还需要进行一些贫血发病机制的检查，如尿、便常规，血液生化、免疫、溶血的检查，内镜检查、骨髓造血细胞培养和染色体检查、抗原表达、基因检查等。综合分析贫血患者的病史、体格检查和实验室检查结果，即可明确贫血的病因或发病机制，从而做出贫血的疾病诊断。

【治疗要点】

1. 支持治疗　加强营养，给予富含蛋白质和维生素的饮食，注意休息，保持精神愉快。

2. 病因治疗　消除贫血的病因是治疗贫血性疾病的首要原则，积极治疗导致贫血的原发病，停止接触有害的药物和化学品，才能使贫血得到彻底治愈。

3. 药物治疗　在贫血原因未明确之前，不要急于使用抗贫血药，以免影响诊断，延误治疗。常用治疗贫血的药物有铁剂、叶酸、维生素B_{12}、雄激素、促红细胞生成素以及肾上腺糖皮质激素和免疫抑制剂等。

4.成分输血 输血能迅速减轻或纠正贫血，但有可能引起各种不良反应和传播疾病的危险，因此必须严格掌握输血的适应证。急性大量失血时，输血可迅速恢复血容量；慢性贫血患者血红蛋白低于60g/L时可考虑输浓缩红细胞。

5.脾切除 脾是破坏血细胞的场所，与抗体的产生也有关系。脾切除对脾功能亢进所致的贫血和遗传性球形红细胞增多症有肯定疗效，对糖皮质激素或免疫抑制剂治疗无效的某些溶血性贫血也可行脾切除。

6.造血干细胞移植 包括骨髓移植、外周血干细胞移植和脐血造血干细胞移植，是治疗难治性贫血的有效方法。

二、缺铁性贫血

缺铁性贫血（iron deficiency anemia，IDA）是因体内贮存铁消耗殆尽，导致血红蛋白合成不足，红细胞生成障碍所引起的小细胞低色素性贫血，是临床上最常见的一种贫血性疾病。铁是合成血红蛋白所必需的原料，可由多种原因造成人体铁的缺乏，导致缺铁性贫血。在发展中国家经济不发达地区婴幼儿、育龄期女性中的发病率明显增高。

【铁代谢】

铁是人体必需的元素之一，在体内分布广泛，几乎遍及所有组织。人体内铁分为两部分：其一为功能状态铁，包括血红蛋白铁（占体内铁的67%）、肌红蛋白铁（占体内铁的15%）、转铁蛋白铁（3~4mg）、乳铁蛋白、酶和辅因子结合的铁；其二为贮存铁（男性1000mg，女性300~400mg），包括铁蛋白和含铁血黄素。铁总量在正常成年男性为50~55mg/kg，成年女性为35~40mg/kg。

1.铁的来源 包括内源性和外源性两种。①内源性：自身红细胞衰老破坏后，血红蛋白分解释放出的铁被重新利用合成血红蛋白。②外源性：普通饮食每日能提供10~15mg铁，其中5%~10%被吸收，正常人为了维持体内铁平衡，每天都需要从食物中摄取铁。

2.铁的吸收 铁吸收的主要部位在十二指肠和空肠上段。动物性食品铁的吸收率高，可达20%，植物性食品铁的吸收率低，仅为1%~7%。食物中的铁以三价铁为主，必须在酸性环境下还原成二价铁才能被吸收，维生素C可促进铁吸收。

3.铁的转运 吸收入血的二价铁经铜蓝蛋白氧化成三价铁，与转铁蛋白结合后转运到骨髓和其他组织，还原成二价铁，参与血红蛋白合成。

4.铁的贮存 形成血红蛋白后，多余的铁以铁蛋白和含铁血黄素形式贮存于肝、脾、骨髓等器官的单核-巨噬细胞系统。骨髓中未被利用的铁以小粒形式贮存在骨髓幼红细胞的胞质中，可被亚铁氰化钾染成蓝黑色颗粒，这种幼红细胞称为粒幼细胞。

5.铁的排泄 人体每天排泄铁不超过1mg，主要通过肠黏膜脱落的细胞随粪便排出，少量通过尿液、汗液和皮肤上皮细胞排泄，哺乳期女性还通过乳汁排出。为了维持体内铁平衡，正常人每天需从食物中摄取铁1~1.5mg，妊娠和哺乳期女性需2~4mg。

【病因】

1.铁摄入不足 主要见于婴幼儿、生长发育期儿童和青少年、妊娠和哺乳期女性。婴幼儿需铁量较大，青少年偏食，女性月经过多，妊娠和哺乳期妇女需铁量增加，如果不及时补充高铁食物容易造成缺铁。

2.铁吸收障碍 常见于胃酸分泌不足、胃大部切除术后、慢性腹泻、胃肠功能紊乱等。长期素食、嗜饮浓茶也影响铁的吸收。

3.铁丢失过多 长期慢性铁丢失是缺铁性贫血最常见的原因，特别是各种病因造成的消化道出血和女性月经过多尤为多见，如食管和胃底静脉曲张出血、胃十二指肠溃疡、消化道肿瘤、寄生虫感染和痔疮等慢性失血以及服用非甾体类药物引起的出血，均可引起缺铁。

知识拓展 含铁质丰富的食物

食物中含铁丰富的有动物肝脏、肾脏，如猪肝、猪血等；其次是瘦肉、蛋黄、鸡、鱼、虾和豆类。绿叶蔬菜中含铁多的有苜蓿、菠菜、芹菜、油菜、苋菜、荠菜、黄花菜、番茄等。水果（或干果）中杏、桃、李、葡萄干、红枣、樱桃等含铁较多，其他如核桃、海带、红糖、芝麻酱中也含有铁。一般来说动物性食品铁吸收率较高，植物性食物吸收率低。

【临床表现】

缺铁性贫血发病缓慢，早期没有症状或症状轻微，贫血发展到一定程度时才出现一般贫血症状和组织缺铁的表现。

1.原发病表现 如消化性溃疡、肿瘤或痔疮导致的消瘦、黑便、血便或腹部不适，肠道寄生虫感染导致的腹痛或大便性状改变，女性月经过多等。

2.一般贫血表现 常见皮肤黏膜苍白，乏力、易倦、头晕、头痛、耳鸣、心悸、气促、纳差等。

3.组织缺铁表现 精神行为异常，如烦躁、易怒、兴奋、注意力不集中、异食癖；体力、耐力下降；易感染；儿童生长发育迟缓、智力低下；口角炎、口腔炎、舌炎、舌乳头萎缩、吞咽困难；毛发干枯、脱落；皮肤干燥、角化、皱缩；指（趾）甲缺乏光泽、条纹隆起、脆薄易裂，重者指（趾）甲变平，甚至凹下呈勺状（匙状甲）。

【辅助检查】

1.血常规检查 呈小细胞低色素性贫血。平均红细胞体积（MCV）、平均红细胞血红蛋白量（MCH）、平均红细胞血红蛋白浓度（MCHC）值均降低；血片中可见红细胞体积小、中央淡染区扩大；网织红细胞计数多正常或轻度增高；白细胞和血小板计数可正常或减低。白细胞和血小板一般无特殊改变。

2.骨髓检查 缺铁性贫血呈增生性贫血骨髓象，骨髓增生活跃或明显活跃，红细胞系统增生明显，以中、晚幼红细胞为主，胞体较小、核染色质致密、胞质量少、染色偏蓝、边缘不整，有血红蛋白形成不良的表现，即所谓的“核老质幼”现象。粒细胞系统和巨核细胞系统多为正常。骨髓铁染色，细胞内铁和细胞外铁减少或消失，是诊断缺铁性贫血一种直接而可靠的实验室检查方法。

3.有关铁缺乏的检查

（1）血清铁（SI） 是循环血中与转铁蛋白结合的铁，转铁蛋白是一种β-球蛋白，由肝细胞合成，平时仅有1/3与铁结合即血清铁。缺铁性贫血时，血清铁<8.95μmol/L。

（2）总铁结合力（TIBC） 能够与铁结合的转铁蛋白总量称为总铁结合力。缺铁性贫血患者肝细胞合成转铁蛋白增多，所以总铁结合力增高，常大于64.44μmol/L。

（3）转铁蛋白饱和度（TS） 是血清铁与总铁结合力的比值，它比单一测定SI和TIBC更能准确反映体内铁的代谢情况，正常为20%~50%，缺铁性贫血患者常小于15%。

（4）红细胞游离原卟啉（FEP） 缺铁时由于血红素合成障碍，造成红细胞内FEP蓄积，所以FEP增高能间接反映铁的缺乏，对缺铁性贫血的敏感性仅次于血清铁蛋白和红细胞碱性铁蛋白。由于缺铁时不能利用原卟啉与铁结合形成血红素，所以FEP>0.9μmol/L。

（5）血清铁蛋白（SF） 能准确反映体内贮存铁情况，当患者缺铁时，首先是贮存铁即SF先减少，继之SI减少，以后才发生贫血。所以SF是诊断缺铁性贫血最敏感、最早期的可靠指标，SF<12μg/L作为缺铁的诊断标准。SF易受一些因素影响，患者如伴有慢性感染、恶性肿瘤、结缔组织病、甲状腺功能亢进症和活动性肝病时，SF可正常或增高。

缺铁性贫血只有查明病因或原发病，才能彻底治愈。根据病史和体检中发现的线索进行相应的各项检查，如大便隐血试验、尿常规和尿隐血试验、肝肾功能试验、消化道造影和内镜检查以及相应的生化、免疫学检查和病理活检等。月经过多的女性要检查有无妇科疾病。

【诊断】

根据病史、临床表现及相关的检查，缺铁性贫血的诊断并不困难，诊断标准为：①有导致缺铁的病因和临床表现；②小细胞低色素性贫血，Hb、MCV、MCH、MCHC均减低，成熟红细胞形态可有明显低色素性表现；③铁代谢检查异常，SI、TS、SF均减少，骨髓铁染色显示细胞内铁和细胞外铁减少或消失，TIBC、FEP增高；④铁剂治疗有效，用药3天后网织红细胞升高，5~10天达高峰，这是铁剂治疗有效的反应。

【治疗要点】

1.治疗原则 治疗缺铁性贫血必须祛除病因才能达到彻底治愈，同时还要补足贮存铁，否则单纯补充铁剂可使血象暂时恢复，临床症状得以缓解，但不能彻底治愈。

（1）病因治疗 应尽可能地去除导致缺铁的病因。如婴幼儿、青少年和妊娠女性营养不足引起的缺铁性贫血，应改善饮食；月经过多引起的缺铁性贫血应进行妇科检查与治疗；寄生虫感染者应驱虫治疗等。

（2）补铁治疗 治疗性铁剂有无机铁和有机铁两类。无机铁以硫酸亚铁为代表，有机铁则包括右旋糖酐铁、葡萄糖酸亚铁、山梨醇铁、富马酸亚铁和琥珀酸亚铁等。无机铁剂的不良反应较有机铁剂明显。

2.药物治疗要点

（1）口服铁剂 此为首选，如硫酸亚铁。餐后服用胃肠道反应小且易耐受。口服铁剂有效的表现先是外周血网织红细胞增多，高峰在开始服药后5~10天，2周后血红蛋白浓度上升，一般2个月左右恢复正常。铁剂治疗应在血红蛋白恢复正常后至少持续4~6个月，待铁蛋白正常后停药，以补足贮存铁。

（2）注射铁剂 若口服铁剂不能耐受或有严重胃肠道疾病影响铁的吸收，可用铁剂深部肌肉注射。右旋糖酐铁是最常用的注射铁剂。

知识拓展 如何快速补铁

1.多吃富含铁元素的食物 食物中的铁有两种存在形式即非血红素铁及血红素铁。非血红素铁主要存在于植物性食物中，由于受其他食物成分的干扰，吸收率极低，如米面中铁的吸收率只有1%~ 3%。血红素铁主要存在于动物性食品中，不受其他食物成分干扰，吸收率较高，如肝脏中铁的吸收率达10%~ 20%，更有利于补铁。

2.多吃促进铁吸收的食物 维生素C可以促进铁的吸收，如猕猴桃、柑橘、橙子、西红柿等果蔬都富含维生素C。饭前、饭后喝茶会抑制铁的吸收。

3.吃强化食物 选择合适含铁的强化食物食用，如在奶粉、米粉、豆浆中有很多都是特别添加了铁的，“铁”的强化食物中食物标签上都有特别注明。

【预防】

向群众进行营养知识宣传教育，改变不合理的饮食结构。鼓励进食肉类等铁吸收率较高的富含铁食物或铁强化食品，增加富含核黄素食品的摄入，如动物内脏、奶类、蛋类、豆制品及蔬菜等可干预缺铁性贫血的发生。对婴幼儿、孕妇、哺乳期女性及时添加富含铁的食物，对青少年纠正偏食，积极查找和防治各种导致慢性失血的原发疾病。

三、巨幼细胞贫血

巨幼细胞贫血（megaloblastic anemia）是由于叶酸和（或）维生素B_{12}缺乏或某些影响核苷酸代谢的药物导致细胞核脱氧核糖核酸（DNA）合成障碍所致的贫血。该病在经济不发达或进食新鲜蔬菜、肉类较少的地区常见，国内以叶酸缺乏引起的巨幼细胞贫血多见。

【病因和发病机制】

1.叶酸缺乏

（1）摄入减少　由于叶酸性质不稳定，容易被不适当的加工破坏。如食品加工不当，加热温度过高或时间过长时，使叶酸破坏过多；婴幼儿喂养不合理、偏食、蔬菜和肉蛋类摄入减少均易发生叶酸缺乏。

（2）需要量增加　生长发育期的婴幼儿和青少年、妊娠和哺乳期女性、慢性消耗性疾病患者叶酸需要量大而未及时补充者。

（3）吸收障碍　腹泻、小肠炎症、肿瘤、手术及某些影响叶酸吸收的药物。

（4）利用障碍　抗核苷酸合成药物（氨苯蝶啶）、某些先天性酶缺陷可影响叶酸的利用。

2.维生素B_{12}缺乏

（1）摄入减少　完全素食、胃肠功能紊乱、萎缩性胃炎等可导致维生素B_{12}缺乏。

（2）吸收障碍　这是维生素B_{12}缺乏的最常见原因。如内因子缺乏（恶性贫血、胃切除、胃黏膜萎缩等）、胃酸和胃蛋白酶缺乏、胰蛋白酶缺乏、肠道疾病、药物（二甲双胍、新霉素、秋水仙碱等）均会影响维生素B_{12}的吸收，肠道寄生虫病或有大量细菌繁殖可增加维生素B_{12}的消耗。

（3）利用障碍　某些先天性酶缺陷可影响维生素B_{12}的利用。

叶酸和维生素B_{12}缺乏均可导致DNA合成障碍，从而出现细胞体积增大，胞核发育滞后于胞质，形成巨幼变，可表现为骨髓中红系、粒系和巨核系细胞分化成熟异常，在骨髓中过早死亡，导致全血细胞减少。维生素B_{12}缺乏还可导致神经精神异常，这与其依赖性酶的催化反应障碍有关。

知识拓展　　**维生素B_{12}主要食物来源**

维生素B_{12}的主要食物来源为动物肝、肾、心，牛肉、青鱼、虾、鸡蛋、龙虾、比目鱼、蟹类、臭豆腐、豆豉、黄酱、酱油等。

【临床表现】

1.血液系统表现　起病比较缓慢，逐渐发生面色苍白、乏力、易倦、头晕、心悸等贫血症状。重者可出现全血细胞减少、反复感染和出血。少数患者可出现轻度黄疸。

2.消化道表现　可出现口腔炎、舌乳头萎缩，舌面呈红而光滑称为“牛肉样舌”，可伴有舌痛。胃肠黏膜萎缩患者可出现食欲减退、恶心、呕吐、腹胀、腹泻、便秘。

3.神经精神的异常表现

（1）叶酸缺乏　可有易怒、健忘、精神不振，严重时可出现妄想等精神症状。

（2）维生素B_{12}缺乏　患者可出现以下神经精神异常，如对称性远端肢体麻木、深感觉障碍；味觉和嗅觉下降；共济失调或步态不稳；锥体束征阳性、肌张力增加、腱反射亢进；视力下降、黑矇；严重者可有大、小便失禁；还可有失眠、记忆力减退、抑郁、谵妄、幻觉、妄想，严重者甚至出现精神错乱、人格变态等。

【辅助检查】

1.血常规检查　呈大细胞性贫血，MCV、MCH均增高，MCHC正常。血涂片红细胞大小不等，红细胞中央淡染区消失，可见大椭圆形红细胞、点彩红细胞、红细胞碎片等，也可见巨型杆状核粒细胞及巨型晚幼粒细胞。

2.骨髓象检查　增生活跃或明显活跃，红系增生显著、多伴有巨幼变（胞体大，胞质较胞核成熟，“核幼质老”）。骨髓铁染色常增多。

3.血清叶酸、维生素B_{12}及红细胞叶酸含量测定　血清叶酸<6.8nmol/L（3ng/ml），维生素

B_{12}<74pmol/L（100ng/ml），红细胞叶酸<227nmol/L（100ng/ml）。

4.其他

（1）胃酸降低、内因子抗体及Schilling试验（测定维生素B_{12}的吸收情况）阳性。

（2）血清间接胆红素轻度升高。

【诊断要点】

巨幼细胞贫血的诊断一般不难，诊断依据：①有造成叶酸和（或）维生素B_{12}缺乏的病因（摄入量不足或机体需要量增加时）；②有典型的临床表现（除一般贫血症状外，出现了特殊的舌炎、舌乳头萎缩或神经系统表现）；③血象呈大细胞性贫血，出现大而椭圆形红细胞及中性粒细胞分叶核过多，常伴全血细胞减少；④骨髓象呈典型的"巨幼变"；⑤叶酸和维生素B_{12}含量测定低于正常；⑥叶酸和（或）维生素B_{12}治疗有效果。

【治疗要点】

1.病因治疗　积极祛除病因，治疗原发病。合理膳食，改进烹调方法和饮食习惯，增加新鲜蔬菜、水果和动物蛋白的摄取。纠正偏食、厌食。

2.补充缺乏的营养物质　原则上是缺什么补什么。

（1）叶酸缺乏　口服叶酸，用至贫血症状完全消失。

（2）维生素B_{12}缺乏　肌肉注射或口服维生素B_{12}，常与叶酸联合应用。如有神经系统表现，治疗需维持半年到一年；恶性贫血治疗要维持终生。

【预防】

纠正偏食及不良烹调习惯；对高危人群可适当干预，如婴幼儿、青少年和妊娠女性应注意多补充新鲜蔬菜，或补充叶酸、维生素B_{12}预防；药物引起者，应同时补充叶酸和维生素B_{12}。

四、再生障碍性贫血

再生障碍性贫血（aplastic anemia，AA）简称再障，是一种可能由不同病因和机制引起的骨髓造血功能衰竭综合征，临床主要表现为骨髓造血功能低下，全血细胞减少，出现贫血、出血和感染。

【病因和发病机制】

多数病因不明，可能为：①病毒感染：特别是肝炎病毒、微小病毒B19等。②化学因素：如氯霉素类抗生素、磺胺类药物、苯、抗肿瘤药物等。苯与抗肿瘤药物对骨髓的抑制与剂量成正相关，而氯霉素、磺胺类药物所致的骨髓抑制则与个体的敏感性有关。③长期接触具有放射性的物质：如X射线、放射性核素等，可干扰骨髓细胞的生成，导致造血干细胞减少。④其他因素：自身免疫性疾病，如系统性红斑狼疮、类风湿关节炎患者再障的发生率比正常人多。

传统学说认为，在一定的遗传背景下，AA可能通过以下三种机制发病：原发、继发性造血干祖细胞（"种子"）缺陷、造血微环境（"土壤"）及免疫（"虫子"）异常。目前认为T淋巴细胞异常活化、功能亢进造成骨髓损伤在原发性获得性AA发病机制中占主要地位，最新研究显示AA的发病与遗传背景有一定关系。

【临床表现】

1.重型再生障碍性贫血（SAA）　起病急，进展快，病情重；少数为非重型发展而来。

（1）贫血　多呈进行性加重，面色苍白、无力、头晕、心悸和气短等症状明显。

（2）出血　患者均有不同程度的出血，皮肤表现为出血点或大片瘀斑，口腔黏膜可有血泡，表现为鼻出血、牙龈出血、结膜出血等；内脏出血可表现为呕血、咯血、便血、血尿、阴道出血、眼底出血，严重者可因颅内出血而危及患者生命。

（3）感染　多数患者存在发热，体温多在39℃以上。以呼吸道感染最为常见，其次是消化道、泌尿生殖道及皮肤黏膜的感染。致病菌多以革兰阴性杆菌、金黄色葡萄球菌和真菌为主，常合并败血症，并危及生命。

2.非重型再生障碍性贫血（NSAA） 起病和进展较为缓慢，也表现为贫血、出血和感染，但病情较轻。

（1）贫血 呈慢性过程，常见面色苍白、乏力、头晕、心悸和活动后气短等症状。

（2）出血 出血倾向较轻，以皮肤、黏膜出血为主，内脏出血较少见。大多表现为皮肤出血点、牙龈出血，女性患者可有阴道出血，出血容易控制。

（3）感染 高热比重型少见，感染相对容易控制。

【辅助检查】

1.血象检查 SAA呈重度全血细胞减少，为重度正细胞正色素性贫血，网织红细胞百分数多在0.005以下，且绝对值<15×10^9/L；白细胞计数多<2×10^9/L，中性粒细胞<0.5×10^9/L，淋巴细胞比例明显增高；血小板计数<20×10^9/L。NSAA也呈全血细胞减少，但尚未达到SAA的程度。

2.骨髓象检查 SAA多部位骨髓穿刺呈增生重度减低，粒、红系及巨核细胞明显减少且形态大致正常。骨髓活检可见造血组织均匀减少，脂肪组织和非造血细胞增多，并无异常细胞。

【诊断要点】

1.再生障碍性贫血诊断标准 ①全血细胞减少，网织红细胞百分数<0.01，淋巴细胞比例增高；②一般无肝、脾肿大；③骨髓呈多部位增生减低（<正常50%）或重度减低（<正常25%），造血细胞减少，非造血细胞比例增高，骨髓小粒空虚（骨髓活检可见造血组织均匀减少）；④除外可引起全血细胞减少的其他疾病。

2. AA分型诊断标准 SAA：发病急，贫血进行性加重，常伴严重的感染和出血，血常规具备以下三项中的两项：①网织红细胞绝对值<15×10^9/L；②中性粒细胞<0.5×10^9/L；③血小板<20×10^9/L。骨髓增生重度减低。NSAA：指达不到SAA诊断标准的AA。

【治疗要点】

1.支持治疗

（1）保护措施 预防各种感染、避免出血、杜绝接触各类危险因素、加强必要的心理护理。

（2）对症治疗 ①纠正贫血：通常认为血红蛋白<60g/L且对贫血耐受性差时，可给予输血，一般输入浓缩红细胞，同时要注意防止输血过多。②控制出血：应用促凝血药物或止血药物，如酚磺乙胺等；血浆纤溶酶活性增高者可用抗纤溶药物，如氨基己酸。女性子宫出血可肌内注射丙酸睾酮。输浓缩血小板对血小板减少引起的严重出血有效。③控制感染：在积极查找病原体的过程中，先用广谱抗生素治疗，待细菌培养和药物敏感试验有结果后再选用敏感的窄谱抗生素；长期应用广谱抗生素可诱发真菌感染和肠道菌群失调，可应用两性霉素B。④保肝治疗：AA常合并肝功能损害，应选用保肝药物。

2.针对发病机制治疗

（1）免疫抑制治疗 ①抗淋巴/胸腺细胞球蛋白（ALG/ATG）：主要用于SAA。②环孢素：适用于全部AA。使用时要注意个体化原则，根据不同患者的不同情况调整用药剂量和疗程。③其他：有学者选用环磷酰胺、甲泼尼龙、CD3单克隆抗体等治疗SAA。

（2）促造血治疗 ①雄激素：适用于全部AA，常用有四种，司坦唑醇、十一酸睾酮、达那唑、丙酸睾酮，疗程和剂量应根据患者具体情况随时调整。②造血生长因子：适用于全部AA，尤其是SAA，常用粒-单系集落刺激因子（GM-CSF）或粒系集落刺激因子（G-CSF）、促红细胞生成素（EPO），适宜在免疫抑制治疗SAA后使用，应维持在3个月以上。

3.造血干细胞移植 40岁以下、无感染和其他并发症、有合适供体的SAA可首先考虑造血干细胞移植。

【预后】

如果治疗得当，NSAA患者多数可缓解甚至治愈，仅少数进展为SAA型。SAA发病急、病情重，约有1/3的患者死于感染和出血。

【预防】

加强劳动和生活环境保护，避免暴露在各类射线下，不过量接触有毒物质，尽量不用损伤骨髓的药物。

本章小结

血液系统由血液和造血器官组成。血液由血细胞和血浆构成。血液系统疾病的诊断有赖于病史、体格检查、临床表现及实验室检查，其治疗包括一般治疗、病因治疗、药物治疗、脾切除、放疗、成分输血、靶向治疗及造血干细胞移植。

贫血是由临床上多种病因引起的一组症状，可原发于造血器官，也可以是某些疾病的表现。贫血症状的有无及轻重，取决于原发病的性质、贫血发生的速度和程度、患者年龄、血液、呼吸和心血管系统的代偿功能以及机体的耐受能力。贫血的诊断主要依据临床表现和实验室检查。

缺铁性贫血为小细胞低色素性，有缺铁的依据，铁剂治疗有效；首选口服铁剂，口服铁剂不能耐受或有严重胃肠道疾病影响铁的吸收时，选注射铁剂。

巨幼细胞贫血存在异常营养史和特殊用药史；出现贫血表现、消化道及神经系统症状，特征性血象、骨髓象改变及血清维生素 B_{12} 和叶酸水平等测定结果异常，治疗以口服叶酸，肌内注射维生素 B_{12} 为主。

再生障碍性贫血表现为全血细胞减少、网织红细胞减少、淋巴细胞比例增高；骨髓象呈增生减低、造血细胞减少、非造血细胞比例增高，除外其他疾病。治疗以免疫抑制治疗、促造血及保肝治疗为主。

习 题

习题

一、单项选择题

1. 根据国内标准，血红蛋白值为下列哪项可诊断为贫血（　　）。

A. 成年男性130g/L　　B. 成年女性低于120g/L　　C. 妊娠期低于105g/L

D. 哺乳期低于100g/L　　E. 以上均错

2. 临床上缺铁最主要的原因是（　　）。

A. 铁利用障碍　　B. 胃肠道吸收障碍　　C. 含铁食物摄入不足

D. 需要增加　　E. 慢性失血

3. 缺铁性贫血属于的类型是（　　）。

A. 大细胞高色素性贫血　　B. 小细胞低色素性贫血　　C. 大细胞性贫血

D. 正细胞低色素性贫血　　E. 正细胞正色素性贫血

4.（　　）能促进铁的吸收。

A. 蛋类　　B. 咖啡　　C. 茶　　D. 钙剂　　E. 维生素C

5. 缺铁性贫血最早期出现的是（　　）。

A. 血清铁降低　　B. 血清铁蛋白降低　　C. 血清总铁结合力增高

D. 血红蛋白比红细胞减少显著　　E. 骨髓象红细胞胞质成熟落后

6. 铁剂治疗缺铁性贫血，血红蛋白恢复正常后还需继续用药的时间是（　　）。

A. 2周　　B. 4周　　C. 2个月　　D. 6个月　　E. 8个月

7. 诊断缺铁性贫血最有意义的是（　　）。

A. RDW增高　　B. MCH降低　　C. MCHC降低

D. 血清铁蛋白降低　　E. 小细胞低色素性贫血

8. 血清维生素B_{12}含量降低见于（　　）。

A. 白血病　　B. 肝脏疾病　　C. 缺铁性贫血

D. 巨幼细胞贫血　　E. 某些恶性肿瘤

9. 营养性巨幼细胞贫血时（　　）。

A. 血清铁降低　　B. 血清叶酸降低　　C. 血清铁蛋白降低

D. 网织红细胞减少　　E. 血清间接胆红素增高

10. 巨幼细胞贫血最常见的原因是（　　）。

A. 药物因素　　B. 慢性感染　　C. 吸收不良　　D. 摄入量不足　　E. 需要量增加

11. 再生障碍性贫血采用雄性激素治疗最先增高的是（　　）。

A. 网织红细胞　　B. 血红蛋白　　C. 白细胞　　D. 血小板　　E. 其他

二、简答题

1. 简述缺铁性贫血的病因和临床表现。

2. 如何对巨幼细胞贫血患者诊断和治疗？

（马林伟）

第八章　泌尿系统疾病

知识目标

1. **掌握**　泌尿系统疾病的常用检查方法。
2. **熟悉**　泌尿系统疾病的临床表现及诊断。
3. **了解**　泌尿系统疾病的病因及病理。

技能目标

1. **学会**　泌尿系统疾病常用的检查方法。
2. **具备**　运用临床知识对泌尿系统疾病患者进行人文关怀的能力。

PPT

第一节　泌尿系统疾病概述

泌尿系统由肾、输尿管、膀胱、尿道组成，泌尿系统具有生成和排泄尿液的功能。肾不仅是人体主要的排泄器官，也是一个重要的内分泌器官，对维持机体内环境的稳定起重要作用。

一、肾的功能

肾的生理功能主要是排泄代谢产物及调节水、电解质和酸碱平衡，维持机体内环境稳定，并具有一些内分泌功能。

1. 肾小球的滤过功能　肾小球滤过是代谢产物排泄的主要形式。其中含氮类废物如尿素、肌酐等多由肾小球滤过排出，部分有机酸如马尿酸、苯甲酸、各种胺类及尿酸等也有一部分经肾小球滤过排出。肾小球滤液必须经肾小球毛细血管壁滤过。

2. 肾小管的重吸收和分泌功能　肾小球每日滤过的原尿可达180L，其中电解质成分与血浆基本相似，原尿中99%以上的水和很多物质被肾小管重吸收。近端肾小管主要承担滤液的重吸收功能，滤过的葡萄糖、氨基酸100%被重吸收，通过Na^+, K^+-ATP酶，Na^+在近端肾小管中主动重吸收，主要阴离子碳酸氢根（HCO_3^-）和Cl^-随Na^+一起转运。HCO_3^-重吸收还继发于H^+的分泌。90%的HCO_3^-、70%的水和NaCl被重吸收。髓袢升支在逆流倍增过程中起着重要作用，维持髓质间质的高张及尿液的浓缩和稀释。

3. 肾脏的内分泌功能　肾脏不仅是激素作用的靶目标，而且它还合成、调节和分泌激素，影响非肾的功能，例如促红细胞生成及骨的代谢。肾脏分泌的激素可分为血管活性肽和非血管活性激素。前者作用于肾本身，参与肾的生理功能，主要调节肾的血流动力学和水盐代谢，包括肾素、血管紧张素、前列腺素、激肽释放酶-激肽系统、内皮素、利钠肽以及类花生酸类物质；非血管活性激素包括1α-羟化酶和红细胞生成素等。肾脏在几种肽和蛋白质激素的清除率和灭活上起着重要的作用。循环和局部产生激素的内在网络系统对肾小球和肾小管的功能起着调节作用。

二、泌尿系统疾病的常用检查方法

1. 尿液检查　通过尿液分析，了解有无血尿、脓尿、蛋白尿、乳糜尿；尿液细菌学检查包括直接涂片或培养、动物接种等；尿液脱落细胞检查可检查瘤细胞；尿肿瘤标志物检查对检测尿路上皮肿瘤有一定意义。尿激素测定包括肾上腺皮质分泌的类固醇激素的代谢产物，17-羟皮质类固醇、17-酮类固醇和醛固酮经尿排出，测定其尿中的含量，可了解肾上腺皮质功能状况；尿儿茶酚胺和3-甲氧基4-羟基苦杏仁酸（VMA）测定，可了解肾上腺髓质功能状况。

2. 血液检查 血细胞分析可以了解有无感染、贫血等，血肌酐和尿素氮测定有助于肾功能的评估。

3. 影像学检查 包括超声、X线、静脉尿路造影、CT、MRI、肾血管造影、放射性核素检查等。对泌尿系统结石、肿瘤、损伤、感染的诊断具有重要意义。

4. 肾活检 肾活检在肾脏病学的发展中，起了重大作用。肾活检不仅提供了各种类型肾脏疾病以及不同病程的肾组织，以进行诊断和研究，而且肾活检可以获得新鲜肾组织，使肾脏疾病的免疫病理学研究、超微病理学研究以及其他现代先进研究手段的应用成为可能，从而使肾脏病学在深度和广度上得以迅猛发展。肾活检在肾脏疾病的诊断、治疗和判断预后方面，具有重要意义。

PPT

第二节 急性肾小球肾炎

原发性急性肾小球肾炎（acute glomerulonephritis）简称急性肾炎（AGN），是一组急性起病，以两侧肾脏弥漫性肾小球非化脓性炎症为主要病理特征的疾病，常为感染后免疫反应引起。原发性急性肾小球肾炎根据致病的病原菌不同，可分为急性链球菌感染后肾小球肾炎（acute poststreptococcal glomerulonephrius，APSGN）和非链球菌感染后急性肾小球肾炎（non-poststreptococcal acute glomerulonephritis），其中以β溶血性链球菌感染后引起者在儿童期最常见，称为急性链球菌感染后肾炎。本节主要介绍链球菌感染后急性肾小球肾炎。

【病因和发病机制】

本病常因β溶血性链球菌A组12型感染所致，常见于上呼吸道感染（多为扁桃体炎）、猩红热、皮肤感染（多为脓疱疮）等链球菌感染后。本病主要是由感染所诱发的免疫反应引起。链球菌的致病抗原导致免疫反应后可通过循环免疫复合物沉积于肾小球致病，或种植于肾小球的抗原与循环中的特异抗体相结合形成原位免疫复合物而致病。

【临床表现】

急性肾炎多见于儿童，男性多于女性。通常于前驱感染后潜伏期7~21天起病。本病起病较急，病情轻重不一，轻者呈亚临床型（仅有尿常规及血清C3异常）；典型者呈急性肾炎综合征表现，重症者可发生急性肾衰竭。常表现为水肿、血尿、少尿或无尿、高血压，也可出现一系列少见复杂的临床如呼吸窘迫、肺水肿和脑病，可作为首发临床表现，先于尿检异常出现。本病大多预后良好，常可在数月内临床自愈。

1. 发作前常有前驱感染，潜伏期7~21天。

2. 突发性血尿，常表现为肾小球源性血尿，多为镜下血尿。水肿常为起病的初发表现，典型表现为晨起眼睑水肿或伴有下肢轻度凹陷性水肿，少数严重者可波及全身。患者常伴有蛋白尿、高血压。重者出现少尿型急性肾功能衰竭，少数患者可出现急性左心功能衰竭或高血压脑病。

3. 本病多为自限性，绝大多数患者于2~4周内出现利尿消肿、肉眼血尿消失、血压恢复正常。少数患者轻度镜下血尿和微量蛋白尿可迁延6~12个月。

【诊断】

于链球菌感染后1~3周发生血尿、蛋白尿、水肿和高血压，甚至少尿及氮质血症等急性肾炎综合征表现，伴血清C3下降，病情于发病8周内逐渐减轻到完全恢复正常者，即可临床诊断为急性肾炎。若肾小球滤过率进行性下降或病情于2个月尚未见全面好转者应及时做肾活检，以明确诊断。

1. 尿液检查 镜下血尿或肉眼血尿，尿中红细胞多为畸形红细胞。可在尿沉渣中查到少量白细胞、红细胞管型、上皮细胞管型及颗粒管型。大多数患者出现蛋白尿。

2. 血常规 显示轻度贫血，常与水、钠潴留及血液稀释相关。白细胞可正常或升高。

3. 血沉 在急性期常加快。

4. 肾功能检查 可见肾小球滤过率下降，并常出现一过性血尿素升高。由于血液稀释血肌酐很少高于正常。肾小管功能多不受影响，尿浓缩功能正常。

5. 有关链球菌感染的细菌学检查 常用咽拭子或皮肤感染灶细菌培养，结果多提示为A组链球菌感染。

6. 抗链球菌溶血素O抗体（ASO） 多逐渐上升。

7. 免疫学检查 应动态观察血补体C3变化。本病的早期C3下降，8周内逐渐恢复正常。

【鉴别诊断】

1. 系膜增生性肾小球肾炎 本病包括IgA肾病和非IgA系膜增生性肾小球肾炎。本病潜伏期较短，多于前驱感染后1~2日内出现血尿等急性肾炎综合征表现。一般不发生低补体血症。

2. 膜增生性肾小球肾炎 临床表现与急性肾炎类似，但蛋白尿明显，患者血清C3一般正常，病情无自愈倾向，肾活检可明确诊断。

3. 急进性肾小球肾炎 临床表现及发病过程与急性肾炎类似，但临床症状常较重，多早期出现少尿、无尿，肾功能急剧恶化。确诊困难时应尽快行肾活检明确诊断。

【治疗】

本病治疗以休息及对症治疗为主。急性肾衰竭病例应予透析，待其自然恢复。本病为自限性疾病，不宜应用糖皮质激素及细胞毒药物。

（一）一般治疗

急性期应卧床休息，待浮肿消退、血压正常、肉眼血尿及循环充血症状消失后，可以下床轻微活动并逐渐增加活动量；但3个月内仍应避免重体力活动。一般在水肿、少尿、高血压期间，应适当限制水、盐、蛋白质摄入。

（二）感染灶治疗

存在感染灶时应给予青霉素或其他敏感抗生素治疗。经常反复发生炎症的慢性感染灶如扁桃体炎、龋齿等应予以清除，但须在肾炎基本恢复后进行。本症不同于风湿热，不需要长期药物预防链球菌感染。

（三）对症治疗

包括利尿消肿、降血压，预防心脑血管合并症的发生。休息、低盐和利尿后血压控制仍不满意时，可加用降压药物。

（四）透析治疗

急性（急进性）肾功能不全、严重的水钠潴留（对利尿剂反应差）、难以纠正的高钾血症，应予以透析治疗，一般不需要长期维持透析。

第三节　泌尿系统感染

泌尿系统感染又称尿路感染（urinary tract infection，UTI），是肾脏、输尿管、膀胱和尿道等泌尿系统各个部位感染的总称。革兰阴性杆菌为尿路感染最常见的致病菌，其中以大肠埃希菌最为常见，其次为变形杆菌、克雷伯杆菌，5%~10%的尿路感染由革兰阳性细菌引起。此外，结核分枝杆菌、衣原体、真菌等也可导致尿路感染。上行感染、血行感染、直接感染和淋巴道感染是其感染途径，以上行感染和血行感染为常见。尿路梗阻、异物、膀胱输尿管反流、机体免疫力低下和医源性因素是常见的诱因。

PPT

一、急性肾盂肾炎

急性肾盂肾炎（acute pyelonephritis）是细菌侵入肾实质和肾盂引起的急性感染。常见致病菌为大肠埃希菌，其次有变形杆菌、铜绿假单胞菌等。感染途径多为上行感染，也可由血行感染而致。女性的发病率远高于男性。女性在儿童期、新婚期、妊娠期和老年时更易发生。

【临床表现】

1.全身症状 突然发生寒战、高热，体温多在38.0℃以上，伴有头痛、恶心、发冷、畏寒、呕吐、食欲缺乏、全身酸痛。

2.腰痛 起病时常有一侧或两侧腰痛。体格检查时肾区有压痛和叩击痛。

3.膀胱刺激症状 多有尿频、尿急、尿痛，有时可有血尿。

【诊断】

有典型的临床表现，尿液检查有白细胞、红细胞，尿细菌培养阳性，血白细胞计数升高，中性粒细胞增多明显，可帮助确定诊断。

【治疗】

1.全身治疗 卧床休息，多饮水，进食易消化、富含热量和维生素的食物。

2.抗菌药物治疗 选择敏感抗生素，疗程7~14天。静脉用药者可在体温正常、临床症状改善、尿细菌培养转阴后改口服维持。

3.对症治疗 可应用碱性药物如碳酸氢钠以降低酸性尿液对膀胱的刺激。钙通道阻滞剂维拉帕米（异搏定）或盐酸黄酮哌酯、琥珀酸索利那新等可解除膀胱痉挛和缓解刺激症状。

二、肾积脓

肾实质感染所致广泛的化脓性病变，或尿路梗阻后肾盂肾盏积水、感染而形成一个积聚脓液的囊腔称为肾积脓（pyonephrosis）。致病菌可为革兰阳性球菌、革兰阴性杆菌或结核分枝杆菌。可在肾结核、肾积水基础上发生。

【临床表现】

常有突起寒战、高热；腰部疼痛并有肿块，查体可有肾区叩击痛。如尿路不完全梗阻则可以出现膀胱刺激症状。

【诊断】

膀胱镜检查有时可见患侧输尿管口喷脓。B超、CT可显示肾盂积脓。排泄性尿路造影或放射性核素肾图提示患侧肾功能减退或消失。血白细胞增高。

【治疗】

加强营养支持，选择有效抗生素抗感染，纠正水、电解质紊乱，有输尿管梗阻者可经膀胱镜置入输尿管导管或施行脓肾造瘘术引流脓液。如患肾功能已丧失，而对侧肾功能良好，可行患肾切除术。

三、急性细菌性膀胱炎

急性细菌性膀胱炎是泌尿外科常见病，女性发病率高，致病菌以革兰阴性杆菌为主，多为上行感染所致。男性常继发于其他病变，如急性前列腺炎、良性前列腺增生、包皮炎等。病理常表现为浅表膀胱黏膜炎症，尤以尿道内口及膀胱三角区最为明显。

【临床表现】

表现为膀胱刺激症状，如尿频、尿急、尿痛，可有血尿、脓尿。全身症状不明显，体温正常或仅有低热。

【诊断】

尿沉渣检查有白细胞增多，也可有红细胞。应做尿细菌培养、菌落计数和药物敏感试验，能帮助诊断并指导临床用药。应注意检查有无尿道口畸形。

【治疗】

宜多饮水，根据尿培养和药敏试验结果选择敏感抗菌药物。可口服碳酸氢钠碱化尿液，用颠茄解除膀胱痉挛以及膀胱区热敷、热水坐浴等。

四、淋菌性尿道炎

由淋球菌引起的尿道感染，常累及泌尿、生殖系的黏膜。淋球菌为革兰阴性双球菌。主要通过性接触传播。

【临床表现】

潜伏期为2~5日，开始表现为尿道口发痒、红肿及刺痛，随后尿道流出黄色脓性分泌物，晨起尿道外口常被脓性分泌物粘住造成排尿困难。病情发展可使黏膜红肿延伸到前尿道全部，阴茎肿胀，尿频、尿急、尿痛明显，有时可见血尿。部分患者可继发急性后尿道炎、前列腺炎、精囊炎和附睾炎等。治疗未愈者可形成慢性淋菌性尿道炎；反复发作还可引起炎性尿道狭窄。

【诊断】

根据不洁性交史和典型临床表现，尿道分泌物涂片可找到淋球菌，诊断并无困难。

【治疗】

宜首选头孢曲松、环丙沙星、大观霉素等，治疗后应连续复查两次，淋球菌转阴尚算治愈。配偶应同时治疗。

第四节　尿石症

PPT

尿石症又称尿路结石，是泌尿外科的常见病之一。我国结石发病率为1%~5%。近30年，我国上尿路结石发病率明显上升，下尿路结石日趋少见。体外冲击波碎石术（extracorporeal shock wave lithotripsy，ESWL）、腔镜技术的发展，使泌尿系结石的治疗逐渐向微创方向发展，90%以上尿石症不需要传统的开放手术治疗。

一、概述

（一）结石成因

尿路结石在肾和膀胱内形成，上尿路结石与下尿路结石的形成机制、病因、结石成分和流行病学都有显著差异。尿液中含有形成结石的晶体（磷酸盐、草酸盐、尿酸盐等）和晶体抑制物质（焦磷酸盐、黏多糖、多肽、尿素、枸橼酸、镁等），后者使尿液维持过饱和状态，阻止尿中晶体的聚合。尿液中形成结石晶体的盐类呈超饱和状态，尿液中抑制晶体形成物质不足和核基质的存在，是形成结石的基本条件。年龄、性别、种族、遗传、环境因素、饮食习惯和职业对结石的形成影响很大。身体的代谢异常、尿路的梗阻、感染、异物和药物的使用是结石形成的常见病因。

（二）结石的成分及其性质

泌尿系结石的成分中多见的有草酸盐、磷酸盐和尿酸盐，其次是碳酸盐、胱氨酸、黄嘌呤等。大部分结石系以一种成分为主，同时含有其他成分。约90%以上的结石含有钙。草酸盐结石呈棕褐色，质硬、粗糙，不规则，常呈桑椹样，X线摄片易显影。磷酸盐结石呈灰白色，质脆，表面较粗糙，不规则，可随肾盂、肾盏的形状形成较大的鹿角状结石，X线摄片易显影，X线片中常呈分层结构。尿酸盐结石呈黄或红棕色，质硬，光滑或不规则，常为多发。纯尿酸结石在X线片中不被显示。胱氨酸结石呈淡黄至黄棕色，光滑，蜡样外观，X线摄片在清晰的呈毛玻璃样显影，在不清晰的X线片中不显影（表8-1）。

表 8-1　结石的成分及其性质

结石成分	特征	X 线表现
草酸钙结石	质硬，粗糙，不规则，桑椹样，棕褐色	易显影
磷酸镁铵	易碎，粗糙，不规则，灰白色	易显影
磷酸钙结石	黄色，棕色，常形成鹿角状结石	易显影，显影分层
尿酸结石	质硬，光滑或不规则，多发，红棕色或黄色	不显影
胱氨酸结石	光滑，淡黄色至黄棕色，蜡样外观	毛玻璃样显影

二、肾及输尿管结石

肾和输尿管结石，又称上尿路结石，输尿管结石大多来源于肾结石，常停留在输尿管解剖上的三个狭窄段，即肾盂与输尿管连接处、输尿管跨越髂血管处、输尿管穿过膀胱壁段。肾及输尿管结石多为单侧，双侧者仅占10%。输尿管结石中约有70%为输尿管下段结石，其次为输尿管中段结石，输尿管上段结石较少见。

【临床表现】

主要是与活动有关的血尿和疼痛，其程度与结石的部位、大小、梗阻程度、活动与否及有无并发症等因素有关。偶有患者长期无症状，待出现感染或肾积水时始被发现。

1.疼痛　肾结石可引起肾区疼痛伴肋脊角叩击痛。疼痛与结石大小不成正比，肾盂内大结石及肾盏结石可无明显临床症状，仅在活动后出现上腹或腰部钝痛。输尿管结石可引起肾绞痛。

2.血尿　患者多有肉眼或镜下血尿，常在运动后出现。如果结石引起尿路完全性梗阻或固定不动（如肾盏小结石），则可能没有血尿。

3.其他表现　输尿管结石引起尿路完全性梗阻时可发生恶心、呕吐，结石处于输尿管膀胱壁段或输尿管口，可伴有膀胱刺激征及尿道和阴茎头部放射痛。结石继发急性肾盂肾炎或肾积脓时，可有畏寒、发热、寒战等全身症状。双侧上尿路结石引起双侧完全性梗阻或孤立肾上尿路结石完全性梗阻时，可导致无尿而出现尿毒症。结石所致肾积水，可在上腹部触及增大的肾。

【诊断】

1.病史和体检　与活动有关的血尿和疼痛，应首先考虑为肾输尿管结石，尤其是伴有典型的肾绞痛时。要问清楚以往有无结石史或家族史。

体检患侧肾区有叩痛，输尿管结石则沿输尿管走行区可有压痛。

2.实验室检查　结石患者的实验室检查应包括血液分析、尿液分析和结石分析。血、尿的钙、磷、尿酸、草酸等检查有利于寻找结石的病因。尿常规检查常能见到肉眼或镜下血尿。伴感染时有脓尿。结石分析可确定结石的成分，以利于结石的预防。

3.影像学检查

（1）超声　彩超检查简便、经济、无创伤，可以发现2mm以上的结石。此外，彩超检查还可以了解结石以上尿路的扩张程度，间接了解肾实质和集合系统的情况。

（2）尿路平片（KUB平片）　尿路平片可以发现90%左右X线阳性结石，能够大致地确定结石的位置、形态、大小和数量，并且初步地提示结石的化学性质。因此，可以作为结石检查的常规方法（图8-1）。单纯性尿酸结石尿路平片不显影。

（3）静脉尿路造影（IVU）　静脉尿路造影应该在尿路平片的基础上进行，其价值在于了解尿路的解剖，确定结石在尿路的位置，发现尿路平片上不能显示的X线阴性结石，鉴别平片上可疑的钙化灶。此外，还可以了解分侧肾的功能，确定肾积水程度。

（4）CT　CT检查不作为常规。CT诊断结石的敏感性比尿路平片及静脉尿路造影高，而且螺旋CT能够同时对所获得的图像进行三维重建，可以作为X线检查的重要补充（图8-2）。

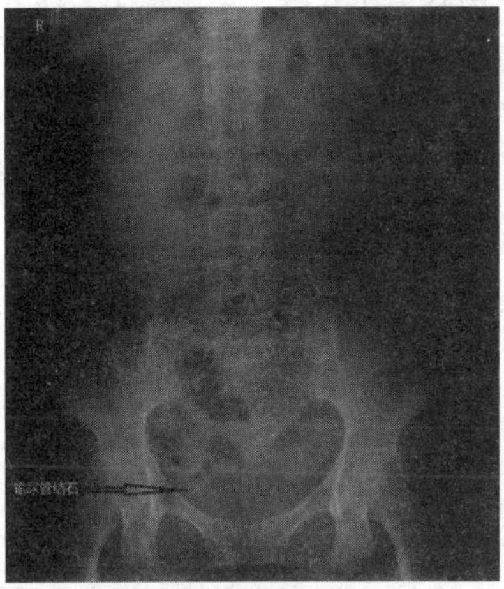

图8-1　输尿管结石KUB

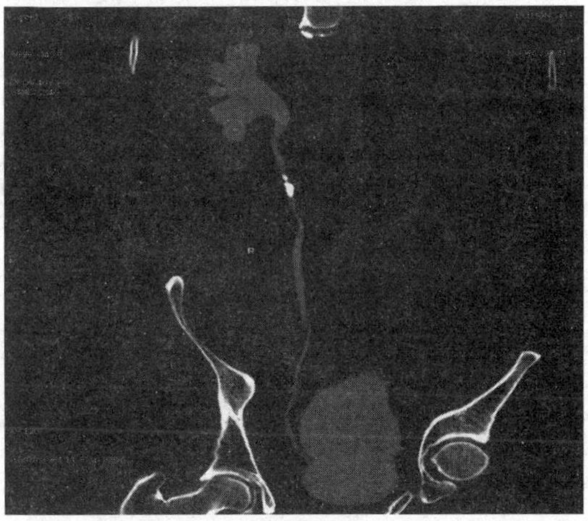

图8-2　输尿管结石CT

（5）其他　逆行或经皮肾穿刺造影、磁共振水成像（MRU）、放射性核素亦有一定的诊断价值，但不作为常规检查手段。

4.输尿管肾镜检查　当泌尿系平片及排泄性尿路造影不能确定诊断时，可行输尿管肾镜检查，能够明确诊断并进行治疗。

【治疗】

上尿路结石的治疗要综合考虑结石大小、数目、位置、肾功能和全身情况，有无确定病因，有无代谢异常，有无梗阻和感染及其程度，甚至患者的职业，以确定治疗方案。

1.保守疗法　结石直径小于0.6cm；表面光滑；结石以下尿路无梗阻；结石未引起尿路完全梗阻，停留于局部少于2周；特殊成分的结石（尿酸结石和胱氨酸结石）推荐采用排石疗法。治疗时间以4周为宜，如症状加剧或4周后无效则应改用其他疗法。采用大量饮水、解痉止痛、中医中药及溶石疗法，并可根据结石部位的不同选择体位排石。

2.体外冲击波碎石　体外冲击波碎石术（extracorporeal shock wave lithotripsy，ESWL）是利用体外产生的冲击波聚焦于体内的结石使之粉碎，继而将其排出体外达到治疗目的的治疗方法。ESWL具有创伤小、并发症少、无须麻醉等优点。

（1）适应证　适用于小于2cm的肾结石、输尿管上段结石。输尿管下段结石治疗的成功率比输尿管镜取石低。

（2）禁忌证　结石以下尿路有梗阻、妊娠妇女、不能纠正的出血性疾病、基质结石、严重肥胖或骨骼畸形、高危患者如严重心脑血管病、泌尿系活动性结核及急性尿路感染者、育龄妇女输尿管下段结石。目前认为只有妊娠为绝对禁忌证。

体外冲击波碎石治疗次数不超过3~5次，间隔的时间以10~14天为宜。

3.非开放手术治疗

（1）输尿管肾镜取石或碎石术　硬输尿管镜适用于中、下段输尿管结石，平片不显影的结石和体外冲击波碎石治疗失败的输尿管结石。纤维输尿管镜可用于输尿管上段结石或较小的肾结石治疗。可在直视下取出或套出结石。若结石过大，可用超声、液电、激光或气压弹道法碎石后取出。

微课

（2）经皮肾镜取石或碎石术　经腰背部建立皮肤至肾内通道，放入肾镜，于直视下取石或碎石。可与体外冲击波碎石联合应用治疗复杂性的肾结石。

（3）腹腔镜输尿管取石术　适用于输尿管结石>2cm，原来考虑开放手术；或经体外冲击波碎石、输尿管镜手术治疗失败者。手术途径有经腹腔和经后腹腔两种。

4.开放手术治疗 由于腔内泌尿外科和ESWL的快速发展，绝大多数上尿路结石不再需要开放手术，仅少数患者用此法。包括肾盂切开取石术、肾窦内肾盂切开取石术、肾实质切开取石术、肾部分切除术、肾切除术、输尿管切开取石术等方法，可根据病情选取合适的手术方式。

PPT

第五节 良性前列腺增生症

案例讨论

案例 患者，72岁，尿频、排尿困难8年余，小便不下1天入院。患者8年前无明显诱因出现尿频，夜尿2~3次，尿线变细、排尿等待，无尿急、尿痛，无尿失禁，无发热，无肉眼血尿。近年来排尿困难渐加重，夜尿多时至7~8次。1天前出现小便不下，逐渐出现小腹胀痛。查体：双肾区不饱满，无叩击痛，双侧输尿管行径无压痛。耻骨上膀胱区压痛，膨隆，叩诊浊音。尿道外口外观正常。肛诊前列腺Ⅱ°大，质韧，光滑无结节。

讨论 1.该患者的诊断是什么？

2.应该进一步做哪些检查？

良性前列腺增生症（benign prostatic hyperplasia，BPH）简称前列腺增生，是老年男性常见病，主要表现为组织学上的前列腺间质和腺体成分的增生、解剖学上的前列腺增大、下尿路症状为主的临床症状以及尿动力学上的膀胱出口梗阻。

【病因】

病因尚不完全清楚，但目前认为老龄和有功能的睾丸是发病的基础。但BPH发生的具体机制尚不明确，可能是由于上皮和间质细胞的增殖和细胞凋亡的平衡性破坏引起。上皮和基质的相互影响，各种生长因子的作用，随年龄增长，睾酮、双氢睾酮、雌激素的改变等都与本病发生有关。

知识拓展 前列腺增生与睾丸功能的相关性

我国著名的泌尿外科专家吴阶平教授、顾方六教授等在1960年调查了26名在10~26岁时切除了睾丸的清朝太监老人，平均年龄72岁，其中21人的前列腺已完全不能触及，其余5人的前列腺也明显萎缩。因而认为前列腺增生与雄激素有关，有功能的睾丸是前列腺增生的必要条件。

【发病机制】

前列腺由移行带（占5%）、中央带（占20%）和外周带（占75%）组成，前列腺增生起始于移行带，主要是平滑肌增生或腺体扩大和增生。增大的腺体向膀胱内突入，前列腺尿道部延长、弯曲、受压，形成裂隙状。前列腺内尤其是围绕膀胱颈部的平滑肌内含有丰富的α肾上腺素能受体，这些受体的激活使该处平滑肌收缩，可明显增加前列腺尿道的阻力。前列腺增生及α肾上腺素能受体兴奋致后尿道平滑肌收缩，造成膀胱出口梗阻。最初膀胱逼尿肌代偿肥厚、肌束增粗并成为网状结构即小梁，黏膜从小梁间隙突出成小室，严重时可形成憩室。逼尿肌代偿性肥大时，可发生不稳定的逼尿肌收缩，使膀胱内压增高，有时出现尿失禁。由于残余尿量的逐渐增加，膀胱内压力持续增高，导致膀胱壁扩张变薄，形成无张力膀胱。长期膀胱高度扩张，可导致输尿管末端的活瓣作用丧失，发生膀胱输尿管反流。梗阻和反流可引起肾积水和肾功能损害而出现尿毒症，尿潴留易继发感染和结石。

【临床表现】

前列腺增生症多在50岁以后出现症状。症状与前列腺体积大小不成比例，而取决于引起梗阻的程度、病变发展速度以及是否合并感染等，症状可时轻时重。

1.尿频 为最常见的早期症状，夜间更为显著。早期是因膀胱颈部充血刺激所致，以后膀胱残余尿量增多，有效容量减少，尿频逐渐加重。

2.排尿困难 进行性排尿困难是前列腺增生的重要典型症状。表现为排尿迟缓，尿流缓慢，尿后淋漓，尿线变细，排尿费力，射程缩短，甚至呈点滴排尿。

3.尿潴留 前列腺增生的过程中随时可发生急性尿潴留，常因气候变化、饮酒、劳累等使前列腺突然充血、水肿所致。可伴有充溢性尿失禁。

4.其他症状 合并感染时，出现膀胱炎及血尿。

晚期可有肾积水和慢性尿毒症。长期排尿困难可并发腹股沟疝、痔、脱肛等。

【诊断】

1.病史 凡50岁以上男性有排尿困难，尤其是进行性排尿困难者，应考虑前列腺增生。国际前列腺症状评分（I-PSS）是目前国际公认的判断BPH患者症状严重程度的最佳手段。

2.直肠指诊 可触及前列腺，表面光滑，质地坚韧，有弹性，中央沟消失或隆起。指检同时注意直肠内有无异常肿块，肛门括约肌张力，以排除引起相似症状的神经系统疾病。

3.超声检查 可准确测量前列腺大小，内部结构，进行临床分度。尤其是腔内超声扫描更为精确。亦可测定膀胱残余尿量，了解有无肾积水。

4.尿流动力学检查 测定排尿时膀胱内压的改变，了解逼尿肌功能有无失常。测定最大尿流率及后尿道阻力。可以鉴别神经源性膀胱功能障碍。

5.膀胱镜检 直接窥视前列腺突入膀胱的程度、小梁小房、假性憩室及有无结石等。

6.血清前列腺特异性抗原（PSA）测定 以排除合并前列腺癌的可能。

【治疗】

应充分了解患者的意愿，合理选择包括观察等待、药物治疗、外科治疗在内的各种治疗方法。

1.观察等待 观察等待是一种非药物、非手术的治疗措施，包括患者教育、生活方式指导、随访等。对于大多数BPH患者来说，观察等待可以是一种合适的处理方式，特别是患者生活质量尚未受到下尿路症状明显影响的时候。轻度下尿路症状（I-PSS评分≤7）的患者，以及中度以上症状（I-PSS评分≥8）同时生活质量尚未受到明显影响的患者可以采用观察等待。

2.药物治疗 药物包括激素、α受体阻滞剂以及植物类药。α_1受体阻滞剂可降低平滑肌张力，减少尿道阻力，改善排尿功能。激素类药物5-α还原酶抑制剂如非那雄胺，可降低前列腺内双氢睾酮含量，用药3个月可使前列腺缩小，改善排尿功能。

3.手术治疗 下列情况应考虑手术治疗：①症状严重影响工作和生活，非手术治疗无效；②反复出现急性尿潴留或肉眼血尿及感染；③继发性膀胱结石；④慢性尿潴留、上尿路积水和肾功能损害。对不能耐受手术治疗者可采用姑息性治疗，先做导尿或膀胱造瘘，待全身状况改善后再行手术治疗。经尿道前列腺电切除术（TURP）是常用的微创方法，此外还有经尿道等离子前列腺电切除术、经尿道激光前列腺汽化术、经尿道激光前列腺剜除术等。开放手术可分耻骨上经膀胱前列腺切除术、耻骨后前列腺切除术或经会阴前列腺切除术。

4.其他疗法 ①经尿道激光治疗；②经尿道柱状水囊扩张术；③经尿道高温治疗；④微波及射频治疗；⑤前列腺尿道部支架置入。

第六节　泌尿系统肿瘤

PPT

泌尿系统肿瘤是泌尿外科常见疾病，所属各器官均可发生肿瘤，最常见的是膀胱癌，其次是肾肿瘤。

一、肾细胞癌

【病理】

肾细胞癌（renal cell carcinoma，RCC）起源于肾小管上皮细胞，简称肾癌。常有假包膜，类圆形，切面多黄色，有时呈多囊性，可有出血、坏死和钙化。常见类型为透明细胞癌。此外，还可见肾乳头状腺癌或称为嗜色细胞癌、嫌色细胞癌、集合管癌和未分类肾细胞癌。肿瘤可经血液或淋巴转移。肿瘤亦可直接扩散至肾静脉、腔静脉，形成癌栓，也可向肾包膜外生长，侵犯肾周脂肪及邻近器官，如同侧肾上腺。

【临床表现】

肾癌高发年龄在50~70岁，男性多于女性。早期无典型症状，多于体检时发现。晚期典型症状为血尿、腰痛和肿块，被称为肾癌“三联征”。

1.血尿 血尿是肾癌患者的最常见表现，常为间歇性无痛全程肉眼血尿。血尿严重程度和肿瘤体积大小不成正比。

2.腰痛 常为腰部钝痛或隐痛，是肿瘤生长牵拉肾包膜、血块通过输尿管及肿瘤侵犯周围脏器和腰肌引起的。血块通过输尿管时可有绞痛。

3.肿块 肾位置隐蔽，肿块常难以发现。多数以肾肿块就诊的患者是影像学检查发现的。肿块较大时可在患者上腹部扪及光滑、质硬及无压痛肿块。肿块可随呼吸活动。若肿块固定，多提示有周围侵犯。

4.全身症状 肾癌除以上症状外，有10%~40%患者出现肾外表现（副肿瘤综合征），表现为高血压、贫血、体重减轻、发热、红细胞增多症、高钙血症、红细胞沉降率增快和同侧精索静脉曲张等。30%患者可因肿瘤转移所致骨痛、骨折、咳嗽和咯血等就诊。

【诊断】

肾癌早期多无明显症状，目前，临床出现血尿、腰痛、腹部肿块“肾癌三联症”的已经不到6%~10%，这些患者诊断时往往为晚期，组织学上为进展性病变。因此对任何一个症状都应重视。肾癌的诊断主要依靠影像学检查，尤其在早期没有明显症状时。确诊则需要病理学依据。超声是肾癌诊断最常用的检查方法，可作为常规体检发现尚未出现临床症状的肾癌。CT是诊断肾癌最主要的影像学手段，可以判断肿瘤的病理分期（图8-3）。MRI、超声造影和PET-CT是选择性的检查方法，可以帮助诊断和鉴别诊断。必要时同位素扫描、经皮肾穿活检及针吸细胞学检查。

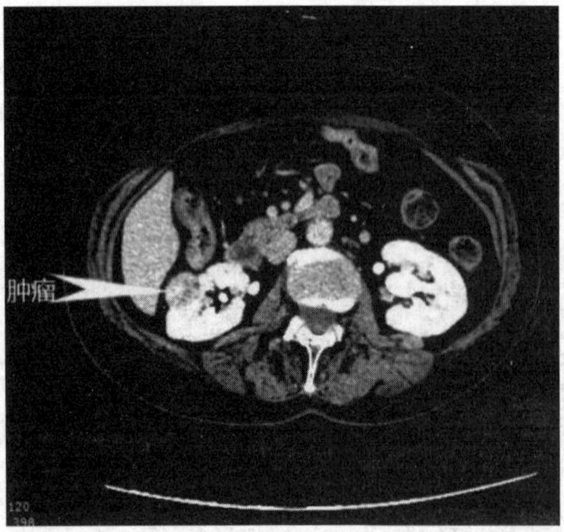

图8-3 肾肿瘤CT

【治疗】

手术是肾癌的主要治疗方法。对于局限在肾内的肿瘤，根治性肾切除术是首选的治疗。对于孤立肾，对侧肾存在良性疾病容易导致肾功恶化，或者位于肾表面的较小肿瘤可以考虑保留肾单位手术。除开放性手术外，近年来国内外已广泛应用腹腔镜开展肾切除术。

肾癌对化疗和放疗不敏感。但转移性非透明细胞癌患者或透明细胞癌伴显著肉瘤样变患者可以系统化疗。对骨转移或淋巴结转移患者，姑息放疗可以缓解疼痛，改善生活质量。靶向药物和免疫治疗对转移癌有一定疗效。

二、膀胱肿瘤

膀胱肿瘤（tumor of the bladder）是泌尿系统最常见的肿瘤，90%以上为移行上皮肿瘤。

【病因】

膀胱癌的发生是复杂、多因素、多步骤的病理变化过程，既有内在的遗传因素，又有外在的环境因素。较为明显的两大致病危险因素是吸烟和长期接触工业化学产品。此外，膀胱慢性感染、埃及血吸虫病、膀胱黏膜白斑、腺性膀胱炎、结石长期刺激、尿潴留等也可诱发膀胱癌。

知识链接　　泌尿系上皮肿瘤

泌尿系肿瘤根据发生组织起源分为上皮性肿瘤和非上皮性肿瘤，移行上皮覆盖于肾脏集合系统、肾盂、输尿管、膀胱、尿道的大部分。故泌尿系上皮性肿瘤以移行上皮细胞癌最常见。其临床命名以病灶所在部位而来，分别是肾盂癌、输尿管癌、膀胱癌和尿道癌。其病理特征为多中心发生，种植转移，易复发。在制定临床治疗方案时要注意其病理特点。故在输尿管，膀胱和尿道移行细胞癌的诊断中，一定要注意发病侧病灶以上的泌尿器官有无病灶。在手术前一定要注意其发病特点，输尿管癌切除范围要包括同侧肾，输尿管和同侧部分膀胱壁。同时坚持术后的治疗。

【病理】

与肿瘤组织类型、细胞分化程度、生长方式和浸润深度有关，其中细胞分化程度和浸润深度对预后影响最大。95%以上为上皮性肿瘤，其中绝大部分为尿路上皮移行细胞乳头状癌，极少数是鳞癌和腺癌。非上皮性肿瘤以肉瘤多见。WHO 2004膀胱尿路上皮癌恶性程度分级系统将肿瘤细胞按照分化程度分为乳头状瘤、低度恶性潜能尿路上皮乳头状瘤、乳头状尿路上皮癌（低级别）、乳头状尿路上皮癌（高级别）。生长方式分为原位癌、乳头状癌和浸润性癌。临床分期主要根据肿瘤浸润深度。多采用TNM分期：Tis原位癌；Ta无浸润的乳头状癌；T_1浸润黏膜固有层；T_2浸润肌层，又分为T_{2a}浸润浅肌层，T_{2b}浸润深肌层；T_3浸润膀胱周围组织，又分为T_{3a}显微镜下发现浸润膀胱周围组织，T_{3b}肉眼可见肿瘤侵犯膀胱周围组织；T_4浸润前列腺、子宫、阴道和盆壁等邻近器官（图8-4）。膀胱肿瘤扩散主要向深部浸润，直至膀胱外组织。淋巴转移常见，血行转移多在晚期。

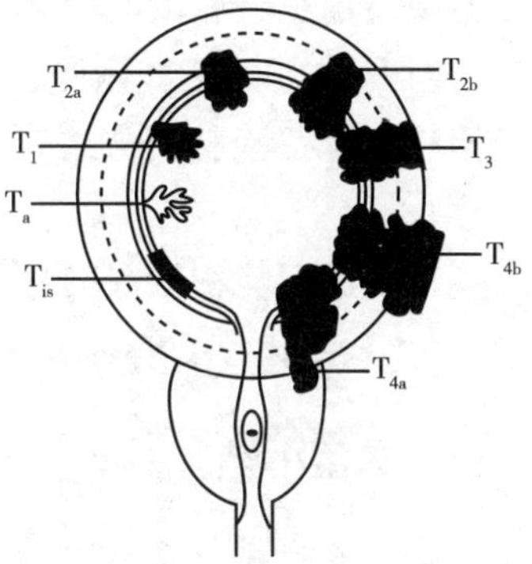

图 8-4　膀胱肿瘤TNM分期

【临床表现】

膀胱肿瘤高发年龄在50~70岁，男性多于女性。间歇无痛性肉眼血尿是膀胱肿瘤最早和最常见的症状，约85%的患者以血尿就诊。血尿常间歇出现，出血量和肿瘤大小、数目、恶性程度并不一致。

肿瘤侵犯膀胱三角区、合并感染或结石可出现尿频、尿急和尿痛等膀胱刺激症状。肿瘤侵犯或压迫输尿管开口可致患侧上尿路积水。肿瘤阻塞膀胱出口时发生排尿困难，尿潴留。血尿严重或晚期患者可出现贫血、恶病质等全身症状。晚期患者可见到下腹部浸润性肿块。盆腔广泛浸润时可出现腰骶部疼痛、下肢水肿。

【诊断】

1.病史 血尿是诊断膀胱癌的重要线索，特别是50岁以上，出现无痛性血尿应想到泌尿系统肿瘤的可能，而其中膀胱肿瘤最常见。

2.尿液检查 尿细胞学检查是膀胱癌诊断和术后随诊的主要方法之一。近年应用尿检查端粒酶、膀胱肿瘤抗原（BTA）、NMP22、BLCA-4等可提高膀胱癌的检出率。

3.膀胱镜检查 膀胱镜检查和活检是诊断膀胱癌最可靠的方法。荧光膀胱镜及窄谱光成像膀胱镜可以提高诊断率。可直接看到肿瘤所在部位，肿瘤大小、数目、形态、蒂部情况，估计基底浸润程度等。检查时要注意肿瘤与输尿管口和膀胱颈的关系，应同时取活检做病理检查。

4.影像学检查 超声可发现直径为0.5cm以上的膀胱肿瘤，是筛查肿瘤的手段。IVU可显示较大的膀胱肿瘤，还可以显示肾盂、输尿管内有无肿瘤，以及肿瘤对上尿路的影响。CT和MRI对评价肿瘤浸润膀胱壁深度、盆腔淋巴结转移、局部和远处转移病灶有重要价值。

【治疗】

以手术治疗为主，具体方法的选择主要依据肿瘤的病理类型和临床分期，还要结合患者的全身情况。手术方式主要包括经尿道膀胱肿瘤切除术（TURBT）、膀胱部分切除术和根治性膀胱切除术等。对腺癌、鳞癌和肉瘤等非尿路上皮肿瘤早期行根治性膀胱切除术。

1.非肌层浸润性膀胱癌的治疗 既往称为浅表性膀胱癌，含Tis、Ta和T_1肿瘤。经尿道肿瘤切除手术（电切和激光等）适用于分化良好的Tis、Ta和部分T_1肿瘤，对分化差的Tis和T_1要行根治性膀胱切除术。术后要进行辅助膀胱灌注化疗或免疫治疗，并定期复查膀胱镜了解有无复发。

2.肌层浸润性膀胱癌的治疗 标准治疗方案是根治性膀胱切除术。范围包括膀胱周围脂肪组织、输尿管末段和区域淋巴结。除开放手术外，腹腔镜和机器人手术逐渐普及。膀胱切除术后据患者情况行尿流改道。

对身体条件不能耐受，或者不愿接受根治性膀胱切除术的患者，可考虑行保留膀胱的综合治疗。保留膀胱的方法有经尿道肿瘤切除术和膀胱部分切除术。术后辅以放疗和化疗等综合治疗。

3.晚期不能根治或转移肿瘤的治疗 以综合治疗为主，可行姑息性手术或对症手术（肾造瘘等），系统化疗、各种放疗等可以改善患者生活质量，延长生存期。

本章小结

泌尿系统疾病是临床常见病，治疗不及时可能会影响肾功能，并导致严重后果。急性肾小球肾炎常因β溶血性链球菌“致肾炎菌株”感染所致，主要是由感染诱发的免疫反应引起。本病典型者表现有尿异常（几乎所有患者有肾小球源性血尿，可伴轻、中度蛋白尿）、水肿、高血压、肾功能异常、免疫学检查异常。于链球菌感染后1~3周发生血尿、蛋白尿、水肿和高血压，甚至少尿及氮质血症等急性肾炎综合征表现，伴血清C3下降，病情于发病8周内逐渐减轻到完全恢复正常者，即可临床诊断为急性肾炎。本病治疗以休息及对症治疗为主。急性肾衰竭病例应予透析，待其自然恢复。本病为自限性疾病，不宜应用糖皮质激素及细胞毒药物。革兰阴性杆菌为尿路感染最常见致病菌。尿路感染常见膀胱刺激症状、发热、腰痛等症状，尿液检查常有白细胞增高，细菌培养阳性。治疗以抗感染为主，辅以对症处理。尿石症中草酸盐结石最常见，纯尿酸结石在X线片中不被显示。上尿路结石主要症状是与活动有关的血尿和疼痛。B超、X线平片是常用的检查方法。治疗包括非手术治疗和体外冲击波碎石、微创手术、手术取石等。前列腺增生症多在50岁以后出现症状，尿频、尿潴留、排尿困难是常见症状，治疗包括观察等待、药物治疗和手术治疗。泌尿系统肿瘤中最常见的是膀胱癌，其次是肾肿瘤。无痛性血尿是重要特点。CT可以判断肿瘤的病理分期，膀胱肿瘤可以借助膀胱镜明确诊断。治疗以手术为主。

习题

习题

一、单项选择题

1. 有关肾小球疾病，以下错误的是（　　）。

A. 肾小球疾病其病因、发病机制、临床及病理表现不尽相同

B. 原发性肾小球疾病多数病因是清楚的

C. 肾小球疾病是免疫介导的炎症疾病

D. 肾小球疾病是引起慢性肾功衰竭的主要疾病

E. 肾小球疾病可分为原发性、继发性及遗传性

2. 当代肾脏病学临床诊断、治疗及判断预后的重要依据是（　　）。

A. 肾脏功能检查　　B. 肾脏B超检查　　C. 血肌酐清除率检查

D. 肾脏静脉造影　　E. 肾活检病理检查

3. 引起急性肾小球肾炎的常见病因是（　　）。

A. 甲型肝炎病毒感染　　B. 乙型肝炎病毒感染　　C. 葡萄球菌感染

D. β溶血性链球菌A组12型　　E. 乙族甲组溶血性链球菌感染

4. 以下关于急性肾小球肾炎的诊断根据中，（　　）是关键。

A. 全身水肿　　B. 高血压　　C. 尿少

D. 血尿及红细胞管型尿　　E. 蛋白尿及透明管型尿

5. 女性，25岁，婚后6天，突然出现尿频、尿急、尿痛，伴终末血尿，测体温36.9℃，双肾区无压痛，无叩击痛，耻骨上区轻压病，尿常规白细胞（++++），红细胞（++++），经抗生素治疗3天后症状缓解，最可能的诊断为（　　）。

A. 急性肾盂肾炎　　B. 急性阴道炎　　C. 急性细菌性膀胱炎

D. 肾结核　　E. 膀胱结核

6. 男性，30岁，突发左腰部绞痛伴镜下血尿，左腰部轻度压痛和叩击痛，无肌紧张，应考虑（　　）。

A. 肾肿瘤　　B. 肾结核　　C. 急性肾盂肾炎

D. 肾输尿管结石　　E. 肾积水

7. 56岁，男性患者，自述间歇、无痛性肉眼血尿3个月来门诊就诊。查体：一般状态好，轻度贫血貌，双肾未触及，膀胱区叩诊清音。该病例临床诊断首先考虑（　　）。

A. 尿路感染　　B. 前列腺增生症　　C. 泌尿系结核

D. 膀胱结石　　E. 泌尿系肿瘤，以膀胱肿瘤可能性大

8. 腹部平片不易显影的尿结石是（　　）。

A. 磷酸盐结石　　B. 草酸盐结石　　C. 碳酸盐结石

D. 尿酸结石　　E. 混合结石

9. 前列腺增生，合并急性尿潴留，双肾积水，应首选的治疗是（　　）。

A. α受体阻滞剂治疗　　B. 导尿并留置导尿管　　C. 雌激素治疗

D. 膀胱造瘘　　E. 前列腺切除术

10. 老年男性急性尿潴留常见的病因是（　　）。

A. 前列腺增生　　B. 尿道结石　　C. 尿道外伤
D. 膀胱异物　　E. 尿道肿瘤

二、简答题

1. 急性肾小球肾炎有哪些临床表现？
2. 良性前列腺增生症的治疗方法有哪些？

（文兆峰）

第九章　内分泌系统疾病

知识目标

1. **掌握**　甲状腺功能亢进症、糖尿病、痛风常用的检查方法。
2. **熟悉**　甲状腺功能亢进症、糖尿病、痛风的临床表现及诊断。
3. **了解**　甲状腺功能亢进症、糖尿病、痛风的病因、发病机制。

技能目标

1. **学会**　甲状腺功能亢进症、糖尿病、痛风常用的检查方法。
2. **具备**　运用临床知识对甲状腺功能亢进症、糖尿病、痛风患者进行人文关怀的能力。

PPT

第一节　甲状腺功能亢进症

案例讨论

案例　患者，女性，38岁，心悸、多汗、手抖1个月。1个月前无明显诱因出现心悸、怕热、多汗、手抖，食欲旺盛，易饥饿，大便次数增加，来院就诊。患病以来睡眠差，小便无异常，无明显消瘦。查体：T 37.2℃，P 115次/分，R 20次/分，BP 130/70mmHg，一般情况好，双眼突出，眼裂增宽，目光炯炯有神，伸舌震颤，甲状腺弥漫性Ⅱ度肿大，质软，局部可触及细震颤，听到血管杂音。心界不大，心率115次/分，偶闻期前收缩，心尖部可闻及二级收缩期吹风样杂音。肺部检查未见异常。肝、脾未触及。双下肢不肿，伸手细震颤，膝反射亢进。基础代谢率测定：+35%。

讨论　1.该患者诊断及诊断依据是什么？

2.应该进一步做哪些检查？

人体的内分泌系统与神经系统、免疫系统相互配合协调，共同担负机体的代谢、生长发育、运动、生殖、衰老和病态等生命现象。内分泌腺除了垂体、甲状腺、甲状旁腺、肾上腺、性腺和胰岛等外，还包括分布在下丘脑、心血管、胃肠道、肾等处的内分泌组织和细胞。它们分泌的活性物质称为激素，作用于相应的靶细胞发挥生物作用。在多种病因作用下，机体可出现内分泌功能亢进或减退。

甲状腺功能亢进症（简称甲亢）是一种伴甲状腺激素（TH）分泌增多，引起神经、消化、循环等系统兴奋性增高和代谢亢进的器官特异性自身免疫病。按其病因分为弥漫性毒性甲状腺肿（Graves病）、结节性毒性甲状腺肿和甲状腺自主高功能腺瘤等。其中80%以上是由Graves病引起的，因此本章主要讨论Graves病（简称GD）。

【病因和发病机制】

目前公认本病的发生与自身免疫有关，属于器官特异性自身免疫性甲状腺病。

1.遗传因素　GD有显著的遗传倾向，并与一定的人类白细胞抗原（HLA）类型有关。发病一致率单卵孪生子是30%~35%，双卵孪生子是2%~5%，说明本病受到遗传、环境和表观遗传等多种因素的影响。

2.免疫因素　GD的发病与甲状腺兴奋性自身抗体的关系十分密切。

3.环境因素　精神刺激、细菌感染、性激素、应激和锂剂等因素可能都对本病的发生发展有重要影响。

【病理】

甲状腺对称性、弥漫性增大，甲状腺内血管增生，血液供应丰富，使甲状腺外观呈红色。滤泡细胞增生肥大，细胞呈高柱状，滤泡细胞由于过度增生而形成乳头状折叠凸入滤泡腔内，滤泡腔内胶质减少甚或消失。甲状腺内有淋巴细胞浸润或形成淋巴滤泡，或出现淋巴组织生发中心。良性眼病时常无异常病理改变。在浸润性突眼患者，球后组织中常有脂肪浸润，脂肪组织及纤维组织增多，黏多糖沉积，透明质酸增多和淋巴组织、浆细胞浸润；眼肌纤维增粗，纹理模糊，肌纤维透明变性、断裂及破坏，并可伴结膜周围淋巴细胞浸润和水肿。在胫前黏液性水肿患者，病变皮肤可见黏蛋白样透明质酸沉积，伴多数带有颗粒的肥大细胞、吞噬细胞和内质网增大的成纤维细胞浸润。骨骼肌、心肌可出现上述眼肌的类似改变，但较轻。

【临床表现】

（一）甲状腺毒症表现

1. 高代谢综合征 由于甲状腺激素分泌增多导致交感神经兴奋性增高和新陈代谢加速，其症状和体征的严重程度与病史长短、激素升高的程度和患者年龄等因素相关，患者常有多食易饥、疲乏无力、怕热多汗、皮肤潮湿、体重显著下降、大便次数增多、女性月经量少等，可伴发周期性瘫痪（亚洲、青壮年男性多见）和近端肌肉进行性无力、萎缩，后者称为甲亢性肌病，以肩胛带和骨盆带肌群受累为主。Graves病有1%伴发重症肌无力。

2. 精神神经系统 神经过敏、易于激动、多言好动、紧张焦虑、失眠不安、注意力不集中、记忆力减退，舌、手、眼睑有震颤，腱反射亢进等。

3. 心血管系统 绝大多数为窦性心动过速，心率多为90~120次/分。睡眠和休息时仍高于正常。常伴房性期前收缩、阵发性或持续性心房颤动，也可见室性或交界性期前收缩，偶见房室传导阻滞，有些老年患者可仅表现为原因不明的阵发性或持续性心房颤动。由于心肌收缩力加强，使心搏增强，心尖部第一心音亢进，常有收缩期杂音。心脏扩大多见于久病及老年患者。当心脏负荷加重、合并感染或应用β受体阻滞剂时，可诱发心力衰竭。收缩压升高，舒张压下降和脉压增大为甲亢的特征性表现之一，有时可出现毛细血管搏动征、水冲脉等周围血管征。甲亢伴明显心律失常、心脏扩大和心力衰竭时称为甲亢性心脏病。

4. 消化系统 食欲亢进，多食，消瘦。老年患者可出现厌食甚至恶病质。少数患者有顽固性恶心、呕吐，体重在短期内迅速下降。肠蠕动增加，大便溏稀，次数增加，甚至呈顽固性腹泻。少数可出现肝功能异常，转氨酶升高，甚至黄疸。

5. 肌肉骨骼系统 主要表现为甲亢性周期性瘫痪，多见于青年男性，病程呈自限性，甲亢控制后可自愈。

6. 造血系统 周围血淋巴细胞比例增加，单核细胞增加，但白细胞总数偏低。可以伴发血小板减少性紫癜。

7. 生殖系统 女性月经减少或闭经。男性阳痿，偶有男性乳腺发育。

（二）甲状腺肿

大多数患者有不同程度的甲状腺肿大。甲状腺肿为弥漫性、对称性，质地不等，无压痛。甲状腺上、下极可以触及震颤，闻及血管杂音。也有少数的病例甲状腺不肿大，特别是老年患者；结节性甲状腺肿伴甲亢可触及结节性肿大的甲状腺；甲状腺自主性高功能腺瘤可扪及孤立结节。

（三）眼征

甲亢时引起的眼部改变大致分为非浸润型突眼和浸润型突眼两类。

1. 非浸润型突眼 又称为良性突眼，单纯性突眼。由于交感神经兴奋眼外肌群和上睑肌所致，主要改变为眼睑及眼外部的表现，球后组织改变不大，表现为眼球轻度突出，眼裂增宽，瞬目减少。治疗后常自行恢复，预后良好。

眼部改变主要有：①上眼睑挛缩；②眼裂增宽；③上眼睑活动滞缓（眼睛向下看时，上眼睑不能及时随眼球向下移动，可在角膜上缘看到白色巩膜）；④瞬目减少和凝视；⑤惊恐眼神；⑥向上看时前额皮肤不能皱起；⑦两眼内聚减退或不能内聚。

2.浸润型突眼 又称为恶性突眼，突眼程度与甲亢无明显关系，由眶内和球后组织增生，淋巴细胞浸润和水肿所导致。患者有明显的自觉症状，常有畏光、流泪、复视、视力减退以及眼部肿痛、刺痛、异物感等。检查可发现视野缩小、斜视，眼球活动减弱甚至固定。眼球明显突出，突眼度一般在18mm以上（正常不超过16mm），两侧多不对称。由于眼球明显突出，眼睛不能闭合，角膜外露而引起充血、水肿及角膜溃疡等，重者可出现全眼球炎，甚至失明。

（四）特殊临床表现

1.甲状腺危象 也称为甲亢危象，是甲状腺毒症急性加重的一个综合征，发生原因与甲状腺激素大量进入循环有关，多发生于较严重甲亢未予治疗或治疗不充分的患者。主要诱因包括感染、手术、放射性碘治疗、创伤、严重的药物反应、严重躯体疾病等。临床表现为原有的甲亢症状加重，包括高热（39℃以上）、心动过速（140~240次/分）、伴有房颤或房扑、烦躁不安、呼吸急促、大汗淋漓、厌食、恶心、呕吐、腹泻等，严重者出现虚脱、休克、嗜睡、谵妄、昏迷，部分患者有心力衰竭、肺水肿。本症的诊断主要依靠临床表现综合判断。临床高度疑似本症及有危象前兆者应按甲亢危象处理，本症的死亡率在20%以上。

2.甲状腺功能亢进性心脏病 主要表现为心房颤动和心力衰竭，多发生在老年患者。甲状腺毒作用导致心动过速、心脏排出量增加、心房颤动和心力衰竭。心力衰竭分为两种类型：一类是心动过速和心脏排出量增加导致的心力衰竭，主要发生在长期患严重甲亢的青年患者；此类心力衰竭非心脏泵衰竭所致，而是由于心脏高排出量后失代偿引起，称为“高排出量型心力衰竭”，甲亢控制，心力衰竭可以恢复；另一类是诱发和加重已有或者潜在的缺血性心脏病发生的心力衰竭，此类多发生在老年患者，该心力衰竭是心脏泵衰竭。心律失常多是室上性的。心房颤动发生在2%~20%甲亢患者。不能解释的心房颤动有15%是由本病引起的，也是影响心脏功能的因素之一。本病患者发生心力衰竭时，30%~50%与心房颤动并存。甲状腺毒症纠正后，心房颤动可以消失。

3.淡漠型甲状腺功能亢进症 老年多见。起病隐匿，高代谢综合征、眼征和甲状腺肿均不明显。主要表现为明显消瘦、心悸、乏力、头晕、晕厥、神经质或神志淡漠、腹泻、厌食。患者可伴有心房颤动、肌肉震颤和肌病等体征，70%患者无甲状腺肿大。临床上患者常因明显消瘦而被误诊为恶性肿瘤，因心房颤动被误诊为冠心病，所以老年人不明原因的突然消瘦、新发生心房颤动时应考虑本病。

4.亚临床甲状腺功能亢进症 即血清T_3、T_4正常，但TSH降低。注意需在排除其他抑制TSH水平的疾病的前提下，依据实验室检查才能诊断。

5.胫前黏液性水肿 也称为Graves皮肤病变。发病少，白种人中多见。多发生于胫骨前下1/3部位，也见于足背踝关节、手背、肩部或手术瘢痕处，偶见于面部，皮损大多为对称性。早期皮肤增厚、变粗，有广泛大小不等的棕红色或紫红色突起不平的斑块或结节，边界清楚，直径5~30mm，连片时更大，皮损周围的皮肤薄而紧张，稍发亮，病变表面及周围可有毳毛增生、变粗、毛囊角化，可伴感觉过敏或减退；后期皮肤粗厚，呈树皮状，皮损常融合，下肢粗大似象皮腿。病理可见肌肉组织肿胀，原因是细胞外基质的黏多糖堆积。后者是由成纤维细胞在细胞因子刺激下分泌的。肌肉纤维破坏，淋巴细胞片状浸润，主要是T细胞。

6.妊娠期甲亢症 主要有两种情况。①妊娠合并甲亢：如患者体重不随妊娠月份而相应增加，或四肢近端肌肉消瘦，或休息时心率100次/分以上，应疑为甲亢。如血游离T_3（FT_3）、游离T_4（FT_4）升高，TSH<0.5mU/L，可诊断为甲亢。如同时伴有眼征、弥漫性甲状腺肿、甲状腺区震颤或血管杂音，血兴奋性TSH受体抗体阳性，在排除其他原因所致甲亢后，可确诊为GD。本病和妊娠可相互影响，甲亢可引起早产、流产、妊娠高血压综合征或胎死宫内，而妊娠可加重甲亢患者的心肺负担。②人绒毛膜促性腺激素（HCG）相关性甲亢：往往随血HCG的变化而消长，属一过性，终止妊娠或分娩后消失。

7.其他特殊类型 三碘甲状腺原氨酸（T_3）型和甲状腺素（T_4）型甲状腺功能亢进症，以及甲状腺功能"正常"的Graves眼病。

【辅助检查】

主要包括甲状腺激素测定、甲状腺自身抗体测定及甲状腺的影像学检查三大类。

（一）血清TH测定

1.血清FT_4与FT_3 FT_3、FT_4不受血中甲状腺素球蛋白（TBG）变化的影响，直接反映甲状腺功能状态。其敏感度和特异度均明显高于TT_3和TT_4。

2.血清总三碘甲腺原氨酸（TT_3） 血清中T_3与蛋白结合率达99.5%以上，故TT_3，受TBG影响。TT_3浓度的变化常与TT_4的改变平行，但在甲亢初期与复发早期，TT_3上升往往很快（约为正常水平的4倍），TT_4上升较缓（仅为正常水平的2.5倍）。故TT_3为早期GD、治疗中疗效观察及停药后复发的敏感指标，亦是诊断T_3型甲亢的特异指标。但应注意老年淡漠型甲亢或久病者TT_3可能正常。

3.血清总甲状腺素（TT_4） 是判定甲状腺功能最基本的筛选指标。血清中99.95%以上的T_4与蛋白结合，其中80%~90%与TBG结合。TT_4受TBG等结合蛋白量和结合力变化的影响，TBG又受妊娠、雌激素、病毒性肝炎等因素影响而升高，受雄激素、低蛋白血症（严重的肝病、肾病综合征）泼尼松等影响而下降。

4.血清反T_3（rT_3） rT_3，无生物活性，是T_4在外周组织的降解产物，其血浓度变化与T_3、T_4维持一定比例，尤其与T_4变化一致，可作为了解甲状腺功能的指标之一。GD初期或复发早期可仅有rT_3升高。在重症营养不良或某些全身性疾病时rT_3明显升高，而TT_3明显降低（低T_3综合征）。

（二）促甲状腺激素（TSH）测定

TSH是反映甲状腺功能的最敏感指标，甲亢时因TSH受抑制而减少。测定技术经历了放射免疫法（RA）、免疫放射法（IRMA）后，目前已经进入第三代和第四代测定方法，即敏感TSH，已成为筛查甲亢的第一线指标，甲亢时的TSH通常<0.1mU/L。敏感TSH使得诊断亚临床甲亢成为可能，因为后者甲状腺激素水平正常，仅有TSH水平的改变。传统的I摄取率和TRH刺激试验诊断不典型甲亢的方法已经被敏感TSH测定所取代。

（三）促甲状腺激素释放激素（TRH）兴奋试验

GD时血T_3、T_4增高，反馈抑制TSH，故TSH细胞不被TRH兴奋。当静注TRH后，TSH不增高支持甲亢的诊断。

（四）甲状腺自身抗体测定

GD患者血清中甲状腺刺激抗体（TSAb）、促甲状腺激素受体抗体（TRAb）阳性，是诊断GD的重要指标之一。

（五）甲状腺的影像学检查

1.甲状腺^{131}I摄取率 甲亢时^{131}I摄取率表现为总摄取率增加，摄取高峰前移。该法是诊断甲亢的传统方法，目前已经被敏感TSH测定所代替。碘摄取率正常值为3小时5%~25%，24小时20%~45%，高峰在24小时出现。甲亢时碘摄取率表现为总摄取量增加，摄取高峰前移，在

3~6小时出现。本方法现在主要用于甲状腺毒症病因的鉴别（甲状腺功能亢进类型的甲状腺毒症血清甲状腺激素水平增高，同时碘摄取率也增高）。

2. 其他影像学检查 超声、放射性核素扫描、CT、MRI等有助于甲状腺、异位甲状腺肿和球后病变性质的诊断。彩色多普勒甲状腺血流的半定量测定：甲亢引起的甲状腺毒症血流信号增强呈片状分布，可以区别于甲状腺炎症破坏引起甲状腺毒症的影像，代替了甲状腺同位素扫描的作用。电子计算机X线体层显像（CT）和磁共振显像（MR）眼部CT和MRI可以排除其他原因所致的突眼，评估眼外肌受累的情况。

【诊断】

1. 甲状腺功能亢进症的诊断 包括：①高代谢症状和体征；②甲状腺肿伴或不伴血管杂音；③血清FT_4增高、TSH减低。具备以上三项诊断即可成立。应当注意，淡漠型甲亢患者的高代谢症状不明显，仅表现为明显消瘦或心房颤动，尤其在老年患者；少数患者无甲状腺肿大。

2. GD的诊断 ①甲亢诊断成立；②甲状腺肿大呈弥漫性；③伴浸润性突眼；④TRAb和TSAb阳性；⑤其他甲状腺自身抗体阳性；⑥胫前黏液性水肿。

具备①②项者诊断即可成立，其他4项进一步支持诊断确立。

【治疗】

（一）治疗原则

甲亢的治疗主要包括抗甲状腺药物治疗（ATD）、放射性碘治疗及手术治疗三种，各有其优缺点，其中ATD治疗是甲亢的基础治疗。ATD的作用是抑制甲状腺合成激素，放射碘和手术则是通过破坏甲状腺组织，减少甲状腺激素的产生。

（二）治疗要点

1. 一般治疗 正确认识疾病，保持心情舒畅，避免精神负担，适当休息。忌食含碘量高的食物。给予高热量、高蛋白、维生素丰富的饮食及充足水分。

2. 抗甲状腺药物治疗（ATD） ATD治疗是甲亢的基础治疗方法，常用药物为硫脲类中的丙硫氧基嘧啶，咪唑类中的甲巯咪唑。其药理作用在于阻抑甲状腺内的过氧化物酶系统，抑制碘离子转化为新生态碘或活性碘，从而妨碍碘与酪氨酸的结合，阻抑甲状腺素的合成。丙硫氧嘧啶还可抑制外周组织中的T_4转化为T_3。本类药物口服容易吸收。

（1）适应证 ①病情较轻，甲状腺轻至中度肿大患者；②20岁以下青少年及儿童；③妊娠妇女；④高龄患者或伴发其他严重疾病不适宜手术者；⑤甲状腺次全切除术后复发，又不适宜放射^{131}I治疗者；⑥手术治疗前准备或辅助放射性^{131}I治疗；⑦浸润性突眼。

（2）禁忌证 ①有严重不良反应者；②ATD治疗两个疗程复发者；③哺乳期妇女；④周围血白细胞持续少于3.0×10^9/L者。

（3）不良反应 约10%患者会发生粒细胞减少，需定期监测外周血白细胞，低于3.0×10^9/L时应停药。部分患者出现皮疹。罕见胆汁淤积性黄疸、关节痛、中毒性肝炎、血管神经性水肿等，一旦发生，立刻停药。

3. 放射性^{131}I治疗 利用甲状腺的聚碘功能和^{131}I释放出β射线的生物效应治疗甲亢。^{131}I治疗甲亢已有60年的历史，该方法简单、经济，治愈率高，致畸和致癌副作用尚无定论。

该法适应证为：①甲状腺肿大Ⅱ度以上；②对ATD过敏；③ATD治疗或者手术治疗后复发；④甲亢合并心脏病；⑤甲亢伴白细胞减少、血小板减少或全血细胞减少；⑥甲亢合并肝、肾等脏器功能损害；⑦拒绝手术治疗或者有手术禁忌证；⑧浸润性突眼。对轻度和稳定期的中、重度浸润性突眼单用^{131}I治疗甲亢，对活动期患者，可以加用糖皮质激素。妊娠和哺乳期禁止放射碘治疗。

^{131}I治疗甲亢的治愈率达到85%以上。甲状腺功能减退症是^{131}I治疗难以避免的结果。甲减的发生率每年5%左右，10年达到40%~70%。治疗后2~4周症状减轻，甲状腺缩小；6~12周甲状腺功能恢复至正常。未治愈者6个月后进行第二次治疗。第二次治疗采取首次1.5倍的剂量。I治疗后要定期监测甲状腺功能，每4周一次，尽早发现甲减，及时给予甲状腺素替代治疗，这种替代是终身性服药。

4.手术治疗 甲状腺次全切除术，两侧各留下2~3g甲状腺组织。复发率为8%。甲状腺全切复发率为0%。主要并发症是手术损伤导致永久性甲状旁腺功能减退症和喉返神经损伤。有经验的医生操作时发生率<2%，缺乏经验的医生操作时发生率可达10%~15%。适应于中、重度甲亢，长期服药无效，停药后复发，或不能坚持服药者；也适于甲状腺明显肿大（>80g），有压迫症状者；胸骨后甲状腺肿；细针穿刺细胞学（FNAC）证实甲状腺癌或者怀疑恶变；ATD治疗无效或者过敏的妊娠患者，手术需要在妊娠T_2期（4~6个月）施行。

合并较重心脏、肝、肾疾病，不能耐受手术者禁用；妊娠T_1期（1~3个月）和T_3期（7~9个月）禁用，因T_1和T_3期手术可以出现流产和麻醉剂致畸的不良反应。

5.其他治疗

（1）减少碘剂摄入 碘摄入量是甲亢的基础治疗之一。过量碘的摄入会加重和延长病程，增加复发的可能性，所以甲亢患者应当食用无碘食盐，忌用含碘药物和含碘造影剂。复方碘化钠溶液仅在手术前和甲状腺危象时使用。

（2）β受体阻断剂 作用机制是：①阻断甲状腺激素对心脏的兴奋作用；②阻断外周组织T_4向T_3的转化，主要在ATD治疗初期使用，可较快控制甲亢的临床症状。通常应用普萘洛尔每次10~40mg，每6~8小时1次。2~6周内停用。

知识拓展 甲状腺相关疾病

甲状腺激素的主要作用是调节基础代谢，促进骨骼和神经系统生长发育。当甲状腺激素分泌过剩时，表现为基础代谢增高。甲状腺激素分泌不足时，成人可造成黏液性水肿，皮肤增厚、毛发脱落和性功能减退等症状；儿童因影响了骨骼和神经系统发育，表现为身材矮小、智力低下，称为呆小病。甲状腺激素合成需要从食物中摄取碘，缺碘使甲状腺激素合成不足，引起甲状腺代偿性增生，称为单纯性甲状腺肿。

6.甲状腺危象的治疗 ①针对诱因治疗。②抗甲状腺药物PTU，其作用机制是抑制甲状腺激素合成和抑制外周组织T_4向T_3转换。③碘剂：复方碘溶液（SSP）每次5滴（0.25ml或者250mg）、每6小时一次。服用PTU 1小时后开始服用。一般使用3~7天。其作用机制是抑制甲状腺激素释放。④β受体阻断剂：普萘洛尔60~80mg/d、每4小时一次；其作用机制是阻断甲状腺激素对心脏的刺激作用和抑制外周组织T_4向T_3转换。⑤糖皮质激素：氢化可的松300mg首次静脉滴注，以后每次100mg，每8小时一次。

7.浸润性突眼的治疗 ①夜间高枕卧位，限制食盐，给予利尿剂。②1%甲基纤维素或0.5%氢化可的松滴眼，睡眠时使用抗生素眼膏，加盖眼罩预防角膜损伤。③免疫抑制剂：泼尼松60~100mg/d，分3次口服，持续2~4周，以后的4~12周中逐渐减量。严重病例可应用甲泼尼龙0.5~1.0g加入生理盐水静滴，隔日一次，连用2~3次后改为口服泼尼松。也可以试用环磷酰胺等其他免疫抑制剂。④严重突眼、暴露性角膜炎或压迫性视神经病变者，可行眼眶减压手术或球后放射治疗，以减轻眶内和球后浸润。泼尼松效果不佳时，可改用球后放射治疗，通常给予20Gy剂量，分10次在两周内进行。⑤控制甲亢首选ATD治疗，因手术和I治疗可能加重浸润性突眼。⑥可合用L-T 450~100mg/d，以预防甲状腺功能低下加重突眼。

第二节 糖尿病

PPT

案例讨论

案例 患者，女性，48岁，无明显诱因出现多饮、多尿、多食、消瘦1月余。其母亲和姐姐均患糖尿病。查体：T 36.7℃，P 70次/分，R 18次/分，BP 130/80mmHg，身高166cm，体重75kg，较1个月前减轻约5kg。心、肺、腹（-）。辅助检查：空腹血糖19mmol/L，尿糖（+++）。

讨论 1.该患者的诊断是什么？

2.应该进一步做哪些检查？

糖尿病是一组以由多种原因引起的胰岛素分泌缺陷和（或）作用缺陷而导致以慢性血葡萄糖（即血糖）水平增高为特征的代谢疾病群。本病除碳水化合物外，尚有蛋白质、脂肪代谢紊乱。临床上出现多尿、多饮、多食、消瘦等表现，久病可引起多系统损害，导致眼、肾、心脏、血管、神经等组织的慢性进行性病变，引起功能缺陷及衰竭。重症或应激时可发生酮症酸中毒、高渗性昏迷等急性代谢紊乱。

【流行病学】

据国际糖尿病联盟（DF）统计：2015年全球糖尿病患病人数已达4.15亿，较2014年的3.87亿增加近7.2%；预计到2040年全球糖尿病患病总人数将达到6.42亿；2015年全球因糖尿病死亡人数达500万。近30多年来，随着我国经济的高速发展、生活方式西方化和人口老龄化，肥胖率上升，我国糖尿病患病率也呈快速升高趋势：1980年我国成人糖尿病患病率为0.67%，2007年达9.7%，2013年更高达10.9%。糖尿病前期的比例更高。更为严重的是我国约有60%的糖尿病患者未被诊断，而已接受治疗者，糖尿病控制状况也很不理想，诊断率、控制率普遍偏低。另外，儿童和青少年人群2型糖尿病的患病率显著增加，目前已成为超重和肥胖儿童的关键健康问题。

【分型】

目前将糖尿病分为四大类型。

1. 1型糖尿病（T1DM） 与自身免疫有关，起病缓急不一。青少年起病较急，症状明显。胰岛B细胞破坏，常导致胰岛素绝对缺乏。

2. 2型糖尿病（T2DM） 占据本病群体的95%，大多数糖尿病患者属于该型。是指胰岛素抵抗和（或）伴胰岛素分泌不足。多成年起病，病程进展缓慢，症状相对较轻，中晚期常伴有一种或多种慢性并发症。

3.其他特殊类型糖尿病 是指目前病因已明确的继发性糖尿病。如胰岛B细胞功能的基因缺陷的青年人中的成年发病型糖尿病、线粒体基因突变糖尿病，胰岛素作用的基因缺陷中的A型胰岛素抵抗、妖精貌综合征，胰腺外分泌疾病中的胰腺炎、胰腺肿瘤等，内分泌疾病肢端肥大症、库欣综合征等。

微课

4.妊娠期糖尿病（GDM） 是指在妊娠过程中初次发现的任何程度的糖耐量异常。不论其是否需要用胰岛素或单用饮食治疗，也不论分娩后这一情况是否持续，均可认为是妊娠期糖尿病。

知识拓展 妊娠期糖尿病（GDM）的筛查和诊断标准

1.在有糖尿病危险因素的个体中，产前首次就诊时按照糖尿病诊断标准来筛查未诊断的T2DM。

2.对于未能确诊糖尿病的孕妇，可在妊娠24~28周采用75g口服葡萄糖耐量试验（OGTT）筛查GDM，诊断切点为：空腹血糖≥5.1mmol/L或1小时血糖≥10.0mmol/L或2小时血糖

≥8.5mmol/L，满足任何一点血糖值即可诊断GDM。

3. GDM妇女在产后6~12周进行糖尿病筛查，以确定是否永久存在糖尿病。

4. 有GDM病史的妇女应至少每3年进行糖尿病筛查，以确定是否发展为糖尿病或糖尿病前期。

【病因和发病机制】

糖尿病的病因和发病机制复杂，至今未完全明确。但主要是由遗传因素和环境因素共同参与其发病过程。不同类型其病因不尽相同，即使在同一类型中也存在异质性。总的来说，遗传因素及环境因素共同参与其发病。胰岛素由胰岛B细胞合成和分泌，经血液循环到达体内各组织器官的靶细胞，与特异受体结合并引发细胞内物质代谢效应，在这过程中任何一个环节发生异常均可能导致糖尿病发生。在糖尿病的自然进程中，无论其病因如何，都会经历几个阶段：患者已存在糖尿病相关的病理生理改变（如自身免疫抗体阳性、胰岛素抵抗、胰岛B细胞功能缺陷等）相当一段时间，但糖耐量仍正常；随着病情进展首先出现糖调节受损，包括空腹血糖受损和（或）糖耐量减退，最后进展至糖尿病。

【临床表现】

（一）代谢紊乱症状群

血糖升高后，因渗透性利尿导致多尿，继之因口渴而多饮水。由于外周组织对葡萄糖利用障碍，脂肪分解增多，蛋白质代谢呈负平衡，机体逐渐消瘦，疲乏无力，体重减轻，儿童生长发育受阻。为补偿损失的糖分，维持机体活动，患者常易饥、多食。因此，典型患者常被描述为“三多一少”，即多尿、多饮、多食、体重下降。1型糖尿病大多起病快，病情重，症状明显；2型糖尿病多数起病缓慢，病情相对较轻。另外，患者可出现皮肤瘙痒，尤其外阴瘙痒。其他症状可有四肢酸痛、麻木、腰痛、性欲减退、阳痿不育、月经失调、便秘等。也有一部分患者并无明显症状，仅因体检时偶然发现高血糖。

2型糖尿病为一组异质性疾病，可发生在任何年龄，但多见于成人，常在40岁以后起病，多数起病隐匿，临床症状相对较轻，半数以上无任何症状，不少患者因慢性并发症、伴发病或者仅于健康检查时发现。常有家族史。很少自发性发生糖尿病酮症酸中毒，但在应激、严重感染、中断治疗等诱因下也可发生。临床上与肥胖症、血脂异常、高血压等疾病常同时或先后发生。由于诊断时患者所处的疾病病程不同，其B细胞功能表现差异较大，有些早期患者进食后胰岛素分泌高峰延迟，餐后3~5小时血浆胰岛素水平不适当地升高，引起反应性低血糖，可成为这些患者的首发临床表现。

（二）急性并发症

1. 糖尿病酮症酸中毒（DKA） 糖尿病代谢紊乱加重时，脂肪动员、分解加速，大量脂肪酸在肝脏经β氧化产生大量乙酰乙酸、β-羟丁酸和丙酮，三者统称为酮体。酮体超过机体的代谢能力时，在体内堆积而发生代谢性酸中毒，严重时可引起昏迷。

2. 高渗性非酮症糖尿病昏迷 简称高渗性昏迷，多见于50~70岁的老人，约2/3患者于发病前糖尿病病史不明显。起病时先有多尿、多饮，但多食不明显或食欲减退。失水随病程进展逐渐加重，出现嗜睡、幻觉、定向障碍、偏盲、偏瘫等，最后陷入昏迷。实验室检查尿糖强阳性，尿酮体阴性或弱阳性；突出表现为血糖常升高至33.3mmol/L以上、血钠可达155mmol/L、血浆渗透压显著升高达350mmol/L以上。

3. 感染 糖尿病患者容易并发各种感染，血糖控制差者更易发生也更严重，常反复发生疖、痈等皮肤化脓性感染，有时甚至可引起败血症或脓毒血症；肾盂肾炎和膀胱炎多见于女性患者，容易反复发作，严重者可发生肾及肾周脓肿、肾乳头坏死；皮肤真菌感染如足癣、体癣也常见。真菌性阴道炎和巴氏腺炎是女性患者常见并发症，多为白色念珠菌感染所致。糖尿病合并肺结核的发生率显著增高，病灶多呈渗出干酪性，易扩展播散，且影像学表现多不典型，易致漏诊或误诊。

（三）慢性并发症

可累及全身多个重要器官，可单独出现或者以不同组合同时或先后出现。并发症可以在诊断糖尿病前已存在，有些患者因并发症作为线索而发现糖尿病。在我国，糖尿病是导致成人失明、非创伤性截肢、终末期肾脏病的主要原因。糖尿病使心脏、脑和周围血管疾病风险比正常人增加2~7倍；与非糖尿病人群相比，糖尿病患者因心、脑血管病死亡、失明和下肢截肢风险均明显增高。其中心血管疾病是糖尿病患者致残致死的主要原因。慢性并发症主要有下列几种。

1.大血管病变 糖尿病人群中动脉粥样硬化患病率较高，发病年龄较轻，病情进展也较快，与糖尿病糖代谢和脂质代谢异常有关。动脉粥样硬化的易患因素如肥胖、高血压、血脂异常等在糖尿病（主要是T2DM）人群中的发生率均明显增高，致糖尿病人群动脉粥样硬化的患病率较高，发病更早，病情进展较快。动脉粥样硬化主要侵犯主动脉、冠状动脉、脑动脉、肾动脉等，引起冠心病、缺血性或出血性脑血管病、肾动脉硬化、肢体动脉硬化等。

2.微血管病变 微循环障碍、微血管瘤形成和微血管基底膜增厚是糖尿病微血管病变的典型改变。是指微小动脉和微小静脉之间、管腔直径在100μm以下的毛细血管及微血管网。主要危险因素包括长糖尿病病程、血糖控制不良、高血压、吸烟、血脂异常、胰岛素抵抗等；遗传背景在发病中也起重要作用。微血管病变可累及全身各组织器官，主要表现在视网膜、肾、神经和心肌组织，其中以糖尿病肾病和视网膜病变尤为重要。

（1）糖尿病肾病　慢性肾脏病变的一种重要类型，是终末期肾竭的主要原因，是T1DM的主要死因。在T2DM，其严重性仅次于心、脑血管疾病。常见于病史超过10年的患者。糖尿病微血管病变主要引起肾小球病变，病理改变有以下3种类型。①结节性肾小球硬化型：有高度特异性。②弥漫性肾小球硬化型：最常见，对肾功能影响最大，但特异性较低，类似病变也可见于系膜毛细血管性肾小球肾炎和系统性红斑狼疮等疾病。③渗出性病变：特异性不高，也可见于慢性肾小球肾炎。近年发现，肾小管间质病变（如肾间质纤维化、肾小管萎缩等）的发生可以早于肾小球病变，且在肾功能损害进展中起重要作用。肾活检所见组织学改变与临床表现和肾功能损害程度之间缺乏恒定的相关性。

（2）糖尿病性视网膜病变　病程超过10年的糖尿病患者常合并程度不等的视网膜病变，是失明的主要原因之一。2002年国际临床分级标准将糖尿病视网膜改变分为两大类、六期。Ⅰ期：微血管瘤、小出血点。Ⅱ期：出现硬性渗出。Ⅲ期：出现棉絮状软性渗出。Ⅳ期：新生血管形成、玻璃体积血。Ⅴ期：纤维血管增殖、玻璃体机化。Ⅵ期：牵拉性视网膜脱离、失明。

（3）其他　心脏微血管病变和心肌代谢紊乱可引起糖尿病心肌病，可诱发心力衰竭、心律失常、心源性休克和猝死。

3.神经病变 其病变部位以周围神经最为常见，通常为对称性，下肢较上肢严重。常见的类型如下。①远端对称性多发性神经病变：是最常见的类型，以手足远端感觉运动神经受累最多见。通常为对称性，典型者呈手套或袜套式分布；下肢较上肢严重，先出现肢端感觉异常，可伴痛觉过敏、疼痛；后期感觉丧失，可伴运动神经受累，手足小肌群萎缩，出现感觉性共济失调及神经性关节病，反射早期亢进、后期减弱或消失，音叉震动感减弱或消失。电生理检查可早期发现感觉和运动神经传导速度减慢。②局灶性单神经病变：可累及任何脑神经或脊神经，但以动眼神经、正中神经最常见，一般起病急，表现为病变神经分布区域疼痛，常是自限性。③非对称性的多发局灶性神经病变：指同时累及多个单神经的神经病变。④多发神经根病变（糖尿病性肌萎缩）：最常见为腰段多发神经根病变，典型表现为初起股、髋和臀部疼痛，后骨盆近端肌群软弱、萎缩。

4.眼部其他病变 除视网膜病变外，还可引起白内障、青光眼、黄斑病、屈光不正和虹膜睫状体病变等。

5.糖尿病足 糖尿病足为与下肢远端神经异常和不同程度的周围血管病变相关的足部（踝关节或踝关节以下的部分）感染、溃疡和（或）深层组织破坏。是糖尿病最严重和治疗费用最多的慢性并发症之一，是糖尿病非外伤性截肢的最主要原因。轻者表现为足部畸形、皮肤干燥和发凉、胼胝（高危足）；重者可出现足部溃疡、坏疽。

【辅助检查】

1.尿糖测定 尿糖阳性为诊断糖尿病的重要线索，但尿糖阴性不能排除糖尿病的可能。

2.血糖测定 血糖升高是目前诊断糖尿病的主要依据，也是判断病情和病情控制的主要指标。临床诊断时主张用静脉血浆测定，正常范围为3.9~6.0mmol/L。

3.葡萄糖耐量试验（OGTT） 适用于血糖高于正常范围而未达到糖尿病诊断标准者。OGTT 2小时血浆葡萄糖<7.7mmol/L为正常糖耐量；7.8~11.1mmol/L为糖耐量减低（IGT）；≥11.1mmol/L应考虑糖尿病。

4.糖化血红蛋白A1（GHbA1）和糖化血浆白蛋白的测定 GHbA1测定可反映取血前8~12周血糖的总水平，正常人的GHbA1为8%~10%。人血浆白蛋白也可与葡萄糖发生非酶催化的糖基化反应而形成果糖胺（FA），其形成的量与血糖浓度有关。FA测定可反映糖尿病患者近2~3周的血糖总水平。

5.血浆胰岛素和C-肽测定 可评价胰岛B细胞功能（包括储备功能）。C-肽不受外源性胰岛素影响，能较准确反应胰岛B细胞功能。

【诊断】

我国目前采用国际上通用WHO糖尿病专家委员会（1999）提出的诊断标准（表9-1）。

表9-1 糖尿病诊断标准

1.糖尿病症状+随机血浆葡萄糖水平≥11.1mmol/L（200mg/dl）或
2.空腹血浆葡萄糖水平≥7.0mmol/L（126mg/dl）或
3. OGTT中，2小时血浆葡萄糖水平≥11.1mmol/L（200mg/dl）

如果能除外急性代谢紊乱引起的血糖显著升高，符合上述任何一条标准，并在另一天重复检测确认，诊断即可成立。

注：若无“三多一少”糖尿病症状需再测一次，予以证实，诊断才能成立。糖尿病症状是指多尿、烦渴多饮和难于解释的体重减轻；空腹是指8~10小时内没有任何热量的摄入；任意时间指一日内任何时间，无论上一次进餐时间及食物摄入量；OGTT采用75g无水葡萄糖负荷。

【治疗】

糖尿病治疗的近期目标是控制高血糖和相关代谢紊乱，以消除糖尿病临床症状和防止急性严重代谢紊乱，远期目标是预防和（或）延缓糖尿病慢性并发症的发生和发展，维持健康身体和学习、劳动能力，保障儿童生长发育，提高患者的生活质量、降低病死率和延长寿命。

（一）糖尿病健康教育

糖尿病健康教育是重要的基本治疗措施之一，被公认是其他治疗成败的关键。健康教育包括糖尿病防治专业人员的培训，医务人员的继续医学教育，患者及其家属和公众的卫生保健教育。每位糖尿病患者均应接受全面糖尿病教育，充分认识糖尿病并掌握自我管理的技能。

（二）饮食治疗

饮食治疗是糖尿病的又一项基础治疗措施，必须长期严格执行，是综合管理的重要组成部分。推荐所有糖尿病患者接受由营养师制订的个体化的医学营养治疗，确定合理的总能量摄入，合理、均衡地分配各种营养物质恢复并维持理想体重。

1.合理控制总热量 体重低于理想体重者、儿童、孕妇、哺乳期妇女、伴有消耗性疾病者，能量摄入可适当增加；肥胖者酌减，使体重逐渐恢复至理想体重的±5%。理想体重的估算公式为：理想体重（kg）= 身高（cm）-105。成人正常体重者完全卧床时每日每千克理想体重给予能量15~20kcal，休息状态下25~30kcal，轻体力劳动30~35kcal，中度体力劳动35~40kcal，重体力劳动40kcal以上。

2.营养物质分配 保证碳水化合物的摄入，膳食中碳水化合物供给量应占总热量的50%~60%，成年患者每日主食摄入量为250~400g，肥胖者酌情可控制在200~250g。应限制单、双糖的摄入，可适量摄入糖醇和非营养性甜味剂。蛋白质摄入量应占总热量的15%~20%，成年患者每日每千克理想体重0.8~1.2g；孕妇、哺乳期妇女、营养不良或伴消耗性疾病者增至1.5~2.0g；伴有糖尿病肾病而肾功能正常者应限制至0.8g；肾小球滤过率降低者，需降至0.6~0.7g。蛋白质应至少有1/2来自动物蛋白质，以保证必需氨基酸的供给。每日脂肪摄入量占总热量的25%~30%，其中饱和脂肪酸摄入量小于总能量的10%，胆固醇摄量<300mg/d。富含膳食纤维的食品可延缓食物吸收，降低餐后血糖高峰，有利于改善糖、脂代谢紊乱，并增加饱腹感。建议我国成人膳食纤维的摄入量为25~30g/d。每日摄入食盐应限制在6g以下，戒烟限酒。

3.合理餐次分配 确定每日饮食总热量和糖类、蛋白质、脂肪的组成比例后，按每克糖类、蛋白质产热4kcal，每克脂肪产热9kcal，将热量换算为食品后制订食谱，并根据个体生活习惯、病情和配合药物治疗需要进行安排。可按每日三餐分配为1/5、2/5、2/5或1/3、1/3、1/3等模式。规律饮食、定时定量，注意进餐顺序。

（三）体育锻炼

应有规律地适当运动，循序渐进，长期坚持。

（四）口服降糖药治疗

1.促胰岛素分泌剂

（1）磺脲类（sulfonylureas，SUs） SUs是临床上应用较广泛的口服降血糖药。

作用机制：SUs能促进内源性胰岛素分泌，在机体存留相当数量有功能的胰岛B细胞（≥30%）时发挥作用，并可能改善T2DM患者的胰岛素抵抗。

适应证：SUs作为单药治疗主要选择应用于新诊断的T2DM非肥胖患者、用饮食和运动治疗血糖控制不理想时。随着疾病进展，SUs需与其他作用机制不同的口服降糖药或胰岛素联合应用。

禁忌证：T1DM、有严重并发症的T2DM、儿童、孕妇、哺乳期妇女、大手术围手术期、过敏或有重度不良反应等。

常用制剂及用法：SUs治疗宜从小剂量开始，餐前1/2小时服用。根据尿糖和血糖每数日调整剂量一次，直至病情达到良好控制。可联合使用双胍类、α葡萄糖苷酶抑制剂、胰岛素，通常不联合使用其他SUs制剂（表9-2）。

表9-2 常用磺脲类制剂和用法

	名称	每片剂量（mg）	每日剂量（mg/d）	日服次数	作用时间（h）
第一代	甲苯磺丁脲	500	500~3000	2~3	6~8
	氯磺丙脲	100	50~100	1~2	36~60
第二代	格列本脲	2.5 ~5	2.5~15	1~2	16~24
	格列吡嗪	5	2.5~20	1~3	3~7
	格列齐特	80	40~320	1~2	12~24
	格列喹酮	30	15~120	2~3	4~8
第三代	格列美脲	1	1~6	1	12~24

不良反应：①低血糖反应：最常见而重要，常发生于老年患者（60岁以上）、肝肾功能不全或营养不良者，与药物剂量过大、饮食不当、使用长效制剂或联合使用了增强SUs降血糖作用的药物等有关。②体重增加：可能与刺激胰岛素分泌增多有关。③皮肤过敏反应：皮疹、皮肤瘙痒等。④消化系统：上腹不适、食欲减退等，重者发生胆汁淤积性黄疸和肝功能损害，应停药。⑤可能对心血管系统带来不利影响。

（2）格列奈类　为非磺脲类的促胰岛素分泌剂，降血糖作用快而短，主要用于降低餐后高血糖。于餐前或进餐时立即服用，不进餐不服药。

2. 双胍类（biguanides）

作用机制：促进外周组织（肌肉、脂肪等）对葡萄糖的摄取利用；抑制糖原异生和糖原分解；延缓葡萄糖在胃肠道的吸收；与磺脲类和胰岛素有协同作用。双胍类对血糖正常者无降糖作用。

适应证：T2DM，尤其伴肥胖者。许多国家和国际组织制定的糖尿病指南中推荐二甲双胍作为超重和肥胖的T2DM患者控制高血糖的一线用药。不单独用于T1DM，T1DM患者在使用胰岛素基础上可以合用。

禁忌证：糖尿病并发酮症酸中毒或高渗性昏迷，各种应激状态，肝、肾功能不全等。老年患者慎用，孕妇、哺乳期妇女、儿童也不宜使用。

3. α葡萄糖苷酶抑制剂（AGI）　AGI竞争性抑制小肠黏膜刷状缘的a-葡萄糖苷酶，使碳水化合物在肠道吸收延缓，从而降低餐后高血糖。尤其适用于以碳水化合物为主要食物和表现为餐后高血糖为主的患者。可与多种药物联合使用。单独用药不会发生低血糖，但如联用其他药物而发生低血糖时，应直接使用葡萄糖纠正。不良反应多为胃肠道反应，如腹胀、腹泻、便秘等，服用一段时间后可减轻。胃肠功能紊乱、孕妇、哺乳期妇女和儿童不宜使用。

4. 胰岛素增敏剂　系噻唑烷二酮（thiazolidinedione，TZD）类，可提高细胞对胰岛素作用的敏感性，减轻胰岛素抵抗。可单独或联合其他口服药物治疗T2DM患者，但不适于T1DM、孕妇、哺乳期妇女和儿童及心、肝功能不全者。主要不良反应有体重增加、水肿和充血性心力衰竭。

（五）DPP-Ⅳ抑制剂

现已开发出两类基于肠促胰素的降糖药物应用于临床。包括DPP-Ⅳ抑制剂和GLP1受体激动剂。该类药物通过抑制DPP-Ⅳ活性而减少GLP-1的失活，提高内源性GLP-1水平。可降低HbA1c0.5%~1.0%。单独使用不增加低血糖发生的风险，也不增加体重。

适应证：单药使用或与其他口服降糖药物或胰岛素联合应用治疗T2DM。

禁忌证：孕妇、儿童和对DPP-Ⅳ抑制剂有超敏反应的患者，T1DM或DKA患者的治疗。

不良反应：总体不良反应发生率低。可能出现头痛、超敏反应、肝酶升高、上呼吸道感染、胰腺炎、关节痛等不良反应，多可耐受。

（六）胰岛素治疗

胰岛素是控制高血糖的重要和有效手段。适用于：①1型糖尿病；②2型糖尿病经饮食及口服降血糖治疗未达良好控制者；③糖尿病发生急性并发症和严重慢性并发症时；④糖尿病患者在创伤、手术、妊娠及分娩时等。

胰岛素按作用时间可分成不同类型，各种胰岛素制剂特点见表9-3。

短效胰岛素主要控制1餐饭后高血糖；中效胰岛素主要控制2餐饭后高血糖，以第2餐饭后为主；长效胰岛素无明显作用高峰，主要提供基础水平胰岛素。普通（正规）胰岛素是唯一可经静脉注射的胰岛素，可用于抢救糖尿病酮症酸中毒患者。

表9-3 各种胰岛素制剂的特点

作用类别	制剂	皮下注射作用时间（h）		
		起效	高峰	持续
短效	普通胰岛素（regular insulin，RI）	0.5	2~4	6~8
中效	低精蛋白锌胰岛素混悬液（NPH） 慢胰岛素锌混悬液（lente insulin）	1~3	6~12	18~26
长效	精蛋白锌胰岛素混悬液（PZI） 特慢胰岛素锌混悬液（ultralente insulin）	3~8	14~24	28~36

注：作用时间仅供参考。

胰岛素可从猪、牛等动物的胰腺中提取，但因易出现过敏反应和注射部位脂肪萎缩等不良反应，现已很少应用。从20世纪90年代中期人们开始了对人胰岛素类似物的研究，通过对人胰岛素的氨基酸序列及结构进行局部修饰，合成了人胰岛素类似物，并得到了广泛应用。目前全球范围内使用的胰岛素类似物有以下三种。

（1）速效人胰岛素类似物　也称超短效人胰岛素类似物。同短效胰岛素相比，起效快，可餐前即刻注射；高峰时间提前，持续时间短，不易出现下一餐前低血糖，降糖效果更佳。使用更方便，患者依从性更好。

（2）超长效人胰岛素类似物　吸收稳定，恒速释放入血，作用时间长，重复性好，药效学与胰岛素泵相似，可提供稳定的胰岛素浓度，不仅能有效控制空腹血糖，且较少引起血糖波动及夜间低血糖，因而是较理想的基础胰岛素剂型。

（3）预混人胰岛素类似物（双时相人胰岛素类似物）　其中的速效胰岛素能提供更快、更高的餐时胰岛素分泌峰，与餐后血糖峰的同步性大大改善，有效降低餐后血糖的漂移；而精蛋白结合胰岛素成分则可提供基础胰岛素的补充，有效降低空腹血糖。

胰岛素使用注意事项：制剂类型、注射技术、注射部位、患者反应性差异、胰岛素抗体形成等均可影响胰岛素起效时间、作用强度和持续时间。胰岛素不能冷冻保存，应避免温度过高、过低及剧烈晃动。我国常用制剂有每毫升含40U和100U两种规格，使用时应注意注射器与胰岛素浓度匹配。现有各种比例的预混制剂，常用的是含30%（或50%）短效或速效和70%（或50%）中效的制剂，使用方便；但由于其比例固定，仅适用于血糖波动性小且容易控制的患者。胰岛素“笔”型注射器使用预装胰岛素（或胰岛素类似物）的笔芯，使用方便且便于携带。接受胰岛素治疗前患者应接受教育，掌握正确胰岛素注射技术；开始治疗后还需对患者进行跟踪，鼓励和指导患者进行自我血糖监测。

（七）慢性并发症的治疗

糖尿病的各种慢性并发症重在预防，强调早期诊断和治疗，严格控制血糖是防治的基础。

（八）糖尿病酮症酸中毒的治疗

1.胰岛素治疗　DKA发病的主要因素是胰岛素缺乏，最常采用小剂量胰岛素持续静脉滴注。开始时，成人4~6U/h（一般不超过10U/h）加入生理盐水中持续静脉滴注，每2小时测定一次血糖，当血糖下降至14.0mmol/L时，将原输液生理盐水改为5%葡萄糖或糖盐水，按葡萄糖与胰岛素之比例为（2~4）：1加入胰岛素，至尿酮稳定转阴后，可过渡到平时的治疗。在停止静脉滴注胰岛素前1小时，皮下注射短效胰岛素一次（一般剂量8U），以预防血糖回升；如DKA的诱因去除，皮下注射胰岛素治疗应持续相应时间，以避免DKA反复。

2.补液　对重度DKA患者十分重要，不仅能纠正失水，还有助于血糖下降和酮体的清除。通常首先补给生理盐水，第二阶段补5%葡萄糖液或糖盐水。补液总量可按原体重的10%估计，补液速度应先快后慢。如无心力衰竭，在开始2小时内输入1000~2000ml，以便能较快补充血容量，改善周围循环和肾功能；以后根据血压、心率、每小时尿量、周围循环状况决定输液量和速度，在第3~6小时输入1000~2000ml，第1个24小时输液总量一般为4000~5000ml，严重失水者可达6000~8000ml。如治疗前已有低血压和休克，快速补液不能有效升高血压，应输入胶体溶液，并采取其他抗休克措施。对老年或伴心脏病、心力衰竭的患者，应在中心静脉压监护下调节输液速度及输液量。如患者清醒可鼓励饮水。

3.纠正电解质紊乱 通过输注生理盐水，低钠、低氯血症一般可获纠正。在开始胰岛素及补液治疗后，只要患者有尿即可静脉补钾，在心电与血钾测定监护下，每小时补充氯化钾1.0~1.5g。

4.纠正酸中毒 轻、中度DKA患者经上述治疗后，酸中毒随代谢紊乱的纠正而恢复，不必补碱；当血pH为7.0~7.1时，可抑制呼吸中枢和中枢神经功能，诱发心律失常，应予以治疗。

【预后】

糖尿病的预后取决于治疗的效果，早期治疗和长期控制良好的血糖、血压和血脂可明显降低致残率，延缓慢性并发症的发生。早期和积极的抢救可使DKA的病死率降至5%以下，但老人和已有严重慢性并发症者的病死率仍很高。致死的主要原因为心肌梗死、肠坏死、休克和肾衰竭等。

PPT

第三节 痛　风

案例讨论

案例 患者，男50岁，于昨晚进食大量海鲜，今晨突然出现下肢关节的红、肿、热、痛，疼痛难忍来诊。

讨论 1.该患者的诊断是什么？

2.应该进一步做哪些检查？

痛风（gout）是嘌呤代谢障碍所致的一组异质性慢性代谢性疾病，临床表现为高尿酸血症（hyperuricemia）和尿酸盐结晶沉积所致的特征性急性关节炎、痛风石形成、痛风石性慢性关节炎，并可发生尿酸盐肾病、尿酸性尿路结石等，严重者可出现关节致残、肾功能不全。痛风按病因不同可分为原发性和继发性两大类。原发性痛风占绝大多数。

本病常发于世界各地，由于受地域、民族饮食习惯的影响痛风患病率差异较大，并随年龄及血清尿酸浓度升高和持续时间而升高。据估计，我国痛风的患病率为1%~3%。

【病因】

原发性痛风指在排除其他疾病的基础上，由于先天性嘌呤代谢紊乱和（或）尿酸排泄障碍所引起，绝大多数为尿酸排泄障碍，具有一定的家族易感性。继发性痛风主要由于肾脏疾病、药物、肿瘤化疗或放疗等所致。

（一）原发性高尿酸血症和痛风

由先天性嘌呤代谢障碍引起，其发病机制有以下两个方面：①多基因遗传缺陷引起的肾小管尿酸分泌功能障碍，尿酸排泄减少，导致高尿酸血症；②嘌呤代谢酶缺陷，如磷酸核糖焦磷酸合成酶（PRS）活性增加、次黄嘌呤-鸟嘌呤磷酸核糖转移酶（HGPRT）缺陷、腺嘌呤磷酸核糖转移酶（APRT）缺陷症及黄嘌呤氧化酶活性增加均可导致尿酸增高。前三种酶缺陷属于X伴性连锁遗传，后者可能为多基因遗传。痛风患者中因尿酸生成增多所致者仅占10%左右，大多数均由尿酸排泄减少引起。

（二）继发性高尿酸血症和痛风

主要病因有：①某些遗传疾病，如Ⅰ型糖原累积病、Lesch-Nyhan综合征；②某些血液病，如白血病、淋巴瘤、多发性骨髓瘤及恶性肿瘤化疗或放疗后，因尿酸生成过多致高尿酸血症；

③慢性肾病，因肾小管分泌尿酸减少而使尿酸增高；④药物如呋塞米、依他尼酸、吡嗪酰胺、阿司匹林等均能抑制尿酸排泄而引起高尿酸血症。

【发病机制】

痛风最重要的生化基础是高尿酸血症。正常成人每日约产生尿酸750mg，其中80%为内源性，20%为外源性尿酸，这些尿酸进入尿酸代谢池（约为1200mg），每日代谢池中的尿酸约60%进行代谢，其中1/3约200mg经肠道分解代谢，2/3约400mg经肾脏排泄，从而可维持体内尿酸水平的稳定，其中任何环节出现问题均可导致高尿酸血症。

（一）原发性痛风

多有遗传性，但临床有痛风家族史者仅占10%~20%。尿酸生成过多在原发性高尿酸血症的病因中占10%。其原因主要是嘌呤代谢酶缺陷，次黄嘌呤–鸟嘌呤磷酸核糖转移酶（HGPRT）缺乏和磷酸核糖焦磷酸盐（PRPP）合成酶活性亢进。原发性肾脏尿酸排泄减少约占原发性高尿酸血症的90%，具体发病机制不清，可能为多基因遗传性疾病，但应排除肾脏器质性疾病。

（二）继发性痛风

指继发于其他疾病过程中的一种临床表现，也可因某些药物所致。骨髓增生性疾病如白血病、淋巴瘤、多发性骨髓瘤、红细胞增多症、溶血性贫血和癌症等可导致细胞的增殖加速，使核酸转换增加，造成尿酸产生增多。恶性肿瘤在肿瘤的放化疗后引起细胞大量破坏，核酸转换也增加，导致尿酸产生增多。肾脏疾病包括慢性肾小球肾炎、肾盂肾炎、多囊肾、铅中毒和高血压晚期等引起的肾小球滤过功能减退，可使尿酸排泄减少，导致血尿酸浓度升高。药物如噻嗪类利尿药、呋塞米、乙胺丁醇、吡嗪酰胺、小剂量阿司匹林和烟酸等，可竞争性抑制肾小管排泄尿酸而引起高尿酸血症。另外，肾移植患者长期服用免疫抑制剂也可发生高尿酸血症，可能与免疫抑制剂抑制肾小管排泄尿酸有关。

【临床表现】

多见于40岁以上男性，女性多在更年期后发病，近年发病有年轻化趋势。常有家族遗传史。表现为高尿酸血症、反复发作的急性关节炎、痛风石及慢性关节炎、尿酸性肾结石、痛风性肾病、急性肾衰竭。常伴有肥胖、高脂血症、高血压、糖耐量异常或2型糖尿病、动脉硬化和冠心病等。痛风的临床自然病程可分为四个阶段：无症状期、急性关节炎期、间歇期和慢性关节炎期。临床上一般仅在发生关节炎时才称为痛风。

1. 无症状期 仅有血尿酸波动性或持续性增高。从血尿酸增高至症状出现可长达数年至数十年。仅有血尿酸增高而不出现症状者，称为无症状性高尿酸血症。

2. 急性关节炎期 急性关节炎是原发性痛风最常见的首发症状。多数患者发作前无明显征兆，或仅有疲乏、全身不适和关节刺痛等。典型发作常于深夜因关节痛而惊醒，疼痛进行性加剧，在12小时左右达高峰，呈撕裂样、刀割样或咬噬样，难以忍受。受累关节及周围组织红、肿、热、痛和功能受限。多于数天或2周内自行缓解。首次发作多侵犯单关节，50%以上发生在第一跖趾关节，在以后的病程中，90%患者累及该部位。其次为足背、足跟、踝、膝、腕和肘等关节，肩、髋、脊柱和颞颌等关节少受累，可同时累及多个关节，表现为多关节炎。部分患者可有发热、寒战、头痛、心悸和恶心等全身症状，可伴白细胞升高、红细胞沉降率增快和C反应蛋白增高等。

3. 间歇期 多数数月发作一次，有些患者终生只发作一次或相隔多年后再发。通常病程越长，发作越多，病情也越重。

4. 慢性关节炎期 多见于未经治疗或治疗不规则的患者。其病理基础是痛风石在骨关节周围组织引起的炎症性损伤（慢性痛风性关节炎）。此期发作较频，间歇期缩短，疼痛日渐加剧。尿酸盐沉积在软骨、滑膜、肌腱和软组织中形成的痛风石为本期的特征性表现，以耳廓及跖趾、指间、掌指、肘关节等关节常见，亦可见于尺骨鹰嘴滑车和跟腱内。痛风石形成过多和关节功能毁损造成手、足畸形。痛风石破溃，可检出含白色粉末状的尿酸盐结晶。

5.肾脏病变 病程较长的痛风患者约1/3有肾脏损害，表现为以下三种形式。

（1）痛风性肾病 为尿酸盐在肾间质组织沉积所致。早期可仅有间歇性蛋白尿和镜下血尿；随着病程进展，蛋白尿逐渐转为持续性，肾脏浓缩功能受损，出现夜间增多、等渗尿等；晚期发展为慢性肾功能不全。部分患者以痛风性肾病为最先的临床表现。

（2）尿酸性肾石病 以尿酸性肾结石为首发表现。细小泥沙样结石可随尿液排出，较大结石常引起肾绞痛、血尿及尿路感染。

（3）急性肾衰竭 由于大量尿酸盐结晶堵塞肾小管、肾盂甚至输尿管所致。患者突然出现少尿甚至无尿，如不及时处理可迅速发展为急性肾衰竭。

继发性痛风的临床表现常较原发性者严重，肾石病多见，但关节症状多不典型，病程不长，常被其原发病的症状所掩盖而不易发觉，需引起注意。

【辅助检查】

1.血尿酸测定 成年男性血尿酸值为208~416μmol/L（3.5~7.0mg/dl），女性为149~358μmol/L（2.5~6.0mg/d），绝经后接近于男性。血尿酸存在较大波动，应反复监测。

2.尿尿酸测定 低嘌呤饮食5天后，24小时尿尿酸排泄量>600mg为尿酸生成过多型（约占10%）；<300mg提示尿酸排泄减少型（约占90%）。在正常饮食情况下，24小时尿尿酸排泄量以800mg进行区分，超过上述水平为尿酸生成增多。

3.尿酸盐检查 偏振光显微镜下表现为负性双折光的针状或杆状的单钠尿酸盐晶体。急性发作期，可见于关节滑液中白细胞内、外；也可见于在痛风石的抽吸物中；在发作间歇期，也可见于曾受累关节的滑液中。

4.影像学检查 急性发作期仅见受累关节周围非对称性软组织肿胀；反复发作的间歇期可出现一些不典型的放射学改变；慢性痛风石病变期可见单钠尿酸盐晶体沉积造成关节软骨下骨质破坏，出现偏心性圆形或卵圆形囊性变，甚至呈虫噬样、穿凿样缺损，边界较清，相邻的骨皮质可膨起或骨刺样翘起。重者可使关节面破坏，造成关节半脱位或脱位，甚至病理性骨折；也可破坏软骨，出现关节间隙狭窄及继发退行性改变和局部骨质疏松等。

5.超声检查 受累关节的超声检查可发现关节积液、滑膜增生、关节软骨及骨质破坏、关节内或周围软组织的痛风石及钙质沉积等。超声下出现肾髓质特别是锥体乳头部散在强回声光点，则提示尿酸盐肾病，也可发现X线下不显影的尿酸性尿路结石。

6.其他实验室检查 尿酸盐肾病可有尿蛋白，浓缩功能不良，尿比重在1.008以下，最终可进展为氮质血症和尿毒症。

【诊断】

根据诱因、家族史、泌尿道尿酸结石史及典型的关节炎表现等，应考虑为痛风。以下检查可确定诊断，并以前三项最为重要：①血尿酸增高，但少数患者在急性痛风发作时可正常；②关节腔滑囊液旋光显微镜检查可发现白细胞内有双折光的针形尿酸盐结晶；③痛风石活检或穿刺检查可证实为尿酸盐结晶；④X线检查可见，在受累关节骨软骨缘有圆形或不整齐穿凿样透亮缺损；⑤CT扫描见灰度不等的斑点状痛风石影像，或在MRI的T_1和T_2影像中呈低至中等密度的块状阴影。两项检查联合进行可对多数关节内痛风石做出准确的诊断。急性关节炎期诊断有困难者，可用秋水仙碱做诊断性治疗。如为痛风，服秋水仙碱后症状迅速缓解，具有特征性诊断意义。

知识链接　　高尿酸血症一定会得痛风吗？

很多人在体检时查出血尿酸含量偏高，也就是高尿酸血症，就觉得自己一定会得痛风。其实并非如此，只有血液中的尿酸含量偏高导致尿酸结晶沉积在关节的滑膜上，引起关节滑膜发炎时才导致痛风性关节炎的发生。一般来讲，高尿酸血症的人中约有10%会发生痛风，可以肯定，没有高尿酸血症就没有痛风，但高尿酸并不一定出现痛风。

【鉴别诊断】

1. 类风湿关节炎　一般以青、中年女性多见，好发于四肢的小关节，表现为对称性多关节炎，受累关节呈梭形肿胀，常伴晨僵，反复发作可引起关节畸形。类风湿因子多阳性，但血尿酸不高。X线片可见关节面粗糙和关节间隙狭窄，晚期可有关节面融合，但骨质穿凿样缺损不如痛风明显。

2. 化脓性关节炎和创伤性关节炎　创伤性关节炎一般都有关节外伤史，化脓性关节炎的关节囊液可培养出致病菌，两者的血尿酸均不高，关节滑液检查无尿酸盐结晶。

3. 关节周围蜂窝织炎　关节周围软组织明显红肿，畏寒和发热等全身症状突出，但关节疼痛往往不如痛风显著，周围血白细胞明显增高，血尿酸正常。

【治疗】

原发性痛风缺乏病因治疗，因此不能根治。治疗痛风的目的是：①迅速控制痛风性关节炎的急性发作；②预防急性关节炎复发；③纠正高尿酸血症，以预防尿酸盐沉积造成的关节破坏及肾脏损害；④手术剔除痛风石，对毁损关节进行矫形手术，以提高生活质量。

（一）一般治疗

1. 饮食控制　应采用低热能膳食，避免高嘌呤食物，保持理想体重。严格戒饮各种酒类，每日饮水应在2000ml以上。

2. 避免诱因　避免暴食酗酒、受凉受潮、过度疲劳、精神紧张，穿鞋要舒适、防止关节损伤、慎用影响尿酸排泄的药物，如某些利尿剂、小剂量阿司匹林等。

3. 防治伴发疾病　需同时治疗伴发的高脂血症、糖尿病、高血压、冠心病、脑血管病等。

（二）急性痛风性关节炎的治疗

卧床休息、抬高患肢，避免负重。暂缓使用降尿酸药物，以免引起血尿酸波动，延长发作时间或引起转移性痛风。

1. 非甾体类抗炎药（NSAIDs）　非甾体类抗炎药均可有效缓解急性痛风症状，为一线用药。非选择性非甾体类抗炎药如吲哚美辛常见不良反应为胃肠道症状，必要时可加用胃保护剂，活动性消化性溃疡禁用，伴肾功能不全者慎用。选择性环氧化酶（COX）-2抑制剂如塞来昔布胃肠道反应较少，但应注意其心血管系统的不良反应。

2. 秋水仙碱　是治疗急性发作的特效药。一般于服药后6~12小时消失症状减轻，24~48小时内得到缓解。常规剂量为每小时0.5mg或每2小时1mg口服，直至症状缓解或出现腹泻等胃肠道不良反应，或虽用至最大剂量（6mg）而病情无改善时停用。静脉注射秋水仙碱能迅速获得疗效，且其在白细胞的浓度较高，并保持24小时恒定。一次静脉注射秋水仙碱后，经10天仍能检出。剂量为2mg，以生理盐水10ml稀释后，注射时间不少于5分钟，如病情需要，每隔6小时可再给予1mg，总剂量不超过4mg。静脉注射药液漏出血管外，可引起组织坏死。秋水仙碱可引起骨髓抑制、肝损害、秃发、精神抑郁、肌肉麻痹、呼吸抑制等，在骨髓抑制及肝肾损害的患者更易出现。必须应用者需减量，并密切观察病情变化。血白细胞减少者禁用。

3. 糖皮质激素　治疗急性痛风有明显疗效，通常用于不能耐受非甾体类抗炎药和秋水仙碱或肾功能不全者。单关节或少关节的急性发作，可行关节腔抽液和注射长效糖皮质激素，以减少药物全身反应，但应除外合并感染。对于多关节或严重急性发作可口服、肌内注射、静脉使用中小剂量的糖皮质激素，如口服泼尼松20~30mg/d。为避免停药后症状“反跳”，停药时可加用小剂量秋水仙碱或非甾类抗炎药。

（三）间歇期和慢性期的治疗

旨在控制血尿酸在正常水平。对于急性痛风性关节炎频繁发作（>2次/年），有慢性痛风性关节炎或痛风石的患者推荐进行降尿酸治疗。目的是长期有效控制血尿酸水平，防止痛风发作或溶解痛风石。治疗目标是使血尿酸<6mg/dl，以减少或清除体内沉积的单钠尿酸盐晶体。目前临床应用的降尿酸药主要有抑制尿酸生成药和促进尿酸排泄药，均应在急性发作终止至少2周后，从小剂量开始，逐渐加量。根据降尿酸的目标水平在数月内调整至最小有效剂量并长期甚至终身维持。仅在单一药物疗效不好、血尿酸明显升高、痛风石大量形成时可合用2类降尿酸。在开始使用降尿酸药物同时，服用低剂量秋水仙碱或非甾体类抗炎药至少1个月，以预防急性关节炎复发。肾功能正常、24小时尿尿酸排泄量<3.75mmol者，可选用促尿酸排泄药，而肾功能减退或24小时尿尿酸排泄量>3.75mmol，应选择抑制尿酸合成药。

1.抑制尿酸生成药 建议使用别嘌醇或非布司他，非布司他在有效性和安全性方面较别嘌醇更有优势。

2.促尿酸排泄药 主要通过抑制肾小管对尿酸的重吸收，降低血尿酸。包括以下三种：①丙磺舒；②苯磺唑酮；③苯溴马隆：初始剂量25mg/d，渐增至50~100mg，每日1次，根据尿酸水平调节至维持剂量，并长期用药。指南推荐是使用苯溴马隆，其有效性和安全性方面优于丙磺舒。

（四）肾脏病变的治疗

除积极控制血尿酸水平外，碱化尿液、多饮多尿，十分重要。对于痛风性肾病，在使用利尿剂时应避免使用影响尿酸排泄的噻嗪类利尿剂、呋塞米等，可选择螺内酯（安体舒通）。碳酸酐酶抑制剂乙酰唑胺兼有利尿和碱化尿液作用，亦可选用。降压可用血管紧张素转化酶抑制剂，避免使用减少肾脏血流量的β受体阻滞剂和钙拮抗剂；其他治疗同各种原因引起的慢性肾损害。对于尿酸性尿路结石，大部分可溶解、自行排出，体积大且固定者可体外碎石或手术治疗。对于急性尿酸性肾病，除使用别嘌醇积极降低血尿酸外，应按急性肾衰竭进行处理。对于慢性肾功能不全可行透析治疗，必要时可做肾移植。

（五）无症状高尿酸血症的治疗

对于血尿酸水平在535μmol/L（9.0mg/dl）以下，无痛风家族史者一般无须用药治疗，但应控制饮食，避免诱因，并密切随访。反之应使用降尿酸药物。

【预后】

痛风的病因和发病机制较为清楚。诊断并不困难。预防和治疗有效，因此预后相对良好。如果及早诊断并进行规范治疗，大多数痛风患者可正常工作生活。慢性期病变经过治疗有一定的可逆性，皮下痛风石可缩小或消失，关节症状和功能可改善，相关的肾脏病变也可减轻、好转。患者起病年龄小、有阳性家族史、血尿酸显著升高和痛风频发，提示预后较差。伴发高血压、糖尿病或其他肾病者，发生肾功能不全的风险增加，甚至危及生命。

本章小结

内分泌系统常见疾病包括甲状腺功能亢进症、糖尿病、痛风等。本章主要介绍了这些疾病的病因、临床表现、辅助检查、诊断、治疗等。甲状腺功能亢进症、糖尿病、痛风会对患者的身体健康以及日常生活造成很大影响，强调及早诊断并进行规范治疗。

习 题

习题

一、单项选择题

1. 下列不是Graves病的临床表现的是（　　）。

A. 多食善饥　B. 失眠易怒　C. 颈粗多汗　D. 白细胞增多　E. 甲状腺肿大

2. 甲状腺功能亢进症不会出现（　　）。

A. 怕热多汗　B. 心慌　C. 易于激动　D. 反应迟钝　E. 气短

3. 女性，28岁，患甲亢4个月，无突眼，甲状腺Ⅰ度肿大，首选治疗是（　　）。

A. 甲状腺药物治疗　B. 甲状腺药物控制症状后手术治疗

C. 立即手术　D. 化疗

E. ^{131}I

4. 女，32岁，妊娠7.5个月，心悸、出汗，易饿，消瘦，大便频，无脓血，心率112次/分，手颤，皮肤湿润，甲状腺弥漫性Ⅱ度肿大，有血管杂音，应首选的检查是（　　）。

A. 甲状腺功能　B. 心电图　C. 大便常规　D. 胸片　E. 尿常规

5. 女性，28岁，极度口渴、多尿、呼吸深大，血糖33.3mmol/L，血酮、尿酮阳性，此时控制血糖最重要的治疗是（　　）。

A. 加大双胍类药物剂量　B. 大剂量补碱

C. 加大磺脲类药物剂量　D. 小剂量胰岛素疗法

E. 大剂量补液

6. 使用胰岛素最常见的不良反应是（　　）。

A. 胰岛素注射部位的过敏反应　B. 注射部位脂肪组织萎缩　C. 胰岛素抗药性

D. 低血糖　E. 发热

7. 1型糖尿病患者，上呼吸道感染后诱发酮症酸中毒，以下更符合糖尿病酮症酸中毒表现的是（　　）。

A. 潮式呼吸　B. 呼吸深大，呼气有烂苹果味

C. 呼吸困难，口唇青紫　D. 呼吸浅慢，不规则

E. 呼吸急促

8. 痛风是由（　　）异常所致。

A. 糖代谢异常　B. 慢性嘌呤代谢障碍　C. 钙、磷代谢异常

D. 脂质代谢异常　E. 糖类代谢异常

9. 下列不符合痛风特点的是（　　）。

A. 急性反复发作性单关节炎　B. 高尿酸血症　C. 尿酸性肾结石

D. 游走性关节炎　E. 痛风石

10. 关于痛风的治疗错误的是（　　）。

A. 不使用抑制尿酸排泄的药物

B. 控制总热量摄入，限制高嘌呤饮食

C. 急性痛风性关节炎迅速给秋水仙碱

D. 急性痛风性关节炎期迅速给糖皮质激素

E. 平时多饮水，少进食高嘌呤的食物

二、简答题

1. 1型糖尿病和2型糖尿病的区别是什么？

2. 痛风的临床表现有哪些？

（于海静）

第十章　结缔组织病与免疫缺陷性疾病

学习目标

1.**掌握**　风湿性疾病常用的检查方法；类风湿关节炎和系统性红斑狼疮的临床表现。

2.**熟悉**　类风湿关节炎和系统性红斑狼疮的诊断和治疗。

3.**了解**　类风湿关节炎和系统性红斑狼疮的病因和病理。

技能目标

1.**学会**　风湿性疾病常用的检查方法。

2.**具备**　运用临床知识对风湿性疾病患者进行人文关怀的能力。

PPT

第一节　风湿性疾病概述

风湿性疾病（rheumatic diseases）是一组影响骨、关节及其周围软组织（如肌肉、肌腱、滑膜、韧带、软骨等）的慢性疾病。可以是全身性或系统性，也可以是局限性的；可以是器质性的，也可以是精神性或者功能性的。如果不及时诊治，大多数患者有致残甚至致死的风险，给社会和家庭带来沉重的负担。其病因和发病机制多样，许多疾病的确切病因尚未明确，但多数与自身免疫反应密切相关。随着社会的发展、卫生水平的提高和生活方式的改变，风湿性疾病的疾病谱也发生着显著变化，由感染引起的风湿病已明显减少，而骨关节炎、痛风性关节炎的发病率呈上升趋势。

一、风湿性疾病分类

目前临床较为常用的分类方法仍是沿用1983年美国风湿病协会（American Rheumatology Associa-tion，ARA）所制定的分类方法，根据其发病机制、病理和临床特点，将风湿性疾病分为10大类。

1.弥漫性结缔组织病　类风湿关节炎、（系统性）红斑狼疮、（系统性）硬皮病、多肌炎/皮肌炎、抗磷脂综合征、系统性血管炎综合征（大动脉炎、结节性多动脉炎、肉芽肿性多血管炎）等。

2.脊柱关节炎　强直性脊柱炎、反应性关节炎、肠病性关节炎、银屑病关节炎、未分化脊柱关节病等。

3.退行性病变　（原发性、继发性）骨关节炎。

4.遗传、代谢和内分泌疾病相关的风湿病　Marfan综合征、先天或获得性免疫缺陷病；痛风、假性痛风；肢端肥大症、甲减、甲旁亢相关关节病等。

5.感染相关风湿病　反应性关节炎、风湿热等。

6.肿瘤相关风湿病　①原发性（滑膜瘤、滑膜肉瘤等）；②继发性（多发性骨髓瘤、转移癌等）。

7.神经血管疾病　神经性关节病、压迫性神经病变（周围神经受压、神经根受压等）、反射性交感神经营养不良等。

8.骨与软骨病变　骨质疏松、骨软化、肥大性骨关节病、弥漫性原发性骨肥厚、骨炎等。

9.非关节性风湿病　关节周围病变（滑囊炎、肌腱病等）、椎间盘病变、特发性腰痛、其他疼痛综合征（如纤维肌痛综合征）等。

10.其他有关节症状的疾病 周期性风湿病、间歇性关节积液、药物相关风湿综合征、慢性肝炎等。

二、病史采集和体格检查

患者的发病年龄、性别、家族史等对疾病的诊断均具有重要参考价值。如系统性红斑狼疮多发生在育龄期女性；强直性脊柱炎多见于青年男性，部分患者有家族史；骨关节炎多见于中老年人。询问症状时除重点询问骨、关节和肌肉疼痛外，还应该询问肌肉骨骼系统外的症状，如脱发、光过敏、雷诺现象、口腔外阴溃疡、口眼干燥、腮腺肿大以及消化、呼吸、泌尿、神经、血液等系统的相关症状。对于有关节疼痛的患者，应详细询问其起病形式、受累部位、数目、疼痛的性质与程度、功能状况及其演变。如类风湿关节炎患者大多表现为慢性、对称性关节肿痛，后期可出现关节畸形。

体格检查除一般内科系统检查外，还应进行皮肤、肌肉、关节、脊柱和有无肌萎缩、肌肉压痛及肌力的检查。皮损的形态和分布特点对于疾病的诊断有一定帮助，关节检查的重点在于检查受累关节有无红肿、压痛和关节、脊柱的活动度。

三、实验室检查

（一）一般性检查

血、尿、便以及肝、肾功能检查是必不可少的。血沉、CRP、球蛋白水平、补体的检查是诊断风湿病以及判断病情活动的重要指标。

（二）特异性检查

包括关节液检查、血清自身抗体和补体水平。

1.关节液检查 可通过关节腔穿刺获取关节液，包括关节液常规检查、病原学检查，光镜、偏振光镜检查等。

2.自身抗体 患者血清中出现自身抗体是风湿性疾病的特点之一，自身抗体的检测对于风湿性疾病的诊断和鉴别诊断有很大的帮助。现在应用于临床的主要自身抗体有以下五类。

（1）抗核抗体（anti-nuclear antibodies，ANAs） 根据抗原分子的理化特性和分布部位，将抗核抗体分为DNA、抗组蛋白、抗非组蛋白、抗核仁抗体及其他细胞成分抗体五大类。其中抗非组蛋白抗体中包含一组可被盐水提取的可溶性抗原抗体，即抗ENA抗体，对于风湿性疾病的诊断尤为重要，但与疾病的严重程度及活动度无关。ANAs阳性应警惕结缔组织病（CTD）的可能，但正常老年人血清中可能存在低滴度的ANAs。不同成分的ANAs有其不同的临床意义，具有不同的诊断特异性。

（2）类风湿因子（rheumatoid factor，RF） 其靶抗原为变性IgG分子的Fc段。RF阳性不仅可见于RA、SLE、SSc等多种CTD，也可见于感染性疾病、肿瘤以及约5%的正常人群。RF在RA的阳性率为80%左右，但特异性较差；在诊断明确的RA中，RF滴度可判断其活动性及其预后。

（3）抗中性粒细胞胞浆抗体（antineutrophil cytoplasmic antibodies，ANCA） 其靶抗原为中性粒细胞胞浆的多种成分，该抗体对血管炎的诊断及活动性判定有一定帮助。

（4）抗磷脂抗体（antiphospholipid antibodies，APLs） 目前临床常规检查抗心磷脂抗体、狼疮抗凝物、抗 β_2 GPI抗体。这些抗体常见于抗磷脂综合征、SLE等，主要引起凝血系统改变，临床上表现为血栓形成、血小板减少和习惯性流产等。

（5）抗角蛋白抗体谱 临床常检测抗核周因子抗体（APF）、抗角蛋白抗体（AKA）以及抗环瓜氨酸多肽（CCP）抗体，有助于RA的早期诊断。

3.补体测定 血清总补体（CH50）、C3和C4有助于对SLE和血管炎的诊断、活动性和治疗后疗效反应的判定。SLE出现C3降低是活动期的标志，其他的CTD很少出现C3降低。

4.人类白细胞表面抗原（HLA）检测 HLA-B27与有中轴关节受累的脊柱关节病密切关联。HLA-B27在AS中的阳性率可达90%，也可见于反应性关节炎、银屑病关节炎等脊柱关节病，在正常人群中也有10%的阳性率。此外，HLA-DR2、HLA-DR3与SLE，HLA-DR4与RA有一定的关联。

（三）影像学检查

影像学检查是重要的辅助检测手段之一，一方面可以帮助各种关节、脊柱受累疾病的诊断、鉴别诊断、疾病分期、药物疗效的判断；另一方面可用于评估肌肉、骨骼系统以外脏器的受累情况。X线是骨和关节检查最常用的影像学技术，有助于诊断、鉴别诊断和随访。该检查可发现软组织肿胀及钙化、骨质疏松、关节间隙狭窄、关节侵蚀脱位、软骨下囊性变等改变。关节CT用于检测有多层组织重叠的病变部位，如骶髂关节、股骨头、胸锁关节、椎间盘等，其敏感度比X线平片高；近年来新出现的双能CT有助于检查痛风性关节炎患处的尿酸盐结晶。MRI对骨、软骨及其周围组织包括肌肉、韧带、肌腱、滑膜有其特殊的成像，因此对软组织和关节软骨损伤、骨髓水肿、缺血性骨坏死、早期微小骨破坏和肌肉炎症等是敏感、可靠的检测手段。

四、治疗

风湿病种类繁多，多为慢性病，一旦明确诊断后应尽早治疗。治疗的目的是保持患者脏器、关节的功能，缓解症状，提高生活质量，改善预后。具体治疗措施包括一般治疗（对患者的教育、对症治疗、物理治疗等），药物治疗和手术治疗。抗风湿药物主要包括非甾体抗炎药、糖皮质激素、抗风湿药和生物制剂。

（一）非甾体抗炎药

非甾体抗炎药（non-steroidal anti-inflammatory drug，NSAID）起效快，镇痛效果佳，广泛用于改善风湿病的各类关节肿痛症状，但该类药物不能控制原发病的病情。NSAIDs抑制环氧化酶（COX）从而抑制花生四烯酸转化为前列腺素，起到抗炎、解热、镇痛的作用。COX有两种同工酶，即COX-1和COX-2。COX-1具有保护胃黏膜、启动血小板及维持肾功能的作用，并且参与巨噬细胞的分化，直接参与并加重炎症；而COX-2除在诱导下作为病理性酶引起的炎症、疼痛、发热和异常调节外，还参与组织修复，维持生殖系统、脑、肾、心、肺等器官的生理功能，此外，该酶对慢性炎症有抗炎的作用。NSAID种类繁多，用药需遵循以下原则。

1.不重叠用药 不主张同时使用两种以上的NSAID，叠加使用不能增加治疗作用，只会增加药物的不良反应。

2.适时换药 每个NSAID品种并非对每个患者都有效，当患者正规、足量服用一种NSAID 2~3周无效时，即可更换另一种NSAID，而不应短期内频繁换药。

3.根据患者特点合理选药 对于有消化性溃疡基础疾病的患者，应选择以塞来昔布为代表的NSAIDs，而存在心血管基础疾病的患者，则应选非选择性的NSAIDs。

（二）糖皮质激素（简称激素）

糖皮质激素具有很强的抗炎和免疫抑制作用，因而被用于治疗风湿性疾病，是治疗多种CTD的一线基础药物。长期大量服用糖皮质激素的不良反应非常多，包括感染、高血糖症、骨质疏松、肥胖、股骨头无菌性坏死等，所以临床在应用该类药时要权衡其利弊，严格掌握其适应证和用药剂量，严密监测不良反应。

（三）改变病情抗风湿药

改变病情抗风湿药（disease modifying antirheumatic drug，DMARD）的共同特点是具有改善

病情和延缓病情进展的作用，还可以防止和延缓特别是RA的关节骨结构破坏。其特点是起效慢，通常在治疗2~4个月后才显效，病情缓解后宜长期维持，常见的药物有柳氮磺吡啶、甲氨蝶呤、环孢素等。

（四）生物制剂

通过基因工程制造的单克隆抗体或细胞因子受体融合蛋白称为生物制剂，目前已应用于RA、脊柱关节病、SLE等的治疗。目前用于临床的种类有肿瘤坏死因子（TNF-α）、抗CD20单克隆抗体、IL-1、IL-6受体拮抗剂、抗B细胞刺激因子单抗等。生物制剂以阻断免疫反应中某个环节而起效，发展迅速，已成为抗风湿性疾病药物的重要组成部分。该类药物的不良反应主要是感染、过敏反应，部分药物存在增加肿瘤发生率的风险。此类药物价格昂贵，远期疗效和不良反应还有待评估，临床使用时应严格把握适应证。

（五）辅助性治疗

静脉注射人免疫球蛋白、血浆置换、清除血浆中循环免疫复合物等有一定疗效，但应注意必须联合基础药物一起治疗。

PPT

第二节　类风湿关节炎

案例讨论

案例　患者，男，57岁，膝关节、腕关节疼痛2年。自觉每日晨起时膝和腕关节不灵活，活动后缓解。近半年来掌指关节出现肿胀、疼痛。自觉疲乏无力，食欲减退，并且关节肿胀明显来诊。检查：面色苍白，体温38.3℃，关节X线检查见软组织肿胀，骨性僵直。辅助检查：类风湿因子阳性。

讨论　1.患者最可能的诊断是什么？

2.诊断依据是什么？

3.治疗原则是什么？

类风湿关节炎（rheumatoid arthritis，RA）是以慢性对称性多关节炎为主要临床表现的一种自身免疫性疾病，可伴有关节外系统的损害。基本病理改变是滑膜炎和血管翳形成，并逐渐出现关节软骨和骨的破坏，最终导致关节畸形和功能的丧失。该病突出的特点是反复发作的对称性的多发性小关节炎，以手、腕、足等关节最常受累；关节早期呈现红、肿、热、痛和功能障碍，晚期可出现不同程度的畸形，并伴有骨和骨骼肌萎缩，是一种致残率极高的疾病。本病是呈慢性、进行性、侵蚀性的疾病，如未得到早期、及时、恰当的治疗，病情会不断加重，最终导致患者丧失劳动力或致残。所以，早期诊断、早期治疗至关重要。流行病学资料显示，我国RA的患病率为0.32%~0.36%，RA可发生于任何年龄，80%发病于35~50岁，女性患者的发病率为男性的2~3倍。

【病因和发病机制】

RA的病因及发病机制复杂，目前尚未明确。一般认为是遗传、环境和免疫系统失调等多种因素共同作用的结果。

（一）遗传因素

流行病学调查发现，RA有遗传倾向。家系调查显示，RA现证者的一级亲属的发病率为11%。大量研究发现HLA-DRB1等位基因突变与RA的发病有关。

（二）环境因素

虽然目前尚未证实有导致本病的直接感染因子，但有关资料表明一些细菌、支原体、病毒、原虫等的感染与RA的发病和病情进展有密切关系。

（三）免疫紊乱

近年来认为免疫紊乱是RA的主要发病机制，主要以活化的CD4⁺T细胞和MHC-Ⅱ型阳性的抗原提呈细胞（antigen presenting cell，APC）浸润关节滑膜为特点。关节滑膜组织的某些特殊成分或体内产生的内源性物质也可能作为自身抗原被APC提呈给活化的CD4⁺T细胞，启动特异性免疫应答，导致相应的关节炎症状。另外，活化的B细胞、巨噬细胞和滑膜成纤维细胞等作为抗原递呈及自身抗体来源的细胞，在RA滑膜炎症性病变的发生及演化中也发挥了重要作用。

【病理】

类风湿关节炎的基本病理改变是滑膜炎。在急性期主要表现为渗出性和细胞浸润性，当病变进入慢性期，滑膜变得肥厚，形成许多绒毛样突起，突向关节腔内或侵入到软骨和软骨下的骨质。绒毛又名血管翳，具有很强的破坏性，是造成关节破坏、关节畸形及功能障碍的病理基础。

【临床表现】

RA的临床表现多样，个体差异比较大，大多为慢性起病。典型类风湿关节炎患者开始常有关节局部轻微的酸痛和僵硬，逐渐加重，常伴有倦怠乏力、食欲减退、发热、体重减轻等全身症状。大多数患者起病隐匿，可有疲乏、低热、食欲减退、体重下降和骨骼肌疼痛等，继而出现关节症状。少数患者起病急骤，伴发热、皮下结节，短期内出现多关节肿痛，活动受限。

（一）关节症状

1.晨僵 晨僵是指病变的关节在晨起或日间长时间静止不动后出现较长时间（至少1小时）的僵硬，如胶黏着样感觉，关节运动受限，活动后方能缓解或消失。95%以上的RA患者可出现晨僵，晨僵持续时间和关节炎症的程度呈正比，常被作为观察RA活动性的指标之一，但主观性很强。

2.痛与压痛 关节痛往往是患者最早出现的症状，常呈对称性、持续性，时轻时重，疼痛关节伴有压痛。腕关节、掌指关节和近端指关节最常受累，其次为足趾、膝、踝、肘、肩关节等。受累关节的皮肤可出现褐色色素沉着。

3.关节肿 多因关节腔内积液或关节周围软组织炎症引起。病程长者可因滑膜慢性炎症后的肥厚而引起肿胀，凡受累的关节均可肿胀。常见的部位为腕、掌指关节、近端指间关节、膝等关节，多呈对称性。关节炎性肿大使关节呈菱形如梭状指。

4.关节畸形 多见于晚期患者，关节周围肌肉的萎缩、痉挛使畸形更为加重。最常见的关节畸形是腕和肘关节强直、掌指关节的半脱位、手指向尺侧偏斜和呈“天鹅颈”样及“纽扣花样”表现。

5.关节功能障碍 关节肿痛和结构破坏造成了关节的活动障碍。美国风湿病学会将因本病影响生活的程度分为4级：Ⅰ级，能照常进行日常生活和各项工作；Ⅱ级，可进行一般的日常生活和某种职业工作，但参与其他项目活动受限；Ⅲ级，可进行一般的日常生活，但参与某种职业工作或其他项目活动受限；Ⅳ级，日常生活的自理和参与工作的能力均受限。

6.特殊关节 超过80%的患者出现颈椎关节受累，表现为颈痛、活动受限，甚至脊髓受压。肩、髋关节受累时常表现为局部疼痛和活动受限。部分患者出现颞颌关节的损伤，表现为讲话或咀嚼时疼痛加重，严重者出现张口困难。

（二）关节外表现

1.类风湿结节 是本病较常见的关节外表现，可见于30%～40%的患者。类风湿结节可发生在任何部位，但多位于关节隆突部及受压部位的皮下，如前臂伸面、肘鹰嘴突附近、滑囊、跟腱等处。其大小不一，直径由数毫米到数厘米不等，质硬、无压痛、对称性分布。此外，几乎所有脏器如心、肺、眼等均可累及。它的存在提示本病活动。

2.类风湿血管炎 是关节外损害的基础，可出现在患者的任何系统，主要表现在指甲下或指端的小血管。皮肤血管炎表现各异，可有甲床点状或线状出血、皮肤瘀斑、指（趾）坏疽等。

3.肺脏受累 较常见，男性多于女性，有时可为首发。肺间质病变是最常见的肺部病变，患者逐渐出现呼吸困难和肺功能不全，少数患者出现慢性纤维性肺泡炎提示预后较差。肺内的类风湿结节表现，结节有时可以液化，咳出后形成空洞。胸膜炎为单侧或双侧少量积液，偶为大量积液，胸腔积液大多为渗出性，糖含量低。

4.心脏受累 急性和慢性的RA都可出现心脏受累，其中最常见为心包炎，多见于RF阳性、有类风湿结节的患者。通过超声心动检查，约30%患者出现少量心包积液。

5.神经系统损害 神经受压是RA患者出现神经系统病变的常见原因。受压的周围神经病变与相应关节滑膜炎的严重程度密切相关。最常受累的神经有正中神经、尺神经和桡神经。

6.其他 病情活动时，患者血液系统常有贫血的表现，贫血的程度与关节的炎症程度相关。一般为正细胞正色素性贫血，如为小细胞低色素性贫血，则多为病变本身或因服用非甾体抗炎药而造成胃肠道出血所致。患者有时会出现Felty综合征，表现为脾大、中性粒细胞减少，有的甚至出现贫血和血小板减少，但与病情活动性无明显关系。长期服用抗风湿药物，尤其是非甾体抗炎药患者可出现上腹不适、胃痛、恶心等胃肠道症状。30% ~40%患者出现干燥综合征，随病程的延长，干燥综合征的患病率逐渐增多。

【辅助检查】

1.血液检查 有轻至中度贫血。活动期血小板增多，白细胞及分类多正常。

2.炎性标志物 血沉和C反应蛋白（CRP）常升高，提示病情活动。

3.自身抗体

（1）类风湿因子（RF） 分为IgM型、IgG型和IgA型，在临床上主要检测IgM型，见于70%的患者血清，其滴度与本病的活动性和严重性相关，但RF并非RA的特异性抗体，所以RF阳性者必须结合临床表现，才能诊断本病。

（2）抗角蛋白抗体谱 包括核周因子抗体（APF）、抗角蛋白抗体（AKA）和抗环瓜氨酸肽（CCP）抗体。其中抗环瓜氨酸肽（CCP）抗体在此谱中对RA的诊断特异性和敏感性高，在临床中普遍使用。

4.免疫复合物和补体 70%患者血清中可出现各种不同类型的免疫复合物，尤其是活动期和RF阳性的患者。血清补体在RA急性期和活动期均有升高，少数血管炎患者出现补体降低。

5.关节滑液检查 正常人关节腔内滑液不超过3.5ml，在关节腔有炎症时滑液增多，白细胞也明显增多。

6.关节X线检查 以患者手指和腕关节的X线片最有价值。早期可见关节周围软组织的肿胀影，关节端骨质疏松（Ⅰ期）；进而关节间隙变窄（Ⅱ期）；关节面出现虫蚀样改变（Ⅲ期）；晚期可见关节半脱位和关节破坏后的纤维性和骨性强直（Ⅳ期）。本项检查对RA的诊断、关节病变的分期、病情的演变均很重要。

7.类风湿结节活检 典型的病理改变有助于本病诊断。

【诊断】

目前类风湿关节炎的诊断普遍沿用美国风湿病协会1987年修订的类风湿关节炎分类标准：①关节内或周围晨僵持续至少1小时；②至少同时有3个关节区软组织肿或积液；③腕关节、掌指关节或近端指关节区，至少1个关节区肿胀；④对称性关节炎；⑤有类风湿结节；⑥X线片改变（至少有骨质疏松和关节间隙狭窄）；⑦类风湿因子阳性。符合以上7项中的4项及以上即可做出诊断。

知识拓展 类风湿关节炎鉴别

1.骨关节炎 多见于中、老年人，起病过程大多缓慢。手、膝、髋及脊柱关节容易受累，而掌指、腕和他关节较少受累。病情通常随活动而加重或因休息而减轻。晨僵时间多小于半小时。不伴有皮下结节及血管炎等关节外表现。类风湿因子多为阴性，少数老年患者可有低滴度阳性。

2.强直性脊柱炎 以青年男性多发，以中轴关节如骶髂及脊柱关节受累为主，虽有外周关节病变，但多表现为下肢大关节，为非对称性的肿胀和疼痛，并常伴有棘突、大转子、跟腱、脊肋关节等肌腱和韧带附着点疼痛。关节外表现多为虹膜睫状体炎、心脏传导阻滞障碍及主动脉瓣闭锁不全等。X线片可见骶髂关节侵袭、破坏或融合，类风湿因子阴性。

【治疗】

由于病因和发病机制尚不明确，临床上缺乏特效的治疗方法，目前多采取综合治疗的方案。治疗原则主要是减轻患者关节疼痛，控制病情进展，阻止发生不可逆的骨改变，尽可能地保护关节和肌肉的功能，提高患者的生活质量。为了达到上述目的，早期诊断和早期治疗是非常重要的。

（一）一般治疗

活动期患者应卧床休息，待症状基本消失后可适当活动，但应避免劳累。饮食应含足量的蛋白质及维生素。

（二）药物治疗

治疗RA的常用药物分为五大类，即非甾体抗炎药物（NSAID）、改变病情抗风湿药（DMARD）、糖皮质激素、生物制剂和植物药等。

1.非甾体抗炎药物（NSAID） 又称一线抗风湿药，是改善关节症状的首选药。该类药具有镇痛消肿的作用，可以改善关节炎症状，但不能控制病情，需与改变病情抗风湿药同时使用。常用药物：阿司匹林、吲哚美辛、布洛芬、萘普生等。无论哪一种非甾体抗炎药都会出现胃肠道不良反应，使用时应加以注意，剂量应遵循个体化；只有在一种非甾体抗炎药足量使用1~2周后无效时才能更改为另一种；应避免两种或两种以上非甾体抗炎药同时服用，其疗效不叠加而不良反应加重。老年人宜选用半衰期短的药物，对有溃疡病史的老年人，宜服用选择性环氧酶-2（COX-2）抑制剂以减少胃肠道不良反应，如尼美舒利、美洛昔康、塞来昔布等。

2.改变病情抗风湿药（DMARD） 该类药物需使用较长时间后才开始产生作用，但可以减缓或控制疾病的进展，所以称为慢作用药物或改变病情药物。从临床疗效和费用等综合因素考虑，一般首选甲氨蝶呤（MTX），并将其作为联合治疗的基本药物。RA一经确诊，应早期采用DMARD联合治疗方案。各种DMARD都有不同的作用机制和不良反应，在应用时应尽量监测。

3.糖皮质激素 该类药有快速消炎止痛作用，但久服不良反应多，停药困难，所以一般不作为首选药物。仅在其他治疗无效或病情危重（如严重血管炎、心包积液等）情况下短期使用。泼尼松：每日剂量一般不超过10mg。大关节受累时可用醋酸泼尼松龙或利美达松关节腔内注射，可以减轻关节炎症，改善功能。

4.生物制剂 是近年来类风湿关节炎治疗的一个革命性进展，其治疗靶点主要针对细胞因子和细胞表面分子。主要包括TNF-α拮抗剂、IL-1拮抗剂、IL-6拮抗剂、CD20单克隆抗体、细胞毒T细胞活化抗原-4（cytotoxic T lymphocyte activation antigen-4，CTLA-4）抗体。目前使用最普遍的是TNF-a拮抗剂和IL-6拮抗剂。

5.植物药制剂 目前已有多种治疗RA的植物制剂，如雷公藤多甙、青藤碱、白芍总苷等，其中雷公藤多甙最为常用，该药有抑制淋巴细胞、单核细胞及抗炎作用，其不良反应是对性腺的毒性，可引起月经量减少，精子活动力下降，皮肤色素沉着，肝损害和胃肠道反应。青藤碱的主要不良反应为皮肤瘙痒，少数患者有白细胞减少。白芍总苷的不良反应为大便次数增多和纳差。

（三）外科手术治疗

通过滑膜切除术去掉慢性血管翳有较好的疗效，但未阻断RA基本病理过程，所以术后滑膜常再生。对晚期患者可行关节成形术或人工关节置换以减轻疼痛、矫正畸形、改进关节功能和提高生活质量。

【预后】

RA患者的预后和病程长短、病情程度和治疗有密切关系。大多数RA患者病情迁延不愈，发病年龄晚者比发病年龄早者预后好，有严重全身症状者常预后不良。

PPT

第三节　系统性红斑狼疮

案例讨论

案例　患者，女性，28岁，突然发热，体温39.3℃，周身乏力。既往面部经日光照射后出现多处红斑，近日红斑加重，急诊入院。检查：血红蛋白90g/L，红细胞2.68×10^{12}/L，尿蛋白（+++），抗核抗体阳性。

讨论　1.该患者最可能的诊断是什么？

2.进一步需要检查哪些？

3.治疗原则是什么？

系统性红斑狼疮（systemic lupus erythematosus，SLE）是一种表现为多系统受累的慢性自身免疫性疾病，其血清中存在以抗核抗体为代表的多种自身抗体。本病在我国育龄期女性多见。

【病因和发病机制】

（一）遗传

流行病学研究资料显示，SLE患者第一代亲属中患SLE者8倍于没有SLE患者家庭，单卵双胎患SLE者5~10倍于异卵双胎。多年研究已经证实SLE是多基因相关疾病。

微课

（二）环境因素

1.阳光紫外线照射使皮肤上皮细胞凋亡，新抗原暴露而成为自身抗原。

2.药物、化学制剂、微生物病原体这些因素均也可诱发该病。

（三）雌激素

女性患者明显高于男性，特别是育龄期女性患病率高。在更年期前阶段为9∶1，儿童和老人为3∶1。

（四）发病机制和免疫异常

SLE的发病机制复杂，尚未完全阐明。目前主要认为是外来抗原（如病原体、药物等）引起人体B细胞活化。易感者因免疫耐受性减弱，B细胞通过交叉反应与模拟外来抗原的自身抗原相结合，并将抗原提呈给T细胞，使之活化，在T细胞活化刺激下，B细胞得以产生大量不同类型的自身抗体，造成大量组织损伤。

1.致病性自身抗体　这类自身抗体的特性为：①以IgG型为主，与自身抗原有很高的亲和力，如DNA抗体可与肾组织直接结合导致肾损伤；②抗血小板抗体及抗红细胞抗体导致血小板和红细胞破坏，出现血小板减少和溶血性贫血；③抗SSA抗体经胎盘进入胎儿心脏引起新生儿心脏传导阻滞；④抗磷脂抗体引起抗磷脂抗体综合征（血栓形成、血小板减少、习惯性自发性流产）；⑤抗核糖体抗体又与神经精神狼疮有关。

2. 致病性免疫复合物 SLE是一个免疫复合物病。免疫复合物由自身抗体和相应自身抗原结合而成，能够沉积在组织，造成组织的损伤。

3. T细胞和NK细胞功能失调 SLE患者的 $CD8^+$T细胞和NK细胞功能失调，不能产生抑制 $CD4^+$ T细胞的作用，所以在 $CD4^+$T细胞的刺激下，B细胞持续活化而产生自身抗体，使自身免疫持续存在。

【病理】

SLE的主要病理改变为炎症反应和血管异常。中、小血管因免疫复合物的沉积或抗体直接的侵袭而出现管壁的炎症和坏死，继发的血栓使管腔变窄，导致局部组织缺血和功能障碍。受损器官的特征性改变是：①苏木紫小体（狼疮小体）：是细胞核受抗体作用变性为嗜酸性团块。②“洋葱皮样”病变：指小动脉周围有显著向心性纤维增生，以脾脏中央动脉最为明显。此外，心包、心肌、肺、神经系统等器官也可出现上述基本病理变化。

【临床表现】

临床症状多样，不同患者临床表现差异较大，早期症状往往不典型。

1. 全身症状 活动期患者大多数有全身症状。约90%患者有发热，以低中度热最为常见，此外，可有疲倦、乏力、体重下降及淋巴结肿大等症状。

2. 皮肤与黏膜表现 80%的患者会出现皮肤损害，表现多样。包括颊部的蝶形红斑、盘状红斑、指掌部和甲周红斑、指端缺血、面部及躯干皮疹，其中以鼻梁和双颧颊部呈蝶形分布的红斑最具特征性，该红斑位于双面颊和鼻梁部位，为不规则的水肿性红斑。病情缓解时，红斑可消退，留有棕黑色素沉着，形似一只蝴蝶，因此称为“蝶形红斑”。SLE皮疹多无明显瘙痒。部分患者有广泛或局限性斑丘疹，多见于日晒部位，也可表现为各式各样的皮疹，如红斑、红点、丘疹、紫癜、水疱和大疱等。活动期患者可有脱发、口腔溃疡。

3. 关节和肌肉表现 关节痛是常见症状之一，呈对称性、间歇性，一般不引起关节畸形，关节X线片多无关节骨破坏。受累的关节常有指、腕、膝和掌指关节。部分患者可有肌痛，有时出现肌炎。

4. 肾脏表现 SLE可累及各个系统和器官，但以肾脏最为常见。几乎所有患者的肾组织都有病理变化，但有临床表现的仅约为70%。肾脏受累主要表现为蛋白尿、血尿、管型尿、肾性高血压等，晚期可发展为肾衰竭，是SLE常见的死亡原因。

5. 心血管表现 约30%的患者有心血管表现，以心包炎最常见。约10%的患者有心肌损害，可有气促、心前区不适、心律失常，严重者可因心脏衰竭导致死亡。可有冠状动脉受累，表现为心绞痛和心电图ST–T改变，甚至出现心肌梗死。

6. 肺脏表现 约35%的患者有胸腔积液，多为中小量、双侧。患者可发生狼疮性肺炎，表现为发热、干咳、气促，双侧弥漫性肺泡浸润性病灶。少数患者可出现肺间质性病变。

7. 消化系统表现 约30%的患者有食欲减退、腹痛、腹泻、呕吐、腹腔积液等。SLE有部分患者以上述症状为首发，容易误诊。少数患者可并发各种急腹症，如急性腹膜炎、胰腺炎、肠坏死、肠梗阻等，往往是SLE发作或活动的信号。这些消化系统症状与肠壁和肠系膜的血管炎有关。

8. 神经系统表现 又称神经精神狼疮（neuropsychiatric lupus，NP–SLE），轻症患者表现为头痛、呕吐、偏瘫、意识障碍，或有轻度认知障碍症状。严重者可表现为脑血管意外、癫痫持续状态等。凡有中枢神经症状表示患者病情处于活动期，提示预后不良。此外患者也可出现脑神经与外周神经的病变。

9. 血液系统表现 活动性SLE中血红蛋白降低、血细胞和血小板减少。约10%属溶血性贫血（Coombs试验阳性），约20%的患者可有无痛性轻、中度淋巴结肿大，以颈部和腋下为多见。淋巴结病理表现多为淋巴组织反应性增生。约15%的患者有脾脏肿大。

10.其他症状 少数患者在SLE活动期可出现抗磷脂抗体综合征，主要表现为动脉和（或）静脉的血栓形成、习惯性自发性流产、血小板减少。约有30%的SLE患者有继发性干燥综合征，有唾液腺和泪腺功能不全。少数患者有眼底变化，如出血、视盘水肿、视网膜渗出物等，主要是由视网膜血管炎造成的。

【辅助检查】

（一）一般检查

血液检查常有贫血，白细胞计数减少，血小板减少，病情活动时血沉多增快；尿常规异常（如血尿、蛋白尿）提示肾功能受损。

（二）免疫学检查

1.自身抗体 患者血清中可查到多种自身抗体，最常见而有意义的主要有以下几种。

（1）抗核抗体（ANA） 是目前筛选结缔组织病的主要试验。见于约95%的SLE患者，但其特异性低，很难与其他结缔组织病相鉴别，常需做其他自身抗体的检验。

（2）抗双链DNA抗体 是诊断SLE的标记抗体之一，对SLE特异性高，多出现在SLE活动期，其量与SLE活动性有密切相关。

（3）抗Sm抗体 是诊断SLE的标记抗体之一，特异性高达99%，但敏感性仅25%，该抗体与SLE活动性不相关。可作为回顾性诊断的重要依据。

2.补体 目前常检测的补体有CH50（总补体）、C3和C4，这些补体降低，尤其是C3低下有助于SLE的诊断，并提示有活动性。

3.狼疮带试验 狼疮带试验是用免疫荧光方法检测患者皮肤的表皮与真皮交界处是否有免疫球蛋白沉积带，狼疮带试验阳性代表系统性红斑狼疮的活动性。

（三）肾活检

可发现有免疫复合物颗粒在肾小球基底膜或系膜上沉积。

【诊断】

本病病因不明确，临床表现变化多样，累及的组织和器官较多，病情复杂，特别是疾病早期不典型患者或仅有一两个脏器受累，甚至无临床表现，诊断较困难。目前普遍采用美国风湿病学会（1997年）提出的诊断标准。

1.颊部红斑 固定红斑，扁平或高起，在两颧突出部位。

2.盘状红斑 片状高起于皮肤的红斑。

3.光敏感 对日光有明显的反应，引起皮疹。

4.口腔溃疡 口腔或鼻咽部溃疡，一般无痛性。

5.关节炎 非侵蚀性关节炎，累积2个或更多的外周关节，有压痛、肿胀或积液。

6.浆膜炎 胸膜炎或心包炎。

7.神经病变 癫痫发作或精神症状，除外药物和已知的代谢紊乱。

8.肾脏病变 尿蛋白>0.5g/24h或+++或管型尿。

9.血液学疾病 溶血性贫血或血小板减少，或白细胞减少，或淋巴细胞减少。

10.免疫学异常 抗双链抗体阳性，或抗磷脂抗体阳性（包括抗心磷脂抗体或狼疮抗凝物，或至少持续6个月的梅毒血清试验假阳性，三者具备一项阳性）或抗Sm抗体阳性。

11.抗核抗体 在任何时候和未用药物诱发“药物性狼疮”的情况下，抗核抗体滴度异常。

上述11项中符合任何4项或4项以上者，在除外感染、肿瘤和其他结缔组织病后，可诊断为系统性红斑狼疮。

知识拓展 红斑狼疮病名的由来

“红斑狼疮”这一病名是从西方医学拉丁文翻译而来。1828年，法国皮肤科医生贝特首先报道了这样一个患者：面部出现像是被狼咬过后不规则的水肿性红斑，呈中间凹陷，边缘突起，表面光滑，有时带有鳞屑。因为狼与狼打架的时候，常常用锋利的牙齿撕咬对方的面部，把对方的面部咬得血淋淋的，所以后来就形成了大片的红色瘢痕。红斑狼疮患者面部的皮疹，与狼打架时咬伤的面部瘢痕相似，所以医学家们把该病形象地称之为“红斑狼疮”。以后随着临床经验的积累，越来越多的医生发现“红斑狼疮”不仅仅有皮肤损害，而且还有心、脑、肾、肺、关节、血液、肌肉等全身性病变。一百多年前，美国医生奥斯勒提出了“系统性红斑狼疮”这一病名。

【治疗】

SLE目前还不能根治，但合理治疗后可以缓解病情，尤其是针对早期患者。治疗原则是急性期积极用药物诱导缓解，尽快控制病情活动；病情缓解后则维持缓解治疗，保护重要脏器并减轻药物不良反应。肾上腺糖皮质激素加免疫抑制剂是目前主要的治疗方案。

（一）一般治疗

对患者进行心理治疗，使其对疾病保持乐观态度；急性活动期患者需要卧床休息，慢性稳定性患者可适当活动；及早发现并治疗感染；避免强阳光暴晒和紫外线照射；避免使用可诱发狼疮的药物，如避孕药。

（二）对症治疗

对有糖尿病、高血压、高血脂等患者应给予相应疾病的治疗；对发热和关节疼痛者可给予非甾体类抗炎药物治疗。

（三）药物治疗

1.肾上腺糖皮质激素（简称激素） 是目前治疗SLE的主要药物，一般选用泼尼松或甲泼尼龙。

长期应用激素会出现以下不良反应：向心性肥胖、血糖升高、高血压、诱发感染、股骨头坏死和骨质疏松等，同时应用糖皮质激素突然停药或减量过快，患者容易出现停药反应或反跳现象。所以，应定期监测患者的血压，观察血糖、尿糖变化，以便及早发现药物性糖尿病及医源性高血压。定期测量血压，做好皮肤和口腔黏膜的护理，注意患者情绪变化。强调按医嘱服药的必要性，不能自行停药或减量过快，以免引起病情“反跳”。

知识拓展 SLE合并妊娠的用药

SLE常发生在育龄期女性，妊娠可诱发SLE的活动，特别是在妊娠和产后6周。糖皮质激素可通过胎盘，进入胎盘的泼尼松可被胎盘产生的酶氧化，故不会对胎儿有害。而地塞米松和倍他米松不能被氧化，会影响胎儿，所以不宜使用。氯喹和硫唑嘌呤与激素合用有致胎儿畸形作用，妊娠期及产后1个月内可按病情需要给予激素治疗，产后避免哺乳。

2.免疫抑制剂 病情活动的SLE，在给予大剂量激素的同时，需加用免疫抑制剂，这样有利于更好的控制SLE的活动，保护重要脏器，减少复发以及减少激素的用量。常用环磷酰胺和硫唑嘌呤，另外，还可应用环孢素、吗替麦考酚酯、羟氯喹、雷公藤多甙等。

3.免疫球蛋白 对于某些病情严重或并发全身性严重感染的患者可静脉注射大剂量免疫球蛋白。

4.其他治疗 根据病情选择治疗方案。

（1）血浆置换 对于危重或经多种治疗无效的患者可进行血浆置换，血浆置换可以清除血浆中的免疫复合物、游离抗体、免疫球蛋白及补体，有迅速缓解病情的功效。

（2）人造血干细胞移植　人造血干细胞移植可以使免疫抑制剂治疗无效患者的病情得以缓解，是通过异体或自体的造血干细胞植入获得造血和免疫功能重建的一种医疗手段。

【预防】

患病期间应避免诱发因素，如过劳、直接暴露在强光下、感染、妊娠、避孕药等。育龄期女性应避免怀孕，待病情稳定后在医生的指导下考虑妊娠，病情严重患者不适合妊娠。遵照医嘱服药。注意激素和免疫抑制剂的不良反应，定期复查，及时发现病情变化。

【预后】

随着诊断方法的增多和治疗水平的提高，SLE的预防已经明显改善。目前，SLE患者10年生存率达到90%以上。急性期患者死亡的主要原因是SLE造成的多脏器损害和严重感染，尤其是伴有严重神经精神狼疮和急进性狼疮性肾炎患者；慢性肾功能不全、药物（长期应用大剂量激素）不良反应和冠状动脉硬化性心脏病等是SLE的远期死亡原因。

本章小结

风湿性疾病是以关节、肌肉、骨骼为主要受累对象的慢性疾病，种类繁多，表现复杂。治疗措施包括一般治疗、药物治疗和手术治疗。

类风湿关节炎呈慢性病程，表现为对称性多关节疼痛、肿胀，以手、腕、足等关节最常受累，伴有晨僵；类风湿因子阳性，手指和腕关节的X线片对诊断有价值，治疗常用非甾体类抗炎药，改变病情抗风湿药，糖皮质激素，植物药制剂。

系统性红斑狼疮多见于育龄期女性，以面颊部蝶形红斑为其特征性表现，属于全身多系统损害的自身免疫性疾病。抗Sm抗体是诊断SLE的标记抗体之一，特异性高达99%，抗双链DNA抗体与狼疮活动密切相关。激素为系统性红斑狼疮的首选用药，心理治疗、健康教育及生育指导也很重要。

习题

习题

一、单项选择题

1.风湿性疾病是（　　）。

A.累及软组织和血管、神经的一大类疾病　B.累及肌肉和肌腱的一大类疾病
C.累及骨关节及周围组织的一大类疾病　D.累及肾脏及皮肤的一大类疾病
E.累及关节的一大类疾病

2.类风湿关节炎的典型特征是（　　）。

A.手足发冷　B.游走性关节炎　C.低热
D.大关节炎为主　E.慢性对称性小关节炎

3.下列不是类风湿关节炎关节表现特点的是（　　）。

A.关节晨僵　B.小关节炎　C.关节红肿
D.关节畸形　E.不对称性关节肿

4.提示类风湿关节炎病情活动的特点是（　　）。

A.关节疼痛　B.晨僵不明显　C.关节僵硬、畸形
D.类风湿结节　E.游走性四肢大关节肿痛

5.类风湿关节炎最早出现的关节症状是（　　）。

A.晨僵　B.关节畸形　C.关节肿　D.关节痛　E.关节功能障碍

6.女，50岁。掌指和腕关节反复肿痛2年余，近1个月病情加重，晨起时出现关节僵硬，活动后可缓解。首先考虑的诊断是（　　）。

A.风湿性关节炎　　B.痛风　　C.强直性脊柱炎
D.骨关节炎　　E.类风湿关节炎

7.晨僵在（　　）中表现最为突出。

A.骨性关节炎　　B.风湿性关节炎　　C.化脓性关节炎
D.类风湿关节炎　　E.痛风性关节炎

8. RA最早的X线表现是（　　）。

A.关节周围组织肿胀　　B.骨质疏松　　C.关节腔变窄
D.关节腔消失　　E.关节骨性强直

9.系统性红斑狼疮属于（　　）。

A.弥漫性结缔组织病　　B.感染相关的风湿病　　C.非关节炎型风湿病
D.骨与软骨病变　　E.神经血管疾病

10.系统性红斑狼疮患者最常见的死亡原因是（　　）。

A.皮肤溃疡感染　　B.脑出血　　C.尿毒症
D.心肌梗死　　E.呼吸衰竭

11.系统性红斑狼疮患者的典型皮肤损害为（　　）。

A.环形红斑　　B.结节性红斑　　C.面部蝶形红斑　　D.多形性红斑　　E.网状青斑

12.下列哪一种自身抗体是SLE的标记性抗体（　　）。

A.抗Sm抗体　　B.抗核抗体　　C.抗SSA抗体　　D.抗磷脂抗体　　E.抗RNP抗体

13.目前治疗系统性红斑狼疮的主要药物为（　　）。

A.非甾体抗炎药　　B.磷酸氯喹　　C.雷公藤多甙　　D.环磷酰胺　　E.泼尼松

二、简答题

1.简述风湿性关节炎和类风湿关节炎的鉴别。

2.患者，女，25岁，2周来发热，四肢关节酸痛，无皮疹，胸透示两侧少量胸腔积液，查体：体温39℃，心率120次/分，两下肺叩诊浊音，呼吸音降低，肝、脾未触及，两手掌指关节及膝关节轻度肿胀，Hb 100g/L，白细胞3×10^9/L，血小板50×10^9/L，尿常规蛋白1g/L。患者最可能的诊断是什么？

（马林伟）

第十一章　妇产科学

知识目标

1. **掌握**　女性内生殖器各部位的形态及结构；子宫肌瘤、子宫颈癌的临床表现、诊断方法、治疗原则；产前筛查的时机、方法；异位妊娠的临床表现及诊断。

2. **熟悉**　女性内生殖器的邻近器官；子宫肌瘤的分类及变性；子宫颈癌的病理类型；产前筛查的方案；异位妊娠的病理变化、鉴别诊断及处理原则。

3. **了解**　女性内生殖器血管、淋巴；子宫肌瘤的病因；子宫颈癌的转移途径；产前筛查的意义；异位妊娠的病因。

技能目标

1. **学会**　女性生殖系统解剖、子宫肌瘤、子宫颈癌、产前筛查及异位妊娠常用的检查方法。

2. **具备**　运用妇产科临床知识对患者进行人文关怀的能力。

PPT

第一节　女性生殖系统解剖概要

女性生殖系统（female reproductive system）包括女性内、外生殖器官及相关组织结构、邻近器官。其中内生殖器及邻近器官是医学影像检查的主要对象，学习和掌握女性内生殖器及邻近器官的解剖是其开展工作的基础。

一、女性内生殖器

女性内生殖器（internal genitalia）位于真骨盆内，包括阴道、子宫、输卵管和卵巢，输卵管和卵巢合称子宫附件（图11-1）。

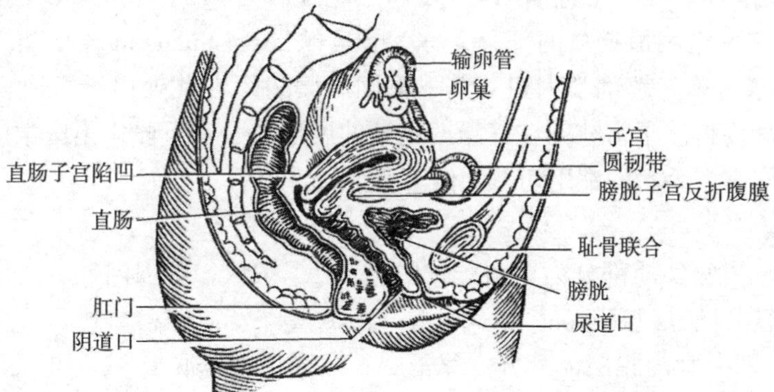

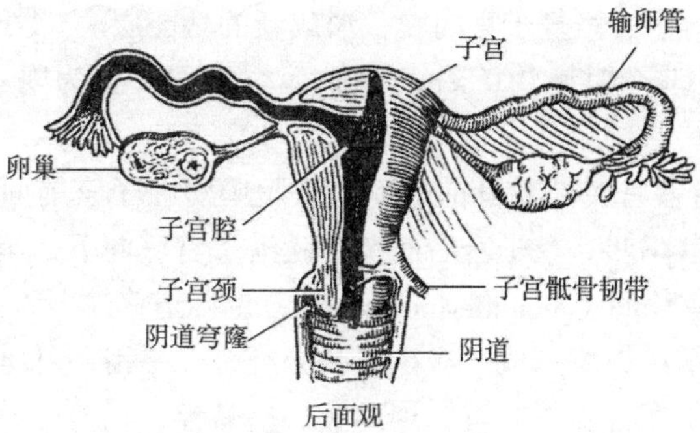

图11-1　女性内生殖器

（一）阴道

阴道（vagina）既是性交器官，亦是月经血排出及胎儿娩出的通道。

1.位置和形态 位于真骨盆下部的中央，为一上宽下窄的肌性管道，前壁长7~9cm，邻近膀胱与尿道；后壁长10~12cm，与直肠贴近。其上端包绕子宫颈阴道部，下端开口于阴道前庭后部。子宫颈与阴道间的圆周状隐窝，称为阴道穹（vaginal fomix），按位置分为前、后、左、右4部分，其中与盆腔最低的直肠子宫陷凹紧密相邻的为阴道后穹，因其最深，故而临床上常经此进行穿刺，引流、手术或行B超检查。

2.组织结构 阴道壁自内而外依次由黏膜层、肌层和纤维组织膜构成。黏膜层呈淡红色，由非角化复层鳞状上皮覆盖，无腺体，有许多横行皱襞，具有较大伸展性，利于分娩时胎儿通过。阴道肌层由内环、外纵两层平滑肌构成，纤维组织膜与肌层紧密粘贴。阴道壁富含静脉丛，受到损伤后易出血或形成血肿。

（二）子宫

子宫（uterus）是孕育胚胎、胎儿和产生月经的场所。由外而内依次为脏腹膜、实质部分及空腔。

1.位置和形态 位于盆腔中央，前倾前屈位，是一壁厚有腔的肌性器官，形态似倒置的梨形，上宽下窄。成年女性子宫长7~8cm，宽4~5cm，厚2~3cm，重50~70g，容量约5ml。子宫上部较宽的部分为子宫体（corpus uteri），其顶部隆突的部分称子宫底（fundus uteri），宫底两侧称为子宫角（cornua utei）。子宫体内的腔隙为子宫腔（uterine cavity），上宽下窄，呈倒置的三角形，两上角通输卵管，下角接子宫颈管。位于子宫体下方的部分为子宫颈（cervix uteri），较窄，外形呈圆柱状，以阴道为界，将子宫颈分为上、下两部分，上部占子宫颈的2/3，两侧与子宫主韧带相连，称为子宫颈阴道上部；下部伸入阴道内，占子宫颈的1/3，称为子宫颈阴道部，该部分通过阴道进行检查时可以直观暴露。子宫颈内腔呈梭形，称子宫颈管（cervical canal）。子宫颈管下端通向阴道，称为子宫颈外口。未产妇的子宫颈外口呈圆形；经产妇受阴道分娩影响形成横裂（常于3、9点出现不同程度裂伤）。不同年龄阶段子宫体与子宫颈的比例各不相同，青春期前为1∶2，生育期妇女为2∶1，绝经后为1∶1。成年妇女子宫颈长2.5~3.0cm。

子宫体与子宫颈之间最狭窄的部分，称为子宫峡部（isthmus uteri），非孕期长约1cm，其上端因解剖上狭窄，称为解剖学内口；其下端因黏膜组织在此处由子宫内膜转变为子宫颈黏膜，故称为组织学内口。子宫峡部在妊娠期逐渐伸展形成子宫下段，是医学影像中重点检查的部位之一，也是剖宫产手术的常用切口部位。

2.组织结构

（1）子宫体 子宫实质部分为子宫壁，由3层组织构成，由内向外分为黏膜层（子宫内膜层）、肌层和浆膜层（脏层腹膜）。

1）黏膜层 即子宫内膜层，其分为致密层、海绵层和基底层3层。内膜表面2/3为致密层和海绵层，统称为功能层，受性激素影响，发生周期变化、脱落。靠近子宫肌层的1/3子宫内膜称基底层，主要功能为再生、修复子宫内膜，形成新的功能层。

2）子宫肌层 较厚，非孕时厚约0.8cm，其内富含血管，分为内层（呈环形）、外层（呈纵行）、中间层（呈交叉状）3层。

3）子宫浆膜层 为覆盖宫底部及其前后面的脏腹膜。在子宫前面，近子宫峡部处向前反折覆盖膀胱，形成膀胱子宫陷凹。在子宫后面，腹膜沿子宫壁向下，至子宫颈后方及阴道后穹处折向直肠，形成直肠子宫陷凹（rectouterine pouch），也称道格拉斯陷凹（Douglas pouch）。

（2）子宫颈 主要由结缔组织构成，含少量弹力纤维、平滑肌纤维及血管。子宫颈管黏膜为单层高柱状上皮，黏膜层富含腺体，可分泌黏液，呈碱性，黏液栓的性状及成分受性激素影响而发生周期性变化。子宫颈阴道部表面光滑，由复层鳞状上皮覆盖。子宫颈癌的好发部位为子宫颈外口鳞状上皮与柱状上皮交界处。

3.子宫韧带 共有四对。

（1）圆韧带（round ligament） 形态似圆索状而得名，由平滑肌和结缔组织构成，全长12~14cm。起自双侧宫角的前面、输卵管近端的下方，向前外侧走行，伸展达双侧骨盆壁后，经腹股沟管止于大阴唇前端。维持子宫前倾位。

（2）阔韧带（broad ligament） 覆盖子宫前后壁，自子宫两侧缘向外延伸达骨盆壁，形成前后两叶的双层腹膜，其上缘游离，内2/3包绕输卵管，外1/3移行为骨盆漏斗韧带（infundibulopelvic ligament），又称卵巢悬韧带（suspensory ligament of ovary），内含卵巢动静脉。卵巢内侧与宫角之间的韧带称为卵巢韧带或卵巢固有韧带。宫体两侧的阔韧带富含淋巴管、血管、神经及大量疏松结缔组织，称之为宫旁组织。子宫动静脉及输尿管均由阔韧带基底部穿过。维持子宫盆腔正中的位置。

（3）主韧带（cardinal ligament） 又称子宫颈横韧带。由坚韧的平滑肌和结缔组织纤维束组成，在阔韧带的底部，横行于子宫颈两侧和骨盆侧壁之间。固定子宫颈的位置，防止子宫脱垂。

（4）宫骶韧带（uterosacral ligament） 起于子宫颈与子宫体交界处后面的上侧方，相当于子宫颈组织学内口的水平位置，向两侧绕过直肠至第2、3骶椎前面的筋膜。将子宫颈向后、向上牵拉，使子宫维持前倾位置。

（三）输卵管

输卵管（fallopian tube，oviduct）为一对全长8~14cm的肌性管道，形态细长而弯曲，位于阔韧带上缘内，内侧与子宫角相连通，外端游离呈伞状，与卵巢相邻，是卵子与精子结合的场所以及运送受精卵的通道。

输卵管由内至外分为以下4部分。

1.间质部（interstitial portion） 长约1cm，为管腔最窄的部分，潜行于子宫壁内的部分。

2.峡部（isthmic portion） 长2~3cm，在间质部外侧，管腔较窄。

3.壶腹部（ampulla portion） 长5~8cm，在峡部外侧，壁薄，管腔宽大、弯曲，受精常发生的部位。

4.伞部（fimbrial portion） 长1~1.5cm，在输卵管末端，开口于腹腔，管口处指状突起有“拾卵”的作用。

（四）卵巢

卵巢（ovary）为女性特有的一对性腺，形态呈扁椭圆形，能分泌性激素、产生及排出卵子，具有内分泌及生殖功能。不同年龄阶段的卵巢形态各有不同。青春期开始排卵后，表面光滑的卵巢逐渐变得凹凸不平。育龄期妇女卵巢呈灰白色，大小约4cm×3cm×1cm，重5~6g；绝经后卵巢逐渐萎缩。

卵巢表面由生发上皮（单层立方上皮）覆盖，无腹膜。深面有一层致密纤维组织，称卵巢白膜。再往内为卵巢实质，分为外层的皮质和内层的髓质。皮质由始基卵泡及致密结缔组织组成；髓质与卵巢门相连，含丰富的血管、神经、淋巴管及疏松结缔组织。

二、血管及淋巴

女性生殖器的血管和淋巴管相伴行，各器官之间静脉及淋巴管以丛、网状相吻合。

（一）血管

女性生殖器官的血液供应主要来源于卵巢动脉、子宫动脉、阴道动脉及阴部内动脉。盆腔静脉均与同名动脉伴行，在相应的器官及周围形成静脉丛。卵巢动脉源于腹主动脉的分支，左侧卵巢动脉源自肾动脉，子宫动脉、阴道动脉及阴部内动脉均源自髂内动脉的分支。子宫动脉经阔韧带基底部、宫旁组织达子宫外侧，自距宫颈内口水平约2cm处横跨输尿管，至子宫侧分为上、下两支，上支为宫体支，自宫角处又分为宫底支、输卵管支及卵巢支；下支为宫颈-阴道支。

（二）淋巴

女性生殖器官及盆腔组织具有丰富的淋巴系统，淋巴结常沿着相应的血管排列，其位置、数目及大小均不固定。主要分为外生殖器淋巴及盆腔淋巴两组。淋巴回流先进入沿髂动脉的各淋巴结，再注入腹主动脉周围的腰淋巴结，最后汇入于第2腰椎前方的乳糜池。当内、外生殖器官发生感染或肿瘤时，常沿淋巴回流的途径进行扩散或转移。

PPT

第二节 妇科系统疾病概要

妇科系统概要主要介绍非妊娠期女性生殖系统常见肿瘤疾病的临床表现、诊断和处理等内容。

一、子宫肌瘤

子宫肌瘤（myoma of uterus）是女性生殖器官最常见的良性肿瘤，主要由子宫平滑肌组织构成，其间含有少量纤维结缔组织。30~50岁妇女多见，20岁以下少见。据统计，育龄期妇女患子宫肌瘤的比例不低于20%。而临床报道的发病率远远低于其真实的发病率。近年来，随着B型超声等影像技术的广泛应用，使得无症状的子宫肌瘤患者越来越多的得以确诊。

【病因】

确切病因尚不完全明了，根据其好发于育龄期，青春期前少见，绝经后肌瘤萎缩或消失等特点，提示子宫肌瘤的发生可能和女性激素有关；根据生物化学检测结果推测，肌瘤组织局部对雌激素的高敏感性是其发生的重要因素之一；子宫肌瘤有潜在的遗传学倾向。

【分类】

子宫肌瘤按照发生部位的不同分为体部肌瘤（90%）和宫颈肌瘤（10%）。按照其与子宫肌壁的关系分为肌壁间肌瘤（占60%~70%）、浆膜下肌瘤（占20%）、黏膜下肌瘤（占10%~15%）。子宫肌瘤常为多个，若各种类型的肌瘤发生在同一子宫，称为多发性子宫肌瘤。

【病理】

1.巨检　子宫肌瘤为实性球形包块，表面光滑，当肌瘤长大或几个肌瘤相融合时，子宫形状呈现不规则的形态。周围肌纤维受压迫形成假包膜包裹肌瘤，假包膜与肌瘤之间有一层疏松网状结构，使肌瘤易于剥出。典型的肌瘤剖面呈灰白色、漩涡状或编织状结构。肌瘤的颜色、硬度与纤维组织多少有关（图11-2）。

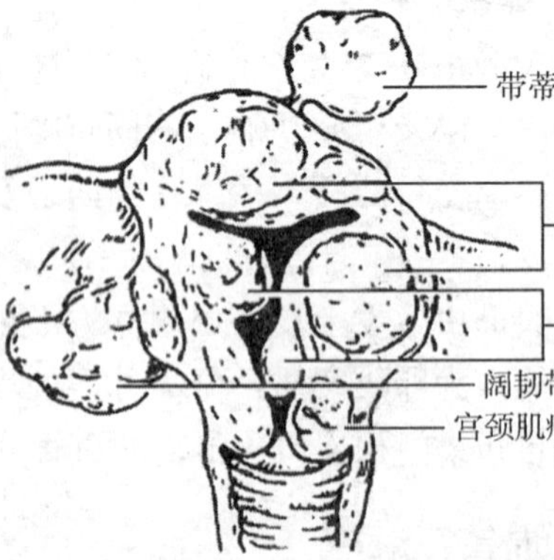

图11-2　子宫肌瘤分类示意图

2.镜检　典型的子宫肌瘤由梭形的平滑肌细胞构成，其间含少量纤维结缔组织。肌细胞大小均匀，核呈杆状，染色较深。

【肌瘤变性】

若子宫肌瘤生长过大、过快或形成瘤蒂，可失去典型的结构发生变性，常见的变性如下。

1.玻璃样变（hyaline deeneration）　即透明变性，最常见。变性区域肌瘤典型的漩涡状及条索状结构被光滑、均匀的半透明区域替代。

2.囊性变（cystic deeneration） 继发于玻璃样变，可发生肌细胞坏死、液化。形成单个或多个囊腔，囊内为清澈无色液体或胶胨状物质。

3.红色变性（red deeneration） 是一种特殊类型的变性，多见于妊娠期和产褥期，该时期肌瘤体积迅速增大、血管发生破裂，出血弥散于组织间，血红蛋白渗到瘤组织内而得名红色变性。

4.肉瘤变（sarcomatous change） 即恶性变，发生率仅为0.4%~0.8%，年龄较大妇女多见，表现为肌瘤短期内迅速增长，尤其应警惕绝经期后肌瘤不缩小，反而继续增大的情况。肌瘤切面质地软而脆，失去典型的漩涡状及条索状结构，细胞增生、排列紊乱、有异型性。

5.钙化（calcification） 剖面可见白色的钙化灶，X线摄片能清楚看到钙化影。

【临床表现】

1.症状 多无明显症状，常于体检时偶然发现。症状与肌瘤生长的部位、大小、有无变性等有关。

（1）月经的改变 月经量增多、经期延长为临床最常见症状。多因黏膜下肌瘤、肌壁间肌瘤增大了宫腔的表面积，影响了子宫的收缩所致，表现为月经周期缩短、经期延长、经量增多等。若黏膜下肌瘤发生溃疡、坏死，可出现脓血样排液或不规则阴道流血。浆膜下肌瘤多无明显的月经改变。

微课

（2）下腹包块 早期经腹部不易触及，随着肌瘤增长，子宫逐渐增大，当宫体体积超过妊娠12周时可于下腹部扪及，体积较大的黏膜下肌瘤可脱出至阴道外，患者可因外阴肿物就诊。

（3）压迫症状 位置靠下的子宫前壁肌瘤可压迫膀胱出现尿频，阔韧带肌瘤及宫颈肌瘤压迫输尿管可引起排尿障碍、尿潴留，甚至出现输尿管扩张、肾盂积水。子宫后壁的肌瘤压迫直肠可出现便秘、下腹坠胀不适等表现。

（4）疼痛 浆膜下肌瘤增长到仅有一蒂与子宫相连时，易发生蒂扭转，伴有急性腹痛。黏膜下肌瘤由宫腔排入阴道时也可引起腹痛。子宫肌瘤压迫到盆腔组织和神经可出现腰背部酸痛、下腹坠痛，且月经期加重。发生红色变性时，可出现高热、剧烈腹痛，并伴有恶心、呕吐、白细胞计数升高。

（5）白带增多 黏膜下肌瘤及肌壁间肌瘤可使宫腔面积增大、内膜腺体增多，故而白带增多。子宫黏膜下肌瘤伴感染时可有脓血性伴恶臭味的分泌物。

（6）不孕或流产 少数子宫肌瘤使子宫腔的形态发生改变，或压迫到输卵管，使之扭曲变形，影响了受精卵的着床从而导致不孕或流产的发生。

（7）贫血 长时间月经的改变易导致继发性贫血。

2.体征 与肌瘤数目、大小、位置以及有无变性有关。肌瘤较大时，可在下腹部触及肿块。妇科检查时，可扪及增大的子宫，质韧、形态不规则、无压痛；浆膜下肌瘤可扪及单个有蒂的实质性球状肿物与子宫相连，当黏膜下肌瘤脱出宫颈外口至阴道内时，行阴道窥器检查可看到粉红色的肿物，表面光滑，若肌瘤伴有感染，可有渗出液覆盖或有溃疡形成，并伴有恶臭味脓性分泌物。

【诊断】

根据病史、症状、体征及辅助检查诊断并不困难。诊断子宫肌瘤常用而准确的辅助检查手段是盆腔B型超声。彩色多普勒超声显示肌瘤表面及内部血流呈短条状、星点状或繁星点状等，肌瘤表面分布的彩色血流可相连，呈半环状、环状；当子宫肌瘤发生变性时显示肌瘤边界不清、内部回声不均匀或紊乱。此外，宫腔镜、腹腔镜、子宫输卵管造影，MRI等也可协助诊断。

【鉴别诊断】

1.妊娠子宫 发生囊性变时质地较软，应与妊娠子宫相鉴别，妊娠者有停经史和早孕反应，随妊娠月份的增加子宫变软，妊娠试验呈阳性。借助血（尿）hCG测定或B型超声可鉴别。

2.卵巢肿瘤 一般无月经改变，肿块多呈囊性，偏向子宫一侧。卵巢实质性肿瘤应与带蒂浆膜下肌瘤鉴别，详细询问病史，仔细行妇科检查，可借助盆腔B型超声、腹腔镜检查等协助诊断。

3.盆腔炎性包块 常伴有腹痛、发热、慢性盆腔炎病史。盆腔检查时，可触及边界不清的包块，抗感染治疗有效，B型超声、腹腔镜检查可协助诊断。

4.子宫畸形残角或双角子宫 其与子宫肌瘤在妇科检查时易于相混淆，但子宫畸形自幼就存在，一般无月经改变，借助B型超声、宫腔镜、腹腔镜、子宫输卵管造影等可鉴别。

5.子宫腺肌病及腺肌瘤 都有子宫增大，经量增多等表现。但腺肌病的子宫多呈均匀性增大，少有超过3个月妊娠大小者，且多数伴有进行性加重的继发性痛经，而子宫肌瘤则表现为表面可触及多个结节状突起，B型超声有助于鉴别，二者可同时存在。

【治疗】

根据患者的年龄、症状、有无生育要求等全面考虑治疗方式。

1.随访观察 无症状子宫肌瘤一般无须治疗，尤其是近绝经期妇女，待绝经后肌瘤多可自然萎缩或消失，每3~6个月随访一次即可。若短期内肌瘤迅速增大或症状加重，应行进一步治疗。

2.药物治疗 适用于症状轻、近绝经年龄或全身情况较差不适宜手术者。常用药物如下。

（1）促性腺激素释放激素类似物（GnRH-a） 通过抑制垂体及卵巢的功能，以降低雌激素水平。长期应用GnRH-a可使体内雌激素缺乏，骨质疏松。

（2）其他药物 米非司酮（mifepristone）可作为术前用药或提前绝经使用，但不可长期使用，以免出现不良反应。雄激素可针对年龄较大、出血较多的患者使用，每月剂量不可超过300mg，以免出现男性化。

3.手术治疗 手术适应证症状较重，保守治疗无效者如：肌瘤变性或肌瘤蒂扭转引起的急性腹痛、压迫症状明显、肌瘤短期内迅速增长等；不孕或反复流产排除其他原因者。主要采用经腹腹腔镜、经阴道宫腔镜等手术途径。术式如下。

（1）子宫肌瘤切除术 适用于有生育要求者，根据子宫肌瘤的类型、大小及数目等选择恰当的手术途径：经腹、经阴道或腹腔镜手术，黏膜下肌瘤可经阴道或宫腔镜手术。

（2）子宫切除术 无生育要求或疑有恶变者。年轻、宫颈无病变者可保留宫颈，行子宫次全切除术；年龄较大或疑有恶性变者行全子宫切除术，必要时术中行冰冻切片检查，根据术中病理结果决定是否扩大手术范围。

4.其他治疗 主要为子宫动脉栓塞术、子宫肌瘤射频消融术及高强度聚焦超声治疗等介入治疗。适用于不愿手术或不能耐受手术者。

二、子宫颈癌

子宫颈癌（cervical cancer）是妇科最常见的恶性肿瘤。50~55岁为高发年龄段。近年来，已经建立了比较完善的三级预防策略，大力推动了宫颈癌和癌前病变的预防、诊断和治疗工作，但目前该病呈年轻化趋势，诊疗现状仍不容乐观。

【病因】

人乳头瘤病毒（human papilloma virus，HPV）感染是子宫颈癌发病的独立高危因素，性生活过早（<16岁）、多个性伴侣、性传播疾病、吸烟、经济状况低下、口服避孕药及免疫抑制等是其好发因素。

【组织发生和发展】

子宫颈鳞状上皮内病变形成后继续发展，突破上皮下基底膜，浸润间质，形成子宫颈浸润癌。

【病理】

1.浸润性鳞状细胞癌 在子宫颈癌中比例占到75%~80%。随着病变发展，可形成外生型、内生型、溃疡型、颈管型4种类型（图11-3），其中以外生型最常见。

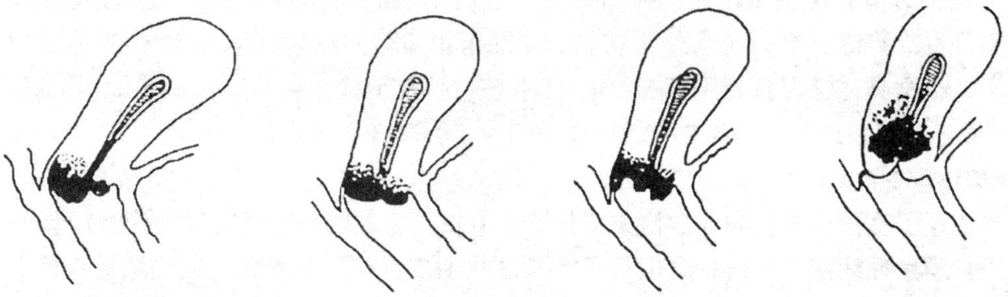

图11-3 子宫颈鳞癌分类

2.腺癌 来源于子宫颈管内，浸润管壁；或者自子宫颈管内向子宫颈外口的方向生长；当病灶向子宫颈管内生长时，子宫颈外观正常，但子宫颈管膨大如桶状；常可侵犯宫旁组织。近年来子宫颈腺癌的发生率呈上升趋势。

3.其他少见类型 腺鳞癌、绒毛状管状腺癌、腺样基底细胞癌、内膜样癌等上皮性癌，间叶性肿瘤、神经内分泌肿瘤等。

【转移途径】

主要转移途径为直接蔓延和淋巴转移，血行转移极为少见。

1.直接蔓延 为子宫颈癌最常见的一种转移途径。癌组织可向邻近器官及组织扩散。当癌灶压迫或侵及输尿管时，可引起输尿管阻塞及肾积水。晚期向前、后蔓延可侵及膀胱或直肠。

2.淋巴转移 癌灶侵入淋巴管，形成瘤栓，随淋巴液引流进入局部淋巴结。

3.血行转移 极少见，晚期可转移至肺、肝或骨骼等。

【临床表现】

子宫颈癌早期常无明显的症状和体征。子宫颈管型患者子宫颈外观正常，故易漏诊或误诊。随病变发展，可有以下表现。

1.症状

（1）阴道流血 常为接触性出血，即性生活或妇科检查后出现阴道流血。也可表现为不规则阴道出血，或经量增多、经期延长。老年患者则常表现为绝经后出现不规则阴道流血。出血量因病灶大小、侵及间质内血管等情况而有所不同，如侵蚀大血管可引起大量出血。一般外生型癌出血时间较早，量多；内生型癌出血时间较晚。

（2）阴道排液 多数患者有血性或白色、米泔状或稀薄如水样、有腥臭味的阴道排液。晚期患者因癌组织坏死伴感染，可有大量脓性恶臭或米泔样白带。

（3）晚期症状 根据癌灶累及范围可出现不同的继发性症状。如尿急、尿频、便秘、下肢肿痛等；癌肿压迫或累及输尿管时，可出现输尿管梗阻、肾盂积水及尿毒症；晚期可伴有贫血、恶病质等全身衰竭症状。

2.体征 微小浸润癌外观可无明显异常，子宫颈光滑或仅为糜烂样改变；随病情发展，可出现不同的体征。外生型子宫颈癌可见菜花状、息肉状赘生物，常伴感染，质地脆、易出血；内生型子宫颈癌表现为子宫颈肥大、质地硬、子宫颈管膨大；晚期癌组织坏死脱落后，可形成溃疡或空洞伴有恶臭。阴道壁受累时表现为阴道壁变硬或有赘生物生长；若宫旁组织受累，行双合诊、三合诊检查时，可扪及子宫颈旁组织增厚、呈结节状、质硬或形成冰冻骨盆状。

【诊断】

早期子宫颈癌的诊断应采用子宫颈细胞学检查和（或）HPV检测、阴道镜检查、子宫颈活组织检查的“三阶梯”程序，组织学诊断为其确诊的依据。子宫颈有明显病灶者，可直接在病灶处取材。

对子宫颈活检为可疑微小浸润癌需要除外进展期浸润癌或测量肿瘤范围者或活检为HSIL但不能除外浸润癌者，需行子宫颈锥切术。切除组织应做连续病理切片（24~36张）检查。明确诊断后，根据具体情况选择胸部X线或CT平扫、膀胱镜检查、静脉肾盂造影、直肠镜检查、B型超声检查及腹腔或盆腔增强CT或MRI、PET-CT等影像学检查。

【鉴别诊断】

主要依据子宫颈活组织病理学检查，与有类似临床表现的各种子宫颈病变进行鉴别。

1. 子宫颈良性病变 子宫颈息肉、子宫颈柱状上皮异位、子宫颈子宫内膜异位症及子宫颈结核性溃疡等。

2. 子宫颈良性肿瘤 子宫颈管肌瘤、子宫颈乳头瘤等。

3. 其他 子宫颈转移性癌等。

【治疗】

根据肿瘤的临床分期、患者年龄、有无生育要求、全身情况、医疗技术水平及设备条件等，综合考虑制定适当的个体化治疗方案。采用手术及放疗为主、化疗为辅的综合治疗。

1. 手术治疗 优点是年轻患者可保留卵巢及阴道功能。主要用于早期子宫颈癌（ⅠA~ⅡA期）患者。

2. 放射治疗

（1）根治性治疗 适用于部分ⅠB2期和Ⅱ期和ⅡB~ⅣA期患者和全身情况不适宜手术的ⅠA1~ⅠB1/ⅡA1期患者。

（2）辅助放疗 适用于手术后病理检查发现有中、高危因素的患者。

（3）姑息性放疗 适用于晚期患者局部减瘤放疗或对转移病灶姑息放疗。

3. 全身治疗 包括全身化疗和靶向治疗、免疫治疗。化疗主要用于晚期、复发转移患者和根治性同期放化疗，也可用于手术前后的辅助治疗。

【预后】

与临床期别、病理类型等密切相关，有淋巴结转移者预后差。

【随访】

治疗后2年内每3~6个月应复查1次；3~5年内每6个月复查1次；第6年开始每年复查1次。随访内容主要包括妇科检查、阴道脱落细胞学检查、胸部X线摄片、血常规及子宫颈鳞状细胞癌抗原（SC-CA）、B型超声、CT或磁共振等。

【预防】

子宫颈癌的预防有以下措施：①推广HPV预防性疫苗接种（一级预防），通过阻断HPV感染，预防子宫颈癌的发生；②普及、规范子宫颈癌筛查，早期发现SIL（二级预防）；③及时治疗高级别病变，阻断子宫颈浸润癌的发生（三级预防）；④开展预防子宫颈癌知识宣教，提高预防性疫苗注射率和筛查率，建立健康的生活方式。

PPT

第三节 产科系统疾病概要

产科系统概要主要介绍妊娠期女性生殖系统生理及常见疾病的临床表现、诊断和处理等内容。

一、产前筛查

遗传筛查（genetic screening）指对成人、胎儿和新生儿遗传性疾病的筛查，该部分主要介绍对胎儿的筛查，又称产前筛查。

产前筛查（prenatal screening）是指针对一般低风险孕妇，通过可行的方法，进行一系列的检查，发现子代具有患遗传性疾病高风险的可疑人群。

产前筛查试验并非确诊试验，筛查结果如为阳性仅表示患病的风险升高，而非诊断该疾病；同理，筛查结果为阴性仅提示为低风险，而非排除该疾病。故而切不可因筛查结果为阳性而选择终止妊娠，仍需进一步行确诊试验。同时，进行产前筛查和诊断时应遵循知情同意的原则。目前广泛应用的产前筛查包括非整倍体染色体异常、神经管畸形及胎儿结构畸形筛查三种。

（一）非整倍体染色体异常

非整倍体染色体异常的胎儿约占受精卵的8%，其中在妊娠早期流产的占50%，而伴有缺陷的染色体异常且存活者占到新生儿的0.64%。产前筛查的重点为以唐氏综合征为代表的非整倍体染色体异常。主要为以下几种手段。

1.妊娠早期联合筛查 包括B型超声测定胎儿颈项透明层（nuchal transl- ucency，NT）厚度及孕妇血清学检查两类，其中血清学检测指标包含妊娠相关血浆蛋白-A（pregnancy associated plasma protein-A，PAPP-A）及游离β-人绒毛膜促性腺激素（beta human chorionic gonadotropin，β-hCG）。血清学和NT检测联合应用，唐氏综合征的检出率为85%，假阳性率为5%。进行NT检测需要经过专门的技术培训，并建立良好的质量控制体系。

2.妊娠中期筛查 妊娠中期的筛查方案为血清学标志物联合筛查，包括甲胎蛋白（AFP）、游离β-人绒毛膜促性腺激素（β-hCG）或人绒毛膜促性腺激素（hCG）、游离雌三醇（uE_3）三联筛查，或者增加抑制素A（inhibin A）形成四联筛查，结合孕妇的年龄、孕周、体重等情况综合计算其发病风险。一般设定15~20周孕龄进行检查，唐氏综合征的检出率为60%~75%，假阳性率为5%。该方法也可应用于18-三体和神经管缺陷的筛查。

3.妊娠早、中期整合筛查 通过整合妊娠早期和中期的筛查指标，可降低假阳性率，提高检出率。由于整合筛查持续时间相对较长，故易给孕产妇带来心理负担。整合方案有以下三种。

（1）整合产前筛查（integrated prenatal screening，IPS）

方案如下：①妊娠10~13^{+6}周检测血清PAPP-A、β-hCG；11~13^{+6}周通过B型超声进行NT检查；②15~20周行血清学四联试验。联合6项指标，获得唐氏综合征的风险值。

优点：与早孕期筛查相比，在检出率相同的情况下，可以降低假阳性率。

（2）血清序贯筛查（sequential integrated test） 指在整合产前筛查中去除NT检查，该方法可达到妊娠早期联合筛查相同的效果。

（3）酌情筛查（contingent screening） 首先进行妊娠早期筛查，若筛查结果提示胎儿风险极高（唐氏综合征风险1/50），则建议行绒毛穿刺取样（chorionic villus sampling，CVS）。而检测结果正常者继续妊娠，至中期进行四联试验，获得综合的风险评估报告。

4.超声遗传学标志物筛查 核型异常的胎儿往往存在解剖结构的改变和形态畸形，故而可通过B型超声检查发现异常，但与染色体异常相关的超声指标异常，仅提示染色体非整倍体异常的风险增高，可以因正常胎儿的变异引起，也可呈一过性，即至妊娠晚期或出生后可缓解或消失，而非一定出现后遗症。因此，B型超声检查发现的遗传学标志物又称软指标（soft markers），主要包括妊娠早期的NT增厚、鼻骨（NB）缺失，妊娠中期的颈部皮肤皱褶增厚、心室内强光点、肠管回声增强、肾盂扩张、肱骨、股骨等长骨短缩、脉络膜囊肿等。另外，B

型超声发现结构性畸形的胎儿，也可提示染色体异常的风险增高，但是究竟为何种风险取决于具体的畸形部位和发现的时机，例如淋巴水囊瘤若在妊娠早期发现则与三倍体有关，若在妊娠中期发现则与X染色体单体有关。

当存在超声软指标异常时，应注意是否存在其他结构畸形，并根据特定软指标的风险度来决定是否需要进一步产前诊断。

5.无创产前检测技术（noninvasive prenatal test，NIPT） NIPT技术是指根据孕妇血浆中胎儿来源的游离DNA（cel1-free DNA）信息来筛查常见的非整倍体染色体异常的方法。目前NIPT技术绝大部分采用二代测序及信息生物学技术，对21-三体、18-三体和13-三体筛查的检出率分别为99%、97%和91%，假阳性率<1%，筛查准确性高。对于可能存在以下特殊情况时，如胎儿其他染色体或基因疾病风险的孕妇、胎儿结构畸形、胎盘嵌合体、孕妇本身存在染色体异常等，则不宜采用NIPT。目前NIPT仅用于高危人群的次级筛查，至于是否可用于低危人群的一级筛查，还需要卫生经济学的进一步评价。

知识链接 唐氏综合征

唐氏综合征（Down's syndrome）即21-三体综合征，又称Down综合征或先天愚型，是小儿染色体病中最常见的一种，属常染色体畸变（多了一条21号染色体）而导致的疾病。60%的胎儿会流产，存活者以发育迟缓、智力低下、特殊面容为主要特征，伴有多器官发育障碍或畸形。我国平均每20分钟就有1例唐氏儿出生，唐氏综合征的发病率为1/600~1/800。

（二）神经管畸形

1.血清学筛查 约有95%的神经管缺陷（neural tube defects，NTDs）患儿无家族史，但约90%的孕妇血清和羊水中的AFP值是升高的。血清学筛查应选在妊娠15~20周期间进行，以中位数的倍数（MOM）为单位。以2.0MOM界定为AFP正常值的上限，筛查的阳性率为3%~5%，敏感性>90%，阳性预测值为2%~6%。但孕妇血清AFP水平受种族、孕妇体重、孕龄、多胎、死胎、胎儿畸形、胎盘异常、糖尿病等多种因素影响。

2.超声筛查 99%的NTDs可通过妊娠中期行B型超声检查获得诊断，若孕妇B型超声检查正常，仅血清AFP值升高者，可不必抽取羊水行AFP检测。另外，NTDs中3%~5%为非开放性畸形，羊水AFP值在正常范围。

（三）胎儿结构畸形筛查

建议所有孕妇在妊娠20~24周期间均进行一次系统的胎儿B型超声检查，通过B型超声检查可以发现无脑儿、严重脑膨出、严重开放性脊柱裂、严重胸腹壁缺损并内脏外翻、单腔心、致死性软骨发育不良等胎儿结构畸形。

妊娠中期产前B型超声胎儿畸形的检出率为50%~70%，漏诊的原因如下。

1.母体因素 如孕周、母体腹壁、羊水、胎位等。

2.部分胎儿畸形 目前还不能为超声所发现，如甲状腺缺如、先天性巨结肠等。部分胎儿畸形的产前超声检出率极低，如室间隔缺损、房间隔缺损、指/趾异常、肛门闭锁、外生殖器畸形、食管闭锁、闭合性脊柱裂、耳畸形等。

二、异位妊娠

案例讨论

案例 患者，女，24岁。停经50天，阴道少量流血3天，突有下腹疼痛及肛门坠胀感，伴头晕2小时。体格检查：体温36.6℃，脉搏112次/分，血压75/40mmHg。一般状况差，面色苍白，表情淡漠，腹肌略紧张，下腹压痛明显。妇科检查：阴道少量流血，宫口闭，宫颈举痛、摇摆痛（+）；阴道后穹饱满、触痛（+）；宫体稍大、质软，子宫右侧附件区增厚，压痛明显，左侧附件区未扪及异常；尿hCG（+）。

讨论 1.根据上述资料，该患者的初步诊断及诊断依据是什么？

2.针对该患者目前情况，应给予哪些观察及处理？

受精卵在子宫腔被覆黏膜以外着床，称异位妊娠（ectopic pregnancy），习称宫外孕（extrauterine pregnancy），是妇产科常见的急腹症之一，是女性早期妊娠死亡的主要原因。根据受精卵着床的部位不同可将异位妊娠分为输卵管妊娠、卵巢妊娠、腹腔妊娠、宫颈妊娠及阔韧带妊娠等（图11-4），其中以输卵管妊娠最为常见，因此以输卵管妊娠为例着重讲述。

输卵管妊娠又可分为间质部妊娠、峡部妊娠、壶腹部妊娠和伞部妊娠，临床以壶腹部妊娠最多见，其次为峡部、伞部妊娠，最少见的是间质部妊娠。

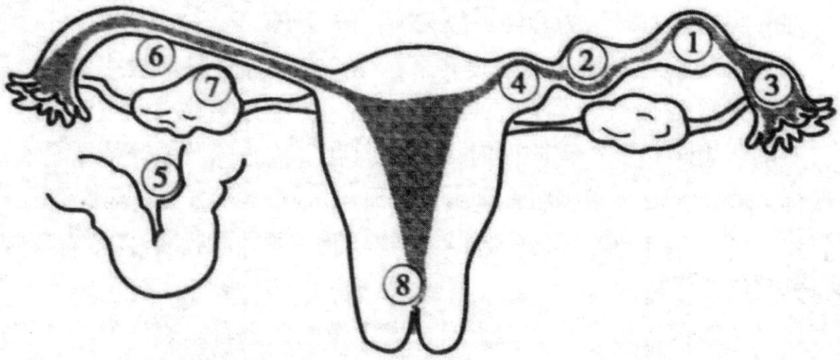

①输卵管壶腹部妊娠；②输卵管峡部妊娠；③输卵管伞部妊娠；④输卵管间质部妊娠；
⑤腹腔妊娠；⑥阔韧带妊娠；⑦卵巢妊娠；⑧宫颈妊娠

图11-4 异位妊娠示意图

【病因】

1.输卵管炎症 异位妊娠的主要病因为慢性输卵管炎症。轻度炎症可使纤毛缺损、黏膜粘连、管腔狭窄，致使受精卵在输卵管内运行受阻；重度炎症使得输卵管扭曲、蠕动异常、管腔狭窄等，从而影响受精卵运行。

2.输卵管发育不良或功能异常 输卵管过长、肌层发育差、输卵管憩室、双输卵管、黏膜纤毛缺乏等，均可造成输卵管妊娠。

3.输卵管妊娠史或手术史 既往有输卵管妊娠病史、输卵管绝育术后复通者、因不孕进行过输卵管粘连分离术、输卵管成形术后，输卵管妊娠的概率亦会增加。

4.其他 如内分泌失调、子宫内膜异位症、受精卵游走、精神因素、辅助生殖技术的应用等，口服紧急避孕药或宫内节育器避孕失败者，受孕时可增加异位妊娠的可能。

【病理】

输卵管管壁薄，缺乏黏膜下组织，管腔狭窄，故受精卵着床后，很快可穿过输卵管黏膜贴近或进入肌层，受精卵或胚胎一般发育不良，可出现以下结局。

1.输卵管妊娠破裂 多见于输卵管峡部妊娠，于停经6周左右发生。囊胚绒毛向管壁方向侵蚀，直至穿破肌层及浆膜层，形成输卵管妊娠破裂。输卵管肌层血管十分丰富，短时间内可发生大量腹腔内出血，致使患者出现休克，出血量远较输卵管妊娠流产多。输卵管间质部妊娠少见，多于停经12~16周发生，一旦破裂，犹如子宫破裂，短时间内就可出现低血容量休克，后果极其严重。

2.输卵管妊娠流产 常见于输卵管壶腹部妊娠或伞端妊娠，于停经8~12周发生。若胚泡与输卵管管壁完全分离，排入腹腔，即形成输卵管完全流产，出血一般不多。若胚泡不能完整剥离，妊娠产物部分排出，导致输卵管妊娠不全流产，则会反复出血，若伞端堵塞，则形成输卵管血肿或输卵管周围血肿，血流量大时聚集于子宫直肠陷凹，形成盆腔血肿。

3.陈旧性宫外孕 输卵管妊娠发生流产或破裂后，若长期出现反复内出血，则会形成盆腔血肿，不消散，血肿机化变硬并与周围组织粘连，形成陈旧性宫外孕。包块可存在多年，可钙化形成石胎。

4.继发性腹腔妊娠 输卵管妊娠发生流产或破裂后，存活的胚胎附着于原位或排至腹腔，重新种植，继续生长发育，形成继发性腹腔妊娠。

【临床表现】

与受精卵的着床部位、病理转归、出血量的多少及发生时间的长短等有关。

1.症状 停经、腹痛及阴道流血为典型症状，被称为异位妊娠三联征。

（1）停经 多有6~8周停经史，输卵管间质部妊娠停经时间较长。20%~30%患者月经过期仅数日或将不规则的阴道流血误认为月经，故无明显停经史。

（2）腹痛 约95%输卵管妊娠患者因腹痛来就诊。在输卵管妊娠发生流产或破裂之前，表现为一侧下腹部隐痛或酸胀感；当发生流产或破裂时，表现为突感一侧下腹部撕裂样疼痛，常伴恶心、呕吐。血液积聚于直肠子宫陷凹时，则出现肛门坠胀感。血液流向全腹后，疼痛可由下腹部向全腹进行扩散，血液刺激膈肌，则引起肩胛部放射性疼痛及胸部疼痛。

（3）阴道流血 60%~80%输卵管妊娠伴有阴道流血。胚胎死亡后，常有不规则阴道流血，量少呈点滴状，色暗红或深褐，一般不超过月经量。

（4）晕厥与休克 腹腔内出血及剧烈腹痛可出现晕厥，重者出现失血性休克。症状严重程度与腹腔内出血速度和出血量有关，与阴道流血量不成正比。

（5）腹部包块 输卵管妊娠流产或破裂时间较久者，形成血肿后，血液凝固并与周围器官或组织（如子宫、卵巢、输卵管、大网膜或肠管等）发生粘连，形成包块。若包块较大或位置较高，可于腹部扪及。

2.体征

（1）一般情况 内出血不多时，血压可代偿性轻度升高，内出血较多时，可出现面色苍白、脉搏细弱、心率增快、血压下降等休克表现。休克时体温略低，腹腔内血液吸收时体温略升高。

（2）腹部检查 有明显内出血时，可触及腹肌稍紧张，下腹压痛及反跳痛明显，以患侧为著，叩诊移动性浊音阳性。下腹部触及包块者，若反复出血，包块可逐渐增大、变硬。

（3）妇科检查 未发生输卵管妊娠流产或破裂者，子宫略增大，质地稍软，可触及肿大的输卵管，有轻度压痛。输卵管妊娠流产或破裂者，阴道后穹窿饱满有触痛，宫颈举痛或摇摆痛明显，内出血多时，子宫有漂浮感。

【诊断】

输卵管妊娠破裂或流产后，症状及体征较典型者，诊断并不困难。但在输卵管妊娠破裂或流产前，临床表现不典型者，诊断较困难。需借助于辅助检查方可确诊。若诊断困难，常采用以下的辅助方法。

1.超声检查 B型超声检查是诊断异位妊娠必不可少的辅助方法，经阴道B型超声较经腹部B型超声准确性更高。异位妊娠的影像学特点为宫腔内未探及妊娠囊。如宫旁探及异常低回声区，且可见卵黄囊、胚芽及原始心管搏动，则可确诊异位妊娠；如宫旁探及混合回声区，虽未见卵黄囊、胚芽及胎心搏动，但子宫直肠窝有游离暗区，也应高度怀疑异位妊娠；即便宫外未探及异常回声，亦不能排除异位妊娠的诊断。应警惕有时宫腔内可探及由血液及蜕膜管型形成的假妊娠囊，以免误诊。

2.血、尿β-hCG测定 血、尿中β-hCG值的测定是早期诊断异位妊娠的重要方法。异位妊娠发生时β-hCG虽呈阳性，但数值却明显低于宫内妊娠，故多次进行β-hCG定量检测，对诊断异位妊娠有重要意义。

3.阴道后穹穿刺 是诊断异位妊娠时一种简单可靠的诊断方法，适用于疑有腹腔内出血的患者。因腹腔内出血易积聚于子宫直肠陷凹，故即使出血量不多，也可经阴道后穹穿刺抽出。若抽出暗红色不凝血则为阳性，说明有腹腔积血。若未抽出血液，则有以下可能：无内出血、内出血量极少，子宫直肠陷凹有粘连或血肿位置较高等，但不能排除异位妊娠的诊断。

4.腹腔镜检查 腹腔镜检查不再是异位妊娠诊断的金标准，目前已很少将腹腔镜作为异位妊娠检查的手段，更多应用于手术治疗中。

5.诊断性刮宫 临床很少应用。

【鉴别诊断】

输卵管妊娠应与流产、急性输卵管炎、黄体破裂、卵巢囊肿蒂扭转及急性阑尾炎相鉴别（表11-1）。

表11-1 异位妊娠的鉴别诊断

	输卵管妊娠	流产	急性输卵管炎	黄体破裂	卵巢囊肿蒂扭转	急性阑尾炎
停经	多有	有	无	多无	无	无
腹痛	突然撕裂样剧痛，自下腹一侧开始向全腹扩散	下腹中央阵发性坠痛	两下腹持续性疼痛	下腹一侧突发性疼痛	下腹一侧突发性疼痛	持续性疼痛，从上腹开始经脐周转至右下腹
阴道流血	量少，暗红色，可有蜕膜管型排出	开始量少，后增多，鲜红色，有小血块或绒毛排出	无	无或有如月经量	无	无
盆腔检查	宫颈举痛，直肠子宫陷凹有肿块	无宫颈举痛，宫口稍开，子宫增大变软	抬举宫颈时两侧下腹疼痛	无肿块触及，一侧附件压痛	宫颈举痛，卵巢肿块边缘清晰，蒂部触痛明显	无肿块触及，直肠指检右侧高位压痛
休克	程度与外出血不成正比	程度与外出血成正比	无	无或有轻度休克	无	无
体温	正常，有时低热	正常	升高	正常	稍高	升高
阴道后穹穿刺	可抽出不凝血液	阴性	可抽出脓液或渗出液	可抽出血液	阴性	阴性
hCG测定	多为阳性	多为阳性	阴性	阴性	阴性	阴性
B型超声	一侧附件低回声区，其内有妊娠囊	宫内可见妊娠囊	两侧附件低回声区	一侧附件低回声区	一侧附件低回声区，边缘清晰，有条索状蒂	子宫附件区无异常回声
白细胞计数	正常或稍高	正常	升高	正常或稍高	稍高	升高
血红蛋白	下降	正常或稍低	正常	下降	正常	正常

【治疗】

治疗异位妊娠主要通过手术治疗、药物治疗和期待治疗等几种方法。

1.手术治疗 手术治疗适用于有腹腔内出血征象或生命体征不稳定者；异位妊娠有进展者（如血hCG>3000U/L或持续升高、附件区大包块、有胎心搏动等）；持续性异位妊娠者；药物治疗禁忌证或无效者；随诊不可靠者。

可分为保守手术和根治手术，有开腹及腹腔镜两种术式可选择。

（1）保守手术　适用于有生育要求者，尤其是对侧输卵管有明显病变或已切除者。根据输卵管病变情况及受精卵着床部位选择具体术式，尽可能保留患侧输卵管组织。输卵管妊娠若行保守手术，残余的滋养细胞有可能继续生长，再次发生出血、腹痛等情况，称为持续性异位妊娠。

（2）根治手术　适用于无生育要求者、内出血并发休克的急症患者；目前的循证依据支持若对侧输卵管正常，首选行患侧输卵管切除术。

2.药物治疗　主要适用于保守性手术后发生持续性异位妊娠者和病情稳定的输卵管妊娠患者。化疗必需用于异位妊娠确诊和排除了宫内妊娠的患者。化疗主要采用全身用药，亦可采用局部用药。全身用药常用甲氨蝶呤（MTX），局部用药可采用在腹腔镜下将甲氨蝶呤直接注入输卵管的妊娠囊内或在超声引导下穿刺给药。

3.期待治疗　适用于病情稳定、血清hCG水平较低（<1500U/L）并且呈下降趋势者。期待治疗必须向患者及家属详细交代病情并征得同意。

本章小结

妇产科学是主要研究女性生殖系统生理、病理的变化，包括妇科系统及产科系统。女性生殖系统中内生殖器及邻近器官是医学影像检查的主要对象，包括阴道、子宫、输卵管和卵巢，输卵管和卵巢合称子宫附件。子宫韧带共4对，包括阔韧带、圆韧带、主韧带及宫骶韧带。

子宫肌瘤是女性生殖系统最常见的良性肿瘤，最常见的症状即月经改变。B型超声检查是临床常用的辅助检查手段。无症状者常无须治疗，症状轻、近绝经者可采用药物治疗，症状重者可行手术治疗。

子宫颈癌主要组织学类型是鳞癌，腺癌次之。直接蔓延和淋巴转移是子宫颈癌的主要转移途径。接触性出血是外生型子宫颈癌的早期症状。一般早期采用手术治疗，晚期采用放射治疗。

产前筛查是指针对一般低风险孕妇，通过可行的方法，进行一系列的检查，发现子代具有患遗传性疾病高风险的可疑人群。目前广泛应用的产前筛查的疾病包括非整倍体染色体异常、神经管畸形及胎儿结构畸形筛查三种。

异位妊娠是产科系统常见的急腹症，95%为输卵管妊娠，典型的临床表现为停经、腹痛及阴道流血。血hCG测定及B型超声检查为主要的辅助检查手段，异位妊娠破裂时，经阴道后穹穿刺可抽出暗红色不凝血；根据患者具体情况选择行手术或药物治疗。

习　题

习题

一、单项选择题

1.内生殖器不包括（　　）。

A.子宫　B.前庭大腺　C.输卵管　D.阴道　E.卵巢

2.主要维持子宫前倾功能的韧带是（　　）。

A.圆韧带　B.宫骶韧带　C.阔韧带　D.主韧带　E.骨盆漏斗韧带

3.以下关于子宫肌瘤的描述错误的是（　　）。

A.多见于中年妇女　B.玻璃样变为癌前病变

C.肌壁间肌瘤占60%~70%　D.红色变多发生在产褥期

E.浆膜下肌瘤常无经量增多症状

4.诊断子宫肌瘤时最常用的辅助检查方法为（　　）。

A.腹腔镜　B.子宫输卵管造影　C.盆腔动脉造影

D. B型超声检查　　E. 宫腔镜

5. 子宫颈癌的早期临床特点是（　　）。

A. 绝经后阴道大量出血　　B. 大量血性白带伴腥臭　　C. 接触性出血

D. 尿频、尿急、肛门坠胀感　　E. 双下肢肿胀

6. 异位妊娠最常见的着床部位是（　　）。

A. 子宫颈　　B. 子宫角　　C. 卵巢　　D. 腹腔　　E. 输卵管

二、简答题

1. 子宫肌瘤患者的主要临床表现是什么？

2. 产前筛查的概念及目前广泛应用的产前筛查有哪几种？

（魏　伟）

第十二章　儿科疾病

知识目标

1.掌握　儿童的生长发育规律；新生儿及儿科常见疾病的常用检查方法。

2.熟悉　儿童年龄分期；新生儿及儿科常见疾病的临床表现和诊断。

3.了解　各年龄期儿童保健重点；新生儿及儿科常见疾病的病因、病理和治疗。

技能目标

1.学会　儿童生长发育的基本评价；新生儿及儿科常见疾病常用的检查方法。

2.具备　运用临床知识对儿童进行人文关怀的能力。

PPT

第一节　儿童的生长发育

生长发育贯穿于整个儿童期，是不同于成人的重要特点。各年龄阶段生长发育有不同的特点，遵循一定的规律，在一定范围内受遗传、环境的影响，存在着相当大的个体差异。

一、儿童年龄分期

1.胎儿期　从受精卵形成到小儿出生为止为胎儿期，共40周。

2.新生儿期　自胎儿娩出脐带结扎起至28天之前称为新生儿期，包含在婴儿期内。

3.婴儿期　从出生至1周岁之前称为婴儿期。

4.幼儿期　自1周岁至满3周岁之前称为幼儿期。

5.学龄前期　自3周岁至6~7岁入小学前为学龄前期。

6.学龄期　自入小学始（6~7岁）至青春期前为学龄期。

7.青春期　一般从10~20岁，女孩的青春期开始年龄和结束年龄都比男孩早2年左右。青春期起止年龄存在较大的个体差异，可相差2~4岁。

二、儿童生长发育规律

1.不同年龄阶段生长速度不同　体重和身长在生后第1年，尤其前3个月增加很快，第1年为生后第1个生长高峰，至青春期出现第2个生长高峰。各系统器官生长发育不平衡：神经系统发育较早；淋巴系统在儿童期迅速生长，于青春期前达高峰；生殖系统发育较晚。其他系统如心、肝、肾、肌肉的发育基本与体格生长相平行。

2.生长发育存在个体差异　儿童生长发育受遗传、环境因素如营养、疾病、母亲情况、家庭和社会环境的影响，存在个体差异，因此儿童生长发育水平有一定的正常范围。

3.生长发育遵循一定的规律　生长发育一般遵循从上到下、由近到远、由粗到细、由低级到高级、由简单到复杂的规律。

三、体格生长规律

（一）出生至青春前期的体格生长规律

1.体重的增长　体重在体格生长指标中最易波动。新生儿出生体重与胎次、胎龄、性别及宫内营养状况有关。生后1周内因奶量摄入不足、水分丢失、胎粪排出，可出现暂时性体重下降，约在生后第3~4日达最低点，以后逐渐回升，至出生后第7~10日应恢复到出生时的体重。如果体重下降的幅度超过10%或至第10天还未恢复到出生时的体重，则为病理状态，应分析其原因。随年龄的增加，儿童体重的增长逐渐减慢。

2.身材的增长

（1）身高（长） 增长规律与体重相似，也出现婴儿期和青春期两个生长高峰。出生时身长平均为50cm，生后第1年身长增长最快，约为25cm；前3个月身长增长11~13cm，约等于后9个月的增长值，1岁时身长约75cm；第2年身长增长速度减慢，为10~12cm，即2岁时身长约87cm；2岁以后身高每年增长6~7cm。2岁以后每年身高增长低于5cm，为生长速度下降。

身高（长）的增长受遗传、内分泌、宫内生长水平的影响较明显，短期的疾病与营养波动不易影响身高（长）的生长。

（2）坐高（顶臀长） 是头顶到坐骨结节的长度。3岁以下儿童仰卧位测量的值称为顶臀长。坐高增长代表头颅与脊柱的生长。

（3）指距 是两上肢水平伸展时两中指尖的距离，代表上肢长骨的生长。

3.头围的增长 经眉弓上缘、枕骨结节左右对称环绕头一周的长度为头围。头围的测量在2岁以内最有价值。出生时头围相对大，平均33~34cm，1岁时头围约为46cm，生后第2年头围增长减慢，约为2cm，2岁时头围约48cm；婴幼儿期连续追踪测量头围比一次测量更重要。头围小于均值−2SD常提示有脑发育不良的可能，小于均值−3SD以上常提示脑发育不良；头围增长过速往往提示脑积水。

4.胸围的增长 平乳头下缘经肩胛角下缘平绕胸一周为胸围。出生时胸围32cm，略小于头围1~2cm（约为头围+年龄−1cm）。儿童胸廓生长落后，除营养因素外，可能与不重视爬的训练和胸廓锻炼有关。

5.上臂围的增长 经肩峰与鹰嘴连线中点绕臂一周即为上臂围。1岁以内上臂围增长迅速，1~5岁增长缓慢，为1~2cm。可用测量左上臂围来筛查1~5岁小儿的营养状况：>13.5cm为营养良好，12.5~13.5cm为营养中等，<12.5cm为营养不良。

6.皮下脂肪 通过测量皮脂厚度反映皮下脂肪。用皮下脂肪测量工具（测皮褶卡钳）进行测量，常用的测量部位有腹壁皮下脂肪和背部皮下脂肪。

7.身体比例与匀称性 在生长过程中，身体的比例与匀称性生长有一定规律。

（1）头与身长比例 在宫内与婴幼儿期，头领先其他部位生长，而躯干下肢生长则较晚，生长时间也较长。头长占身长（高）的比例在新生儿为1/4，到成人后为1/8。

（2）体型匀称 常用的指标有身高的体重（weight-for height，WH）、胸围/身高（身高胸围指数）、体重（kg）/身高（cm）×1000（Quetelet指数）、体重（kg）/[身高（cm）]^2×10（Kaup指数，幼儿用）和年龄的体质指数（BMI/age）等。

（3）身材匀称 反映下肢的生长情况。坐高（顶臀长）占身高（长）的比例由出生时的0.67下降到14岁时的0.53。任何影响下肢生长的疾病，可使坐高（顶臀长）与身高（长）的比例停留在幼年状态，如甲状腺功能减退与软骨营养不良。

（4）指距与身高正常时，指距略小于身高（长）。如指距大于身高1~2cm，对诊断长骨的异常生长有参考价值，如蜘蛛样指（趾）（马方综合征）。

（二）青春期的体格生长规律

青春期是儿童到成人的过渡期，受性激素的影响，体格生长出现生后的第二个高峰（peak height velocity，PHV），有明显的性别差异。男孩的身高增长高峰约晚于女孩2年，且每年身高的增长值大于女孩，因此最终的身高一般来说男孩比女孩高。一般男孩骨龄15岁、女孩骨龄13岁时，身长达最终身高的95%。

不论男女孩，在青春期前的1~2年中生长速度略有减慢。女孩在乳房发育后（9~11岁），男孩在睾丸增大后（11~13岁），身高开始加速生长，经1~2年生长达PHV，此时女孩身高平均年增加8~9cm，男孩9~10cm。在第二生长高峰期，身高增加值约为最终身高的15%。PHV提前者，身高的停止增长较早。

青春期体重的增长与身高平行，同时内脏器官增长。女性耻骨与骨下部的生长与脂肪堆积使臀围加大。男性则有肩部增宽、下肢较长、肌肉增强的不同体型特点。

（三）与体格生长有关的其他系统的发育

1.骨骼

（1）头颅骨　除头围外，还可根据骨缝闭合、前囟大小及前后闭合时间来评价颅骨的生长及发育情况。出生时颅骨缝稍有重叠，不久重叠现象消失。出生时后囟很小或已闭合，最迟约6~8周龄闭合。前囟出生时为1~2cm，以后随颅骨生长而增大，6月龄左右逐渐骨化而变小，最迟于2岁闭合。脑发育不良时头围小、前囟小或关闭早，甲状腺功能减退时前囟闭合延迟，颅内压增高时前囟饱满，脱水时前囟凹陷。

（2）脊柱　生后第1年脊柱生长快于四肢，以后四肢生长快于脊柱。出生时脊柱无弯曲，仅呈轻微后凸。3个月左右出现颈椎前凸，6个月后出现胸椎后凸；1岁左右出现腰椎前凸。脊椎自然弯曲至6~7岁才为韧带所固定。注意小儿坐、立、走姿势，选择适宜的桌椅。

（3）长骨　骨化中心的出现可反映长骨的生长成熟程度。用X线检查测定不同年龄儿童长骨干骺端骨化中心的出现时间、数目、形态的变化，并将其标准化，即为骨龄（bone age）。出生时腕部尚无骨化中心，股骨远端及胫骨近端已出现骨化中心。因此判断长骨的生长，婴儿早期应摄膝部X线骨片，年长儿摄左手及腕部X线骨片，以了解其腕骨、掌骨、指骨的发育。出生后腕部骨化中心的出现次序为：头状骨、钩骨（3个月左右）、下桡骨骺（约1岁）、三角骨（2~2.5岁）、月骨（3岁左右）、大小多角骨（3.5~5岁）、舟骨（5~6岁）、下尺骨骺（6~7岁）、豆状骨（9~10岁）。10岁时出全，共10个，故1~9岁腕部骨化中心的数目大约为其岁数加1，具体评价骨龄时应对照图谱。骨生长与生长激素、甲状腺素、性激素有关，甲状腺功能减退症、生长激素缺乏症骨龄明显延后，真性性早熟、先天性肾上腺皮质增生症骨龄超前。正常骨化中心出现的年龄差异较大，诊断骨龄延迟宜慎重。

2.牙齿　牙齿的生长与骨骼有一定关系，但不完全平行。人一生有乳牙（共20个）和恒牙（共28~32个）两副牙齿。生后4~10个月乳牙开始萌出，13个月后未萌出者为乳牙萌出延迟。乳牙萌出顺序一般为下颌先于上颌、自前向后，大多于3岁前出齐。乳牙萌出时间及顺序个体差异较大，与遗传内分泌、食物性状有关。乳牙萌出为生理现象，个别小儿可有低热、唾液增多、发生流涎及睡眠不安、烦躁等症状。

四、各年龄期儿童的保健重点

（一）胎儿期及围生期

胎儿的发育与孕母的躯体健康、心理卫生、营养状况和生活环境等密切相关。胎儿期保健主要通过对孕母的保健来实现。

1.预防遗传性疾病与先天性畸形　应避免接触放射线和化学毒物，也应避免吸烟、酗酒，注意孕期用药安全。

2.保证充足营养　妊娠后期应加强铁、锌、钙、维生素D等重要营养素的补充，但也应防止营养摄入过多而导致胎儿体重过重。

3.预防感染　包括孕期及分娩时。孕妇早期应预防弓形虫、风疹病毒、巨细胞病毒及单纯疱疹病毒的感染，以免造成胎儿畸形及宫内发育不良。分娩时应预防来自产道的感染而影响即将出生的新生儿。

4.避免环境污染　孕16周前胎儿对放射线非常敏感，放射线照射可以引起神经系统等多器官发育畸形，甚至导致死亡。避免铅、汞、苯、农药、多卤代芳烃化合物以及环境雌激素等污染物暴露。孕妇不应吸烟、喝酒，同时也需要注意防护二手烟的暴露。注意劳逸结合，减少精神负担和心理压力。

5.尽可能避免妊娠期合并症 对高危孕妇应加强随访，预防流产、早产、异常分娩的发生。

6.加强对高危新生儿的监护 对高危妊娠孕妇所分娩的新生儿、早产儿、低体重儿以及窒息、低体温、低血糖、低血钙和颅内出血等疾病的高危新生儿应予以特殊监护和积极处理。

（二）新生儿期

新生儿期，生后1周内的新生儿发病率和死亡率极高，应加强护理，注意保暖。

1.护理 新生儿娩出后应迅速清理口腔内黏液，保证呼吸道通畅；严格消毒、结扎脐带；记录出生时Apgar评分、体温、呼吸、心率、体重与身长。应接种卡介苗和乙型肝炎疫苗。新生儿应着棉制的宽松衣物，每天洗澡，保持皮肤清洁。注意脐部护理，预防感染，要注意臀部护理，建议仰卧位睡姿防止窒息。父母应多与婴儿交流，抚触。

2.保暖 冬春季节，温度保持在20~22℃，湿度以55%为宜。

3.尽早吸吮母乳 足月新生儿出生后几天即开始补充维生素D 400IU/d。

4.新生儿疾病筛查。

（三）婴儿期

婴儿期的体格生长十分迅速，需大量各种营养素满足其生长的需要，但婴儿的消化功能尚未成熟，故易发生消化紊乱和营养缺乏性疾病。

1.合理喂养 世界卫生组织目前推荐纯母乳喂养至6个月，母乳喂养可持续至2岁。6个月以后开始添加辅食，推荐以富含铁的米粉作为首次添加的食品，辅食的添加遵循由少到多、由薄到厚、由一种到多种循序渐进的原则。无论是母乳喂养还是人工喂养，婴儿出生数天后，即可给予400IU/d（10μg/d）的维生素D补充剂，并推荐长期补充，直至儿童和青少年期。足月正常出生体重婴儿，在保证维生素D的前提下，母乳及配方奶中的钙足以满足其需要，不必额外补充。

2.定期体检 6个月以下婴儿建议每月一次体检，6个月以后2~3个月一次体检。对于婴儿体检应坚持使用生长发育监测图，观察生长及营养状况，及时矫正偏离。生后6个月建议进行血红蛋白检查。增加户外活动可增加皮肤合成维生素D_3，但考虑到紫外线对儿童皮肤的损伤，目前不建议6个月以下婴儿在阳光下直晒。

3.定期预防接种、预防感染 在1岁内完成基础免疫疫苗接种，增强对传染病的免疫力。

4.促进各项技能发育 增加父母与婴儿面对面的交流以及皮肤与皮肤的接触。根据不同阶段运动发育的特点，可以针对性地进行一些身体活动训练，例如训练抬头、俯卧支撑、独坐、爬行等。

（四）幼儿期

1.培养良好的进食行为和卫生习惯 鼓励儿童自己用餐具进餐、按时进餐、进餐时间不宜超过30分钟，不吃零食、不偏食挑食。

2.养成良好的生活习惯 如睡眠、进食、排便、沐浴游戏、户外活动等，培养幼儿的独立生活能力。

3.促进各项能力发展 促进语言及各种能力的发展，适当地增加户外运动的时间。

4.定期体检、预防疾病 每3~6个月体检一次，筛查缺铁性贫血、进行眼保健和口腔保健。定期进行预防接种，预防异物吸入、烫伤、跌伤等意外伤害的发生。

（五）学龄前期

1.合理膳食 保证营养供给，优质蛋白的比例占总蛋白的1/2。

2.定期体检、预防疾病 每6~12个月一次体检，继续使用生长发育检测图，检测营养状况；缺铁性贫血；做好眼保健、口腔保健；定期进行免疫接种；预防溺水、外伤、误服药物以及食物中毒等意外伤害。

3.寓教于乐 在游戏中学习、培养思维能力和想象力。

（六）学龄期

1.充足的营养和睡眠 儿童睡眠应保证在10小时以上，

2.提供良好学习环境 注意看书写字姿势，积极预防近视眼、斜视等疾病。

3.积极参加体育锻炼 每天应该保证60分钟以上的中、高强度身体活动，每天看屏幕时间限制在2小时以内。

4.做好常见病的筛查和预防 注意肥胖、屈光不正、龋齿等常见疾病的预防和筛查，预防心理问题，防止意外伤害。

（七）青春期

青春期是体格发育的第二个高峰期，同时第二性征开始出现到体格发育完全及性成熟。

1.合理营养 保证能量、优质蛋白以及各种微量营养素和维生素的摄入。

2.积极参加体育锻炼 每周至少3天的高强度身体活动和抗阻活动，每天使用电子产品的屏幕时间限制在2小时内。

3.心理卫生和性教育 注意与青少年的交流和引导，必要时进行心理咨询；开展正确的性教育。

PPT

第二节 新生儿疾病

案例讨论

案例 患儿，男，出生4天，因发现皮肤黄染3天入院，查体：T 37.1℃，P 130次/分，R 50次/分，WT 2450g。口唇红润，四肢温暖，各项反射均可，全身皮肤重度黄染，手掌及手足见黄染，前囟张力不高，双侧瞳孔等大正圆，对光反射存在，心率齐，吃奶好，无吐奶、呛奶，二便正常。血总胆红素282.10mmol/L，间接胆红素278.60mmol/L。

讨论 1.该患儿可能的诊断是什么？

2.应该进一步做哪些检查？

新生儿（neonate，newborn）系指从脐带结扎到生后28天前的婴儿。新生儿是胎儿的延续，与产科密切相关，近年来已发展形成独立的学科。

一、新生儿的分类

新生儿的分类有不同的方法，临床上常用以下5种。

1.根据出生时胎龄分类 ①足月儿（full term infant）：37周≤胎龄<42周（260~293天）。②早产儿（preterm infant）：胎龄<37周（<259天）。③过期产儿：胎龄≥42周（≥294天）。

2.根据出生体重分类 ①正常出生体重（normal birth weight，NBW）儿：出生体重≥2500g，并≤4000g。②低出生体重（low birth weight，LBW）儿：出生体重<2500g。③巨大（macrosomia）儿：出生体重>4000g。

3.根据出生体重和胎龄的关系分类 ①适于胎龄（appropriate for gestational age，AGA）儿：出生体重在同胎龄平均出生体重的第10~90百分位之间。②小于胎龄（small for gestational age，SGA）儿：出生体重在同胎龄平均出生体重的第10百分位以下。③大于胎龄（large for gestational age，LGA）儿：出生体重在同胎龄平均出生体重的第90百分位以上。

4.根据出生后周龄分类 ①早期新生儿（earlynewborn）：生后7天内的新生儿。②晚期新生儿（late newborn）：生后第8天至28天前的新生儿。

5.高危儿（high risk infant） 已发生或可能发生危重疾病而需要监护的新生儿，常见于孕母有糖尿病、感染等疾病史，孕母年龄>40岁或<16岁，母孕期发生子痫、胎盘早剥、有难产、手术产分娩史等，以及新生儿有窒息、宫内感染、小于胎龄等情况。

二、新生儿缺氧缺血性脑病

新生儿缺氧缺血性脑病（hypoxic-ischemic encephalopathy，HIE）是指围生期窒息引起的部分或完全缺氧、脑血流减少或暂停而导致胎儿或新生儿脑损伤。HIE是导致新生儿急性死亡和慢性神经系统损伤的主要原因之一。

【病因】

1.缺氧 HIE发病的核心是缺氧，其中围生期窒息是最主要的病因。

2.影响机体氧合状态的新生儿疾病 出生后肺部疾患、心脏病变及大量失血或重度贫血等。

【病理】

由于缺血缺氧时，脑血流发生改变，脑血管自主调节功能障碍，脑组织代谢改变导致脑细胞死亡。病变的范围、分布和类型主要取决于损伤时脑组织成熟度、严重程度及持续时间。

1.脑水肿 为早期主要的病理改变。

2.选择性神经元死亡 包括凋亡、坏死及梗死。足月儿主要病变在脑灰质，包括脑皮质（呈层状坏死）、海马、基底节、丘脑脑干和小脑半球，后期表现为软化、多囊性变或瘢痕形成。

3.出血 包括脑室、原发性蛛网膜下隙、脑实质出血。

4.脑室周围改变 早产儿主要表现为脑室周围白质软化、脑室周围脑室内出血、脑室扩大和脑室周围终末静脉出血。脑室周围白质软化分为局灶性和弥漫性，局灶性白质软化主要位于侧脑室的额部、体部和枕部三角区；弥漫性包括囊性和非囊性病变，非囊性病变在临床上最常见，但囊性病变损伤更为严重。

【临床表现】

急性损伤、病变在两侧大脑半球者，症状常发生在生后24小时内，可发生惊厥，特别是足月儿，同时有前囟隆起等脑水肿症状体征。病变在脑干、丘脑者，可出现中枢性呼吸衰竭、瞳孔缩小或扩大、顽固性惊厥等脑干症状，并且常在24~72小时病情恶化或死亡。少数患儿在宫内已发生缺血缺氧性脑损伤，出生时多脏器受损不明显，生后数周或数月出现神经系统受损症状和体征。

根据新生儿的意识、肌张力原始反射改变、有无惊厥病程及预后等将HIE分为轻、中、重三度。

1.轻度 意识呈激惹状态，肌张力正常；拥抱反射活跃，吸吮反射正常；可有肌阵挛，瞳孔扩大；脑电图正常；症状在72小时内消失，预后良好。

2.中度 意识呈嗜睡状态，肌张力减低，拥抱反射和吸吮反射均减弱，常有惊厥，出现中枢性呼吸衰竭，瞳孔缩小；脑电图呈低电压，可有痫样放电；病程14天内消失，可能有后遗症。

3.重度 呈昏迷状态，肌张力松软，拥抱反射和吸吮反射消失，发生惊厥，可呈持续状态，有明显的中枢性呼吸衰竭，瞳孔不等大，对光反射迟钝；脑电图呈爆发抑制、等电位改变；病死率高，患儿在数天至数周内死亡，存活者多有后遗症。

【诊断】

1.新生儿HIE诊断标准 同时具备以下4条者可确诊，第4条暂时不能确定者可作为拟诊病例。目前尚无早产儿HIE诊断标准。

（1）有明确的可导致胎儿宫内窘迫的异常产科病史，以及严重的胎儿宫内窘迫表现（胎心率<100次/分，持续5分钟以上和（或）羊水Ⅲ度污染），或者在分娩过程中有明显窒息史。

（2）出生时有重度窒息，Apgar评分1分钟≤3分，并延续至5分钟时仍≤5分和出生时脐动脉血气pH≤7.00。

（3）出生后不久出现神经系统症状并持续至24小时以上，如意识改变（过度兴奋、嗜睡、昏迷）、肌张力改变（增高或减弱）、原始反射异常（吸吮、拥抱反射减弱或消失）；病重时可有惊厥、脑干症状（呼吸节律改变、瞳孔改变、对光反射迟钝或消失）和前囟张力增高。

（4）排除电解质紊乱、颅内出血和产伤等原因引起的抽搐，以及宫内感染、遗传代谢性疾病和其他先天性疾病所引起的脑损伤。

2.辅助检查

（1）脐动脉血气分析　PH减低可反映胎儿宫内缺氧和酸中毒程度；BE和PCO_2有助于识别酸中毒性质。

（2）脑影像学检查　①B超：有助于了解脑水肿、基底核和丘脑、脑室内及其周围出血、白质软化等病变，但对矢状旁区损伤不敏感。可在HIE病程早期（72小时内）进行，并动态监测。②CT：有助于了解颅内出血的范围和类型，对于脑水肿、基底核和丘脑损伤、脑梗死等有一定的参考作用。最适检查时间为生后4~7天；注意不能床边检查。③磁共振成像（MRI）：无放射线损伤，对脑灰质、白质的分辨率异常清晰，且轴位、矢状位及冠状位成像，能清晰显示B超或CT不易探及的部位，对于矢状旁区损伤尤为敏感，尽可能早期（生后48小时内）进行。

（3）脑电生理检查　①脑电图：表现为脑电活动延迟（落后于实际胎龄）、异常放电，背景活动异常（以低电压和爆发抑制为主）等，应在生后1周内检查。②振幅整合脑电图（aEEG）：可床边连续监测危重新生儿脑功能等优点，评估HIE程度及预测预后。

【治疗】

1.支持疗法

（1）维持良好的通气功能　保持PO_2>80mmHg，$PaCO_2$和pH在正常范围；根据血气结果给予不同方式的氧疗。

（2）维持脑和全身良好的血流灌注　出现低血压时，可用多巴胺、多巴酚丁胺等血管活性药物使血压维持在正常范围，以保证充足、稳定的脑灌注。

（3）维持血糖在正常范围。

2.控制惊厥　控制惊厥有助于降低脑细胞代谢。首选苯巴比妥，负荷量为20mg/kg，若不能控制惊厥，1小时后可加10mg/kg，12~24小时后给维持量，每日3~5mg/kg。肝功能不良者改用苯妥英钠。顽固性抽搐者加咪达唑仑或加用水合氯醛灌肠。

3.治疗脑水肿

（1）避免输液过量　每日液体总量不超过60~80ml/kg。

（2）颅内压增高时，首选利尿剂呋塞米，严重者可用20%甘露醇，一般不主张使用糖皮质激素。

4.其他治疗　亚低温治疗、重组人类红细胞生成素、干细胞等。

5.尽早行智力和体能的康复训练。

三、新生儿黄疸

新生儿黄疸（neonatal jaundice）为新生儿期最常见的表现之一。未结合胆红素增高是新生儿黄疸最常见的表现形式，重者可引起胆红素脑病，造成神经系统的永久性损害，甚至发生死亡。新生儿黄疸可分为生理性黄疸和病理性黄疸。

【原因】

1.生理性黄疸

（1）胆红素生成过多　出生后血氧分压升高，过多的红细胞被破坏。

（2）血浆白蛋白联结胆红素的能力不足　新生儿存在不同程度的酸中毒，白蛋白与胆红素联结减少。

（3）肝细胞处理胆红素能力差　新生儿肝细胞内Y蛋白、尿苷二磷酸葡萄糖醛酸转移酶（UDPGT）含量也极低，且活性差，生成胆红素的量减少，将结合胆红素排泄到肠道的能力暂时低下。

（4）肝肠循环增加　新生儿肠蠕动差，肠道菌群尚未完全建立，β-葡萄糖醛酸酐酶活性相对较高，可将结合胆红素转变为未结合胆红素，通过肠道吸收，导致肠-肝循环增加，血胆红素水平增高。

2.病理性黄疸　病理性黄疸常为多种病因同时存在。

（1）胆红素生成过多　红细胞增多症、体内出血如较大的头颅血肿、母婴血型不合所致同族免疫性溶血、感染、肠-肝循环增加、母乳喂养相关的黄疸和母乳性黄疸、红细胞酶缺陷如葡萄糖-6-磷酸脱氢酶缺陷、红细胞形态异常、血红蛋白病等。

（2）肝脏胆红素代谢障碍　如缺氧和感染所致UDPGT活性受抑制、Crigler-Najjar综合征（先天性UDPGT缺乏）、Gilbert综合征（慢性、良性高未结合胆红素血症）、Lucey-Driscoll综合征（家族性暂时性新生儿黄疸）、药物与胆红素竞争Y、Z蛋白的结合位点（磺胺、水杨酸盐、维生素K、吲哚美辛、毛花苷C等）、先天性甲状腺功能低、脑垂体功能低下和唐氏综合征等。

（3）胆红素排泄障碍　新生儿肝炎、先天性代谢缺陷病（α_1-抗胰蛋白酶缺乏症和半乳糖血症等）、Dubin-Johnson综合征（先天性非溶血性结合胆红素增高症）、先天性胆道闭锁或胆总管囊肿等。

【临床表现】

1.生理性黄疸

（1）一般情况好。

（2）足月儿生后2~3天出现黄疸，4~5天达高峰，5~7天消退，最迟不超过2周。早产儿黄疸多于生后3~5天出现，5~7天达高峰，7~9天消退，最长可延迟到3~4周。

（3）每天血清胆红素升高<85μmol/L（5mg/dl）或每小时<0.5mg/dl。

（4）血清总胆红素值尚未超过小时胆红素曲线（Bhutani曲线）的第95百分位数，或未达到相应日龄、胎龄及相应危险因素下的光疗干预标准。

2.病理性黄疸　有下列情况之一均为病理性黄疸。

（1）生后24小时内出现黄疸。

（2）血清总胆红素值已达到相应日龄及相应危险因素下的光疗干预标准，或血清总胆红素值超过小时胆红素曲线的第95百分位数，或每天上升超过85μmol/L（5mg/dl）或每小时超过0.5mg/dl。

（3）黄疸持续时间长，足月儿>2周，早产儿>4周。

（4）黄疸退而复现。

（5）血清结合胆红素>34μmol/L（2mg/dl）。

【诊断】

1.病史和临床表现　相关的病史结合临床表现有助于诊断。黄疸为主要表现，不同的病因可伴有不同体征。如母婴Rh血型不合导致溶血时常有肝脾肿大，新生儿败血症可有皮肤出血点或腹胀等。

2.辅助检查　根据需要选择辅助检查，例如疑为母婴血型不合所致溶血，可行血型抗体检测；疑为感染所致者，应行血培养检查等。

【治疗】

1.光照疗法（光疗） 光照疗法是降低血清未结合胆红素简单有效的方法。根据血清胆红素水平、不同胎龄、不同日龄以及是否存在胆红素脑病的高危因素来进行综合评估是否需要光疗。光源可选择蓝光（波长425~475nm）、绿光（波长510~530nm）或白光（波长550~600nm），有单面光疗和双面光疗。光疗的效果与暴露的面积、光照的强度及持续时间有关。

2.换血疗法 其作用有：换出部分血中游离抗体和致敏红细胞，减轻溶血；换出血中大量胆红素，防止发生胆红素脑病；纠正贫血，改善携氧，防止心力衰竭。除根据患儿出现重度高胆红素血症外，还需结合患儿的胎龄、日龄等因素综合评估是否实施换血疗法。如患儿已有胆红素脑病的早期症状，需尽快实施换血。此外，存在宫内严重溶血，出生时胆红素增高伴有明显贫血、水肿和肝脾大及心力衰竭者，也应考虑换血。换血量为患儿血量的2倍（150~160ml/kg）。

3.药物治疗

（1）静脉注射丙种球蛋白（IVIG） 可选择补充IVIG 0.5~1.0g/kg。必要时12小时后重复使用1次。

（2）白蛋白 当血清胆红素水平接近换血值，且白蛋白水平<25g/L的新生儿，可补充白蛋白1g/kg。如存在酸中毒，应首先予以纠正。

四、新生儿感染性肺炎

感染性肺炎（infectious pneumonia）是新生儿最常见的感染性疾病，也是新生儿死亡的重要病因，可发生在宫内、分娩过程中或生后，由不同的病原体引起。

【病因】

1.宫内感染性肺炎 又称先天性肺炎，主要的病原体为病毒，如风疹病毒、巨细胞病毒、单纯疱疹病毒等。常由母亲妊娠期间原发感染或潜伏感染复燃、病原体经血行通过胎盘感染胎儿所致。细菌、原虫或支原体等也可通过胎盘感染胎儿。

2.分娩过程中感染性肺炎 羊膜早破、产程延长、分娩时消毒不严、孕母有绒毛膜炎、泌尿生殖器感染，胎儿分娩时吸入污染的羊水或母亲宫颈分泌物等，均可致胎儿感染。滞产、产道检查过多也会增加感染。常见病原体有细菌、病毒和支原体，细菌包括大肠埃希菌、肺炎球菌、克雷伯杆菌等。

3.出生后感染性肺炎 主要通过呼吸道途径、血行途径和医源性途径获得。以金黄色葡萄球菌、大肠埃希菌多见，近年来机会致病菌如克雷伯杆菌、铜绿假单胞菌、凝固酶阴性的葡萄球菌（CONS）、枸橼酸杆菌等感染增多。病毒多见呼吸道合胞病毒、腺病毒；此外沙眼衣原体、解脲支原体、念珠菌等也可致病。

【临床表现】

1.宫内感染性肺炎 临床表现差异大。多在生后24小时内发病，出生时有窒息史，复苏后可有气促、呻吟、呼吸困难，体温不稳定，反应差。肺部听诊呼吸音粗或减低，可闻及湿啰音。严重者可出现呼吸衰竭、心力衰竭、DIC、休克或持续肺动脉高压。血行感染者常缺乏肺部体征而表现为黄疸、肝脾大和脑膜炎等多系统受累。病毒感染者出生时可无明显症状，2~3天甚至1周左右逐渐出现呼吸困难并进行性加重，甚至进展为慢性肺疾病。

2.分娩过程中感染性肺炎 发病时间因不同病原体而异，一般在出生数天至数周后发病。

3.出生后感染性肺炎 表现为发热或体温不升、反应差等全身症状。呼吸系统症状有气促、鼻翼扇动、发绀、吐沫、三凹征等。肺部体征早期不明显，病程中可出现细湿啰音。

【诊断】

1.病史 存在不同的感染诱因，如母亲感染史、羊膜早破史、新生儿分娩时窒息史、分娩过程产道检查史、生后经有创操作或与感染患者接触史等。

2.症状和体征 根据不同感染时相和病原体，症状体征出现时间不一。呼吸道症状包括气促、鼻翼扇动、发绀等，肺部可闻及湿啰音。血行感染者常缺乏肺部体征而以黄疸、肝脾肿大和脑膜炎等多系统受累为表现。

3.辅助检查 不同时相获得的感染性肺炎，辅助检查的特点有所不同，病原学检查和胸片有助于诊断。

【治疗】

1.保持呼吸道通畅 可予雾化吸入、定期翻身、拍背等，及时吸净口鼻分泌物。

2.维持正常血气 如有低氧血症应予氧疗，有呼吸衰竭可行机械通气。

3.抗病原体治疗 针对可能的病原体给予抗菌或抗病毒治疗。

4.加强支持 纠正循环障碍和水、电解质及酸碱平衡紊乱，酌情输注血浆、白蛋白和免疫球蛋白，以提高机体免疫功能。

PPT

第三节 儿科常见疾病

案例讨论

案例 患儿，男，10个月。夜惊、出汗多1月余。该患儿为足月顺产儿，混合喂养，添加辅食量较少，尚未出乳牙，间断补充钙剂。查体：一般情况尚好，生长发育基本正常。轻度方颅，毛发稀疏，枕秃阳性，前囟门3cm×3cm。双侧肋缘外翻，哈氏沟阳性，可触及肋串珠，双腿略呈“X”形。

讨论 1.该患儿可能的诊断是什么？

2.应该进一步做哪些检查？

一、营养性维生素D缺乏

人体维生素D的来源有内源性和外源性两种。①内源性：日光中的紫外线照射皮肤，使皮肤内的维生素D_2转变为维生素D_3。②外源性：来自摄入的食物。无论内源性或外源性维生素D均无生物活性，维生素D_3进入人体内后，需在肝、肾中转变为1,25-（OH）$_2D_3$，才具有高度的生物活性。其主要生理作用有：①促进小肠黏膜对钙、磷的吸收；②增加肾近曲小管对钙、磷的重吸收，有利于骨的矿化；③与甲状旁腺素协同，使破骨细胞成熟，促进骨重吸收，同时刺激成骨细胞促进骨样组织成熟和钙盐沉积。

营养性维生素D缺乏包括营养性维生素D缺乏性佝偻病和维生素D缺乏性手足搐搦症。

本节主要介绍营养性维生素D缺乏性佝偻病。

【病因】

维生素D缺乏是本病的主要原因，与下列因素有关。

微课

1.日光照射不足 日光照射不足而使内源性维生素D_3减少，是维生素D缺乏的主要原因。如冬季缺乏户外活动；空气污染可阻止紫外线通过，普通玻璃亦能阻挡紫外线穿透。

2.食物中维生素D不足 天然食品维生素D含量少，如人乳含40~100IU/L，牛乳含3~40IU/L，且牛乳中钙磷比例不当，钙的吸收率低。人工喂养儿及日照不足时，则易患佝偻病。

3.围生期维生素D储备不足 孕妇日照少，有小腿抽筋史，或孕妇有严重的营养不良、肝肾疾病以及早产、双胎等，可使婴儿体内存储不足。

4.生长过速、需要量增加 婴儿时期骨骼生长速度快，维生素D需要量大，佝偻病的发生率高。

5.其他 见于疾病和药物影响，如患慢性胃肠道及肝胆系统疾病，可影响维生素D和钙、磷的吸收；严重肝肾疾病可使维生素D羟化发生障碍。药物影响见长期服用苯妥英钠、苯巴比妥者。

【发病机制】

当维生素D缺乏时，肠内钙、磷吸收障碍，以致血清钙、磷降低，引起甲状旁腺代偿性分泌增加，动员骨钙释放，以维持血清钙水平。甲状旁腺分泌增加致肾排磷增加，排钙减少，使血钙正常或接近正常，血磷下降，钙磷乘积降低，导致钙在骨骼组织上沉积障碍，长骨钙化带消失，骺板失去正常形态，骨基质不能矿化，成骨细胞增生，碱性磷酸酶分泌增加，骨样组织堆积于干骺端，在腕、踝部扩大及软骨关节处呈串珠样隆起，骨膜下骨矿化不全，皮质变薄，负重出现弯曲，颅骨骨化障碍而出现软化，骨样组织堆积形成“方颅”。如果甲状旁腺激素反应性低下，则由于不能动员骨钙释放，导致严重低钙血症，并引起神经肌肉兴奋，临床上出现惊厥、手足搐搦等表现。

【临床表现】

可分为以下四期。

1.初期（早期） 多见6个月尤其3个月以内的婴儿，主要表现为神经精神症状，如烦躁、睡眠不安、夜惊、多汗。头部多汗，致枕秃。

2.活动期（激期） 如病情继续加重，此期出现甲状旁腺功能亢进和钙、磷代谢失常的典型骨骼改变，见于该年龄段生长速度较快的骨骼。6个月以内婴儿出现颅骨软化，至7~8个月时出现额骨和顶枕骨中心部分增厚呈方颅；由于骨骺端骨样组织堆积而膨大，在肋骨和肋软骨交界处可扪及圆形隆起，自上而下呈串珠样（佝偻病串珠）；手腕、足踝部呈增厚隆起（手、足镯）；1岁左右可见胸骨向前凸起（鸡胸）、胸廓下缘形成水平凹陷（肋膈沟或称郝氏沟）；由于骨质软化，肌肉关节松弛，小儿开始站立行走后由于负重出现双下肢改变，股骨、胫骨、腓骨弯曲可形成膝内翻（“O”形腿）、膝外翻（“X”形腿）或“K”形样改变；由于韧带松弛导致坐与站立后出现脊柱畸形。由于严重低血磷引起肌肉糖代谢障碍，使全身肌肉松弛、肌张力降低和肌力减弱。

3.恢复期 经日光照射或治疗后，临床症状逐渐减轻或消失。

4.后遗症期 多见于2岁以后的儿童，临床症状消失，但遗留不同程度的骨骼畸形。

【诊断】

诊断时应考虑是否有佝偻病，如果考虑佝偻病属于哪一期，是否需要治疗。

1.患儿有维生素D缺乏的病因。

2.具有不同时期的临床表现，注意早期的神经系统症状如烦闹、多汗等无特异性。活动期出现不同骨骼的改变。

3.辅助检查

（1）初期（早期） 血清25-（OH）D_3下降，血钙正常或稍低，血磷降低，碱性磷酸酶正常或稍高，骨骼X线可正常或钙化带稍模糊。

（2）活动期（激期） 血清钙稍低，血磷明显降低，碱性磷酸酶明显升高，25-（OH）D_3 <12ng/ml（30mmol/L）可诊断；X线显示骨骺钙化带消失，干骺端呈毛刷样、杯口状改变，骨骺软骨盘增宽（>2mm），骨质稀疏，骨皮质变薄，可出现无临床症状的骨干弯曲畸形或青枝骨折。

（3）恢复期 血钙、磷逐渐恢复正常，碱性磷酸酶1~2月后降至正常水平；2~3周后骨骼X线有所改善，干骺端临时钙化带重现、增宽、密度增加，骨骺软骨盘<2mm。

（4）后遗症期 血生化正常，X线检查骨骼干骺端病变消失。

【鉴别诊断】

1.与佝偻病的体征的鉴别 如黏多糖病、软骨发育不良、脑积水等，除临床表现和血、尿检查外，主要依据骨骼的X线检查进行诊断，必要时可行头颅B超和CT检查。

2.与佝偻病体征相同但病因不同的鉴别 如低血磷抗维生素D佝偻病、远端肾小管性酸中毒、维生素D依赖性佝偻病、肾性佝偻病、肝性佝偻病等。除临床表现外，主要通过血钙、血磷、碱性磷酸酶、甲状旁腺激素水平、25-（OH）D_3、1,25-（OH）$_2D_3$水平以及是否有氨基酸尿等进行诊断。

【治疗】

治疗目的在于控制活动期，防止骨骼畸形。

1.一般治疗 尽量母乳喂养，人工喂养者应给予维生素D强化牛乳或奶粉，及时添加含维生素D丰富的辅食，增加户外活动，多晒太阳（6个月以内避免直晒），避免久坐、久站及早走，以防骨骼畸形。

2.药物治疗 以口服维生素D为主，每天2000~4000IU，持续4~6周后减为400IU/d（小于1岁）和600IU/d（大于1岁），1个月后应复查效果。主张从膳食中补充钙和磷，如每天牛奶量达到500ml，不需要补充钙剂，仅在有低血钙表现、严重佝偻病和营养不足、3个月以内小婴儿时需要补充钙剂。口服困难或腹泻等影响吸收时，采用大剂量突击疗法，维生素D一次15万~30万IU，肌内注射，1个月后明显好转改为400~800IU/d维持口服。

3.其他治疗 加强体格锻炼，通过主动或被动运动的方法矫正骨骼畸形。严重骨骼畸形需外科矫治。

知识拓展 维生素D缺乏性手足搐搦症

维生素D缺乏性手足搐搦症（tetanyofvitaminDdeficiency）是维生素D缺乏性佝偻病的伴发症状之一，由于维生素D缺乏时，血钙下降而甲状旁腺激素能代偿性分泌增加，血钙继续降低所致。当总血钙低于1.75~1.88mmol/L或离子钙低于1.0mmol/L时可引起神经肌肉兴奋性增高而出现抽搐。多见于6个月以内的婴儿。主要表现为惊厥、喉痉挛和手足搐搦，并有不同程度的活动期佝偻病的表现。治疗原则为吸氧、迅速控制惊厥或喉痉挛，可用10%水合氯醛保留灌肠或地西泮肌内或静脉注射。给予钙剂缓慢静脉注射或静脉滴注，急诊情况控制后，给予维生素D治疗。

二、肠套叠

肠套叠（intussusception）系指部分肠管及其肠系膜套入邻近肠腔所致的一种肠梗阻。本病80%的患儿年龄在2岁以内，男孩发病率高于女孩，常伴发于胃肠炎和上呼吸道感染。

【病因和发病机制】

肠套叠分原发和继发两种。95%为原发性，多见于婴幼儿，由于婴儿回盲部系膜尚未完全固定、活动度较大而发生套叠。5%为继发性，多为年长儿，发生肠套叠的肠管多有明显的器质性原因，如梅克尔憩室翻入回肠腔内，成为肠套叠的起点。肠息肉、肠肿瘤、肠重复畸形、腹型紫癜致肠壁肿胀增厚等也可牵引肠壁发生肠套叠。其他引起肠蠕动节律紊乱的促发因素如饮食改变、病毒感染及腹泻等也可诱发肠套叠。

【病理】

肠套叠一般是顺行的，即多为近端肠管套入远端肠腔内，极少数是逆行的。只有少部分小肠套叠可以自行复位（暂时性小肠套叠），套入结肠的或复套的一般不能自行复位。由于鞘层肠管持续痉挛，致使套入部肠管发生循环障碍，初期因静脉回流受阻，组织充血、水肿、静脉曲张，黏膜细胞分泌大量黏液，与血液及粪质混合成果酱样胶胨状。随后，肠壁水肿、静脉回流障碍加重，动脉供血不足，导致肠壁坏死并出现全身中毒症状，严重者可并发肠穿孔和腹膜炎。

【临床表现】

1. 急性肠套叠

（1）腹痛　既往健康肥胖的婴儿，突然发作剧烈的有规律的阵发性绞痛，伴哭闹不安、面色苍白，持续10~20分钟后腹痛缓解，间歇5~10分钟或更长时间后又反复发作。

（2）呕吐　初为反射性，含乳块和食物残渣，后可含胆汁，晚期可吐粪血样液体，说明有肠管梗阻。

（3）血便　出现症状的最初几小时大便可正常，以后大便少或无便。约85%的病例在发病后6~12小时排出果酱样黏液血便，或肛门指诊时发现血便。

（4）腹部包块　多数病例在右上腹季肋下可触及有轻微触痛的腊肠样肿块，稍可移动。晚期病例发生肠坏死或腹膜炎时，出现腹胀、腹腔积液、腹肌紧张和压痛，不易扪及肿块，有时腹部扪诊和直肠指检双合检查可触及肿块。

（5）全身情况　早期一般情况尚好，体温正常，无全身中毒症状。并发肠坏死或腹膜炎时，全身情况恶化，常有严重脱水、高热、嗜睡、昏迷及休克等中毒症状。

2. 慢性肠套叠　多见于年长儿，主要表现为阵发性腹痛，发作时可在上腹或脐周触及肿块。病程有时长达十余日，可无梗阻现象，便血发生也较晚。

【诊断】

1. 症状和体征　健康婴幼儿突然发生阵发性腹痛或阵发性规律性哭闹、呕吐、便血，腹部扪及腊肠样肿块时可考虑本病；肠套叠早期在未排出血便前应做直肠指检。

2. 腹部B超检查　在套叠部位横断扫描可见“同心圆”或“靶环状”肿块图像，纵断扫描可见“套筒征”。

3. B超监视下水压灌肠　可见“靶环状”块影退至回盲部，“同心圆”或“套筒征”消失，回盲瓣呈“蟹爪样”运动，小肠进水，呈“蜂窝状”扩张，诊断治疗同时完成。

4. 空气灌肠　可见杯口阴影，能清楚看见套叠头的块影，并可同时进行复位治疗。

5. 钡剂灌肠　可见套叠部位充盈缺损和钡剂前端的杯口影，以及钡剂进入鞘部与套入部之间的线条状或弹簧状阴影。只用于慢性疑难病例。

【鉴别诊断】

1. 细菌性痢疾　多见于夏季，大便次数多，性状为含黏液脓血便，伴里急后重，可有高热等感染中毒症状。大便检查可见成堆脓细胞，细菌培养阳性。有时两病可同时存在或肠套叠继发于菌痢后。

2. 梅克尔憩室出血　大量血便，常为无痛性，亦可并发肠套叠。

3. 过敏性紫癜　有阵发性腹痛、呕吐、便血，但多有出血性皮疹、关节肿痛，部分病例有蛋白尿或血尿。由于肠功能紊乱和肠壁肿胀，该病也可并发肠套叠。

【治疗】

急性肠套叠是一种危及生命的急症，一旦确诊需立即进行复位。

1. 非手术疗法

（1）方法　①B超监视下水压灌肠。②空气灌肠。③钡剂灌肠复位。

（2）灌肠疗法的适应证　肠套叠在48小时内，全身情况良好，腹部不胀，无明显脱水及电解质紊乱。

（3）禁忌证　①病程已超过48小时，全身情况差，如有脱水、精神萎靡、高热、休克等症状者，对3个月以下婴儿尤应注意。②高度腹胀、出现腹膜刺激征，X线腹部平片可见多数液平面者。③套叠头部已达脾曲，肿物硬而且张力大者。④多次复发疑有器质性病变者。⑤小肠型肠套叠。

（4）复位成功的表现　①拔出肛管后排出大量带臭味的黏液血便和黄色粪水。②患儿不再哭闹及呕吐。③腹平软，触不到原有包块。④灌肠复位后给予0.5~1g活性炭口服，6~8小时后有炭末排出，表示复位成功。

2.手术治疗 肠套叠超过48~72小时，或疑有肠坏死或穿孔者，以及小肠型肠套叠均需手术治疗。根据患儿全身情况及套叠肠管的病理变化选择进行肠套叠复位、肠切除吻合术或肠造瘘术等。

5%~8%的患儿可有复发，灌肠复位复发率较手术复位高。

三、先天性疾病

（一）先天性心脏病

先天性心脏病（congenitalheartdisease，CHD）是由于胚胎期心脏及大血管发育异常所致的先天性畸形。

【病因】先天性心脏病发病与遗传、母体和环境因素有关。大多数先天性心脏病是多基因的遗传缺陷，母体因素主要为感染、接触有害物质和疾病，其发病可能是胎儿遗传因素与周围环境因素相互作用的结果。

【分类】根据左、右两侧及大血管之间有无分流可将先天性心脏病分为以下三类。

（1）左向右分流型（潜伏青紫型） 如室间隔缺损、房间隔缺损和动脉导管未闭。由于体循环压力高于肺循环，故平时不出现青紫；当剧烈哭闹、屏气或任何病理情况下使肺动脉或右心室压力增高并超过左心压力时，则可使血液自右向左分流而出现暂时性青紫，晚期出现右向左分流，导致青紫持续存在，可发生“艾森曼格（Eisenmenger）综合征”。

（2）右向左分流型（青紫型） 如法洛四联症、大动脉转位和三尖瓣闭锁等。右侧前向血流梗阻或大血管连接异常，使右心大量静脉血流入体循环，可出现持续性青紫。

（3）无分流型（无青紫型） 如肺动脉狭窄和主动脉缩窄等。心脏左、右两侧或动、静脉之间无异常通路或分流。

【临床表现】

（1）房间隔缺损（ASD） 症状出现的早晚和轻重取决于缺损的大小。缺损小的可无症状。由于肺循环血量增多，易反复发生呼吸道感染。由于体循环血量不足，导致患儿生长发育迟缓、面色苍白、乏力、多汗、活动后气促。多数在婴幼儿期无明显体征，以后出现心脏增大、前胸饱满，搏动活跃，听诊第一心音亢进，肺动脉第二心音增强，第二心音固定分裂，胸骨左缘第2肋间可闻及2~3级喷射性收缩期杂音。晚期由于肺动脉高压导致右向左分流时出现青紫。

（2）室间隔缺损（VSD） 是最常见的先天性心脏病。小缺损可无症状。缺损大时，患儿常见生长迟缓、体重不增、喂养困难、气促、多汗、乏力，易反复呼吸道感染和发生心力衰竭，肺动脉扩张压迫喉返神经时可引起声嘶。心脏搏动活跃，胸骨左缘第3、4肋间可闻及Ⅲ~Ⅳ级粗糙的全收缩期杂音，向四周广泛传导，可扪及震颤；心尖区可闻及舒张中期杂音。晚期由于肺动脉高压导致右向左分流时出现青紫，此时心脏杂音较轻而肺动脉第二心音显著亢进。

（3）动脉导管未闭（PDA） 为出生后导管未能按时关闭而持续开放所致。动脉导管细小者可无症状。导管粗大者可有咳嗽、气促、喂养困难、体重不增、生长发育落后；分流量大者可有心前区突出、鸡胸。胸骨左缘上方可闻及连续性“机器样”杂音，常伴震颤，杂音向左锁骨下、颈部和背部传导；肺动脉瓣区第二心音增强；脉压增宽，出现周围血管体征如水冲脉、枪击音，指甲床毛细血管搏动等。

（4）法洛四联症（TOF） 是婴儿期后最常见的青紫型先天性心脏病，由4种畸形组成：右心室流出道梗阻、室间隔缺损、主动脉骑跨和右心室肥厚，主要表现如下。①青紫：出现时间和程度与肺动脉狭窄程度有关，活动啼哭时加重。②蹲踞：行走、游戏时，患儿常主动下蹲片刻。蹲踞时静脉回心血量减少，减轻心脏负担，同时体循环阻力增加，使右向左分流量减少，缓解缺氧症状。③杵状指：长期缺氧使指（趾）端膨大所致。④阵发性缺氧发作：吃奶或哭闹时突然呼吸困难，严重者昏厥、抽搐甚至死亡，系由于肺动脉漏斗部在狭窄的基础上出现肌部痉挛所致。⑤体征：心前区略隆起，胸骨左缘第2~4肋间可闻及Ⅱ~Ⅲ级粗糙喷射性收缩期杂音，肺动脉第二心音减弱，肺动脉狭窄严重或在阵发性呼吸困难发作时可听不到杂音。

【诊断】

（1）症状和体征　根据患儿有喂养困难、气促、多汗、生长发育落后、反复呼吸道感染、并发心力衰竭，或出生后不久有发绀、蹲踞等症状，以及心脏杂音等体征，可考虑为先天性心脏病。

（2）辅助检查　通过X线检查、心电图和心脏超声检查，多能明确不同类型的先天性心脏病（表12-1），少数需要磁共振或计算机断层扫描。

表12-1　常见类型的先天性心脏病的辅助检查特点

类型	胸部X线表现	心电图检查	心脏超声检查
ASD	右心房、右心室增大，肺动脉段突出，主动脉结小，肺野充血	右心室增大伴不完全性右束支传导阻滞	可明确缺损的位置和大小
VSD	左右心室增大，肺动脉段明显突出，主动脉弓影小，肺野充血明显	左心室不同程度的肥厚	可明确解剖定位和大小
PDA	左心室增大，心尖向下扩张，左心房轻度增大肺动脉段突出，肺门血管影增粗，肺野充血	不同程度左心室肥大，电轴左偏	可探查到未闭合的动脉导管对诊断极有帮助
GTOF	心影呈“靴形”，肺动脉段凹陷，门血管影缩小，两肺纹理减少，透亮度增加；年长儿侧支循环形成，肺野可呈网状纹理	右心室肥大，狭窄严重者右心房肥大，电轴右偏	可判断主动脉骑跨程度

【治疗】

（1）ASD　小型继发孔型房间隔缺损4岁内有15%自然闭合，不能闭合者需要介入或手术修补治疗。

（2）VSD　中小型缺损可门诊随访至学龄前期，有自然闭合可能；大、中型缺损和有难以控制的充血性心力衰竭、肺动脉压力持续升高或年长儿合并主动脉瓣脱垂或反流等应及时手术治疗。

（3）PDA　应及时手术或介入方法予以关闭。早产儿动脉导管未闭视分流大小、呼吸窘迫综合征情况而定，有症状者，生后1周内应用药物关闭，必要时手术治疗。

（4）TOF　轻症患者可考虑在5~9岁行一期根治手术，重症患儿可先行姑息手术，待一般情况改善、肺血管发育好转后行根治手术。缺氧发作时给予吸氧、静脉注射去氧肾上腺素或普萘洛尔。

（二）先天性肥厚性幽门狭窄

先天性肥厚性幽门狭窄（congenital hypertrophic pyloric stenosis）是由于幽门环肌增生肥厚，使幽门管腔狭窄而引起的上消化道不完全梗阻性疾病。第一胎、足月儿多见，男、女发病率之比约为5∶1。

【病因】本病为多基因遗传性疾病，此外，本病发病与胃肠激素及其他生物活性物质紊乱、先天性幽门肌层发育异常有关。

【病理】幽门明显增大，呈橄榄形，颜色苍白，表面光滑，质地如硬橡皮。幽门肌全层增生肥厚，以环肌更为明显。肿块随日龄而逐渐增大，肥厚的肌层渐向胃壁移行，突然终止于十二指肠始端，幽门管部分被推入十二指肠，使十二指肠黏膜反折，呈子宫颈样。

【临床表现】

（1）呕吐　为本病的主要症状，一般在出生后2~4周，开始为溢乳，逐渐加重呈喷射性呕吐，多于喂奶后不到半小时即吐，吐出物为带凝块的奶汁，不含胆汁，少数患儿因呕吐频繁，使胃黏膜毛细血管破裂出血，吐出物可含咖啡样物或血。因反复呕吐，逐渐出现营养不良、脱水、低氯性碱中毒等，晚期脱水加重，组织缺氧，产生乳酸血症、低钾血症，肾功能损害时，可合并代谢性酸中毒。

（2）黄疸　2%~8%的患儿伴有黄疸，非结合胆红素增高，手术后数日即消失，原因不明。

（3）腹部体征　常见胃蠕动波，从左肋下向右上腹移动后消失。在喂奶时或呕吐时容易见到，轻拍上腹部常可引出。在右上腹肋缘下腹直肌外缘处轻轻向深部按压，可触到橄榄形、质较硬的肿块，可以移动，为本病特有体征。

【诊断】

（1）典型症状和体征　无胆汁的喷射性呕吐、胃蠕动波和右上腹肿块。

（2）腹部B超检查　为首选的无创检查。B超下幽门肥厚肌层为一环形低回声区，相应的黏膜层为高密度回声，测量幽门肌厚度为4mm、曲门管直径为13mm、幽门管长度为17mm，即可诊断为本病。

（3）X线钡餐检查　透视下可见胃扩张，钡剂通过幽门排出时间延长，胃排空时间延长，幽门管延长，向头侧弯曲，幽门胃窦呈鸟嘴状改变，管腔狭窄如线状，十二指肠球部压迹呈“蕈征”“双肩征”等为诊断本病特有的X线征象。

【鉴别诊断】

临床表现不典型的病例应与下列情况鉴别。

（1）喂养不当　喂奶过多、过急，或人工喂养时将奶瓶内气体吸入胃内，或喂奶后体位放置不当等，均为新生儿呕吐的常见原因。调整喂养方法，呕吐即可停止。

（2）幽门痉挛　多在生后即出现间歇性呕吐，无进行性加重，偶见胃蠕动波，右上腹无肿块。一般状况较好，B超检查无幽门肌层肥厚，用阿托品、氯丙嗪等解痉镇静剂治疗效果好。

（3）胃食管反流　呕吐为非喷射性，上腹无蠕动波，无右上腹橄榄样肿块。采用体位疗法和稠厚食物饮食疗法可减轻呕吐；X线钡餐检查、食管24小时pH监测等可协助确诊。

（4）胃扭转　生后数周内出现呕吐，移动体位时呕吐加剧；X线钡餐检查可鉴别。

（5）其他先天性消化道畸形　如幽门前瓣膜、环状胰腺、肠旋转不良及肠梗阻型胎粪性腹膜炎等。根据畸形所造成的消化道梗阻部位和程度的不同，症状出现早晚不一，呕吐物的性状亦不同。腹部B超和X线检查可鉴别。

【治疗】

及早纠正营养状态，并进行幽门肌切开术，手术效果良好。

（三）先天性巨结肠

先天性巨结肠（congenital megacolon），是婴儿常见的先天性肠道畸形，由于直肠或结肠远端的肠管持续痉挛，粪便淤滞在近端结肠，使肠管肥厚、扩张。该病有遗传倾向。

【病因和病理】

该病发生是多基因遗传和环境因素共同作用的结果。在形态学上可分为痉挛段、移行段和扩张段三部分，基本病理变化为痉挛段肠管肠壁肌间和黏膜下神经丛内缺乏神经节细胞，无髓鞘的副交感神经纤维数量增加，形态增粗、增大，紧密交织成束；扩张段肠管肌层肥厚，黏膜炎症，可伴有小溃疡，肠壁肌间和黏膜下神经节细胞正常。

【临床表现】

（1）胎便排出延缓、顽固性便秘和腹胀　患儿生后24~48小时内多无胎便或仅有少量胎便排出，可于生后2~3天出现低位肠梗阻症状。以后即有顽固性便秘，严重者发展成不灌肠不排便。痉挛段越长，出现便秘的时间越早、越严重。腹胀逐渐加重，腹壁紧张发亮，有静脉扩张，可见肠型及蠕动波，肠鸣音增强，膈肌上升可以引起呼吸困难。

（2）呕吐、营养不良和发育迟缓　由于功能性肠梗阻，可出现呕吐，但量不多，呕吐物含少量胆汁，严重者可见粪样液，加上长期腹胀、便秘，使患儿食欲下降，营养物质吸收障碍，致发育迟缓、消瘦、贫血或有低蛋白血症伴水肿。

（3）并发症　常见有小肠结肠炎，患儿出现高热、高度腹胀、呕吐、排出恶臭并带血的稀便，严重者可出现血便及肠穿孔、腹膜炎，迅速出现脱水和酸中毒，死亡率极高。肠穿孔多见于新生儿，其他并发症包括继发感染如败血症和肺炎。

【诊断】

凡新生儿生后胎粪排出延迟或不排胎粪，伴有腹胀、呕吐者应考虑本病。

（1）直肠指检　直肠壶腹部空虚，拔指后由于近端肠管内积存大量粪便，可排出恶臭气体及大便。

（2）X线检查　一般可确定诊断。腹部立位平片多显示低位不完全性肠梗阻，近端结肠扩张，盆腔无气体或少量气体。钡剂灌肠检查可显示典型的痉挛段、移行段和扩张段，呈“漏斗状”改变，痉挛段及其上方的扩张肠管排钡功能差，若黏膜皱襞变粗（锯齿状变化），提示伴有小肠结肠炎。

（3）直肠、肛门测压检查　测定直肠、肛门内外括约肌的反射性压力变化，患儿内括约肌反射性松弛过程消失，直肠肛门抑制反射阴性，2周内新生儿可出现假阴性，故不适用。

（4）直肠活检　包括黏膜活检和肌层活检。黏膜活检用组化法测定肠管痉挛段乙酰胆碱含量和胆碱酯酶活性，但对新生儿诊断率较低。肌层活检是从直肠壁取全层肠壁组织活检，HE染色判断神经节细胞的有无并计数神经节细胞数量。

【鉴别诊断】

婴幼儿有长期便秘史和腹胀等体征者即应进行特殊检查。本病应与以下疾病相鉴别。

（1）新生儿期　①胎粪塞综合征（胎粪便秘）：由于胎粪浓缩稠厚，可出现一过性低位肠梗阻症状，经灌肠排出胎粪后，即可正常排便且不再复发。②先天性肠闭锁：新生儿回肠或结肠闭锁，表现为低位肠梗阻症状，直肠指检仅见少量灰白色胶胨样便，用盐水灌肠亦不能排便，腹部直立位平片可见整个下腹部无气，钡剂灌肠X线造影可明确诊断。③新生儿坏死性小肠结肠炎：与先天性巨结肠伴发小肠结肠炎很难鉴别。本病多为早产儿，围生期多有窒息、缺氧、感染、休克的病史，且有便血。X线平片示肠壁有气囊肿和（或）门静脉积气。

（2）婴儿和儿童期　①继发性巨结肠：肛门、直肠末端有器质性病变，如先天性肛门狭窄、术后瘢痕狭窄或直肠外肿瘤压迫等，使排便不畅，粪便滞留，结肠继发扩张，经肛诊可以确诊。②功能性便秘：是一种原因不明的慢性便秘，表现为排便次数少、排便费力、粪质较硬或呈球状、排便不尽感，有时需借助人工取便，诊断需排除器质性疾病。

【治疗】

包括保守治疗和手术治疗，先天性巨结肠的并发症多发生在生后2个月内，故要特别重视此期间的治疗。

（1）保守治疗　包括口服缓剂、润滑剂，帮助排便；使用开塞露、扩肛等刺激括约肌诱发排便；每日1次注入生理盐水灌肠等。

（2）手术治疗　包括结肠造瘘术和根治术，现多主张早期进行根治手术，切除无神经节细胞肠段和部分扩张结肠。一般认为体重在3kg以上，全身情况良好即可行根治术。

四、腹泻病

腹泻病（diarrhea），是一组由多病原、多因素引起的，以大便次数增多和大便性状改变为特点的消化道综合征，6个月~2岁婴幼儿发病率高，1岁以内约占半数。

【病因】

1.感染性因素

（1）肠道内感染　主要由病毒、细菌、真菌和寄生虫等引起，以前两者多见，尤其病毒感染。引起小儿病毒性腹泻最常见的病原体是轮状病毒，多发生于秋、冬季。

（2）肠道外感染　如上呼吸道感染、肺炎、中耳炎、泌尿系感染等，常由于发热及感染原释放的毒素、抗生素治疗、局部激惹（如膀胱炎、阑尾周围脓肿等）作用而引起腹泻。

2.非感染性因素　主要有饮食因素（如喂养不当、对食物成分过敏、原发性或继发性双糖酶缺乏或活性降低等）和气候因素（气候突然变化致肠蠕动增加或天气过热消化液分泌减少等）。

【临床表现】

根据病程分为急性腹泻、迁延性腹泻和慢性腹泻。

1.急性腹泻　腹泻病程小于2周称为急性腹泻。

（1）轻型　多因饮食不当及肠道外感染引起，起病可急可缓，以胃肠道症状为主，可伴有食欲缺乏和偶有溢乳及呕吐，大便次数增多且稀薄，呈黄色或黄绿色，有酸味，常见奶瓣和泡沫。无脱水及全身中毒症状，数天内痊愈。

（2）重型　多由肠道内感染引起，常急性起病。表现为：①胃肠道症状：较重，有呕吐和频繁腹泻，大便每天十余次甚至数十次，多为黄色水样便或蛋花汤样便，少数患儿可有少量血便。②脱水：根据体液丢失的程度把脱水分为轻、中、重三度（表12–2），根据丢失的水和电解质的比例不同，又将脱水性质分为等渗（血清钠130~150mmol/L）、低渗（血清钠<130mmol/L）或高渗（血清钠> 150mmol/L）性脱水。③电解质和酸碱平衡紊乱：由于丢失大量碱性物质、进食少等产生代谢性酸中毒，表现为精神不振、唇红、呼吸深大和呼出气有丙酮味等。同时由于消化液丢失和摄入少，患儿常出现低钾血症，表现为肌张力减低、心音低钝、腹胀、肠鸣音减弱或消失、腱反射减弱，严重者可出现呼吸肌麻痹。同时还可伴有低钙血症和低镁血症，表现为烦躁不安、手足搐搦甚至惊厥。④全身中毒症状：发热或体温不升、烦躁、精神萎靡、嗜睡甚至昏迷、休克。

表12–2　脱水的症状及体征

	轻度	中度	重度
体液减少占体重	3%~5%	5%~10%	>10%
精神状态	稍差	萎靡或烦躁不安	极萎靡
心率增快	无	有	有
脉搏	可触及	可触及（减弱）	明显减弱
血压	正常	直立性低血压	低血压
皮肤灌注	正常	正常	减少，出现花纹
皮肤弹性	正常	轻度降低	降低
前囟	正常	轻度凹陷	凹陷
黏膜	湿润	干燥	非常干燥
眼泪	有	有或无	无
呼吸	正常	深，也可快	深而快
尿量	正常	少尿	无尿或严重少尿

2.迁延性和慢性腹泻　病程2周~2个月称为迁延性腹泻，腹泻病程超过2个月以上称为慢性腹泻。引起慢性腹泻的病因较为复杂，感染、食物过敏、酶缺陷、免疫缺陷、药物因素、先天性畸形等均可引起，以急性感染性腹泻未彻底治疗或治疗不当、迁延不愈者最为常见，营养不良小儿患病率高。

【诊断和鉴别诊断】

根据临床表现和大便性状可做出临床诊断，同时判断有无脱水（其程度及性质）、电解质紊乱和酸碱失衡。根据大便常规检查是否有白细胞分为以下情况。

1.大便无或偶见少量白细胞　为侵袭性细菌以外的病因（如病毒、非侵袭性细菌、喂养不当和肠道外感染），多为水泻，有时伴脱水症状。应注意以下情况。

（1）“生理性腹泻”多见于6个月以内婴儿，外观虚胖，常有湿疹，生后不久即出现腹泻，除大便次数增多外，无其他症状，食欲好，不影响生长发育，多在添加辅食后好转。

（2）导致小肠消化吸收功能障碍的各种疾病如双糖酶缺乏、失氯性腹泻、食物过敏性腹泻，原发性胆酸吸收不良等。可根据大便酸碱度检测、还原糖检测、食物过敏原检测、食物回避－激发试验等加以鉴别，部分迁延性、慢性腹泻患儿需行消化道造影或结肠镜检、小肠黏膜活检等以明确病因。

2.大便有较多白细胞 表明结肠和回肠末端有侵袭性炎症病变，常由各种侵袭性细菌感染所致，仅凭临床表现难以区别，必要时进行大便细菌培养、细菌血清型和毒性检测，并与细菌性痢疾和坏死性肠炎鉴别。

【治疗】

1.急性腹泻的治疗

（1）饮食疗法 强调继续饮食，满足生理需要，呕吐严重者可暂禁食4~6小时，不禁水，不提倡饮食限制过严或禁食过久；逐步恢复母乳及原来已经熟悉的饮食。病毒性肠炎可出现继发性双糖酶缺乏，对疑似病例可暂时改喂豆类、淀粉类食物或去乳糖配方奶粉以减轻腹泻。

（2）液体疗法 补充累积损失量、继续损失量和生理需要量。①补充累积损失量：轻、中度脱水无呕吐，可口服“补液盐”（ORS液），中度以上脱水或吐泻严重伴腹胀者采用静脉输液。补液量和性质根据脱水程度和性质决定，轻度脱水30~50ml/kg（体重），中度脱水50~100ml/kg，重度脱水100~120ml/kg；低渗性脱水补2/3张含钠液，等渗性脱水补1/2张含钠液，高渗性脱水补1/5~1/3张含钠液。如脱水性质判断困难可先按等渗性脱水补充。补液速度原则上先快后慢，对于伴有循环不良和休克的重度脱水患儿，应先快速输入等张含钠液，按20ml/kg，于30分钟至1小时输入，其余累积损失量8~12小时完成。在循环改善、出现排尿后应及时补钾。②补充继续损失量：在开始补充累积损失量后，腹泻、呕吐、胃肠引流等损失大多继续存在，导致体液继续丢失，应及时补充以免造成新的累积损失。丢失量依据原发病和病情而不同，应予评估后补充。③补充生理需要量：一般按每代谢100kcal热量需要100~150ml水计算，年龄越小，需水相对越多。生理需要量应尽量口服补充。如脱水纠正，第2天以后补充继续损失量和生理需要量。

（3）补钙、补镁治疗 补液过程中如出现惊厥、手足搐搦，可用10%葡萄糖酸钙加等量葡萄糖液缓慢推注。补钙后手足搐搦不改善或加重，提示可能是因为低镁血症，可测定血镁浓度后肌注补充。

（4）药物治疗 包括控制感染、肠道微生态疗法、肠黏膜保护剂、抗分泌治疗和补锌治疗，注意避免使用止泻剂。

2.迁延性和慢性腹泻治疗 积极寻找病因，采取综合治疗措施，切忌滥用抗生素，避免出现顽固的肠道菌群失调。治疗措施包括调整饮食、对双糖不耐受者给予不含乳糖代乳粉或去乳糖配方奶、过敏性腹泻应回避过敏食物或采用游离氨基酸或水解蛋白配方饮食、对肠黏膜受损患儿给予要素饮食，必要时给予静脉营养、药物治疗（包括有感染依据使用抗生素、补充微量元素和维生素、应用微生态调节剂和肠黏膜保护剂等），可同时辅以中医治疗。

知识链接 口服补液盐

口服补液盐（oralrehydrationsalts，ORS）是世界卫生组织推荐用以治疗急性腹泻合并脱水的一种溶液，其机制是由于小肠上皮细胞刷状缘的膜上存在着Na^+–葡萄糖共同载体，可使Na^+–葡萄糖同时与载体结合并同时转运（偶联转运），增加了钠和水的吸收。ORS一般适用于轻度或中度脱水无严重呕吐者，患儿极度疲劳、昏迷或昏睡、腹胀者不宜用ORS。

五、急性呼吸道感染性疾病

急性呼吸道感染性疾病在小儿呼吸系统疾病中最常见，绝大部分为肺炎。小儿呼吸道的解剖、生理、免疫特点与其易患呼吸道疾病密切相关。小儿气道狭窄黏膜柔嫩、血管丰富，黏液腺分泌不足，纤毛运动较差，且肺泡小而少，弹性组织发育较差、胸腔小而肺脏相对较大，呼吸肌发育差，不能充分扩张进行通气与换气，同时小儿呼吸道的非特异性和特异性免疫功能均较差，故小儿易患呼吸道感染且感染后容易导致局部蔓延。

常见呼吸道感染包括急性上呼吸道感染如急性鼻炎、咽炎、喉炎、急性扁桃体炎以及毛细支气管炎、急性支气管炎和肺炎等。此处主要介绍毛细支气管炎和支气管肺炎。

（一）毛细支气管炎

毛细支气管炎（bronchiolitis）是一种婴幼儿较常见的下呼吸道感染，多见于2~6个月的小婴儿，以喘息、三凹征和气促为主要临床特点。

【病因】

主要由呼吸道合胞病毒（RSV）引起，其他如副流感病毒、腺病毒、鼻病毒、人类偏肺病毒（hMPV）、博卡病毒、肺炎支原体也可引起。

【病理】

病变主要侵犯直径75~300μm的毛细支气管口，表现为上皮细胞坏死和周围淋巴细胞浸润，黏膜下充血水肿、腺体增生，黏液分泌增多；引起毛细支气管管腔狭窄甚至堵塞，导致肺气肿和肺不张。炎症还可波及肺泡、肺泡壁及肺间质，出现通气和换气功能障碍。

【临床表现】

本病常发生于2岁以下小儿，多数在6个月以内，常为首次发作，喘息和肺部哮鸣音为其突出表现，高峰期在呼吸困难发生后的48~72小时，病程一般为1~2周。

（1）下呼吸道梗阻症状　表现为呼气性呼吸困难、呼气相延长伴喘息。呼吸困难可呈阵发性，间歇期喘息消失。严重者可见面色苍白、烦躁不安，口周和口唇青紫。

（2）全身症状　中毒症状较轻，少见高热。

（3）体格检查　呼吸浅而快，60~80次/分，甚至100次/分，伴鼻翼扇动和三凹征；心率可达150~200次/分。听诊可闻及呼气相哮鸣音，也可闻及中细湿啰音，叩诊可呈过清音，可触及肝和脾。

【诊断】

（1）临床表现　发生于小婴儿，具有典型的喘息及哮鸣音。

（2）辅助检查　①外周血：白细胞总数及分类大多在正常范围内。②病原学检查：采集鼻咽拭子或分泌物，通过免疫荧光技术、免疫酶技术及分子生物学技术检查可明确病原。③胸部X线检查：可见不同程度的肺充气过度或斑片状浸润影，局部肺不张，也可以见到支气管周围炎及肺纹理增粗。④血气分析：可了解患儿缺氧和二氧化碳潴留程度。

【鉴别诊断】

（1）支气管哮喘　婴儿的第一次感染性喘息发作多为毛细支气管炎。如有反复多次喘息发作，亲属有哮喘及变应性疾病史则有哮喘的可能，具体参见“支气管哮喘”。

（2）肺结核　有时可有喘息，但一般听诊无啰音。根据结核接触史、结核中毒症状、结核菌素试验和胸部X线改变进行鉴别。

（3）其他疾病　如纵隔占位、心源性喘息、异物吸入及先天性气管、支气管畸形等均可发生喘息，应结合病史和体征及相应的检查做出鉴别。

【治疗】

包括氧疗、控制喘息、病原治疗等。

（1）氧疗　海平面、呼吸空气条件下，睡眠时血氧饱和度持续低于88%，或清醒时血氧饱和度低于90%者应吸氧。可采用鼻前庭导管、面罩或氧帐等。

（2）控制喘息　①支气管舒张剂：可雾化吸入β_2受体激动剂或联合应用M受体阻滞剂。②糖皮质激素：可以选用雾化吸入糖皮质激素（如布地奈德悬液等）。不推荐常规使用全身糖皮质激素治疗，对于严重喘憋者，应用甲泼尼龙1~2mg/（kg·d）。

（3）抗感染治疗　不推荐常规应用利巴韦林，包括雾化吸入途径给药，偶用于严重的RSV感染或有高危因素的RSV感染患儿。支原体感染者可应用大环内酯类抗生素。继发细菌感染者应用抗菌药物。

（4）其他　保持呼吸道通畅，保证液体摄入量，纠正酸中毒，并及时发现和处理呼吸衰竭及其他生命体征危象，具体参见“支气管肺炎的治疗”。

（二）支气管肺炎

支气管肺炎（bronchopneumonia）是累及支气管壁和肺泡的炎症，为儿童时期最常见的肺炎。2岁以内儿童多发，有营养不良、维生素D缺乏性佝偻病、先天性心脏病等及低出生体重儿、免疫缺陷者易发生本病。

【病因】

最常见的病因为细菌和病毒感染，或为细菌和病毒混合感染。细菌感染中以肺炎链球菌多见，支原体、衣原体和流感嗜血杆菌感染近年来有所增加。病原体常由呼吸道入侵，少数经血行入肺。

【临床表现】

（1）主要症状　①发热：多为不规则发热，但新生儿和重度营养不良患儿体温可不升。②咳嗽：早期多为干咳，恢复期有痰。③气促：多在发热和咳嗽后出现。④全身症状：包括精神不振、食欲减退、轻度腹泻或呕吐。

（2）体征　患儿可有呼吸增快，伴有鼻翼扇动和吸气性凹陷；重者口周、鼻唇沟和指（趾）端发绀；肺部啰音早期不明显，随后可闻及固定的中细湿啰音。

（3）重症肺炎的表现　除了常见症状体征外，可有其他系统功能的改变。①心血管系统：可出现心肌炎、心包炎和心力衰竭。当合并心力衰竭时，患儿表现为安静状态下呼吸、心率突然加快，突然出现极度烦躁不安和发绀、苍白或面色发灰，心音低钝、奔马律，可有颈静脉怒张，肝脏迅速增大，可有少尿、无尿和眼睑及下肢水肿。②神经系统：可出现缺氧中毒性脑病，表现为烦躁、凝视、昏睡或昏迷、瞳孔对光反射迟钝、呼吸节律不齐、可有脑膜刺激征阳性等。脑脊液检查除了脑压增高外，其他均正常。③消化系统：可发生中毒性肠麻痹，表现为呕吐、腹胀等。④抗利尿激素异常分泌综合征（SIADH）：因抗利尿激素分泌增加可出现低钠血症。⑤DIC：可表现为血压下降、四肢凉、皮肤黏膜及胃肠道出血。

【诊断】

（1）病史　多为急性起病，发病前数天多先有上呼吸道感染。

（2）症状和体征　发热、咳嗽、气促、肺部固定中细湿啰音。

（3）辅助检查　①外周血检查：白细胞和C反应蛋白在细菌感染时增高，前降钙素原（PCT）在细菌感染时也可升高，抗菌药物治疗有效时可迅速下降。②病原学检查：包括细菌学检查、病毒学检查、支原体、衣原体检查等，细菌培养加药物敏感实验、病毒分离培养、免疫学检查等有助于诊断。③胸部X线检查：早期肺纹理增强，透光度降低，以后两下肺野、中内带出现大小不等的点状或小斑片状影，或融合成大片状阴影，甚至波及节段。可有肺不张、肺气肿。伴发脓胸时，患侧肋膈角变钝，如积液多则呈现反抛物线状阴影，纵隔、心脏向健侧移位。并发脓气胸时患侧胸腔可见液平面。伴发肺大疱时可见完整薄壁、无液平面的大疱，必要时可考虑行胸部CT检查。

【治疗】

（1）一般治疗　注意休息，居室通风，加强营养，经常变换体位减少肺部淤血，促进炎症吸收；注意防止交叉感染。

（2）抗感染治疗　①抗菌治疗：明确为细菌感染或病毒感染继发细菌感染者应使用抗菌药物。轻症患儿口服抗菌药物有效且安全，重症患儿宜静脉联合用药。②抗病毒治疗：可选用利巴韦林或α-干扰素，若为流感病毒，可用磷酸奥司他韦。部分中药制剂有一定抗病毒疗效。

（3）对症治疗　①氧疗和气道管理：如有缺氧给予氧疗，保持气道通畅，雾化吸入等。②腹胀：注意是否有低钾血症并予以纠正。缺氧中毒性肠麻痹时应禁食并进行胃肠减压。③糖皮质激素：如有严重喘憋、呼吸衰竭、全身中毒症状明显、感染中毒性休克、脑水肿、胸腔短时间内较大量渗出等严重情况可短期应用糖皮质激素。④其他对症治疗：包括高热时退热、祛痰等，如合并心力衰竭、缺氧中毒性脑病、SIADH、脓胸和脓气胸等予以相应的治疗。注意治疗佝偻病、营养不良、贫血等。重症患儿可酌情给予血浆和静脉注射用丙种球蛋白的治疗。

本章小结

儿童生长发育分为7个年龄阶段，各阶段生长发育遵循从上到下、由近到远、由粗到细、由低级到高级、由简单到复杂的规律。在一定范围内受遗传、环境的影响，存在着相当大的个体差异。从出生到青春前期根据体重、身材、头围、胸围、上臂围、皮下脂肪和身高比例与匀称性衡量体格生长。青春期体格生长出现第二个高峰。骨骼和牙齿也随着体格生长发生相应的变化。胎儿期和围生期保健的重点是预防先天性疾病和畸形，新生儿期注意护理，之后各期要注意给予充足的营养，以满足生长发育的需要。

新生儿期常见疾病有新生儿缺氧缺血性脑病、新生儿黄疸和感染性肺炎。

围生期窒息是新生儿缺氧缺血性脑病最主要的病因，表现为出生后不久出现神经系统症状并持续至24小时以上，脑影像学检查和脑电生理检查等有助于诊断；治疗包括支持治疗、控制惊厥、治疗脑水肿等。

新生儿黄疸可分为生理性黄疸和病理性黄疸，黄疸和血胆红素增高为其主要表现。治疗包括光照疗法、换血疗法、静脉注射丙种球蛋白等。

感染性肺炎是新生儿最常见的感染性疾病，感染诱因、呼吸道症状、病原学检查和胸片有助于诊断。治疗包括保持呼吸道通畅、维持正常血气、抗病原体治疗和纠正循环障碍、水、电解质及酸碱平衡紊乱。

儿科常见疾病包括营养性维生素D缺乏性佝偻病、肠套叠、先天性疾病、腹泻病和急性呼吸道感染性疾病。

营养性维生素D缺乏性佝偻病主要表现为神经精神症状和骨骼改变，血生化和骨骼X线检查可明确诊断，治疗以口服维生素D为主。

急性肠套叠表现为突然发作的阵发性绞痛，伴呕吐、血便、腹部肿块，腹部B超检查及灌肠检查可明确诊断。治疗方法为灌肠复位和手术复位。

先天性疾病包括先天性心脏病、先天性肥厚性幽门狭窄、先天性巨结肠，以手术治疗为主。

腹泻病除胃肠道症状外，重症常合并水、电解质和酸碱平衡紊乱以及全身中毒症状。治疗包括饮食疗法、液体疗法和药物治疗。

急性呼吸道感染性疾病在小儿呼吸系统疾病中最常见。毛细支气管炎以喘息、三凹征和气促为主要临床特点。治疗包括氧疗、控制喘息、病原治疗等。支气管肺炎表现为发热、咳嗽、气促、肺部固定中细湿啰音，重症有心血管、神经、消化系统等改变。外周血检查、病原学检查和胸部X线检查有助于诊断；治疗包括一般治疗、抗感染治疗和对症治疗。

习题

习题

一、单项选择题

1. 2岁小儿处于（　　）。

A. 婴儿期　B. 幼儿期　C. 学龄前期　D. 儿童期　E. 少儿期

2. 小儿生长发育遵循的规律正确的是（　　）。

A. 自下而上　B. 由远及近　C. 由细到粗

D. 由简单到复杂　E. 由高级到低级

3. 新生儿缺氧缺血性脑病早期最主要的病理表现是（　　）。

A. 脑水肿　B. 脑出血　C. 选择性神经元坏死

D. 脑室周围白质软化　E. 脑坏死

4. 新生儿出现生理性黄疸的主要原因是（　　）。

A. 胆道狭窄　B. 胆汁黏稠　C. 生后过多红细胞破坏

D. 肝脏形成胆红素能力强　E. 母乳

5. 下列关于新生儿感染性肺炎的说法不正确的是（　　）。

A. 宫内感染性肺炎多在生后24小时内发病

B. 宫内血行感染性肺炎常表现为黄疸、肝脾大和脑膜炎

C. 宫内病毒感染引起的肺炎常在2~3天甚至1周左右逐渐出现呼吸困难并进行性加重

D. 出生后感染性肺炎常表现为发热或体温不升、反应差等全身症状

E. 分娩过程中感染性肺炎一般在出生后数小时发病

6. 关于佝偻病激期的特点，下列不正确的选项是（　　）。

A. 多发生于7~8个月以上的婴儿　B. 方颅　C. 鸡胸

D. 串珠肋　E. 枕秃

7. 下列提示肠套叠复位成功的选项不包括（　　）。

A. 拔出肛管后排出大量带臭味的黏液血便和黄色粪水　B. 不再排便

C. 患儿不再哭闹及呕吐　D. 腹平软，触不到原有包块

E. 灌肠复位后给予0.5~1g活性炭口服，6~8小时后有炭末排出

8. 下列不属于法洛四联症的特征的是（　　）。

A. 青紫　B. 蹲踞　C. 青紫不明显

D. 阵发性缺氧发作　E. 胸骨左缘收缩期杂音

9. 先天性巨结肠的病理改变不包括（　　）。

A. 在形态学上可分为痉挛段、移行段和扩张段三部分

B. 痉挛段肠管肠壁肌间和黏膜下神经丛内缺乏神经节细胞

C. 无髓鞘的副交感神经纤维数量增加，形态增粗、增大

D. 肠壁肌间和黏膜下神经节细胞正常

E. 扩张段肠管肌层变薄，黏膜炎症，可伴有小溃疡

10. 下列有关液体疗法的说法正确的是（　　）。

A. 先慢后快

B. 轻中度脱水给予静脉补液

C. 液体总量包括累积损失量、继续损失量和生理需要量

D. 年龄越小，需水量相对越少

E. 伴有循环不良和休克的重度脱水患儿，应先快速输入含钾液

二、简答题

1. 急性肠套叠复位的方法有哪些？适应证和禁忌证是什么？

2. 毛细支气管炎和支气管肺炎应与哪些疾病进行鉴别？

（初晓艺）

第十三章　传染性疾病

PPT

第一节　传染性疾病概述

知识目标

1.掌握　结核病、淋病、艾滋病、传染性非典型肺炎常用的检查方法。

2.熟悉　结核病、淋病、艾滋病、传染性非典型肺炎的诊断。

3.了解　结核病、淋病、艾滋病、传染性非典型肺炎的病因及病理。

技能目标

1.学会　结核病、淋病、艾滋病、传染性非典型肺炎常用的检查方法。

2.具备　运用临床知识对结核病、淋病、艾滋病、传染性非典型肺炎患者进行人文关怀的能力。

传染病（infectious diseases）是由各种病原体引起的能在人与人、动物与动物或人与动物之间相互传播的一类疾病。病原体中大部分是微生物，小部分为寄生虫，寄生虫引起者又称寄生虫病。传染病史与生物的进化史同时发生，从史前到现代人类疾病将近一半都是传染病。

一、传染病的发生与发展

传染病的发生与发展都有一个共同的特征，就是疾病发展的阶段性。发病机制中的阶段性与临床表现的阶段性大多数是互相吻合的，但有时并不一致，例如，在伤寒第一次菌血症时还未出现症状，第四周体温下降时肠壁溃疡尚未完全愈合。

1.入侵部位　病原体的入侵部位与发病密切相关，入侵部位适当，病原体才能定植、生长、繁殖及引起病变。

2.机体内定位　病原体入侵并定植后，可在入侵部位直接引起病变，也可在远离入侵部位引起病变。各种病原体的机体内定位不同，各种传染病都有其各自的特殊规律性。

3.排出途径　不同的传染病都有其病原体排出途径，是患者、病原携带者和隐性感染者有传染性的重要因素。有些病原体的排出途径是单一的；有些病原体可有多种排出途径；有些病原体则存在于血液中，当虫媒叮咬或输血时才离开人体。病原体排出体外的持续时间有长有短，因而，不同传染病有不同的传染期。

二、组织损伤的发生机制

在传染病中，导致组织损伤的发生方式有下列三种。

1.直接损伤　病原体借助其机械运动及所分泌的酶可直接破坏组织，或通过细胞病变而使细胞溶解。

2.毒素作用　有些病原体能分泌毒力很强的外毒素，可选择性损害靶器官（如肉毒杆菌的神经毒素）或引起功能紊乱（如霍乱肠毒素）。革兰阴性杆菌裂解后产生的内毒素则可激活单核-吞噬细胞分泌肿瘤坏死因子和其他细胞因子而导致发热、休克及弥散性血管内凝血（DIC）等现象。

3.免疫机制　许多传染病的发病机制与免疫应答有关。有些传染病能抑制细胞免疫或直接破坏T细胞，更多的病原体则通过变态反应而导致组织损伤，其中，以Ⅲ型（免疫复合物）反应及Ⅳ型（细胞介导）反应最为常见。

三、病理生理改变

1.发热 发热常见于传染病，但并非传染病所特有。外源性致热原（病原体及其产物、免疫复合物、异性蛋白、大分子化合物或药物等）进入人体后，激活单核-吞噬细胞、内皮细胞和B淋巴细胞等，使后者释放内源性致热原，如白细胞介素-1、肿瘤坏死因子和干扰素等。内源性致热原通过血液循环刺激体温调节中枢，释放前列腺素E。后者把体温调定的恒温点调高，使产热超过散热而引起体温上升。

2.代谢改变 传染病患者发生的代谢改变主要为进食量下降，能量吸收减少、消耗增加，蛋白、糖原和脂肪分解增多，水、电解质平衡紊乱和内分泌改变。于疾病早期，胰高血糖素和胰岛素的分泌有所增加，血液甲状腺素水平下降，后期随着垂体反应刺激甲状腺素分泌而升高。于恢复期则各种物质的代谢逐渐恢复正常。

四、传染病的流行过程

传染病的流行过程就是传染病在人群中发生、发展和转归的过程。流行过程的发生需要有三个基本条件，即传染源、传播途径和人群易感性。流行过程本身又受社会因素和自然因素的影响。

（一）流行过程的基本条件

1.传染源 是指病原体已在体内生长、繁殖并能将其排出体外的人和动物。传染源包括下列四个方面。

（1）患者 是大多数传染病重要的传染源。患者通过咳嗽、呕吐、腹泻等而促进病原体播散。慢性患者可长期排出病原体，隐性感染者数量多而不易被发现，在不同传染病中其流行病学重要性各异。一般情况下，以发病早期的传染源最大。

（2）隐性感染者 在某些传染病中，如流行性脑脊髓膜炎、脊髓灰质炎等隐性感染者在病原体被清除前是重要的传染源。

（3）病原携带者 慢性病原携带者无明显临床症状而长期排出病原体，在某些传染病中，如伤寒、细菌性痢疾等，有重要的流行病学意义。

（4）感染动物 有些动物本身发病，如鼠疫、狂犬病、布鲁菌病等；有些动物不发病，表现为病原携带状态，如地方性斑疹伤寒、恙虫病、流行性乙型脑炎等。以野生动物为传染源传播的疾病称为自然疫源性疾病，如鼠疫、钩端螺旋体病、肾综合征出血热、森林脑炎等。

2.传播途径 病原体离开传染源程序后，到达另一个易感染的途径，称为传播途径。传播途径由外界环境中一种或多种因素组成，各种传染病有其各自的传播途径。传染病的传播途径主要有以下五种。

（1）呼吸道传播 病原体存在于空气中的飞沫或气溶胶中，易感者吸入时获得的感染，如麻疹、白喉、结核病、禽流感和严重急性呼吸综合征等。

（2）消化道传播 病原体污染食物、水源或食具，易感者于进食时获得感染，如伤寒、细菌性痢疾和霍乱等。

（3）接触传播 易感者与被病原体污染的水或土壤接触时获得感染，如钩端螺旋体病、血吸虫病和钩虫病等。伤口被污染，有可能患破伤风。日常生活的密切接触也有可能获得感染，如麻疹、白喉、流行性感冒等。

（4）虫媒传播 被病原体感染的吸血节肢动物，如按蚊、人虱、鼠蚤、白蛉、恙螨等，于叮咬时把病原体传给易感者，可分别引起疟疾、流行性斑疹伤寒、地方性斑疹伤寒、黑热病、恙虫病等。

（5）血液、体液传播　病原体存在于携带者或患者的血液或体液中，通过应用血制品、分娩或性交等传播，如疟疾、乙型病毒性肝炎、丙型病毒性肝炎和艾滋病等。

有的传染病只有一种传播途径，如伤寒只经消化道传播；有的传染病则有多种传播途径，如疟疾可经虫媒传播、血液传播和母婴传播。母婴传播属于垂直传播，其他途径传播统称为水平传播。婴儿出生前已从母亲或父亲获得的感染称为先天性感染，如梅毒、弓形虫病。

3. 人群易感性　由于人体对某一传染病缺乏特异性免疫力而易患病者称易感者。某些病后免疫力很巩固的传染病（如水痘、麻疹、乙型脑炎等），经过一次流行之后，需待几年当易感者比例再次上升至一定水平时，才会发生另一次流行。这种现象称为传染病流行的周期性。在普遍推行人工主动免疫的情况下，可把某种传染病的易感者水平始终保持很低，从而阻止其流行周期性的发生。有些传染病还有可能通过全民长期坚持接种疫苗而被消灭，如天花、脊髓灰质炎、乙型脑炎和麻疹等。

（二）影响流行过程的因素

1. 自然因素　包括地理、气象、生态等条件，均对流行过程的发生和发展起着重要影响。寄生虫病和由虫媒传播的传染病对自然条件的依赖性尤为明显。传染病的地区性和季节性与自然因素有密切关系，如我国北方有黑热病地方性流行区，南方有血吸虫病地方性流行区，疟疾的夏秋季发病率较高等都与自然因素有关。自然因素可直接影响病原体在外环境中的生存能力，如钩虫病少见于干旱地区。自然因素也可通过降低机体的非特异性免疫力而促进流行过程的发展，如寒冷可减弱呼吸道抵抗力，炎热可减少胃酸的分泌等。某些自然生态环境为传染病在野生动物之间的传播创造了良好条件，如鼠疫。

2. 社会因素　包括社会制度、经济状况、生活条件和文化水平等，也对传染病的流行过程有着决定性的影响。社会主义制度使人民生活、文化水平不断提高，实行计划免疫，已使许多传染病的发病率明显下降或接近被消灭。但是在国民经济日益提高的同时，因人口流动、生活方式、饮食习惯的改变和环境污染等，有可能使某些传染病的发病率升高，如结核病、艾滋病、疟疾等。

五、传染病的特征

（一）传染病的基本特征

1. 病原体　每一个传染病都是由特异的病原体引起的，可以是微生物或者寄生虫。

2. 传染性　这是传染病与其他感染性疾病的主要区别。例如，耳源性脑膜炎和流行性脑脊髓膜炎在临床上都表现为化脓性脑膜炎，但前者无传染性，无须隔离，后者则有传染性，必须隔离。传染性意味着病原体能通过某种途径感染他人。传染病患者有传染性的时期称为传染期，它在每一种传染病中都相对固定，可作为隔离传染病患者的时间依据之一。

3. 流行病学特征　传染病的流行过程在自然因素和社会因素的影响下，表现出各种特征。传染病的发病可分为散发性发病、流行、大流行和暴发流行。散发性发病是指某传染病在某地近年来的一般水平，当其发病水平显著高于一般水平时称为流行；当某传染病在一个短时期内迅速传播、蔓延，超过了一般的流行强度时称为大流行；当某一局部地区或单位，在短期内突然出现多例症状相同的患者时称为暴发流行。传染病发病率在时间上（季节分布）、空间上（地区分布）、不同人群（年龄、性别、职业）中的分布，也是流行病学的特征。

4. 感染后免疫性　指免疫功能正常的人体经显性或隐性感染某种病原体后，都能产生针对该病原体及其产物的特异性免疫。有些传染病，如麻疹、脊髓灰质炎和乙型脑炎等，感染后免疫持续时间较长，甚至保持终生；有些传染病，如流行性感冒、细菌性痢疾，感染后免疫持续时间较短。

（二）传染病的临床特点

急性传染病的发生、发展和转归，通常分为四个阶段。

1.潜伏期 是指从病原体侵入人体起，至出现临床症状之前的一段时间。每一个传染病的潜伏期都有一个范围（最短、最长），并呈常态分布，是检疫工作观察、留验接触者的重要依据。潜伏期相当于病原体在体内定位、繁殖和转移、引起组织损伤和功能改变导致临床症状出现之前的整个过程。因此，潜伏期的长短一般与病原体的感染量成反比。如果主要由毒素引起病理生理改变的传染病，则与毒素产生和播散所需时间有关。

2.前驱期 从起病至开始出现明显症状为止的时期为前驱期，此期已经具有传染性。前驱期的临床表现通常是非特异性的，如头痛、发热、疲乏、肌肉酸痛等，为许多传染病所共有，一般持续1~3日。起病急骤者，则无前驱期。

3.症状明显期 是传染病之特有症状和体征随病程发展陆续出现的时期。由于病原体对靶器官和靶组织的损伤而出现相对应的症状。

4.恢复期 当机体的免疫力增长至一定程度，体内病理生理过程基本终止，患者的症状及体征基本消失，临床上称为恢复期。在此期间，体内可能还有残余病理改变（如伤寒）或生化改变（如病毒性肝炎），病原体尚未能被完全清除（如霍乱、痢疾），但食欲和体力均逐渐恢复，血清中的抗体效价亦逐渐上升至最高水平。

有的传染病患者在病程中可出现再燃或复发。再燃是指当传染病患者的临床症状和体征逐渐减轻、但体温尚未完全恢复正常的缓解阶段，由于潜伏于血液或组织中的病原体再度繁殖，使体温再次升高，初发病的症状与体征再度出现的情形。复发是指当患者进入恢复期后，已稳定退热一段时间，由于体内残存的病原体再度繁殖而使临床表现再度出现的情形。再燃和复发可见于伤寒、疟疾和细菌性痢疾等传染病。

后遗症是指有些传染病患者在恢复期结束后，某些器官功能长期都未能恢复正常的情形。后遗症多见于以中枢神经系统病变为主的传染病，如脊髓灰质炎、乙型脑炎和流行性脑脊髓膜炎等。

（三）常见的症状与体征

1.发热 大多数传染病都可引起发热，如流行性感冒、恙虫病、结核病和疟疾等。

2.发疹 许多传染病在发热的同时伴有发疹，称为发疹性传染病。疹子的出现时间、分布部位和先后次序诊断和鉴别诊断有重要参考价值。如水痘、风疹多发生于发病第1日，猩红热于发病第2日，天花于第3日，麻疹于第4日，斑疹伤寒于第5日，伤寒于第6日等。水痘的皮疹主要分布于躯干；麻疹的皮疹先出现于耳后、面部，然后向躯干、四肢蔓延，同时有黏膜疹（Koplik斑）。

3.毒血症状 病原体的各种代谢产物，包括细菌毒素在内，可引起除发热以外的各种症状，如疲乏、全身不适、厌食、头痛，肌肉、关节和骨骼疼痛等。严重者可有意识障碍、谵妄、脑膜刺激征、中毒性脑病、呼吸衰竭及休克等表现，有时还可引起肝、肾损害，表现为肝、肾功能的改变。

（四）临床类型

按照传染病临床过程的长短、轻重及临床特征，可分为急性、亚急性、慢性；轻型、中型、重型、暴发型。

六、传染病的诊断和治疗原则

（一）传染病的诊断

正确的早期诊断是有效治疗的先决条件，及时采取早期隔离，不仅可以使患者得到及时治疗，促进康复，而且防止扩散。传染病的诊断要综合分析下列3个方面的资料。

1.流行病学资料 流行病学资料在传染病的诊断中占重要地位。由于某些传染病在发病年龄、职业、季节、地区及生活习惯方面有高度选择性，考虑诊断时必须取得有关流行病学资料作为参考。预防接种史和过去病史有助于了解患者免疫状况，当地或同一集体中传染病发生情况也有助于诊断。

2.临床资料 全面而准确的临床资料来源于详尽的病史询问和细致的体格检查。发病的诱因和起病的方式对传染病的诊断有重要参考价值，必须加以注意。热型及伴随症状，如腹泻、头痛和黄疸等都要从鉴别诊断的角度来加以描述。进行体格检查时不要忽略有重要诊断意义的体征。

3.实验室检查和其他检查

（1）一般实验室检查 包括血液、大小便常规检查和生化检查。血液常规检查中以白细胞计数和分类的用途最广。白细胞总数显著增多常见于化脓性细菌感染，如流行性脑脊髓膜炎、败血症和猩红热等。尿常规检查有助于钩端螺旋体病和肾综合征出血热的诊断。大便常规检查有助于肠道细菌与原虫感染的诊断。血液生化检查有助于病毒性肝炎、肾综合征出血热等的诊断。

（2）病原学检查 直接检查病原体许多传染病可通过显微镜或肉眼检出病原体而明确诊断；分离培养病原体细菌、螺旋体和真菌通常可用人工培养基分离培养；检测特异性抗原，病原体特异性抗原的检测可较快地提供病原体存在的证据；检测特异性核酸可用分子生物学检测方法。

（3）特异性抗体检测 在传染病早期，特异性抗体在血清中往往尚未出现或滴度很低，而在恢复期或后期则抗体滴度有显著升高，故在急性期及恢复期双份血清检测其抗体由阴性转为阳性或滴度升高4倍以上时有重要诊断意义。特异性IgM型抗体的检出有助于现存或近期感染的诊断。

（4）其他检查 包括支气管镜检查、胃镜检查和结肠镜检查等内镜检查，超声检查、磁共振成像（MRI）、计算机断层扫描（CT）和数字减影血管造影（DSA）等影像学检查，以及活体组织检查等。

（二）传染病的治疗原则

治疗传染病的目的不仅在于促进患者康复，而且还在于控制传染源，防止进一步传播。要坚持综合治疗的原则，即治疗与护理、隔离与消毒并重，一般治疗、对症治疗与病原治疗并重的原则。

1.一般疗法 针对患者的情况在卧床、饮食、活动、补液等方面对患者进行基本的支持治疗，维持生命特征的稳定。

2.病原治疗 病原治疗是治疗传染病和寄生虫病的关键措施，常用药物有抗生素、抗病毒药、化学合成药和血清免疫制剂等。

3.对症治疗 在传染病发病的过程中经常出现一些痛苦的症状，此时应采取相应的措施，以减少机体的消耗，促进机体的康复。如高热时可采取物理降温，必要时药物降温，抽搐时给予镇静剂，昏迷时采取降低颅内压，缓减脑水肿等。

4.康复治疗 很多患者预后会遗留后遗症，如小儿麻痹，进行相应的康复治疗可促进患者心理和生理功能的恢复。

5.中医治疗 中医的辨证论治对调整患者各系统的功能起着相当重要的作用。某些中药，如黄连、大蒜、鱼腥草、板蓝根和山豆根等还有一定的抗微生物作用。

七、传染病的预防

应当针对构成传染病流行过程的三个基本环节采取综合性措施，并且根据各种传染病的特点，针对传播的主导环节，采取适当的措施，防止传染病继续传播。

传染病流行有三个基本条件，即传染源、传播途径和人群的易感性，预防就是针对这三个环节进行的。

（一）管理传染源

传染病报告制度是早期发现、控制传染病的重要措施，必须严格遵守。根据《中华人民共和国传染病防治法》，将法定传染病分为甲类、乙类和丙类，共39种。

1.甲类 鼠疫、霍乱，为强制管理的传染病，城镇要求发现后2小时内通过传染病疫情监测信息系统上报，农村不超过6小时。

2.乙类 传染性非典型肺炎（严重急性呼吸综合征）、艾滋病、病毒性肝炎；脊髓灰质炎、人感染高致病性禽流感、麻疹、流行性出血热、狂犬病、流行性乙型脑炎、登革热、炭疽、细菌性和阿米巴痢疾、肺结核、伤寒和副伤寒、流行性脑脊髓膜炎、百日咳、白喉、新生儿破伤风、猩红热、布氏杆菌病、淋病、梅毒、钩端螺旋体病、血吸虫病、疟疾、人感染H7N9禽流感，为严格管理的传染病，城镇要求发现后6小时内上报，农村不超过12小时。

3.丙类 流行性感冒、流行性腮腺炎、风疹、急性出血性结膜炎、麻风病、流行性和地方性斑疹伤寒、黑热病、棘球蚴病、丝虫病，除霍乱、痢疾、伤寒和副伤寒以外的感染性腹泻病。为监测管理传染病，要求发现后24小时内上报。

值得注意的是在乙类传染病中，传染性非典型肺炎、炭疽中的肺炭疽、人感染高致病性禽流感和脊髓灰质炎，必须采取甲类传染病的报告、控制措施。

（二）切断传播途径

搞好环境卫生，积极进行消毒，用物理或化学方法消灭致病微生物。

（三）保护易感人群

提高人群的非特异性免疫能力，提倡健康的生活方式，加强身体锻炼，使机体保持一个良好的状况。

1.主动免疫 孩子一生下来以后，按照国家规定进行疫苗接种，接种以后，可以诱发我们机体产生特异性的免疫能力。

2.被动免疫 一个接触者接触了传染病，立即注射特异性的免疫球蛋白，还有抗毒素。

知识拓展

天花是由天花病毒感染引起的烈性传染病，通过吸入或直接接触传播。数个世纪以来，天花对于人类来说是一种最可怕的致命性疾病，其历史可追溯到3500年前。在历史进程中，天花蔓延世界各地，使国王和农民同样丧命。在许多国家，人民祈拜特别神灵以求上天保佑。当年人们面对天花束手无策，1/3以上的天花患者失去生命。

一位英国医生爱德华·琴纳（Edward Jenner），发现牧场挤奶女工在患牛痘的母牛上感染牛痘后，而不会染上天花。经过探索、研究，于1796年5月的一天早晨，他用清洁的柳叶刀在一个叫杰米的8岁孩子的两条胳膊上划破几道，接种上牛痘浆。事实证明，这是一预防生天花的正确而有效的途径，牛痘疫苗从此产生了，这是世界上第一个疫苗。

PPT

第二节 结核病

案例讨论

案例 女性，20岁。午后低热、乏力、咳嗽1个月，前来就诊。查体：T 37.5℃、P 79次/分、R 22次/分、BP 120/70mmHg。右上肺呼吸音粗，未闻及啰音，余未见明显异常。血常规：WBC

$8\times10^9/L$。胸片：右上肺絮状阴影，边缘模糊。

讨论 1.该患者的诊断是什么？

2.应该进一步做哪些检查？

结核病是由结核分枝杆菌引起的慢性传染病，可侵及许多脏器，以肺部结核感染最为常见。排菌者为其重要的传染源。人体感染结核分枝杆菌后不一定发病，当抵抗力降低或细胞介导的变态反应增高时，才可能引起临床发病。若能及时诊断，并予合理治疗，大多可获临床痊愈。结核病严重影响人民健康，肺结核是我们国家预防控制的重大传染病之一。本节主要介绍肺结核。

肺结核是由结核分枝杆菌引起的肺部慢性传染性疾病。痰中排菌的患者是传染源，主要经呼吸道传播。有低热、消瘦、乏力等全身症状和咳嗽、咯血等呼吸系统表现。

【病原学】

结核分枝杆菌包括人型、牛型、鸟型和鼠型等类型。对人致病的主要为人型，牛型少见。结核分枝杆菌细长而稍弯，两端微钝，无芽孢、无鞭毛、不能活动。该菌严格需氧，呈缓慢分枝生长，一般培养4~6周形成菌落。不易染色，但经染色后，用酸性乙醇冲洗亦无法使之脱色，故又称为抗酸杆菌。

【流行病学】

1.传染源 传染源是排菌的患者。排菌的开放性肺结核患者是主要传染源。经正规化疗后，随着病菌排量减少而传染性降低。

2.传播途径 呼吸道感染是肺结核的主要感染途径，飞沫传播是最常见的方式。痰菌阳性的肺结核患者经咳嗽、打喷嚏等喷出带菌飞沫被健康人吸入肺泡而致病。感染的次要途径是经消化道进入体内。少量、毒力弱的结核菌多能被人体免疫防御机制所杀灭。仅当受大量毒力强的结核菌侵袭而机体免疫力不足时，感染后才能发病。其他感染途径，如经皮肤、泌尿生殖系统等，均很少见。

3.易感人群 普遍易感。婴幼儿、青春后期及老年人发病率较高。社会经济发展水平低下的人群因居住拥挤、营养不良等原因发病率较高。患糖尿病、矽肺、恶性肿瘤以及过度劳累、妊娠等易诱发结核病。免疫抑制状态（如器官移植、艾滋病）患者尤其好发结核病。

4.流行现状 我国结核病防治工作还面临着诸多问题与挑战。目前我国仍是全球30个结核病高负担国家之一，每年新发结核病患者约90万例，位居全球第3位，中西部地区、农村地区结核病防治形势严峻。

【发病机制与病理】

（一）发病机制

吸入肺泡的结核分枝杆菌被吞噬细胞吞噬后可被杀灭。当结核分枝杆菌数量多或毒力强时，可因其大量繁殖导致肺泡吞噬细胞溶解、破裂，释放出的结核分枝杆菌可再感染其他吞噬细胞。

经吞噬细胞处理的结核分枝杆菌特异性抗原传递给T淋巴细胞使之致敏，机体可产生两种形式的免疫反应，即细胞介导的免疫反应和迟发型超敏反应，对结核病的发病、演变及转归起着决定性的作用。

1.细胞介导免疫反应 是机体获得性抗结核免疫力最主要的免疫反应。当致敏T细胞再次受到抗原刺激而激活，产生、释放氧化酶和多种细胞因子，对病灶中结核分枝杆菌的杀灭作用。

2.迟发型超敏反应 是机体再次感染结核分枝杆菌后对细菌及其产物产生的一种超常免疫反应。结核分枝杆菌注入未受染的豚鼠，10~14天注射局部形成结节、溃疡、淋巴结肿大，周身血行播散而死亡；少量结核分枝杆菌感染豚鼠后3~6周、再注射等量的结核分枝杆菌，2~3天局部迅速形成溃疡，随后较快愈合，无淋巴结肿大与全身播散，豚鼠存活，此即为Koch现象。前者为初次感染；后者为再次感染，局部剧烈反应说明超敏反应参与，但获得免疫力病灶趋于局限。Koch现象可解释原发型结核和继发型结核的不同发病机制。人体感染结核分枝杆菌后仅5%发病为原发型肺结核；5%的人在免疫力低时发病称为继发型肺结核；90%的人终身不发病。

（二）病理

结核病的基本病理改变有渗出、增生和干酪性坏死三种，三种病理改变可同时存在于一个肺部病灶中，但常以其中一种病理改变为主。

1.渗出为主的病变 充血、水肿和白细胞浸润，通常出现于结核炎症的早期或病灶恶化时，也见于浆膜结核，病情好转时可完全吸收消散。

2.增生为主的病变 单核细胞吞噬杀灭结核菌后，细胞形态变大而扁平成为“类上皮细胞”，聚集成团，中央出现朗格汉斯巨细胞，外周围有大量淋巴细胞形成结核结节，出现于菌量少、机体免疫力占优势的情况下。

3.变质为主的病变（干酪样坏死） 在渗出和增生病变的基础上，组织发生凝固性坏死，形状如奶酪，称干酪样坏死。见于菌量多、机体抵抗力降低、免疫反应强烈时。

【临床表现】

（一）临床类型

1.原发型肺结核 为初次感染后发病的肺结核，也称初染结核。当人体抵抗力降低时，在肺部形成渗出性病灶，并引起淋巴结炎及淋巴管炎。肺内原发灶、引流淋巴管炎及肺门淋巴结肿大，三者合称为原发综合征。多见于儿童，偶尔发生于既往未受感染的成年人。原发灶好发于胸膜下通气良好的肺区（如上叶下部和下叶上部）。临床症状轻微，90%以上患者为自限性。

2.血行播散型肺结核 多由原发型肺结核发展而来，常见于儿童。在成人原发感染后潜伏于病灶中的结核分枝杆菌进入血液循环或因肺及其他脏器活动性结核病灶侵袭淋巴道而引起，包括急性、亚急性及慢性血行播散型肺结核三种类型。结核分枝杆菌短期大量入侵引起的急性血行播散型肺结核，临床上有严重的急性中毒症状，常伴结核性脑膜炎等肺外结核。少量结核分枝杆菌入侵或机体免疫力较好时，表现为亚急性及慢性血行播散型结核，病变局限于肺部。慢性血行播散型肺结核多无明显中毒症状。

3.继发型肺结核 由初染后体内潜伏病灶中的结核分枝杆菌重新活动和释放而发病，极少数可为外源性再感染所致，是成人肺结核的最常见类型，病程长，易反复。包括渗出型肺结核、增殖型肺结核、干酪型肺炎、结核球或空洞等表现。因浸润病灶的大小和病变活动程度不同，临床表现差异很大。好发于肺上叶尖后段或下叶尖段。若人体过敏反应性高、侵入人体的细菌量大，病灶干酪样坏死、液化形成空洞；病灶大片干酪样坏死时，病情呈急性进展，出现严重毒性症状，称为干酪性或结核性肺炎；干酪样坏死病灶部分消散，周围形成纤维包膜，或空洞的引流支气管阻塞，空洞内的干酪物难以排出，凝成球形病灶，称结核球。

肺结核未及时诊断或治疗不当，使病灶长期不愈合、广泛纤维化，空洞壁增厚，随机体免疫力的高低起伏，病灶的吸收、修复与恶化、进展交替发生，成为慢性纤维空洞型肺结核。此型是肺结核的晚期类型，痰菌持续阳性，为结核病的重要传染源。

4.结核性胸膜炎 结核分枝杆菌及其代谢产物进入处于高度过敏状态的胸膜引起的炎症。常发生于原发感染后数月，为播散型结核病的一部分。在病情发展的不同阶段有干性胸膜炎、渗出性胸膜炎及结核性脓胸等表现，以结核性渗出性胸膜炎最常见。

5. 肺外结核 常因初次感染的结核分枝杆菌潜伏于肺外脏器，机体抵抗力降低时发病。如结核性脑膜炎、骨结核、结核性腹膜炎、肠结核以及泌尿生殖系统结核等。

（二）症状

1. 全身症状 发热为结核最常见的全身性症状，常提示结核病的活动和进展。临床多数起病缓慢，长期低热，可伴有疲倦、盗汗、食欲下降、体重减轻等。病变扩展时可出现高热、咳嗽、胸痛或全身衰竭等。

2. 呼吸系统症状 主要表现为咳嗽、咳痰、咯血和胸痛等。一般咳嗽轻微、干咳或少量黏痰，继发细菌感染时痰呈脓性。肺结核约1/3患者有不同程度的咯血。当炎症波及壁层胸膜时，相应胸壁有刺痛，一般并不剧烈，可随呼吸和咳嗽加重。

【辅助检查】

1. 结核分枝杆菌检查 痰中找到结核分枝杆菌是确诊肺结核的主要依据，且表明结核病灶是开放的，具有传染性。

2. 结核菌素试验 结核菌素试验又称PPD试验，是指通过皮内注射结核菌素，并根据注射部位的皮肤状况诊断结核分枝杆菌感染所致Ⅳ型超敏反应的皮内试验。结核菌素是结核分枝杆菌的菌体成分，常用纯蛋白衍生物（PPD）。该试验对诊断结核病和测定机体非特异性细胞免疫功能有参考意义。

3. 影像学检查 是诊断肺结核的重要手段，包括X线胸透、胸片、CT等。有助于对病变部位、范围、性质、演变情况和治疗效果作出判断。X线胸片可见斑点状、密度较高、边缘清楚的结节影，或云絮状、密度较淡、边界模糊的渗出灶或环形透光的空洞。CT显示纵隔肺门淋巴结、肺隐蔽区病灶与结节、空洞、钙化、支气管扩张等。

【诊断】

1. 流行病学资料 询问卡介苗接种史；有无与开放性肺结核患者接触史；既往疾病史等。

2. 临床资料 是否有相应的症状、体征。

3. 辅助检查 痰检、影像学检查、PPD试验等有助于诊断，尤其痰检是确诊的最特异性方法。

【治疗】

（一）化学药物治疗

为早期、规律、全程、适量、联合五项原则。整个化疗方案分为强化和巩固两个阶段。在不住院条件下要取得化学疗法的成功，关键在于对肺结核患者实施有效治疗管理，即目前推行的在医务人员直接面视下督导化疗（简称DOTS），确保肺结核患者在全疗程中规律、联合、足量和不间断地实施规范化疗，减少耐药性的产生，最终获得治愈。

常用抗结核药物：①第一线抗结核药：疗效好，毒性低，有异烟肼、利福平、乙胺丁醇、链霉素、吡嗪酰胺。②第二线抗结核药：毒性较大、疗效较低，有对氨基水杨酸、乙硫异烟肼、氨硫脲、环丝氨酸、卷曲霉素、卡那霉素。

（二）对症治疗

1. 休息与饮食 中毒症状重者卧床休息，予以进食富含营养及多种维生素的食物。

2. 对症处理 对高热、咯血、胸痛、失眠及盗汗者，给予相应处理。

（三）手术治疗

当前肺结核手术治疗主要的适应证是经合理化学治疗后无效、多重耐药的厚壁空洞、大块干酪灶、结核性脓胸、支气管胸膜瘘和大咯血保守治疗无效者。

知识拓展 异烟肼

1952年的纽约，一种能治愈肺结核的神奇新药问世的消息迅速地占领了各大报纸的头版，并且配以纽约斯坦特岛上的海景医院的患者们兴高采烈跳舞的照片。《时代周刊》甚至欢呼："在人类和肺结核病斗争的漫长历史中还从来没有对一种药物如此兴奋过！"

这种神奇的药物就是异烟肼！

【预防】

1.控制传染源 积极治疗患者；做好患者痰液消毒、用具消毒、居室空气紫外线照射消毒工作。

2.切断传播途径 勿随地吐痰；保持环境空气清洁和流通。

3.保护易感人群 接种卡介苗是预防结核病最有力的措施。

PPT

第三节 性传播疾病

一、淋病

案例讨论

案例 患者，男性，30岁，尿频、尿急、尿痛伴脓性分泌物1天，追问病史，3天前有冶游史。体检：尿道口红肿，大量黄色脓性分泌物。

讨论 1.该患者的诊断可能是什么？

2.应该进一步做哪些检查，怎么治疗？

淋病由淋病奈瑟菌（neisseria gonorrhoeae，简称淋球菌）感染引起，主要导致泌尿生殖系统的化脓性感染，也可有眼、咽、直肠感染和播散性淋球菌感染。淋病潜伏期短，传染性强，可导致多种并发症和后遗症。

【病因和发病机制】

淋球菌呈卵圆形或肾形，无鞭毛、芽孢，常成对排列，接触面平坦或稍凹陷，直径0.6~0.8μm，革兰染色阴性。淋球菌的适宜生长条件为温度35~36℃，pH7.2~7.5，含5%~7% CO_2的环境。淋球菌离开人体后不易生长。

人是淋球菌的唯一天然宿主。淋球菌主要侵犯黏膜，尤其对单层柱状上皮和移行上皮所形成的黏膜有亲和力，通过其表面菌毛含有的黏附因子黏附到柱状上皮细胞的表面进行繁殖，并沿生殖道上行，经柱状上皮细胞吞噬作用进入细胞内繁殖，导致细胞溶解破裂；淋球菌还可从黏膜细胞间隙进入黏膜下层使之坏死。淋球菌内毒素及外膜脂多糖与补体结合后产生化学毒素，能诱导中性粒细胞聚集和吞噬，引起局部急性炎症，出现充血、水肿、化脓和疼痛；如治疗不及时，淋球菌可进入尿道腺体和隐窝，成为慢性病灶。

【传播途径】

淋病主要通过性接触传染，淋病患者是其传染源。少数情况下也可因接触有淋球菌的分泌物、被污染的用具（如衣裤、被褥、毛巾、浴盆、坐便器等）而被传染。女性（包括幼女）因其尿道和生殖道短，很易感染；新生儿经过患淋病母亲的产道时，眼部被感染可引起新生儿淋菌性眼炎；妊娠期女性患者感染可累及羊膜腔导致胎儿感染。

【临床表现】

淋病可发生于任何年龄，但多发于性活跃的青、中年。潜伏期一般为2~10天，平均3~5天，潜伏期患者具有传染性。

1. 无合并症淋病

（1）男性　淋菌性尿道炎最初症状为尿道口痒、有稀薄或黏液脓性分泌物，多数患者24小时后症状加剧，出现尿痛、烧灼感，分泌物增多，为黏稠的深黄色脓液，可伴有尿频、尿急。严重者可出现龟头、包皮内红肿，有渗出物或糜烂，包皮水肿，可并发包皮嵌顿。查体可见尿道口红肿充血及脓性分泌物。

（2）女性　症状比男性轻，部分患者可无明显症状。在成年女性淋病主要引起宫颈炎，可同时或单独有尿道炎，有症状者常出现白带增多、发黄，有的伴下腹痛、尿痛、尿频和尿急。妇科检查时宫颈充血、红肿，易接触出血，宫颈口有黏液脓性分泌物。女童患者表现为弥漫性阴道炎继发外阴炎，可见阴道口、尿道口、会阴部红肿，病变部位可出现糜烂、溃疡和疼痛，阴道有脓性分泌物，排尿困难等。

知识拓展　　泌尿生殖道外的淋病

淋菌性眼炎　新生儿淋菌性眼炎常为经患淋病母亲产道分娩时感染所致，多为双侧性，一般于生后3天内出现症状。成人淋菌性眼炎多为自我感染或密切接触被分泌物污染的物品所致，单侧或双侧。临床表现为睑结膜充血、水肿，有较大量脓性分泌物，治疗不及时角膜可失去光泽，继而溃疡，甚至发生穿孔及全眼球炎，最后可导致失明。

淋菌性咽炎　主要由于口交所致。多数患者无症状或症状轻微，少数可表现为咽部疼痛、灼热，吞咽困难。查体可见咽黏膜充血，扁桃体红肿，有脓性分泌物附着于咽后。

淋菌性直肠炎　多见于肛交后。多数患者为无症状感染，少数表现为肛门瘙痒、疼痛或坠胀感，排便时加重，有脓性分泌物排出。查体可见直肠黏膜肿胀、充血、糜烂、渗血。

2. 淋病并发症　男性淋菌性尿道炎患者因治疗不当或酗酒、性交等影响，导致感染进一步发展并蔓延至后尿道，引起后尿道炎、前列腺炎、精囊炎、附睾炎等；炎症反复发作形成瘢痕后可引起尿道狭窄，部分发生输精管狭窄或梗阻，也可导致不育。

（1）淋菌性前列腺炎　急性者有发热、尿频及会阴部疼痛，直肠指检示前列腺肿大，压痛明显，分泌物检查可发现上皮细胞、少数脓细胞和淋球菌，如不及时治疗可形成脓肿；慢性患者一般无明显自觉症状，起床后第一次排尿时尿道口有糊口现象。

（2）淋菌性精囊炎　急性时有发热、尿频、尿痛，终末尿浑浊并带血，直肠指检可触及肿大的精囊并有剧烈触痛；慢性者无自觉症状，直肠检查可触及精囊发硬。

（3）淋菌性附睾炎　多为单侧，可有发热、阴囊红肿、疼痛，同侧腹股沟和下腹部有反射性抽痛，尿液常浑浊。

女性淋病的主要并发症为淋菌性盆腔炎（包括急性输卵管炎、子宫内膜炎、继发性输卵管卵巢脓肿及破裂后所致的盆腔脓肿、腹膜炎等），很容易发展为盆腔及附件感染，反复发作可造成输卵管狭窄或闭塞，可引起宫外孕、不孕或慢性下腹痛等。

3. 播散性淋球菌　感染少见，占淋病患者的1%~3%，可发生菌血症，临床表现有发热、寒战、全身不适，常在四肢关节附近出现皮损，表现为瘀斑基础上脓疱、血疱和坏死，散在分布，数目常不多；还可发生关节炎、腱鞘炎、心内膜炎、心包炎、胸膜炎、肝周炎及肺炎等。

【诊断】

本病主要根据病史（性接触史、配偶感染史、与淋病患者共用物品史或新生儿的母亲有淋病史等）、典型临床表现和实验室检查结果进行诊断。

淋病奈瑟菌检测可以使用培养、核酸扩增试验（NAAT）。

【治疗原则】

应尽早、彻底治疗，遵循及时、足量、规范原则。喹诺酮类、四环素类及头孢菌素类有效。

二、艾滋病

案例讨论

案例 患者，男性，48岁。因发热、乏力、消瘦半年前来就诊。患者于半年前无明显诱因出现发热，一般不超过38℃，伴乏力，大便每天2~3次，稀便，无脓血。半年来体重下降约8kg，5年前因阑尾炎化脓穿孔行急诊手术时曾输过血。体格检查：体温37.5℃，脉搏、呼吸、血压正常。略消瘦，右腹股沟、右颈部和左腋窝各触及1个2cm×2cm大小淋巴结，活动无压痛。巩膜无黄染，心肺（-），肝肋下2cm，软，无压痛，脾肋下可触及，移动性浊音（-），肠鸣音6~8次/分。实验室检查：Hb 100g/L，WBC 3.5×10^9/L，N 70%，L 30%，PLT 78×10^9/L；血清抗HIV（+）。

讨论 1.该患者的诊断是什么？

2.应该进一步做哪些检查，怎么治疗？

艾滋病是获得性免疫缺陷综合征（AIDS），系由人免疫缺陷病毒（HIV）引起的慢性传染病。本病主要经性接触、血液及母婴传播。HIV主要侵犯、破坏$CD4^+$T淋巴细胞（$CD4^+$T lymphocytes），导致机体免疫细胞功能受损乃至缺陷，最终并发各种严重机会性感染和肿瘤。具有传播迅速、发病缓慢、病死率高的特点。

【病原学】

HIV为单链RNA病毒，属于反转录病毒科、慢病毒属中的人类慢病毒组。HIV为直径100~120nm球形颗粒，由核心和包膜两部分组成。

【流行病学】

1.传染源 HIV感染者和艾滋病患者是本病唯一的传染源。无症状血清HIV抗体阳性的HIV感染者是具有重要意义的传染源，血清病毒核酸（HIV RNA）阳性而抗-HIV抗体阴性的窗口期感染者亦是重要的传染源，窗口期通常为2~6周。

微课

2.传播途径 HIV的传染途径主要是性接触、血液接触和母婴传播。

（1）性接触传播 HIV存在于血液、精液和阴道分泌物中，唾液、眼泪和乳汁等体液也含HIV。性接触传播是主要的传播途径（包括同性、异性和双性接触）。HIV通过性接触摩擦所致细微破损即可侵入机体致病。精液含HIV量（100万~1000万个/ml）远高于阴道分泌物。与发病率有关的因素包括性伴侣数量、性伴侣的感染阶段、性交方式和性交保护措施等。

（2）经血液和血制品传播 共用针具静脉吸毒、输入被HIV污染的血液或血制品以及介入性医疗操作等均可导致感染。

（3）母婴传播 感染HIV的孕妇可经胎盘将病毒传给胎儿，也可经产道及产后血性分泌物、哺乳等传给婴儿。

（4）其他 接受HIV感染者的器官移植、人工授精或污染的器械等，医务人员被HIV污染的针头刺伤或破损皮肤受污染也可受感染。目前无证据表明可经食物、水、昆虫或生活接触传播。

3.人群易感性 人群普遍易感，15~49岁发病者占80%。儿童和妇女感染率逐年上升。男-男同性恋、静脉药物依赖者、性乱者、多次接受输血或血制品者为高危人群。

4.流行现况 联合国艾滋病规划署估计，截至2017年底，全球现存活HIV/AIDS患者3690万例，当年新发HIV感染者180万例。我国目前已开始进入快速增长期，疫情蔓延之势不断扩大。

【发病机制】

HIV主要侵犯人体的免疫系统，包括$CD4^+$T淋巴细胞、单核巨噬细胞和树突状细胞等，主要表现为$CD_4{}^+$T淋巴细胞数量不断减少，最终导致人体细胞免疫功能缺陷，引起各种机会性感染和肿瘤的发生。

HIV进入人体后，在24~48小时到达局部淋巴结，5天左右在外周血中可以检测到病毒成分，继而产生病毒血症，导致急性感染，以$CD4^+T$淋巴细胞数量短期内一过性迅速减少为特点。大多数感染者未经特殊治疗，$CD4^+T$淋巴细胞数可自行恢复至正常水平或接近正常水平。由于机体免疫系统不能完全清除病毒，形成慢性感染，包括无症状感染期和有症状感染期。无症状感染期持续时间变化较大（数月至数十年不等），平均约8年，表现为$CD4^+T$淋巴细胞数量持续缓慢减少；进入有症状期后$CD4^+T$淋巴细胞再次快速地减少。

【临床表现】

潜伏期平均8~9年，可短至数月，长达15年。从初始感染HIV到终末期，与HIV相关的临床表现呈多种多样，我国将艾滋病分为急性期、无症状期和艾滋病期。

1.急性期 通常发生在初次感染HIV后2~4周。部分感染者出现HIV病毒血症和免疫系统急性损伤所产生的临床表现。大多数患者临床症状轻微，持续1~3周后缓解。临床表现以发热最为常见，可伴有咽痛、盗汗、恶心、呕吐、腹泻、皮疹、关节疼痛、淋巴结肿大及神经系统症状。

2.无症状期 可从急性期进入此期，或无明显的急性期症状而直接进入此期。此期持续时间一般为6~8年。其时间长短与感染病毒的数量和型别、感染途径、机体免疫状况的个体差异、营养条件及生活习惯等因素有关。在无症状期，由于HIV在感染者体内不断复制，免疫系统受损，$CD4^+T$淋巴细胞计数逐渐下降。可出现淋巴结肿大等症状或体征，但一般不易引起重视。

3.艾滋病期 为感染HIV后的最终阶段。患者$CD4^+T$淋巴细胞计数多<200个/μl，HIV血浆病毒载量明显升高。此期主要临床表现为HIV相关症状、体征及各种机会性感染和肿瘤。

HIV感染后相关症状及体征：主要表现为持续1个月以上的发热、盗汗、腹泻；体重减轻10%以上。部分患者表现为神经精神症状，如记忆力减退、精神淡漠、性格改变、头痛、癫痫及痴呆等。另外，还可出现持续性全身性淋巴结肿大，

【辅助检查】

1.一般检查 白细胞、血红蛋白、红细胞及血小板均可有不同程度减少。尿蛋白常阳性。

2.免疫学检查

（1）$CD4^+T$淋巴细胞检测 $CD4^+T$淋巴细胞是HIV侵犯感染的主要靶细胞，HIV导致$CD4^+T$淋巴细胞进行性减少。

（2）其他 链激酶、植物血凝素等皮试常阴性。免疫球蛋白、β_2-微球蛋白可升高。

（3）血生化检查 可有血清转氨酶升高及肾功能异常。

（4）病毒及特异性抗原和（或）抗体检测

1）分离病毒 患者血浆、单核细胞和脑脊液可分离出HIV。

2）抗体检测 HIV-1/HIV-2抗体检测是HIV感染诊断的金标准。

3）抗原检测 用ELISA法测血清HIVp24抗原。有助于抗体产生窗口期和新生儿早期感染的诊断。

4）病毒载量测定 病毒载量的测定可了解疾病进展、提供抗病毒治疗依据、评估治疗效果、指导治疗方案调整以及为早期诊断提供参考。常用的方法有反转录PCR、核酸序列依赖性扩增、分支DNA。

（5）X线检查 有助于了解肺并发肺孢子菌、真菌、结核分枝杆菌感染及卡波西肉瘤等情况。

【诊断】

HIV/AIDS的诊断需结合流行病学史（包括不安全性生活史、静脉注射毒品史、输入未经

HIV抗体检测的血液或血液制品、HIV抗体阳性者所生子女或职业暴露史等），临床表现和实验室检查等进行综合分析，慎重做出诊断。

成人、青少年及18月龄以上儿童，符合下列一项者即可诊断：①HIV抗体筛查试验阳性和HIV补充试验阳性；②HIV分离试验阳性。

18月龄及以下儿童，符合下列一项者即可诊断：①为HIV感染母亲所生和HIV分离试验结果阳性；②为HIV感染母亲所生和两次HIV核酸检测均为阳性（第二次检测需在出生6周后进行）；③有医源性暴露史，HIV分离试验结果阳性或两次HIV核酸检测均为阳性。

1.急性期的诊断标准 患者半年内有流行病学史或急性HIV感染综合征，HIV抗体筛查试验阳性和HIV补充试验阳性。

2.无症状期的诊断标准 有流行病学史，结合HIV抗体阳性即可诊断。对无明确流行病学史但符合实验室诊断标准的即可诊断。

3.艾滋病期的诊断标准 成人及15岁（含15岁）以上青少年，HIV感染加下述各项中的任何一项，即可诊为艾滋病或者HIV感染，而$CD4^{+}$T淋巴细胞数<200个/μl，也可诊断为艾滋病。

（1）不明原因的持续不规则发热38℃以上，>1个月。

（2）腹泻（大便次数多于3次/天），>1个月。

（3）6个月之内体重下降10%以上。

（4）反复发作的口腔真菌感染。

（5）反复发作的单纯疱疹病毒感染或带状疱疹病毒感染。

（6）肺孢子菌肺炎（PCP）。

（7）反复发生的细菌性肺炎。

（8）活动性结核或非结核分枝杆菌病。

（9）深部真菌感染。

（10）中枢神经系统占位性病变。

（11）中青年人出现痴呆。

（12）活动性巨细胞病毒感染。

（13）弓形虫脑病。

（14）马尔尼菲蓝状菌病。

（15）反复发生的败血症。

（16）皮肤黏膜或内脏的卡波西肉瘤、淋巴瘤。

【治疗】

治疗目标：降低HIV感染的发病率和病死率、减少非艾滋病相关疾病的发病率和病死率，使患者获得正常的期望寿命，提高生活质量；最大限度地抑制病毒复制使病毒载量降低至检测下限并减少病毒变异；重建或者改善免疫功能；减少异常的免疫激活；减少HIV的传播、预防母婴传播。

抗反转录病毒治疗是针对病原体的特异治疗，目标是最大限度的抑制病毒复制，保存和恢复免疫功能，降低病死率和HIV相关疾病的罹患率，提高患者的生活质量，减少艾滋病的传播。

成人及青少年抗病毒治疗时机：一旦确诊HIV感染，无论$CD4^{+}$T淋巴细胞水平高低，均建议立即开始治疗。

知识拓展 艾滋病预防

艾滋病预防主要分两类：一是行为干预，包括伴侣教育、针具交换、推广安全套使用等；另一类是生物医学干预措施，包括包皮环切、性病治疗、母婴阻断、治疗即预防（TasP）、暴露前预防（PrEP）和暴露后预防（PEP）。

暴露后预防（PEP），也被称为“后悔药”，在发生HIV暴露之后，尽可能在最短的时间内（2小时内）进行预防性用药，最晚不超过72小时，连续服用28天，可以大幅度降低艾滋病感染风险。世界卫生组织《为预防艾滋病毒感染采取暴露后预防治疗》中指出，如果在可能出现艾滋病毒感染暴露后及时开始HIV暴露后预防治疗，可降低艾滋病感染风险达89%。

【预防】

正确使用安全套，采取安全的性行为；不吸毒，不共用针具；推行无偿献血，对献血人群进行HIV筛查；加强医院管理，严格执行消毒制度，控制医院交叉感染；预防职业暴露与感染；控制母婴传播；对HIV/AIDS患者的配偶和性伴者、与HIV/AIDS患者共用注射器的静脉药物依赖者，以及HIV/AIDS患者所生的子女，进行医学检查和HIV检测，为其提供相应的咨询服务。

第四节　传染性非典型肺炎

PPT

案例讨论

案例　患者，男性，45岁，北京某医院呼吸科医生。2003年4月初在救治不明原因肺炎患者后4日出现发热，体温38.8℃，周身酸痛，实验室检查血白细胞4.5×10^9/L，胸片示两肺无明显异常。

讨论　1.该患者的诊断是什么？

2.应该进一步做哪些检查？

传染性非典型肺炎是由SARS冠状病毒（SARS-CoV）引起的急性呼吸系统传染病，又称为严重急性呼吸综合征。主要通过短距离飞沫、接触患者呼吸道分泌物及密切接触传播。临床上以发热、头痛、肌肉酸痛、乏力、干咳少痰为特征，严重者出现气促或呼吸窘迫。

本病是一种新的呼吸道传染病，2002年11月首先在我国广东省发现，其临床表现与其他非典型性肺炎相似，但传染性强，故将其命名为传染性非典型性肺炎。

【病原学】

SARS冠状病毒是一种单股正链RNA病毒，其基因和蛋白与已知的人类和动物冠状病毒差异较大，完全属于新一类的冠状病毒。病毒颗粒直径80~140nm。SARS病毒能在Vero细胞和猴肾细胞中培养繁殖。将SARS病毒接种于猴子，可出现与人类相同的临床表现和病理改变。SARS冠状病毒对外界的抵抗力和稳定性要强于其他人类冠状病毒。但当暴露于常用的消毒剂或固定剂后即失去感染性。SARS病毒特异性IgM抗体在急性期或恢复早期达高峰，约3个月后消失。IgG抗体较迟出现，但可长时间维持高滴度，IgG抗体可能是保护性抗体。

【流行病学】

1.传染源　患者是主要传染源，尤其是急性期患者传染性强。个别患者可造成数十甚至成百人感染，被称之为“超级传播者”。潜伏期患者传染性低或无传染性，康复患者无传染性。本病未发现慢性患者。从果子狸、貉等野生动物体内可分离出与人SARS病毒基因序列高度同源的冠状病毒，提示这些动物有可能是SARS病毒的寄生宿主和本病的传染源，但有待证实。

2.传播途径　短距离的飞沫传播是本病的主要传播途径。当患者咳嗽、打喷嚏或大声讲话时，SARS病毒以气溶胶颗粒的形式喷出后被易感者吸入而感染。接触患者的体液或分泌物亦可导致感染。SARS亦可通过实验室传播。

3.易感人群 人群普遍易感，发病者以青壮年居多。患者家庭成员和收治患者的医务人员属高危人群。患病后可获得较持久免疫力。

4.流行特征 传染性非典型肺炎于2002年11月中旬首先在广东省出现，随后蔓延到山西、北京、内蒙古、天津、河北、香港、台湾等26个省、直辖市、自治区、特别行政区。2003年初迅速波及越南、加拿大、新加坡等30多个国家和地区。本次流行全球累计感染8千多人，死亡900余人。该次流行发生于冬末春初。有明显的家庭和医院聚集发病现象，医务人员发病约占20%。社区发病以散发为主，偶见点状暴发流行。主要流行于人口密度集中的大都市，农村地区甚少发病。

【临床表现】

潜伏期多为3~5天。典型患者起病急，以发热为首发症状，体温常超过38℃，呈不规则热或弛张热、稽留热等，热程为1~2周。伴有头痛、肌肉酸痛、全身乏力，部分患者有腹泻。常无鼻塞、流涕等上呼吸道卡他症状。可有干咳、少痰，偶有血丝痰，肺部体征不明显，部分患者可闻及少许湿啰音。病情于10~14天达到高峰，可出现频繁咳嗽，气促和呼吸困难。这个时期易发生呼吸道的继发感染。病程进入2~3周后，发热渐退，其他症状与体征减轻乃至消失。肺部炎症的吸收和恢复则较为缓慢。

轻型患者临床症状轻，病程短。重症患者病情重，进展快，易出现呼吸窘迫综合征。儿童患者的病情似较成人轻。有少数患者不以发热为首发症状，尤其是有近期手术史或有基础疾病的患者。

【诊断】

（一）诊断依据

1.流行病学资料 ①与发病者有密切接触史或属受传染的群体发病者之一，或有明确传染他人的证据；②发病前2周内曾经前往或居住于目前有SARS流行的区域。

2.症状与体征 起病急，以发热为首发症状，体温一般>38℃；可伴有畏寒、头痛、关节酸痛、肌肉酸痛、乏力、腹泻；常无上呼吸道卡他症状；可有咳嗽，多为干咳、少痰；可有胸闷，严重者出现呼吸窘迫或呼吸困难。肺部体征不明显，部分患者可闻及少许湿啰音，或有肺实变体征。

3.实验室检查 外周血白细胞计数一般不升高或降低；常有淋巴细胞计数减少。胸部X线检查可发现肺部有不同程度的片状、斑片状浸润性阴影或呈网状改变，部分患者进展迅速，呈大片状阴影；阴影吸收消散较慢；肺部阴影与症状体征可不一致。特异性病原学检查可发现血清SARS-CoV抗体阳性，分泌物SARS-CoV RNA检测阳性。

（二）诊断标准

1.临床诊断病例 对于有SARS流行病学依据，有症状，有肺部X线影像改变，并能排除其他疾病诊断者，可以做出SARS临床诊断。在临床诊断的基础上，若分泌物SARS-CoV RNA检测阳性，或血清SARS-CoV抗体阳性，或抗体滴度4倍及以上增高，则可做出确定诊断。

2.疑似病例 对于缺乏明确流行病学依据，但具备其他SARS支持证据者，可以作为疑似病例，需进一步进行流行病学追访，并安排病原学检查以求印证；对于有流行病学依据，有临床症状，但尚无肺部X线影像学变化者，也应作为疑似病例。对此类病例，需动态复查X线胸片或胸部CT，一旦肺部病变出现，在排除其他疾病的前提下，可以做出临床诊断。

3.医学隔离观察病例 对于近2周内有与SARS患者或疑似SARS患者接触史，但无临床表现者，应进行医学隔离观察2周。

4.重症SARS的诊断标准 具备以下任何一项，均可以诊断为重症SARS。①呼吸困难，呼吸频率>30次/分；②明显低氧血症，氧合指数低于300mmHg，或动脉血氧分压（PaO_2）

$<$70mmHg，或动脉血氧饱和度（SpO_2）$<$93%；③多叶病变且病变范围超过1/3或X线胸片显示48小时内病灶进展$>$50%；④休克或多器官功能障碍综合征（MODS）。

【治疗】

目前尚缺少特异性治疗手段。临床上以对症支持治疗为主。在目前疗效尚不明确的情况下，应尽量避免多种药物（如抗生素、抗病毒药、免疫调节剂、糖皮质激素等）长期、大剂量地联合应用。

1.隔离和护理 按呼吸道传染病隔离和护理。疑似病例与临床诊断病例分开收治。密切观察病情变化，监测症状、体温、呼吸频率、SpO_2或动脉血气分析、血象、胸片以及心、肝、肾功能等。提供足够的维生素和热量，维持水、电解质平衡。患者在隔离初期，给予心理辅导非常重要。

2.一般治疗 卧床休息；避免用力和剧烈咳嗽，咳嗽剧烈者给予镇咳，咳痰者给予祛痰药；发热超过38.5℃者，可使用解热镇痛药，或给予冰敷、酒精擦浴、降温毯等物理降温；有心、肝、肾等器官功能损害，应该做相应的处理；早期可给予持续鼻导管吸氧。

3.氧疗 出现气促或$PaO_2<70$mmHg或$SpO_2<93\%$者，应给予持续鼻导管或面罩吸氧。重症患者的抢救可采用气管插管或切开，呼吸机给氧。

4.糖皮质激素 应用糖皮质激素的治疗应有以下指征之一：①有严重中毒症状，高热持续3天不退；②48小时内肺部阴影面积扩大超过50%；③有急性肺损伤（ALI）或出现ARDS。

5.其他 控制并发和（或）继发细菌感染；早期可试用抗病毒药物；试用增强细胞免疫和体液免疫的药物；可选用中药辅助治疗。

【预防】

1.控制传染源 疫情报告，我国新传染病防治法将其列为乙类传染病，但其预防、控制措施采取甲类传染病的方法执行。发现或怀疑本病时，应尽快向卫生防疫机构报告。做到早发现、早报告、早隔离、早治疗。对临床诊断病例和疑似诊断病例应在指定的医院按呼吸道传染病分别进行隔离观察和治疗。

符合下列条件时可考虑出院：①体温正常7天以上；②呼吸系统症状明显改善；③X线胸片显示有明显吸收。

2.切断传播途径 社区综合性预防；开展本病的科普宣传；保持公共场所通风换气、空气流通；对患者的物品、住所及逗留过的公共场所进行充分的消毒处理。保持良好的个人卫生习惯，不随地吐痰，避免在人前打喷嚏、咳嗽；确保住所或活动场所通风；勤洗手。

医院设立发热门诊和专用病房，收治患者的病区应设立清洁区、半污染区和污染区；建立本病的专门通道；病房、诊室、办公室等均应通风良好；疑似患者与临床确诊患者应分开病房收治；住院患者应戴口罩，不得任意离开病房；患者不设陪护，不得探视；病区中病房办公室等各种建筑空间、地面及物体表面、患者用过的物品、诊疗用品以及患者的排泄物、分泌物均须严格按照要求分别进行充分有效的清毒。医护人员及其他工作人员进入病区时，要切实做好个人防护工作。

3.保护易感人群 尚无效果肯定的预防药物可供选择。

本章小结

本章主要介绍了结核病、淋病、艾滋病、传染性非典型肺炎的病因、临床表现、诊断和治疗。传染病流行对人民健康构成严重威胁，对社会、经济带来巨大冲击。控制传染源、切断传播途径、保护易感人群可以有效地阻断传染病的传播，保护人民健康。

习题

习 题

一、单项选择题

1.流行过程的基本条件是（　　）。
A.患者病原携带者、受感染的动物　B.周围性、地区性、季节性
C.散发、流行、暴发流行　D.传染源、传播途径、易感人群
E.自然因素、社会因素

2.甲类传染病的法定传染病报告时间，在城镇应于发现后（　　）。
A. 2小时内　B. 8小时内　C. 10小时内　D. 12小时内　E. 24小时内

3.甲类传染病的法定传染病报告时间，在农村不应超过（　　）。
A. 6小时　B. 8小时　C. 10小时　D. 12小时　E. 24小时

4.下列不属于结核易感人群的是（　　）。
A.糖尿病患者　B.矽肺患者　C.艾滋病患者
D.慢性阻塞性肺气肿患者　E.营养不良者

5.肺结核主要传播途径是（　　）。
A.吸入含结核菌的飞沫　B.与肺结核患者共餐　C.与肺结核患者握手
D.吸入含结核菌的尘埃　E.通过皮肤接触

6.淋病的病原体是（　　）。
A.沙眼衣原体　B.奈瑟淋球菌　C.单纯疱疹病毒　D.苍白螺旋体　E.葡萄球菌

7.淋病的潜伏期一般为（　　）。
A. 1~2周　B. 3~4周　C. 3~5天　D. 4~20天　E. 5~10天

8.下列不是艾滋病的传播途径是（　　）。
A.性接触　B.血、血制品、器官移植　C.蚊虫叮咬
D.母婴垂直传播　E.污染的注射器

9. HIV感染人体后主要导致（　　）系统损害。
A.消化系统　B.免疫系统　C.循环系统　D.骨骼系统　E.血液系统

10.艾滋病毒不可以通过（　　）方式传播。
A.共用针头或注射器　B.性接触　C.日常生活接触
D.母婴传播　E.输血

11.关于SARS的临床表现，错误的是（　　）。
A.严重者出现呼吸窘迫　B.常伴有呼吸道卡他症状
C.常以发热为首发和主要症状　D.肺部体征不明显
E.部分患者有腹泻

12.根据传染病防治法，SARS的管理应（　　）。
A.按丙类管理　B.按乙类管理
C.各省级卫生管理机构自行决定　D.各级医疗机构自行决定
E.按甲类管理

13.有关SARS的传播途径正确的是（　　）。
A.间接接触不易传播
B.患者的粪便一般没有传染性
C.隐性感染者也是重要的传染源
D.近距离呼吸道飞沫传播是最重要的传播途径

E. 呼吸道症状显著的患者传染性低

二、简答题

1. 传染病的基本特征是什么？

2. SARS的临床表现有哪些？

（于海静）

第十四章　精神及神经系统疾病

知识目标

1. 掌握　精神障碍的发病原因；急性脑梗死、脑出血的临床表现。
2. 熟悉　精神障碍的常用检查方法；急性脑梗死、脑出血的诊断要点。
3. 了解　精神障碍的病因；阿尔茨海默病的预防。

技能目标

1. 学会　通过言语和非言语的方式积极影响患者，达到改变其行为减轻其痛苦。
2. 具备　运用临床知识对精神疾病患者进行人文关怀的能力。

PPT

第一节　精神疾病

精神障碍是指在各种生物学、心理学以及社会环境因素影响下所形成的大脑、心脑功能失调，导致认识、情绪、行为及智能等方面的异常精神活动出现不同程度障碍为临床表现的疾病。特征为认知、情绪、行为及智能等方面的改变，可伴有痛苦体验和（或）功能损害为临床表现的疾病。包括精神分裂症、双相障碍、强迫症及注意缺陷多动障碍等。

一、概述

【病因】

发生的具体原因尚不明确，然而，新的医学模式认为人类不但是生物的人，还是心理的人和社会的人，生物-心理-社会医学模式的兴起，使人们认识到任何疾病的发生都可能是生物、心理和社会环境中某一因素为主的多因素综合影响的结果。

1.遗传因素　研究证明遗传学因素是精神疾病发病的危险因素。目前认为该病是一种复杂的多基因遗传疾病，其遗传度为70%~80%。血缘关系越近，发生的概率就越大，专家们发现，如父母一方患有精神疾病，其子女发病率为15%，若双亲均属精神疾病患者，子女患病率高达40%。

2.神经生化因素　神经递质在调节和保持正常精神活动方面起着重要作用，而许多抗精神病药物的治疗作用也与某些中枢神经递质浓度或受体功能密切相关，因此提出了神经递质假说。其中影响最大的是多巴胺假说，近年来谷氨酸假说、5-羟色胺假说也受到广泛的关注和重视。

3.脑结构异常　CT和MI研究，30%~40%精神病患者有侧脑室扩大或额叶和颞叶的皮层萎缩，白质体积变化则仅见于胼胝体体积减小。

4.感染与免疫因素　在妊娠早期和中期的病毒感染，一直被认为可能是引起后代在成年期后发生精神疾病的重要危险因素。如流感病毒、胚胎期病毒感染、弓形虫、单纯疱疹病毒、麻疹病毒和风疹病毒等。

5.家庭社会环境因素的影响　经济水平低，应激性生活事件。如家庭的教养不当、缺乏关爱、社会压力大、学习压力大、早期严重营养不良及童年的创伤等。

6.其他因素　例如慢性躯体疾病之后、女性的产褥期及性格因素等。很多精神疾病的患者个性相对内向，比较敏感多疑，胆小怕事，不善于社交，这类性格的患者遇事不善于沟通表达，时间长了可能会出现情绪方面和思维方面障碍。

知识拓展

进入21世纪以来，国家投入资金启动了重性精神疾病管理与治疗项目，颁布了《精神卫生法》以保障精神疾病患者的各项权益。精神疾病一直以来都是高发疾病，很多的患者在发病期不知道或不承认自己患有精神病，往往错过病情的最佳治疗期，给社会以及患者和家属带来严重的负担。世界卫生组织估计，全球精神分裂症的终生患病率为3.8%~8.4%。在21世纪中国疾病负担问题研讨会上，精神疾病已被列为疾病负担的第一位。所以我们要加强健康宣教，有效地开展精神疾病的防治，正视精神疾病，消除社会偏见歧视。

【临床表现】

1.早期诊断要点 随着社会生活环境的变化，精神病发病率近年来呈明显上升趋势。由于精神疾病患者早期的行为和思维不足以引起人们的重视，使得一些精神疾病患者失去了早期治疗的机会。现介绍一些精神病的早期症状。

（1）认知能力差 如果一个人本来思维清晰，做事谨慎有条理，突然对外界的事物变得迟钝麻木漠不关心，自己又不承认自己性格的改变，不认为有病，送去医院也会拒绝接受治疗。

（2）类神经衰弱状态 精神病患者的失眠与神经衰弱的失眠不同，精神病患者的失眠无明显原因，有的即使彻夜不眠，次日仍毫无倦意；有的甚至感到精力过人；很多患者还会有注意力不集中、思维散漫、言语杂乱、非正常动作增多月经不调及乏力等症状。虽然有这些变化，但患者一般不会主动就医。

（3）性格改变 原来是热情、乐观、合群、善于交往的外向型性格的人，突然变得沉默寡言、孤独，对以往很合得来的人亦不理睬、不愿交流，有时会无缘无故自言自语、自我发笑。对没有特殊原因，突然发生了明显性格改变的人应引起重视。

（4）情绪反常 精神病患者的情绪改变往往是毫无原因的，即使一点小刺激，也会引起大“反应”。如躁狂患者常表现终日喜气洋洋，过分热情；抑郁症患者则表现情绪低落，抑郁寡欢；还有一些患者出现情感倒错，如果听到不幸的消息反而哈哈大笑，得知高兴的事情却唉声叹气。

（5）偏执和过分多疑 这类患者对周围人的一言一行特别敏感，如听到有人议论自己，甚至有人咳嗽，他也会怀疑是针对自己的。这种多疑和正常人的多疑不同，如经事实证实而否定，患者仍坚信不疑，这种病态思维被称为妄想。

（6）动作和行为异常 这是精神活动的外在表现，一般比较容易识别。如果有妄想的患者往往对妄想对象突然发生攻击行为。

2.主要症状 大多数精神疾病患者初次发病的年龄在青春期至30岁之间，起病多较隐匿，急性起病者较少。临床表现错综复杂，可出现各种精神症状。

（1）感觉障碍 表现为幻觉、感知觉综合障碍及感觉异常（感觉减退、感觉增强、内感性不适）等。

（2）知觉障碍 包括错觉、幻觉。幻觉又分为真性幻觉、假性幻觉。

（3）感知综合障碍 包括视物变形症、自身感知综合障碍、时间感知综合障碍、空间感知综合障碍、非真实感等。

（4）思维障碍 包括思维形式障碍、思维内容障碍、超价观念等。

（5）情感障碍 包括情感高涨、欣快、情感低落、情感淡漠、焦虑、恐惧、易激惹、情感不稳、情感倒错、情感矛盾等。

（6）注意障碍 包括注意增强、注意减退、注意涣散、注意狭窄、注意转移等。

（7）记忆障碍 包括记忆增强、记忆减退、遗忘，记忆过程障碍如错构、虚构。

（8）智能障碍 常识理解、分析、识别判断能力出现误差，包括精神发育迟滞、痴呆。

（9）意志和行为障碍　包括意志活动增强或减弱；记忆增强或减弱；记忆过程障碍。

（10）定向力障碍　包括时间定向力障碍、地点定向力障碍、人物定向力障碍。

（11）自知力障碍　患者对自身精神状态的认识和批判能力。

（12）意识障碍　纵向意识障碍包括嗜睡、昏迷及昏睡等；横向意识障碍包括精神错乱状态、瞻望状态及朦胧状态。

【诊断要点】

1.具有特征性的思维和感知障碍，情感淡漠或情感不协调以及意志活动增强或减弱等症状。

2.病程呈迁延和慢性化发展的趋势。

3.无特殊阳性体征，绝大多数患者没有意识和智力障碍。

4.症状标准有精神障碍常见的症状（上述临床表现）。

5.严重标准自知力丧失或不完整，且至少有下述情况之一：①社会功能明显受损；②现实检验能力受损；③无法与患者进行有效的交谈。

6.病程标准符合症状标准和严重标准至少持续1个月。

7.排除器质性精神障碍和非成瘾性物质所致精神障碍。

【鉴别诊断】

1.器质性精神障碍　多有意识障碍、智能障碍或记忆障碍；同时可伴有躯体症状或神经系统阳性体征。如病毒性脑炎患者常以精神症状为首发症状，并且早期缺乏神经系统阳性体征，最易造成误诊，脑电图示弥漫性异常，脑脊液细胞数及蛋白质增加有助于鉴别。

2.神经症　部分精神分裂症患者在早期可以出现强迫、疑病等症状，需鉴别。神经症患者一般无精神病症状，感到痛苦会主动就医；精神病患者病情发展到一定程度常出现精神症状。由此可以鉴别。

【常用检查方法】

1.检查的一般原则　①首先要建立良好的医患关系，取得患者的信任；②针对不同对象采用不同的交谈方式；③耐心倾听，不轻易打断患者说话；④如果患者不是首次住院，应先熟悉病史；⑤在谈话过程中，不过早下结论。

2.检查的方法　①周围环境要安静舒适，避免外界的干扰；②躁狂症的患者最好不要单独相处；③门诊检查时间过长会使患者烦躁，不耐烦和不配合；④要向家属了解遗传、性格、心理社会各方面对患者的影响；⑤注意谈话的分寸，敏感问题应放在最后。

3.躯体与实验室检查　①常规的检查包括：血常规、尿常规、肝肾功能、胸透及心电图等。②事件相关电位P300检查：事件相关电位P300为内源性诱发电位，与注意、记忆功能及信息处理等有关。③CT或MRI检查：有研究表明，部分精神病患者会出现脑室扩大、脑沟变宽及额叶变小等改变。影像检查能排除脑器质性疾病引起的精神病性症状。

【常用治疗和护理方法】

1.使用抗精神病药治疗存在的如下问题

（1）患者服药的依从性差　多数患者不能很好地遵医嘱服药、不服、少服、漏服或者是过早中断药物治疗。

（2）服药后产生不良反应　抗精神病最常见的不良反应有口干、便秘、心悸、头晕及嗜睡等；严重者可引起锥体外系不良反应，如急性肌张力增高、震颤及迟发性运动障碍等。

（3）药物对认知功能损害的疗效不理想　多数精神病患者用药后虽症状可得以缓解，但长期服药者生活质量不高，自我照顾能力下降，不能独立生活和胜任学习工作。

2.药物治疗

（1）抗精神病药　国内常用的第一代抗精神病药物有氯丙嗪、奋乃静、氟哌啶醇及舒必利等。第二代抗精神病药临床作用广谱，引发锥体外系反应比较小或不明显，包括喹硫平、齐拉西酮、氯氮平、奥氮平及利培酮等。

（2）抗抑郁药　传统抗抑郁药为三环类抗抑郁药，由于不良反应较多，现已不用或很少用。现在常用的是新型抗抑郁药选择性5-羟色胺再摄取抑制剂、去甲肾上腺素再摄取抑制剂，如氟西汀、西酞普兰和艾司西酞普兰、盐酸帕罗西汀、舍曲林、文拉法辛、度洛西汀、曲唑酮、米氮平以及褪黑素能M1和M2受体激动剂（阿戈美拉汀）。抗抑郁作用强，且对心脑血管的不良反应较弱。

（3）心境稳定剂　碳酸锂、卡马西平、拉莫三嗪、丙戊酸盐等。

（4）抗焦虑药　苯二氮䓬类抗焦虑：地西泮、硝西泮、氯硝西泮、劳拉西泮、奥沙西泮、阿普唑仑、艾司唑仑、咪达唑仑等。非苯二氮䓬类抗焦虑：坦度螺酮、丁螺环酮。

3.物理治疗　改良电痉挛治疗（MECT），适应证为：①严重抑郁，有强烈自伤、自杀企图及行为者以及明显自责自罪者；②极度兴奋躁动，冲动伤人者；③拒食、违拗和紧张性木僵者。

4.心理治疗

（1）支持性心理治疗　是临床应用较广的心理治疗方法。

（2）家庭治疗　有研究发现家庭内部的相处表达方式是精神病患者发病和复发的重要因素。家庭治疗的目标是帮助家庭有效应对患者的问题，改善家庭沟通和处理问题的方式方法，尽可能预防复发。

（3）社会技能训练　用行为理论和方法来治疗精神疾病的一种早期心理治疗方法。目的是帮助患者提高应对社会环境的能力，减轻社交痛苦，改善生活质量。

微课

（4）心理健康教育　为患者提供相关的疾病信息以及常见应对策略。可作为一种独立的治疗方法与家庭干预同时进行。

（5）康复训练　基本目标是防止疾病的复发，促进功能恢复，减少精神残疾，回归社会生活。

【注意事项】

由于精神病患者大多无自知力，在各种精神症状的支配下，他们对陌生人及陌生的周围环境充满敌意，我们在与精神病患者接触时必须学会一些沟通和自我保护的技巧。

1.不应嘲笑、歧视精神病患者，应该宽容、理解及关爱患者。

2.对于烦躁、激动状态中的患者，我们要认真倾听，不要打断患者的话。

3.对于情绪低落，问话不答，抑郁自责的患者，要加强关注，防范自伤行为的发生。

4.当患者向你发怒时，不可与之发生正面冲突；接触时，最好不要处在患者可以正面攻击的位置，且最好有旁人在场，必要时可提供帮助。

5.与有过暴力史而又处于发病期的患者接触时，患者的合理要求应尽量予以满足；不合理的要求不能迁就，可用温和的语气与其商量，并做出解释。

6.对于症状相对稳定的患者，要督促其服药、随访，并留意其复发的预兆。

二、精神分裂症

案例讨论

案例　患者男性，28岁，半年前失恋，开始出现脾气性格的改变，在家经常因琐事与家人争吵，怀疑家人偷他的东西，在单位看到别人说话便认为是在笑话他，既往健康，家中无精神疾病史。体格检查及神经系统检查均未见阳性体征。

讨论　1.你认为患者有哪些症状？

2.应该如何预防精神疾病的发生？

精神分裂症是一组常见的原因不明的严重精神系统疾病，病程多迁延，给社会以及患者和家属带来严重的负担。多起病于青壮年，有知觉、思维、情感和行为等方面的障碍，一般无意识及智能障碍。

【临床症状】

大多数精神分裂症患者初次发病的年龄多在青春期至30岁之间。起病多隐匿，急性起病者少。临床表现复杂，除意识障碍、智能障碍不常见外，可出现各种精神症状。

1.先兆症状 典型症状出现前，患者常常出现不寻常的行为方式和态度。这种变化比较缓慢，可能持续几个月甚至数年，由于这些变化不明显，不能及时干预，延误了患者诊断与治疗。

2.精神症状

（1）思维障碍 是最主要最本质的症状。最具有特征性的症状是思维联想过程缺乏连贯性和逻辑性。主要表现为患者认知、情感、意识和行为等精神活动的不协调与脱离现实。

1）思维形式障碍 又称联想障碍。主要表现为患者语言缺乏逻辑性和连贯性，这是精神分裂症最具有特征性的症状。例如：回答问题时所答非所问，说不到点子上，或是毫无现实意义的幻想等。

2）思维内容障碍 主要指妄想。最常见的妄想是被害妄想与关系妄想。是精神分裂症的典型症状。例如：同事们在一起说笑，就会怀疑大家是在说自己坏话，嘲笑自己，如果递给他一杯水，会怀疑水里下了毒，要谋害自己。

（2）感知觉障碍 精神分裂症最突出的感知觉障碍是幻觉，以言语性幻听最为常见。患者常常受到幻听支配。如：经常自言自语，和想象中的声音长时间对话，或大笑、愤怒等。

（3）情感障碍 主要表现为情感迟钝或平淡。主要表现为表情呆滞，与人交流少有眼神接触，讲话语调单一，行为被动，缺乏应有的积极性和主动性，随着病情的发展，会表现为对家人、对生活明显的漠不关心和无动于衷。

（4）意志和行为障碍 对任何事物都缺乏主观能动性，行为孤僻及被动。例如：呆坐不动，不能料理简单家务和个人卫生，甚至有些患者会吃一些不能吃的东西。

（5）认知功能障碍 80%~90%的患者有认知功能障碍，短时间记忆、学习和执行能力下降，纠错能力下降等。

【临床分型】

1.传统临床分型 根据临床现象学DSM-IV和ICD-10将精神分裂症分为以下几个常见亚型。

（1）偏执型 最为常见，以妄想为主，往往表现为多疑，多伴有幻觉，特别是幻听。起病多在30岁以后，预后多较好。

（2）紧张型 以明显的精神运动紊乱为主，表情呆滞。可交替出现紧张性木僵与紧张性兴奋，此型在临床上有减少趋势，预后较好。

（3）青春型 青春期发病，起病多较急。以联想障碍为主，主要表现为精神活动的紊乱，行为动作怪异，喜怒无常。病情较易恶化，预后欠佳。

（4）单纯型 起病缓慢，以退缩、懒散为最突出的表现。早期多出现主观的疲劳感、失眠、工作效率下降等，然后逐渐出现日益加重的情感淡漠、懒散，对什么事都表现的毫无兴趣。此型治疗困难，预后差。

2.阳性、阴性症状分型 20世纪80年代初，GROW根据前人与自己的研究提出精神分裂症生物异质性观点，将精神分裂症按阳性、阴性症状群进行分型（表14-1）。

表 14-1 精神分裂症分型

观察指标	Ⅰ型精神分裂症	Ⅱ型精神分裂症
主要症状	妄想，幻觉等阳性症状为主	情感淡漠，言语单一等阴性症状为主
对神经阻滞剂反应	良好	差
预后	良好	差
生物学基础	多巴胺功能亢进	多巴胺功能没有特别变化，额叶萎缩

【诊断依据】

国内常用的诊断标准为中国精神障碍分类与诊断标准CCMD-3。

【治疗原则】

应早期发现、早期诊断，足量、足疗程治疗。首选以药物治疗为主，辅以心理治疗及其他治疗。

三、双相障碍

双相障碍是以躁狂或轻躁狂、抑郁发作为主要临床表现的一类精神障碍疾病。双相障碍为间断性病程，发病后有躁狂或轻躁狂发作、抑郁发作，三者可交替循环出现，也可以混合方式同时出现；抑郁主要表现为情绪低落、精力减退、自卑、自责，反复出现自杀观念或行为，食欲、睡眠及体重的改变等；躁狂主要表现为情感高涨、思维奔逸、精力充沛、行为活动增多，同时伴有注意力集中困难，轻度挥霍、食欲改变等。如果患者在情绪及日常生活方面出现上述症状表现，需及时就医诊治。

【各种发作形式的临床表现】

1.轻性抑郁发作 症状往往较轻，主要表现为情绪低落，对事物缺乏兴趣，睡眠欠佳。睡眠障碍的特点往往不是早醒，而是入睡困难，或半夜常醒或晨后沉睡不醒。对工作、学习、人际关系等影响较轻。

2.重性抑郁发作

（1）心境低落 主要表现为显著而持久的情感低落，抑郁悲观。例如：常常诉说“活着没意思”“度日如年”“生不如死”“自己没能力”“什么都做不好”等。

（2）思维迟缓 主要表现为话语减少、语速减慢、声音低沉及反应迟钝。例如：自觉脑子像糊了糨糊。

（3）认知功能损害 主要表现为记忆力下降、身体及思维能力减退。例如：学习能力下降，语音表达流畅性差等。

（4）意识活动减退 主要表现为行为缓慢、生活被动、不愿与人交往；伴有焦虑的患者常有坐立不安，踱来踱去等症状。

（5）躯体症状 在抑郁发作时常见。主要有食欲减退、体重下降、便秘、睡眠障碍和自主神经功能紊乱等症状。

3.轻躁狂发作 主要表现为患者可存在持续至少数天的心境高涨，言语增多、情绪不稳定易激惹、对人过分热情、自我感觉良好、过于自信注意力不能持久集中、性欲增强、睡眠减少等。此期患者虽然病情已在一定程度上影响了个人的日常生活，但并没有严重到必须住院。

4.躁狂发作

（1）心境高涨 主要表现为自我感觉良好、整天兴高采烈、神采飞扬，也有部分患者表现为情绪不稳定，时而神情喜悦、时而激动易怒，甚至出现破坏及攻击性行为。

（2）思维奔逸 主要表现为思维敏捷、思维内容丰富多变、自我评价过高、目空一切、言语增多、常常口干舌燥、声音嘶哑都不能停下来等。

（3）活动增多 主要表现为精力旺盛、整天忙忙碌碌、社交活动增多、好请客花钱、不知疲倦、睡眠明显减少，病情严重时自我控制力减弱，出现破坏及攻击性行为。

（4）躯体症状　因患者时常处于极度兴奋状态，常面色红润、双眼有神，自我感觉往往良好，故少有身体不适的主诉。

（5）混合性发作　抑郁状态和躁狂状态同时出现的现象。两种症状在一次发作中同时出现，必须同样突出或两种症状在数小时内迅速交替。才可诊断为混合性发作。

【诊断依据】

目前国际通用的诊断标准有ICD-10和DSM-IV。

【治疗原则】

以药物治疗、心理治疗、物理治疗及其他治疗综合运用。

PPT

第二节　神经系统疾病

神经系统是机体内对生理功能活动起主导调节作用的系统，主要由神经组织组成，分为中枢神经系统和周围神经系统两大部分。中枢神经系统包括颅腔内的脑和位于椎管内的脊髓，周围神经系统包括脑神经和脊神经。

神经系统疾病有多种，常见的有：中枢神经系统感染性疾病，包括脑炎和脑膜炎；脑血管疾病，主要包括脑出血、脑梗死、蛛网膜下隙出血和短暂性脑缺血发作；脊髓疾病，主要包括急性脊髓炎、脊髓空洞症、脊髓亚急性联合变性；中枢神经系统脱髓疾病，常见的有多发性硬化、视神经脊髓炎、脑桥中央髓鞘溶解症；运动障碍性疾病，主要包括帕金森病、小舞蹈病、肝豆状核病变；神经系统变性疾病，主要包括运动性眼病、阿尔兹海默病、路易体痴呆和颞叶痴呆以及多系统萎缩等；神经肌肉接头和肌肉疾病，临床上常见的为重症肌无力、周期性瘫痪、多发性肌炎、进行性肌营养不良症，以及肌腔直性疾病等。

一、急性脑血管病

急性脑血管病临床上又称为脑血管意外、脑卒中或者中风，是一组突然发病的脑血管循环障碍疾病，包括缺血性和出血性两大类。缺血性脑血管病占急性脑血管病的70%~80%，缺血性脑血管病包括短暂性脑缺血发作、脑梗死，脑梗死包括脑血栓形成及脑栓塞等。出血性疾病包括脑出血、蛛网膜下隙出血、硬膜下血肿和硬膜外血肿等。这些病主要特点是高龄发病较多见一点，而且起病很急、症状重。但近年来发病有年轻化趋势。疾病发生后，容易遗留各种后遗症，对家庭或社会负担都很重。

【病因及病理改变】

1.病因　急性脑血管病的病因有许多，是多因素综合作用的结果。

（1）患者自身存在慢性基础性疾病　如高血压、高血脂及糖尿病。对出血性脑血管病最常见的病因是高血压。

（2）血管性危险因素　血管内斑块破裂引起血栓形成；斑块脱落引起从动脉到动脉的栓塞。

（3）不良的生活习惯　过量的吸烟饮酒、不健康饮食及缺乏运动等。

（4）其他因素　如情绪波动、过度劳累、天气变化、免疫性血管炎及血管畸形等。

2.病理改变　急性脑血管病按临床表现及其病理改变可分为：①短暂缺血性发作（TIA）；②脑血管血栓形成或血管栓塞引起的脑梗死；③脑出血，包括脑实质出血，蛛网膜下隙出血，硬膜外出血，硬膜下出血；④高血压脑病；⑤脑动脉炎；⑥静脉窦和脑静脉血栓形成；⑦外伤引起的脑血管病；⑧新生儿和儿童的脑血管病；⑨原因不明的脑血管疾病。

知识拓展

据最近流行病学调查表明，急性脑血管病、心脏病及肿瘤已构成人类三大致死原因，其死亡率、致死率极高。脑血管病作为神经系统的常见病及多发病，是目前人类死亡的三大主要疾病之一，存活者中50%~70%患者遗留有严重残疾，给社会和家庭带来沉重的负担。是老年人常见多发性之一，男性高于女性，北方高于南方，西部高于东部。

【临床表现】

1.急性脑梗死 又称缺血性卒中，是指因各种原因所致的局部脑组织区域血液供应障碍，导致脑组织缺血缺氧性病变坏死，产生临床上相对应的神经系统功能缺失表现。根据发病机制不同分为脑血栓形成、栓塞和腔隙性脑梗死。

（1）脑血栓形成 是临床上最常见的急性脑血管病。主要临床表现：①反复发作的头晕，恶心、呕吐是最常见的症状，严重者会出现头痛难忍；②肢体一侧或双侧麻木无力，没有感觉，走路步态不稳；③饮水呛咳和吞咽困难；④梗死发作前出现一过性脑缺血发作的表现也称TIA，表现为一过性黑矇。

（2）脑栓塞 是指各种栓子（如动脉粥样硬化的斑块、脂肪、心脏内的附壁血栓及空气等）随血流进入颅内动脉，使血管发生闭塞或严重狭窄，当侧支循环不能代偿时，引起该动脉供血区脑组织缺血缺氧性坏死。脑栓塞常发生于颈内动脉系统，椎－基底动脉系统相对少见。可发生于任何年龄，但大多发生在40岁以上，高峰在50~70岁，一般发病无明显诱因，很少有前驱症状，起病速度快，症状常常在数秒或数分钟之内达高峰，多数患者起病后有意识障碍，但持续时间较短。

2.脑出血 是指非外伤性脑实质内出血，常见于50岁以上患者，男性略多于女性，多有高血压病史。主要和出血部位、出血速度和出血量有很大关系。如果是非功能区出血、轻度出血、比较缓慢，可能没有神经系统体征，患者仅出现轻微头痛，需借助CT检查才会发现。如果是功能区出血，而且出血量大，患者会出现剧烈头痛和喷射性呕吐，随着血量的增加，患者会出现继发性抽搐、偏瘫、失语及肢体活动障碍等症状。严重者可形成脑疝，导致呼吸、心搏骤停而死亡。

【急性脑血管病诊断要点】

1.短暂性脑缺血发作

（1）为短暂的、可逆的、局部的脑血液循环障碍，可反复发作，少者1~2次，多至数十次。多与动脉粥样硬化有关，也可以是脑梗死的前驱症状。

（2）可表现为颈内动脉系统和（或）椎－基底动脉系统的症状和体征。

（3）每次发作持续时间通常在数分钟至1小时左右，症状和体征应该在24小时以内完全消失。

2.脑卒中

（1）蛛网膜下隙出血 主要是指动脉瘤、脑血管畸形或颅内异常血管网等出血引起。发病急骤；常伴剧烈头痛、呕吐；一般意识清楚或有意识障碍，可伴有精神症状；多有脑膜刺激征，少数可伴有脑神经及轻偏瘫等局灶体征。

（2）脑出血 好发部位为壳核、丘脑、尾状核头部、中脑、桥脑、小脑、皮质下白质即脑叶、脑室及其他。主要是高血压性脑出血，也包括其他病因的非外伤性脑出血。高血压性脑出血的诊断要点如下：① 常于体力活动或情绪激动时发病；② 发作时常有反复呕吐、头痛和血压升高；③ 病情进展迅速，常出现意识障碍、偏瘫和其他神经系统局灶症状；④ 多有高血压病史；⑤ CT应作为首选检查；⑥ 腰穿脑脊液多含血和压力增高（其中20%左右可不含血）。

（3）脑梗死

1）动脉粥样硬化性血栓性脑梗死　①常于安静状态下发病；②大多数发病时无明显头痛和呕吐；③发病较缓慢，多逐渐进展或呈阶段性进行，多于脑动脉粥样硬化有关，也可见于动脉炎、血液病等；④一般发病后1~2天内意识清楚或轻度障碍；⑤有颈内动脉系统和（或）椎-基底动脉系统症状和体征；⑥应做CT或MRI检查；⑦腰穿脑脊液一般不应含血。

2）脑栓塞　①多为急骤发病；②多数无前驱症状；③一般意识清楚或有短暂性意识障碍；④有颈动脉系统和（或）椎-基底动脉系统的症状和体征；⑤腰穿脑脊液一般不含血，若有红细胞可考虑出血性脑梗死；⑥栓子的来源可分为心源性或非心源性，也可同时伴有其他脏器、皮肤、黏膜等栓塞症状。

3）腔隙性梗死　①发病多由于高血压动脉硬化引起，呈急性或亚急性起病；②多无意识障碍；③应进行CT或MRI检查，以明确诊断；④临床表现都不严重，较常见的为纯感觉性卒中、纯运动性轻偏瘫、共济失调性轻偏瘫，构音不全-手笨拙综合征或感觉运动性卒中等；⑤腰穿脑脊液无红细胞。

4）无症状性梗死　为无任何症状及无视网膜症状的血管疾病，仅为影像学所证实，可视具体情况决定是否作为临床诊断。

【辅助检查】

1.实验室检查　血常规、尿常规、血小板、出凝血时间、凝血酶原时间、肝功及肾功等。

2.脑脊液检查　一般通过腰椎穿刺获得，虽然是有创检查，但诊断价值是很多其他检查没有办法取代的，在中枢神经系统感染、蛛网膜下隙出血、脑膜癌病和脱髓鞘疾病上具有重要诊断价值。正常脑脊液压力是80~180mmH_2O，压力过高常见于颅内感染或颅内压增高。常见的检查是脑脊液常规和生化检查。常规检查主要是看脑脊液细胞总数和白细胞；生化检查主要是糖、氯化物和蛋白。

3.影像学检查

（1）CT　定位准确，无创伤，无痛苦，图像清晰，对出血性脑血管病诊断较敏感，尤其是对意识障碍者更为适用；CT平扫是大部分脑血管病的首选检查，如脑出血、脑梗死、脑肿瘤、脑积水和脑萎缩等；CT灌注对急性缺血性血管病的早期诊断和指导溶栓治疗有重要价值；CTA可观察病变与血管的关系，对闭塞性血管病变可提供重要诊断依据。

（2）MIR　对诊断缺血性脑血管病较敏感，发现病灶早，对脑干和小脑梗死灶的诊断是CT不能替代的。

（3）数字减影血管造影检查　可显示不同部位的脑动脉狭窄、闭塞或者扭曲，明确血管微小的病变。DSA已广泛应用在全身各部位的血管、肿瘤的检查和介入治疗中，是所有血管疾病检查的"金标准"。

【治疗】

1.一般处理

（1）维持呼吸道通畅　头抬高15°，忌无枕平卧，病情稳定后，可改半卧位；昏迷患者侧卧位，以利口腔分泌物引流；咳嗽、吐痰困难者应加强口腔吸痰和超声雾化吸入。

（2）维持水电解质平衡　意识不清者48小时后可鼻饲饮食，限制钠盐的摄入，每天低于6g。

（3）防止脑水肿，限制每日摄入量　颅内压增高者可用20%甘露醇250ml快速静脉滴注。

（4）促进神经功能恢复　可采用理疗、功能锻炼、言语训练等治疗手段，防止肢体瘫痪、痉挛和畸形。

2.药物治疗　一般给予血管活性药和抗血小板聚集药物，如丹参、低分子右旋糖酐等；进行性加重者可用抗凝药物，如肝素、双香豆素；大面积梗死早期应用脱水药；降血压首选容易静脉滴注和对脑血管影响小的药物，如拉贝洛尔。

3. 溶栓治疗 是目前公认的脑卒中最有效的救治方法，但有严格的时间窗要求（静脉溶栓限定在4.5小时内，动脉取栓可适当延长），常用药物包括尿激酶及重组组织型纤溶酶原激活物。

4. 手术治疗 小脑出血出血量大于15ml应尽早手术治疗。脑出血者若血肿局限，年龄适合，无严重并发症则可行血肿清除术或减压术；蛛网膜下隙出血患者经脑动脉造影证实有颅内动脉瘤或动静脉畸形者，可进行手术治疗，继发交通性脑积水者可行脑室分流术。

二、阿尔茨海默病

阿尔茨海默病（Alzheimer disease，AD），是一种病因未明的、起病隐匿的进行性发展的神经系统退行性疾病，多起病于老年期，病程缓慢且不可逆。临床上表现为记忆障碍、失语、失用、失认、视空间技能损害、执行功能障碍、人格和行为改变等神经精神症状。阿尔茨海默病在65岁之前称为早期老年痴呆，65岁之后称为老年性痴呆。AD是老年期最常见的痴呆类型，占老年痴呆症的50%~70%，是老年中危害甚大的疾病之一。

【病因和发病机制】

1. 病因

（1）遗传因素 国内外许多研究都证明，有痴呆家族史者的患病率是普通人群的3倍。但是，其遗传方式目前仍不清楚。有人认为是常染色体显性基因遗传，最为常见的是21号染色体的淀粉样前体蛋白基因；也有人认为是多基因常染色体隐性遗传。

（2）颅内感染 是常见的痴呆的病因。颅内感染导致脑实质及脑功能改变，导致痴呆，如各种脑炎、神经梅毒、各种脑膜炎、库鲁病等。

（3）营养及代谢障碍 由于营养及代谢障碍造成了脑组织及其功能受损而导致痴呆，如尿毒症可引起脑的缺血、缺氧，导致痴呆；营养严重缺乏如维生素B_1、维生素B_{12}以及烟酸、叶酸缺乏均可导致痴呆。

（4）内分泌疾病 如甲状腺功能低下和副甲状腺功能低下症都可能引起老年痴呆。

（5）其他 脑血管病、脑变性疾病、脑外伤、癫痫的持续发作以及正常压力脑积水等原因均可引起老年痴呆。此外，老年人长期情绪抑郁、离群独居、丧偶、文盲、低语言水平、缺乏体力及脑力锻炼等，也可加快脑衰老的进程，诱发老年痴呆。

2. 发病机制 有关AD的发病机制的研究，发现Aβ毒性、tau蛋白过度磷酸化、基因突变、中枢胆碱能神经元损伤、小胶质细胞激活、自由基损伤及氧化应激等均和AD发病有关。

知识拓展 阿尔茨海默病

阿尔茨海默病（AD）又称为老年痴呆症，是老年中危害甚大的疾病之一。随着人的寿命不断提高亦日增长，对此病的预防对老年来说非常重要。一级预防：对AD的预防由于迄今为止病因未明，有些危险因素在病因中已提到过，有些是可以预防和干预的。如预防病毒感染，减少铝中毒，加强文化修养，减少头外伤等。二级预防：因AD确诊困难，故需要加强早期诊断技术，早期进行治疗。一般认为AD是衰老过程的加速。对确定的和可能性大的AD和无认知功能缺陷的老年每年做一次头颅CT检查。由不知临床诊断者测量中部颞叶厚度，结果确定的和可能性大的患者颞叶萎缩明显快于无认知缺损的老年。故对疑有此病和确定此病的老年，定期做此方面的检查，并给予积极的治疗是非常有必要。三级预防：虽然AD的患者的认知功能减退，但仍应尽力鼓励患者参与社会日常活动，包括脑力和体力活动。尤其是早期患者，尽可能多的活动可维持和保留其能力，如演奏乐器、跳舞、打牌、打字和绘画等，都有助于使患者的生活更有乐趣，并有可能延缓疾病的进展，因为严重的痴呆患者也有可能对熟悉的社会生活和熟悉的音乐起反应。

【临床表现】

AD一般在老年前期和老年期起病，通常起病隐匿，慢性持续进展性发展，患者及家人常说不清何时起病。多见于70岁以上（男、女性平均为73岁）老人，女性较男性多（女：男为3：1）。主要表现为认知功能下降、神经症状和行为障碍、日常生活能力的逐渐下降。根据认知能力和身体功能的恶化程度分成三个时期。

1.第一阶段（1~3年） 为轻度痴呆期。表现为记忆减退，对近事遗忘突出。工作或家务劳动漫不经心，不能独立进行购物，尽管仍能做些熟悉的日常工作，但对新的事物却表现出茫然难解、情感淡漠；随病情发展可出现远期记忆减退，不记得以前发生过的事情和人物情境。

2.第二阶段（2~10年） 为中度痴呆期。表现为远时间、远近记忆严重受损，视觉空间能力下降，时间、地点定向障碍；在处理问题、辨别事物的相似点和差异点方面有严重损害；不能独立进行室外活动，在穿衣、个人卫生以及保持个人仪表方面需要帮助；计算不能；出现各种精神症状，可见失语、失用和失认；情感由淡漠变为急躁不安，常走动不停，可见尿失禁。

3.第三阶段（8~12年） 为重度痴呆期。患者已经完全依赖照护者，严重记忆力丧失，仅存片段的记忆；日常生活不能自理，大、小便失禁，呈现缄默、肢体僵直，查体可见锥体束征阳性，有强握、摸索和吸吮等原始反射。此期常并发全身各系统疾病的症状，最终因并发症而死亡。

【辅助检查】

1.认知功能评估 筛查量表检查临床常用的有：简易精神量表（MMSE），测定时间短，内容简练，易被老年人接受，是目前临床上最常见得量表；日常生活能力评估量表（ADL），用于评定患者日常生活功能损害程度；行为和精神症状（BPSD）的评估包括老年性痴呆评定量表（BEHAVE-AD）、神经精神症状问卷（NPI）和Cohen-Mansfield激越问卷（CMAI）等。

2.实验室检查 血、尿常规及血生化常规检查；快速进展的痴呆患者应辅助检查行14-3-3蛋白检查；AD患者的脑脊液中β-淀粉样蛋白（Aβ42）水平下降，总tau蛋白或磷酸化tau蛋白升高。

3.脑电图 呈非特异性变化，常在早期出现节律慢化，晚期出现弥漫性广泛性低幅慢波。

4.神经影像学检查 头颅CT（薄层扫描）和MRI（冠状位）检查，可显示脑皮质萎缩明显，特别是海马及内侧颞叶，支持AD的临床诊断；正电子扫描（PET）和单光子发射计算机断层扫描（SPECT）可见顶叶、颞叶和额叶尤其是双侧颞叶的海马区血流和代谢降低。

5.基因检测 有明确家族史的患者可进行淀粉样蛋白前体蛋白基因（APP）、早老素1、2基因（PS1、PS2）基因检测。

【诊断依据】

临床常用诊断标准包括美国国立神经病语言障碍卒中研究院所和阿尔茨海默病及相关疾病协会（NIN-CDS-ADRDA）标准，中国神经疾病诊断标准。

1.核心诊断标准

（1）出现早期和显著的情景记忆障碍。

（2）颞叶回萎缩。

（3）异常的脑脊液生物标记，β-淀粉样蛋白1-42（Aβ1-42）浓度减低总Tau蛋白浓度升高，或磷酸化Tau蛋白浓度升高，或此三者结合。

（4）PET功能神经影像的特异性成像，双侧颞、顶叶葡萄糖代谢率减低。

（5）直系亲属中有明确的AD相关的常染色体显性突变。

2.排除标准 排除脑血管病等其他脑器质性病变所致智能损害、抑郁症等精神障碍所致的假性痴呆、神经发育迟滞，或老年人良性健忘症。

【鉴别诊断】

1.轻度认知功能障碍（MCL） 仅有记忆障碍，无其他认知功能障碍，如老年性健忘。AD

患者还伴有计算能力、定向力和人格等障碍，这在正常老年人很少见。

2.血管性痴呆（VD） 患者多有卒中史，认知障碍发生在脑血管病事件后3个月内，痴呆可突然发生或呈阶梯样缓慢进展，神经系统检查可见局灶性体征；CT或MRI检查可显示多发梗死灶，除外其他可能病因。

3.帕金森病痴呆（PDD） 发病率可高达30%，表现为近事记忆、长事记忆均有下降，但严重程度比（AD）轻，执行能力功能受损严重。

【治疗】

1.护理

（1）观察病情变化　密切观察患者躯体变化，及早诊断、及早治疗。

（2）防止意外发生　患者外出需有人陪伴或把患者姓名、地址、联系方法等写在卡片上让患者带在身上，以防意外走失；妥善管理家电、煤气等以防意外发生。

（3）关心尊重患者　为患者创造一个温馨、和睦、舒适和清洁的家庭环境；尊重患者的生活习惯和自尊心；鼓励患者进行社会交往，保持一定的社交能力。

2.药物治疗

（1）精神症状的治疗　当患者出现行为紊乱、激越、幻觉、妄想、焦虑、抑郁及睡眠障碍等精神症状时，可给予奋乃静、利培酮、硫利达嗪、氟西汀、帕罗西汀、舍曲林等抗精神症状药物。

（2）改善认知功能或益智药　目的在于改善认知功能，延缓疾病进展。①作用于神经递质：胆碱能系统改变与AD的认知功能损害程度密切相关，加强中枢胆碱能活动可以改善患者的学习记忆能力，主要药物有利斯的明、多奈哌齐等。②脑代谢赋活药物：作用主要是促进脑细胞的恢复，改善功能脑细胞，主要药物有奥拉西坦、茴拉西坦及吡拉西坦等。

【预防】

1.要注意保持良好的心态，保证心理和精神状态的平衡。

2.重视营养，均衡饮食，多摄食富含L-精氨酸、少含甲硫氨酸的食物，如各类坚果、黑芝麻、黑豆、燕麦等。

3.要多动脑、动手，多锻炼身体，多与人交流。

4.可遵医嘱用叶酸、维生素B_6、维生素B_{12}等促进同型半胱氨酸代谢的药物。

5.尽量避免患上高血压、糖尿病、高血脂等一些慢性疾病，还要注意避免脑外伤。

本章小结

精神障碍是指由于各种生物学、心理学及社会环境等因素影响下，造成中枢系统功能失调或紊乱，所导致的个体出现认知、情感及行为等方面异常的总称。精神分裂症是一组常见的原因不明的严重精神系统疾病。大多数精神分裂症患者初次发病的年龄多在青春期至30岁之间。起病多隐匿，急性起病者少。临床表现复杂，除意识障碍、智能障碍不常见外，可出现各种精神症状。双相情感障碍是以躁狂或轻躁狂、抑郁发作为主要临床表现的一类精神障碍疾病。双相情感障碍为间断性病程，发病后有躁狂或轻躁狂发作、抑郁发作，三者可交替循环出现，也可以混合方式同时出现。抑郁主要表现为情绪低落、精力减退、自卑、自责，反复出现自杀观念或行为，食欲、睡眠及体重的改变等。躁狂主要表现为情感高涨、思维奔逸、精力充沛、行为活动增多，同时伴有注意力集中困难，轻度挥霍、食欲改变等。治疗以药物治疗为主，心理治疗为辅，经积极治疗后，部分患者可改善症状、基本痊愈或痊愈，部分患者治疗无效，成为难治性精神分裂症。

神经系统是机体内对生理功能活动起主导调节作用的系统，主要由神经组织组成，分为中枢神经系统和周围神经系统两大部分。急性脑血管病临床上又称为脑血管意外，脑卒中或者中风，是一组突然发病的脑血管循环障碍疾病。包括出血性和缺血性两大类，缺血性脑血管病占70%~80%，缺血性脑血管病包括短暂性脑缺血发作、脑梗死，脑梗死包括脑血栓形成及脑栓塞等；出血性疾病包括脑出血、蛛网膜下隙出血、膜下血肿和硬膜外血肿等。这些病主要特点是高龄发病较多见一点，而且起病很急、症状重。阿尔茨海默病，是一种病因未明的、起病隐匿的进行性发展的神经系统退行性疾病，多起病于老年期，病程缓慢且不可逆。临床上表现为记忆障碍、失语、失用、失认、视空间技能损害、执行功能障碍、人格和行为改变等神经精神症状。阿尔茨海默病在65岁之前称为早期老年痴呆，65岁之后称为老年性痴呆。AD是老年期最常见的痴呆类型，约占老年痴呆症的50%~70%，是老年中危害甚大的疾病之一。

习题

习题

一、单项选择题

1.精神活动主要指（　　）。

A.饮食，起居，待人接物　B.工作，生活娱乐

C.认识活动，情感活动，意志活动　D.思维，理想，情操

E.以上都不是

2.治疗抑郁症时首要注意的问题是（　　）。

A.拒食导致营养不良　B.少活动而引起合并感染

C.自责有自伤观念　D.症状波动昼重夜轻

E.因身体不适而产生怀疑

3.电休克治疗最适宜的疾病是（　　）。

A.狂躁症　B.精神分裂症　C.抑郁症　D.癔症　E.强迫症

4. 当今的医学模式是（　　）。

A.生物医学模式　B.生物－心理医学模式

C.生物－社会医学模式　D.心理－社会医学模式

E.生物－心理－社会医学模式

5.精神分裂症最主要最本质的症状是（　　）。

A.情感障碍　B.思维障碍　C.感知觉障碍　D.意识障碍　E.行为障碍

6.精神疾病发病的危险因素是（　　）。

A.遗传因素　B.环境因素　C.神经生化因素　D.感染因素　E.脑结构异常

7.临床上最常见的急性脑血管病是（　　）。

A.脑出血　B.脑栓塞　C.脑血栓形成

D.高血压脑病　E.蛛网膜下隙出血

8.出血性脑血管病最常见的病因是（　　）。

A.高血压　B.脑动脉粥样硬化　C.红细胞增多症　D.血压偏低

二、简答题

1.急性脑出血的诊断要点有哪些？

2.急性脑血管疾病如何预防？

3.如何从自我做起，培养良好的性格？

（张　丽）

第十五章　运动系统疾病

知识目标

1.掌握　运动系统疾病常用的检查方法。

2.熟悉　运动系统疾病的临床表现及诊断。

3.了解　运动系统疾病的病因及病理。

技能目标

1.学会　运动系统疾病常用的检查方法。

2.具备　运用临床知识对运动系统疾病患者进行人文关怀的能力。

PPT

第一节　化脓性骨髓炎

案例讨论

案例　患者，男性，25岁，右大腿肿胀，疼痛半天。患者10天前因右大腿开放性骨折入当地医院行急诊清创内固定术，术后入院治疗。1天前患者发热至39.2℃，寒战，感患区剧痛，肌痉挛，不敢活动。为进一步诊治，来院。查体：T 39℃，P 103次/分，R 20次/分，BP 100/90mmHg。急性病容，右大腿局部皮温高，压痛，轻度肿胀。

讨论　1.该患者的诊断是什么？

2.应该进一步做哪些检查？

化脓性骨髓炎（suppurative osteomyelitis）是由化脓性细菌侵入骨膜、骨密质、骨松质及骨髓组织引起化脓性炎症反应的过程。致病菌大多数是金黄色葡萄球菌，其次是乙型溶血性链球菌和白色葡萄球菌，其他如大肠埃希菌和肺炎链球菌等也可引起。股骨远端和胫骨近端的干骺部是最多见的发病部位。细菌侵入途径大多为血源性，少数为创伤性和蔓延性感染。临床表现可分为急性与慢性。

一、急性化脓性骨髓炎

【病因】

1.血源性　称为血源性骨髓炎，细菌通过血液循环到达骨组织发生感染。感染病灶常为扁桃腺炎、中耳炎、疖肿、脓肿等。

2.创伤性　称为创伤后骨髓炎，创伤后引起的化脓性感染，如开放性骨折或骨与关节手术术后感染。

3.蔓延性　称为外源性骨髓炎，邻近软组织感染直接蔓延至骨组织发生的感染，如脓性指头炎引起指骨骨髓炎，慢性小腿溃疡引起胫骨骨髓炎，糖尿病引起足部骨髓炎。

【病理】

急性化脓性骨髓炎的病理特点是以骨质破坏、坏死和由此诱发的修复反应同时并存。早期以骨质破坏和坏死为主，后期有新生骨，成为骨性包壳。

细菌在长骨的干骺端停滞繁殖形成病灶，阻塞小血管，迅速发生骨坏死，并有充血、渗出与白细胞浸润。病灶形成渗出物和破坏的碎屑成为小型脓肿，脓肿逐渐增大并与邻近脓肿合为更大的脓肿。扩大的脓肿依局部阻力大小而向不同方向蔓延：①脓肿多向骨髓腔蔓延，髓腔内脓液压力增高后，可再沿中央管至骨膜下层，形成骨膜下脓肿。脓液也可突破干骺端骨皮质进入骨膜下形成脓肿。②成人较易穿入关节引起化脓性关节炎，儿童骨骺板对感染的抵抗力较强，脓肿不易进入关节腔，但可引起关节内反应性积液。③高压脓液也可穿破骨膜、软组织、皮肤，排出体外，成为窦道。

骨膜下脓肿、进入骨髓腔和中央管的脓液以及骨质浸泡在脓液中等因素可阻断骨内的血供而造成骨坏死，在死骨形成过程中，病灶周围的骨膜因炎性充血和脓液的刺激而产生新骨，包围在骨干的外层，形成"骨性包壳"。包壳上有小孔与皮肤窦道相通，包壳内有死骨、脓液和炎性肉芽组织。小片死骨可以被吸收或清除，也可经皮肤窦道排出。大块死骨长期留存体内，致窦道经久不愈合而形成慢性化脓性骨髓炎。

【临床表现】

一般起病较急，呈明显的脓毒症表现，出现寒战，继而高热至39℃以上。儿童可有烦躁、不安、呕吐与惊厥。重者有昏迷与感染性休克。

早期患区剧痛，患肢呈半屈曲状，因疼痛不敢活动，周围肌痉挛。局部皮温增高，局限性压痛，肿胀不明显。若出现明显水肿且压痛时，说明该处已形成骨膜下脓肿。若疼痛减轻但局部红、肿、热、压痛更为明显，说明脓肿穿破进入软组织，形成深部脓肿。脓肿穿破后，体温逐渐下降，形成窦道，病变转入慢性阶段。自然病程可以维持3~4周。

【诊断】

1. 实验室检查 白细胞计数增高，一般都在10×10^9/L以上，中性粒细胞可占90%以上。血沉加快，C反应蛋白升高。血培养可获致病菌，在寒战高热期抽血培养或初诊时每隔2小时培养一次，共三次，可以提高血培养阳性率。局部脓肿分层穿刺抽出浑浊液体或血性液体，涂片检查可发现脓细胞或细菌。任何性质穿刺液都应做细菌培养与药物敏感试验，以便及时调整抗生素。

2. 影像学检查 起病后2周内的X线检查往往无异常发现，使用抗生素的病例出现X线表现的时间往往延迟至1个月左右。发病3周后的X线片可显示骨质脱钙、破坏，骨膜反应及层状新骨形成，周围软组织肿胀阴影等。CT检查较X线平片可以提前发现骨膜下脓肿，但对小的骨脓肿仍难以显示。MRI检查具有早期诊断价值。可以早期发现并观察局限于骨内的炎性病灶。

【鉴别诊断】

1. 急性蜂窝织炎和深部脓肿 与早期急性血源性骨髓炎不易鉴别；但急性骨髓炎脓毒症症状重，而蜂窝织炎和软组织脓肿全身症状较轻。急性骨髓炎好发于干骺端，而急性蜂窝织炎与脓肿则不常见于此处。急性骨髓炎疼痛剧烈，但压痛部位深、表面红肿不明显，而软组织感染则局部炎性反应明显。MRI检查可明确诊断。

2. 骨恶性肿瘤 部分骨恶性肿瘤可以有肿瘤性发热，但起病缓慢，发病部位以骨干居多。某些不典型的骨髓炎可能难与骨肿瘤鉴别，必要时可做活组织检查。

3. 风湿病与化脓性关节炎 特别是儿童类风湿关节炎，也可出现高热。但儿童类风湿关节炎发热常与一过性斑丘疹和多形红斑同时发生和消退，且肝、脾、淋巴结多肿大。化脓性关节炎一开始表现为关节部位胀痛、关节肿胀，而骨髓炎早期症状位于干骺端。

【治疗】

急性骨髓炎治疗的关键是早诊断、早治疗。若不及时，急性骨髓炎往往演变为慢性骨髓炎。

1. 抗感染及支持治疗 对疑有骨髓炎者应立即开始足量、联合应用抗生素治疗，并应持续使用至体温正常、症状消退后3~6周左右。予以全身支持治疗，如充分休息，易消化、营养饮食。注意水、电解质平衡，少量多次输血等。

2. 手术治疗 给予大剂量抗生素2~3天后仍不能控制症状，需进行手术治疗。以引流脓液，减轻脓毒症症状，阻止其转变为慢性骨髓炎。手术方式有钻孔引流术和开窗减压术。根据术中脓液多少采取闭式灌洗引流或者单纯闭式引流。伤口予一期或二期缝合。

3. 局部治疗 患肢用石膏托或牵引等方式予以固定制动，并抬高患肢，以减轻疼痛，防止发生畸形及病理性骨折。

二、慢性化脓性骨髓炎

慢性化脓性骨髓炎往往顽固难治，甚至数年或数十年仍不能痊愈。一般症状限于局部，全身症状多仅在局部引流不畅时出现。致病菌多以金黄色葡萄球菌为主，多种细菌混合感染。

【病因】

慢性化脓性骨髓炎多因急性化脓性骨髓炎未能彻底控制，迁延不愈而形成。大量死骨形成；异物和无效腔存在；局部广泛瘢痕组织及窦道形成，血液循环差，利于细菌生长，而抗生素又不能达到病灶等也是常见的原因。

【病理】

以死骨形成、窦道和新生骨形成为主要特征。较大死骨不能吸收，进而成为异物及细菌病灶，引起周围炎性反应及新骨增生，形成骨壳；外周骨膜亦不断形成新骨而成为骨壳。骨壳通常有多个孔道，脓液及死骨碎屑经孔道排出至体表。如形成窦道，常经年不愈，软组织形成瘢痕，表皮内陷深入窦道内。窦道长期排液刺激皮肤，部分会恶变成鳞状上皮癌。

【临床表现】

在病变不活动阶段可以无症状。局部可有肿胀、疼痛和压痛。如有窦道，伤口长期不愈，流脓，偶有小块死骨排出；有时伤口可暂时愈合。局部引流不畅或机体抵抗力降低时，引起急性发作，可出现发热、疼痛以及局部红、肿、热等表现。急性过程获得治疗或死骨排出后，急性过程消退。炎症反复发作，患者可出现肌肉萎缩、病理性骨折、关节挛缩或僵硬。

【诊断】

1. 实验室检查 急性发作时类似于急性骨髓炎表现。血常规示白细胞总数及中性粒细胞比例升高；C反应蛋白升高及血沉增快。

2. 影像学检查 X线检查可发现骨质、骨髓腔异常及死骨形成，还可发现局限性骨脓肿、硬化性骨髓炎等病理改变。窦道造影可了解窦道的情况及与无效腔的关系。CT及MRI检查可进一步显示脓腔与小型死骨，对诊断、拟定手术方案均有极大帮助。

【治疗】

慢性骨髓炎以手术治疗为主。手术原则是清除病灶、消灭无效腔、闭合伤口。有死骨形成、有无效腔及窦道流脓者均应手术治疗。但急性发作时不宜做病灶清除术。抗生素治疗需要足量，从而有效抑制和消灭细菌，防止感染扩散。同时给予全身支持治疗，改善营养状态，增加机体抵抗力。

第二节 颈肩腰腿病

PPT

案例讨论

案例 患者，男性，38岁，腰腿痛半年，加重1周。患者半年前抬重物时扭伤腰部后感腰痛、右下肢放射痛，可放射至膝关节。自购膏药外敷休息1周后疼痛缓解，但时有发作。1周前患者久坐后突感腰痛加重，服用“布洛芬”及贴敷膏药未见明显好转，来诊。查体：腰部活动受限，深压痛，有下肢放射痛。直腿抬高试验（+），加强实验（+）。下肢感觉、肌力、腱反射未见异常。

讨论 1. 该患者的诊断是什么？

2. 应该进一步做哪些检查？

一、颈肩痛

颈肩痛是一系列可以引起颈肩背部疼痛的颈椎、神经和软组织疾患的总称，临床上常见。引起颈肩痛的原因很多，多见于颈肩部软组织的急、慢性损伤以及颈椎病所致，常伴有肢体麻木、肌无力、头痛、头晕、耳鸣等症状。

（一）颈椎病

颈椎病（cervical spondylosis）是指颈椎间盘退行性变及其继发性椎间关节退行性变，引起脊髓、神经和血管受压而表现出的相应症状和体征。

【病因】

（1）颈椎间盘退行性变　是颈椎病发生和发展的最基本原因。颈椎间盘退行性变导致其形态的改变而失去正常的功能，进而影响或破坏了维持颈椎运动节段相关结构的生物力学平衡，如使椎间隙狭窄、关节囊及韧带松弛等，导致椎间盘突出、骨质增生、韧带变性，最后引起脊髓、神经、血管受到刺激或压迫。

（2）损伤　损伤可使颈椎和椎间盘发生退行性变或加速其退变过程而提前出现症状。但外伤所致颈椎骨折与脱位所并发的脊髓或神经根损害不属颈椎病范畴。

（3）发育性椎管狭窄　正常椎管矢状径为14~16mm，如椎管矢状径小于正常，即使出现轻度的颈椎退变，也可出现压迫症状而发病。

需要注意的是，椎间关节退变、神经与血管受累、临床症状和体征这三者之间并不是简单的因果关系，它们相互关联，又有其各自发生和发展的规律。50岁以上人群的颈椎X线片多显示不同程度的退变，然而只有小部分人发病，且影像学上神经、血管受压的程度与临床病情程度并非完全一致。

【病理】

颈椎间盘退变时，后侧纤维环部分损伤或断裂，椎间盘纤维环突然承受较大的牵张力时导致其完全断裂，髓核组织从纤维环破裂处经后纵韧带突入椎管，导致颈椎间盘突出，压迫脊髓和神经根而产生相应症状和体征。

【临床表现】

根据颈椎病脊髓、神经、血管受累所产生的病理改变，颈椎病主要分为四个类型。

（1）神经根型颈椎病　由于突出的颈椎间盘、增生的钩椎关节等压迫神经根，从而引起神经根性刺激症状。本型发病率最高。患者开始多为颈部不适或颈肩痛，随之向上肢放射，甚至可出现放电感，放射痛范围根据受压神经根不同而不同。可出现皮肤麻木、过敏，上肢肌力下降、手指动作不灵活。查体有颈部压痛，颈部活动受限。上肢牵拉试验及压头试验可出现阳性。

知识链接　　上肢牵拉试验和压头试验

上肢牵拉试验：患者取坐位，头向健侧偏，术者一手压病侧头部、一手握患腕，向相反方向牵拉，臂丛神经根被牵张而出现放射痛。

压头试验：患者端坐位，头后仰并偏向病侧，术者用手掌在其头顶加压，出现颈项痛或上肢放射痛。

（2）脊髓型颈椎病　由于颈椎退变结构压迫脊髓或压迫供应脊髓的血管而出现一系列症状，为颈椎病最严重的类型。患者起病缓慢，逐渐加重或时轻时重，表现为上肢或下肢麻木无力、僵硬，双足踩棉花感、束带感，双手精细动作障碍。后期可出现二便功能障碍。查体可有感觉障碍平面，肌力减退，四肢腱反射活跃或亢进，而浅反射减弱或消失。Hoffmann征、Babinski征等病理征可呈阳性。

（3）椎动脉型颈椎病　由于颈椎退变结构压迫或刺激椎动脉，椎动脉狭窄、迂曲或痉挛造成椎-基底动脉供血不足而出现一系列症状。动脉硬化患者更易发生此病。患者出现头晕、恶心、耳鸣、偏头痛等症状，或转动颈椎时突发眩晕而猝倒。可出现自主神经症状，表现为心悸、心律失常、胃肠功能减退等。

（4）交感型颈椎病　由于退变因素尤其是颈椎不稳刺激或压迫颈部交感神经纤维而引起的一系列反射性交感神经症状。此型在临床上存在争议。患者有交感神经抑制或兴奋的症状。表现为症状多，体征少。可感到颈项痛，头痛、头晕；心悸、心律失常；有耳鸣、听力减退，或诉记忆力减退、失眠等症状。

【诊断】

中年以上患者，根据病史和体格检查，特别是神经系统检查，结合影像学等检查，一般能做出诊断。

（1）X线检查　主要用以排除其他病变，可示颈椎曲度改变，椎体前后缘骨赘形成及椎间隙狭窄，颈椎斜位片可见椎间孔狭窄等。动力位过伸、过屈位摄片可显示颈椎节段性不稳定。

（2）CT检查　可示颈椎间盘突出，颈椎管矢状径变小，黄韧带骨化，硬膜外腔脂肪消失，脊髓受压等征象。

（3）MRI检查　可示颈椎间盘突出、脊髓受压等情况。

需要强调的是，颈椎病的诊断必须结合影像学、临床症状和肌电相关检查，不能单独依靠影像学表现作为诊断的依据。

【鉴别诊断】

（1）肩周炎　与神经根型颈椎病鉴别，肩周炎一般50岁左右多发，有自限性，一般12~14个月可自愈，表现为逐渐加重的肩部疼痛，与动作、姿势有明确关系，症状向远端不超过肘关节，没有麻木，肌力无减退。伴肩关节活动障碍，严重者病侧不能洗脸、梳头。而颈椎病的疼痛与颈神经根分布一致。影像学检查可进一步明确诊断。

（2）脑血管病　与椎动脉型颈椎病鉴别，此型颈椎病表现复杂，鉴别诊断较为困难。颈椎动力位片示颈椎不稳，椎动脉造影或磁共振成像椎动脉显影（MRA）显示椎动脉狭窄、迂曲或不通等，可作为此型颈椎病诊断的参考。

【治疗】

（1）非手术治疗　大多数患者可通过非手术治疗来缓解症状，减少复发，提高生活治疗，治疗措施包括改善不良工作体位和睡眠姿势、调整枕头高度，颈椎制动、牵引，颈部理疗、针灸、推拿，应用非甾体抗炎止痛药和肌肉松弛剂、神经营养药，活血化瘀、祛风湿止痛等中药。

（2）手术治疗　对于神经根性疼痛剧烈，保守治疗无效；脊髓或神经根明显受压，伴有神经功能障碍；症状虽然不甚严重但保守治疗半年无效，或影响正常生活和工作者，应采取手术治疗。手术方式有颈椎前路减压融合术、后路减压术，目的是解除脊髓压迫和使颈椎获得稳定。

（二）粘连性肩关节囊炎

粘连性肩关节囊炎（adhesive capsulitis of shoulder）又称肩周炎、冻结肩、五十肩等。本病是因多种原因致肩关节囊炎性粘连、僵硬，以肩关节周围疼痛、各方向活动受限为特点。

【病因】

本病大多发生在50岁左右，基本因素是因软组织退行性变，对各种外力的承受能力减弱。慢性损伤是主要的激发因素，如长期过度活动，姿势不良等。外伤后肩部固定过久，肩周组织继发萎缩、粘连；肩部急性挫伤、牵拉伤后治疗不当等也是致病因素。颈椎病以及心、肺、胆道疾病发生的肩部牵涉痛长期不愈可转变为肩周炎。

【病理】

肩部肌肉和肌腱、滑囊以及关节囊发生慢性损伤和炎症，关节囊慢性纤维化、增厚，滑膜充血、水肿导致关节囊腔粘连、狭窄。喙肱韧带增厚挛缩导致外旋受限。

【临床表现】

本病多发生于中老年，女性多于男性，左侧多于右侧，有自限性，一般在12~24个月可自愈，但部分不能恢复到正常功能水平。临床表现为逐渐出现肩部某一处局限性疼痛，与动作、姿势有明显关系。随着病程延长，疼痛范围扩大，并牵涉到上臂中段，同时伴肩关节活动受限。夜间可因翻身移动肩部而痛醒。肩各方向主动、被动活动均不同程度受限，以外旋外展和内旋后伸最重，若勉强增大活动范围会引起剧痛，严重时患者不能洗脸、梳头。

【诊断】

（1）40~70岁中老年患者，有肩关节损伤、固定过久等病史，肩关节疼痛、活动受限尤以外旋外展和内旋后伸明显。

（2）影像学检查　X线平片见肩关节结构正常；可有不同程度骨质疏松，MRI见关节囊增厚，肩部滑囊可有渗出。

【鉴别诊断】

（1）颈椎病　可继发肩周炎，但颈椎病有神经根刺激症状，肩关节被动活动大致正常且疼痛不明显，X线平片，斜位示相应椎间孔狭窄，CT、MRI可进一步鉴别诊断。

（2）肩袖损伤　肩袖是覆盖于肩关节前、上、后方之肩胛下肌、冈上肌、冈下肌、小圆肌等肌腱组织的总称。其功能是在上臂外展过程中，维持肱骨头与关节盂的正常支点关节。肩袖损伤严重影响上肢外展功能。表现为肩颈痛，肩关节无力；被动活动范围基本正常；有疼痛弧，上臂下垂试验阳性，超声、MRI有肩袖撕裂的特征性表现。

知识拓展　　疼痛弧和上臂下垂试验

疼痛弧：患肩外展未到60°时疼痛较轻，被动外展至60°~120°范围时，疼痛较重，当上举超过120°时，疼痛又减轻，且可自动继续上举。疼痛弧试验阳性，提示肩袖部分损伤。

上臂下垂试验：将病侧上臂被动外展至90°，如不加以支持，患肢仍能保持这一位置，表示肩袖无严重损伤；如不能维持被动外展位置，则表明肩袖严重撕裂或完全断裂。

【治疗】

治疗目的是缓解疼痛，恢复功能，避免肌肉萎缩。无论病程长、短，症状轻、重，均应每日进行肩关节的主动活动，活动以不引起剧痛为限。早期给予理疗、针灸、适度的推拿按摩，可改善症状。口服或外用非甾体抗炎药、痛点注射可缓解疼痛。治疗无效时，采用手法或关节镜下松解粘连，然后再注入类固醇或透明质酸钠，可取得满意疗效。

二、腰腿痛

腰腿痛是一组临床常见症状，表现为下腰、腰骶、骶髂、臀部等处的疼痛，可伴有一侧或两侧下肢痛及马尾神经损害表现。

引起腰腿痛的病因复杂：①损伤，最常见，包括脊柱骨折和脱位、脊柱滑脱、椎间盘突出、腰部软组织急性损伤等；②长期积累性劳损较急性外伤更多见；③退行性病变也是一个常见原因，包括骨质疏松症、腰椎骨性关节炎、小关节紊乱、椎管狭窄症、黄韧带肥厚等；④脊柱结核、化脓性脊柱炎、强直性脊柱炎、类风湿关节炎、肌筋膜性纤维组织炎、神经根炎、硬膜外感染等也可以引起腰腿痛；⑤脊柱侧凸和脊柱裂等发育异常可以引起慢性腰痛；⑥脊柱肿瘤也可以引起腰腿痛。

腰腿痛疼痛的性质分为三种：①病变所在部位产生的局部疼痛，多有固定的压痛点；②脊神经分支受到刺激后在同一神经其他分支支配部位所产生的牵涉痛，疼痛部位较模糊；③沿受损神经根向末梢放射的放射痛，为神经根受损的特征性表现，有典型的感觉、运动、反射损害的定位体征。

绝大多数腰腿痛患者可经非手术治疗缓解或治愈，如卧床休息，功能锻炼，牵引，理疗，推拿和针灸，痛点及硬膜外注射治疗，口服或外用舒筋活络、活血化瘀、祛风湿止痛等功效的中药制剂，非甾体类抗炎药物等。病因明确，如腰椎间盘突出症、腰椎管狭窄症等，经严格非手术治疗无效后，可考虑手术治疗。

（一）急性腰扭伤

腰部活动时用力过大或姿势不协调，使腰部的肌肉、筋膜、韧带、关节囊、滑囊等软组织受到急性损伤，导致组织撕裂、出血或轻微损伤，称为急性腰扭伤。

【临床表现】

患者有腰扭伤病史，如搬重物时突感腰部剧痛，不敢活动，甚至可有局部撕裂感或响声；有时并不需要很大的暴力，而在诸如弯腰系鞋带、扫地及打喷嚏等动作时发病。

【诊断】

查体可见腰部僵硬，肌肉紧张，腰椎活动明显受限。压痛点可提示病变所在部位：①棘上或棘间韧带损伤，压痛点在棘突或棘突间；②肌肉或筋膜损伤，压痛点在棘突旁、横突旁或髂骨翼的肌肉附着点；③关节扭伤或滑膜嵌顿，压痛点在腰骶关节或骶髂关节；④椎间小关节滑膜嵌顿者可无压痛点。此病无下肢神经症状。

【治疗】

根据病情口服或外用舒筋活络止痛、活血化瘀等功效的中药制剂，非甾体类抗炎药物等治疗。急性期症状缓解后，进行腰背肌功能锻炼，防止组织粘连、变性而演变成慢性腰痛。平时要注意掌握正确的劳动姿势，加强劳动保护以免复发。

（二）腰椎间盘突出症

腰椎间盘突出症（lumbar disc herniation）是因腰椎间盘变性，纤维环破裂，髓核突出刺激或压迫神经根、马尾神经所表现的一种综合征，是腰腿痛最常见的原因。

【病因】

腰椎间盘退变是根本原因，在退变的基础上，劳损积累和外力的作用下，腰椎间盘发生破裂，髓核、纤维环甚至终板向后突出，严重者压迫神经产生症状。积累损伤是腰椎间盘退变的主要原因，如驾驶员长期处于坐位和颠簸状态，从事重体力劳动者，因过度负荷，均易造成腰椎间盘早期退变。急性的外伤可以作为腰椎间盘突出的诱发因素。妊娠期间整个韧带系统处于松弛状态，而腰骶部又承受比平时更大的应力，增加了腰椎间盘突出的风险。另外遗传因素、发育异常均与本病存在一定联系。

【病理】

椎间盘营养来源有限，极易发生退变。在椎间盘退变时，胶原含量比例的变化、蛋白多糖、弹性蛋白和水含量下降，导致弹性纤维密度降低，出现裂隙和不规则空洞等。在劳损积累和外力的作用下，椎间盘发生破裂，髓核、纤维环甚至终板向后突出。对神经根及周围组织产生机械性压迫和引发炎性反应，引起患者临床症状。根据其突出程度及影像学特征可分为以下五型。

（1）膨出型　纤维环有部分破裂，但表层完整。髓核向椎管内局限性隆起，表面光滑。

（2）突出型　纤维环完全破裂，髓核突向椎管，但后纵韧带仍然完整。

（3）脱出型　髓核穿破后纵韧带，形同菜花状，但其根部仍然在椎间隙内。

（4）游离型　大块髓核组织穿破纤维环和后纵韧带，完全突入椎管，与原椎间盘脱离。

（5）Schmorl结节及经骨突出型　前者指髓核经上下软骨板的发育性或后天性裂隙突入椎体松质骨内；后者是髓核沿椎体软骨终板和椎体之间的血管通道向前纵韧带方向突出，形成椎体前缘的游离骨块。这两型临床上无神经症状。

【临床表现】

（1）症状

1）腰痛　是大多数患者最先出现的症状。表现为下腰部牵涉痛，可出现在腿痛之前，亦可在腿痛同时或之后出现。

2）坐骨神经痛　大多数患者伴有坐骨神经痛。多为逐渐发生，疼痛为放射性，由臀部、大腿后外侧、小腿外侧至足跟部或足背。腹压增高时可使疼痛加剧。可伴肢体麻木。

3）马尾神经综合征　马尾神经受压所致，表现为鞍区的感觉异常，伴有排便、排尿障碍，阳痿及双下肢坐骨神经受累的临床症状。

（2）体征

1）腰椎侧凸　患者为减轻疼痛的姿势性代偿畸形，根据髓核突出位置与神经根的关系，表现为上身向健侧或病侧弯曲，腰椎凸向病侧或健侧。

2）腰部活动受限　几乎所有患者都有不同程度的腰部活动受限，其中以前屈受限最明显。

3）压痛　大部分患者病变部位棘突间或棘突旁有压痛，其棘突旁压痛可沿坐骨神经放射。

4）直腿抬高试验及加强试验阳性　是诊断腰椎间盘突出症的特异性检查。直腿抬高试验：患者仰卧，伸膝状态下被动抬高患肢，在抬高60°以内即可出现坐骨神经痛者，为直腿抬高试验阳性。加强试验：患者在直腿抬高试验阳性时，缓慢降低患肢高度，待放射痛消失，再被动背屈踝关节以牵拉坐骨神经，如又出现放射痛，为加强试验阳性。

5）感觉、肌力、腱反射改变　感觉可以为过敏或减退；肌力减弱，腱反射减弱或消失。马尾神经受压时，可出现会阴部感觉异常，肛门反射减弱或消失，肛门括约肌肌力减弱。

【诊断】

根据病史、症状、体征以及影像学相应的表现可明确诊断。但如仅有CT，MRI表现而无临床表现者，不应诊断为本病。

（1）X线平片　通常作为常规检查。一般拍摄腰椎正、侧位片，若怀疑脊椎不稳可以加照屈、伸动力位片和双斜位片。患者腰椎平片可以表现正常，但大多可见腰椎侧弯、生理前凸减少或消失，椎间隙狭窄以及退变的表现。

（2）CT　能更好地显示脊柱骨性结构的细节。可清楚显示椎间盘突出的部位、大小和硬膜囊及神经根受压的程度，还能观察椎间小关节和黄韧带的情况。

（3）MRI　对于诊断椎间盘突出有重要意义。可以直接显示腰椎间盘变性的程度和椎间盘突出的部位、类型以及硬膜囊和神经根受压状况，同时还可以观察脊髓本身是否存在病变。

【鉴别诊断】

（1）腰椎管狭窄症　是指多种原因所致椎管、神经根管、椎间孔的狭窄，并使相应部位的脊髓、马尾神经或神经根受压的病变。主要表现为腰痛和有间歇性跛行，主诉多而体征少，腰椎后伸受限，但可以前屈。

（2）梨状肌综合征　主要表现为臀部和下肢疼痛，症状的出现和加重常与活动有关，休息可明显缓解。查体可见臀部肌萎缩，臀部深压痛及直腿抬高试验阳性，但神经定位体征多不明确。髋关节外展、外旋位抗阻力时，可诱发症状。

（3）腰肌劳损　与长期保持一种劳动姿势有关。无明显诱因的慢性疼痛为主要症状，腰痛为酸胀痛，休息后可缓解。在疼痛区有固定的压痛点，在压痛点进行叩击，疼痛反而减轻。下肢无神经受累表现。

（4）腰椎关节突关节综合征　多在弯腰取物等正常活动中发病，腰部剧痛不敢活动，常多次发作，脊柱向痛侧侧弯，腰骶部痛侧肌肉保护性痉挛，棘突旁有压痛点，一般无下肢症状，直腿抬高试验阴性。

【治疗】

（1）非手术治疗　大多数患者可通过非手术治疗而好转或治愈，治疗措施包括卧硬板床休息，戴腰围减轻腰部负重，骨盆牵引，理疗、针灸、推拿，糖皮质激素类药物硬膜外注射，口服或外用中医药制剂及非甾体类抗炎止痛药等。缓解期注意腰背肌锻炼，加强劳动防护，避免腰扭伤。

（2）手术治疗　可在直视下切除突出的髓核组织及纤维环，剥离粘连的神经根，有效解除神经根症状。但手术治疗存在术后粘连、复发以及因神经根变性而导致手术效果欠佳的问题，因此应严格掌握手术指征：有马尾神经受损者；有严重的神经根压迫症状者；经严格非手术治疗无效者。手术方法有传统开放手术、显微外科腰椎间盘摘除术、微创椎间盘摘除手术等。近年来经皮脊柱内镜技术因其损伤小、恢复快等优点，在临床上的应用越来越广泛。

PPT

第三节　骨　折

案例讨论

案例　患者，男性，62岁，右手腕外伤疼痛、活动受限1小时。患者1小时前不慎摔伤致右手腕部疼痛，不敢活动。来诊。查体：右腕肿胀，活动受限，侧面呈“餐叉样”畸形，正面呈“枪刺样”畸形。肢体末梢感觉、血运无异常。

讨论　1.该患者的诊断是什么？

2.应该进一步做哪些检查？

一、概述

骨折（fracture）是指骨的完整性和连续性中断。由外力作用于正常的骨骼所引起的骨折称为创伤性骨折；因骨骼本身疾病引起骨质破坏，轻微外力即可导致的骨折称为病理性骨折。本节主要讨论创伤性骨折。

【病因】

1.直接暴力　暴力直接作用于受伤部位引起骨折，常伴有不同程度的软组织损伤。

2.间接暴力　暴力通过传导、杠杆、旋转或肌肉暴力收缩使肢体受力部位远处发生骨折。周围软组织损伤可较轻。

3.积累性劳损　外力长期、反复、持续地直接或间接损伤某些部位骨骼，积累到一定的程度造成骨折，常称为行军骨折或疲劳骨折。

【分类】

1.根据骨折处是否与外界相通分类　①开放性骨折：骨折处皮肤或黏膜破裂，骨折端与外界相通，易继发感染。②闭合性骨折：骨折端与外界不相通。

2.根据骨折的程度和形态分类　①完全骨折：骨的连续性和完整性完全中断。②不完全骨折：骨的连续性和完整性部分中断，如裂缝骨折和青枝骨折。按骨折线的方向及形态又可分为：横形骨折、斜形骨折、螺旋骨折、粉碎骨折、嵌插骨折、压缩性骨折、凹陷性骨折和骨骺分离（图15-1）。

知识链接

青枝骨折

青枝骨折多见于儿童，儿童的骨骼中含有较多的有机物，骨质较软，而骨外膜较厚，因此在力学上就具有很好的弹性和韧性，不容易折断，发生骨折时容易出现类似于春天的柳树枝一样“折而不断”的情况，把这种特殊的骨折称之为青枝骨折。

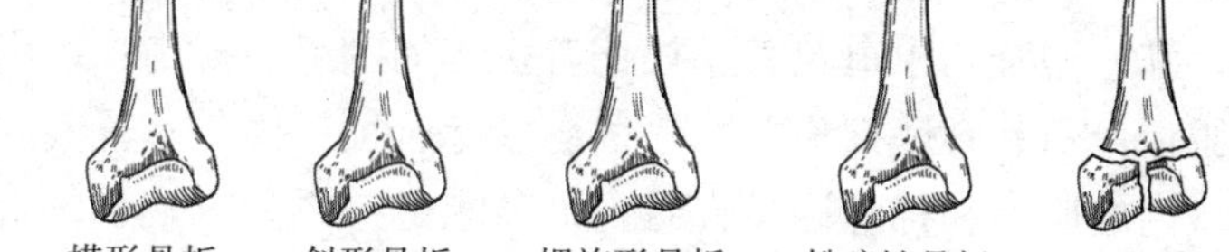

图15-1　骨折分类

3.根据骨折端稳定程度分类 ①稳定性骨折：骨折端不易移位或复位固定后不易再移位者，如裂缝骨折、青枝骨折、横形骨折、嵌插骨折、部分压缩性骨折。②不稳定性骨折：骨折端易移位或复位后容易再次发生移位者，如斜形骨折、螺旋骨折、粉碎性骨折等。

由于外界直接暴力的作用方向，肌肉的牵拉，肢体重力、不恰当的搬运等因素，造成骨折形成不同程度的移位，常见的移位有以下五种（图15-2）。

（1）成角移位 两骨折端的纵轴线交叉形成前、后、内、外成角。

（2）缩短移位 两骨折端相互重叠或嵌插，使其缩短。

（3）旋转移位 远侧骨折端围绕骨之纵轴旋转。

（4）侧方移位 以近侧骨折端为准，远侧骨折端向前、后、内、外的侧方移位。

（5）分离移位 两骨折端在纵轴上相互分离，形成间隙。

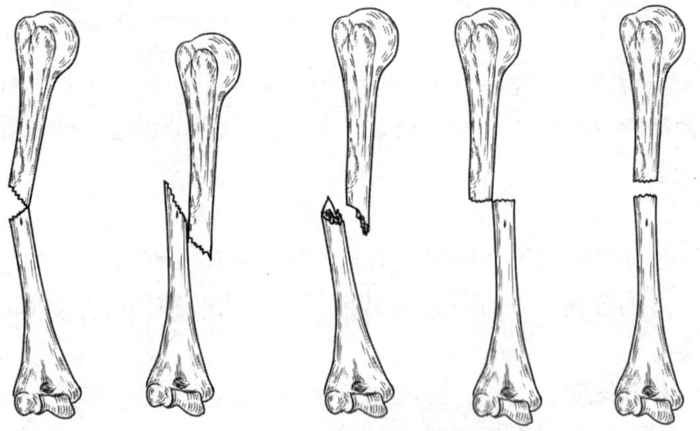

图15-2 骨折的移位

【临床表现】

大多数骨折一般只引起局部症状，严重骨折和多发性骨折可导致全身性反应。

1.全身表现

（1）休克 主要是出血所致，特别是骨盆骨折、多发性骨折和股骨骨折。并发重要内脏器官损伤时亦可导致休克。

（2）发热 出血量较大的骨折血肿吸收时可出现吸收热。出现高热时，应考虑感染的可能。

2.局部表现

（1）一般表现 局部疼痛、肿胀、皮肤瘀斑、压痛和功能障碍。

（2）专有体征 ①畸形：骨折端移位，患肢出现短缩、成角或异常弯曲等畸形。②反常活动：骨折后在非关节部位出现不正常的活动。③骨擦音或骨擦感：骨断端摩擦音或摩擦感。有以上三个骨折特有体征之一者，即可诊断为骨折。不可为了引出反常活动、骨擦音、骨擦感而反复检查，以免加重患者痛苦和导致再损伤。

3.骨折的并发症

（1）早期并发症 ①休克：多为大出血或重要脏器损伤所致。②脂肪栓塞综合征：多见于成人。骨折处髓腔破坏，骨髓的脂肪滴进入破裂的静脉窦内引起肺及脑栓塞。③重要内脏器官损伤：如肝脾破裂，肺、膀胱、尿道及直肠损伤等。④周围组织损伤：可出现周围血管、神经损伤；脊柱骨折和脱位可引起脊髓损伤。⑤骨筋膜室综合征：由骨、骨间膜、肌间隔及深筋膜共同形成的骨筋膜室内的肌肉和神经因急性缺血而产生的一系列早期症候群。多见于前臂掌侧和小腿，常由创伤后血肿、组织水肿或外包扎过紧、局部压迫等使骨筋膜室内压力增高所致。

（2）晚期并发症　①坠积性肺炎：主要见于长期卧床患者，尤其是年老体弱和伴有慢性疾病的患者。②压疮：为局部血液循环障碍所致，常成为全身感染的来源。③下肢深静脉血栓形成：常见于下肢骨折或骨盆骨折。创伤后血液高凝，加上长时间制动，静脉血液回流缓慢，容易发生血栓。④缺血性肌挛缩：是骨筋膜室综合征处理不当的严重后果，典型畸形为爪形手和爪形足。⑤其他：如感染、损伤性骨化、缺血性骨坏死、关节僵硬、创伤性关节炎等。

【诊断】

依据病史、体征、临床表现及X线检查即可做出骨折的诊断。必要时行CT或MRI检查，可明确诊断。

1. X线检查　首选且常规进行。了解骨折的类型和骨折端移位情况，对于骨折的治疗具有重要指导意义。应拍摄包括邻近一个关节在内的正、侧位片，必要时需拍摄特殊位置的X线平片。有些轻微的裂缝骨折，急诊拍片未见明显骨折线，应于伤后2周拍片复查。此时，骨折断端的吸收常可出现骨折线。

2. CT检查　对早期、不典型病例以及复杂的解剖部位，X线在确定病变部位和范围上受到限制，CT尤其是三维CT可以弥补其不足，提供更多的诊断信息。

3. MRI检查　对软组织层次的显示和观察椎体周围韧带、脊髓损伤情况和椎体挫伤较好，并可观察椎管内是否有出血，以及发现X线平片及CT未能发现的隐匿性骨折并确定骨挫伤的范围。

【骨折的愈合】

1.骨折愈合过程　①血肿机化演进期：骨折后断端出血，局部形成血肿，部分组织失活，引起局部创伤性炎症反应；继而形成肉芽组织，再逐渐转化为纤维组织。与此同时，骨折端附近的骨外膜、骨内膜成骨细胞增殖，形成骨样组织，从两侧逐渐向骨折间隙延伸，约2周后局部可达到纤维性连接。②原始骨痂形成期：骨内、外膜的成骨细胞大量增生，新生血管长入，使骨折端附近形成的骨样组织逐渐骨化，形成新骨，称为膜内成骨。紧贴骨皮质内外形成的新骨称为内骨痂和外骨痂。骨折断端之间和髓腔内的纤维组织逐渐转化为软骨组织，随着成骨细胞侵入软骨基质，软骨细胞变性、凋亡，软骨基质钙化而骨化，即软骨内成骨，形成连接骨痂。内外骨痂和连接骨痂相连，形成桥梁骨痂，标志着原始骨痂形成。这些骨痂不断钙化加强，当其足以抵抗旋转力、剪力及肌收缩时，达到临床愈合，成人一般需3~6个月。此时，X线可见骨折处梭形骨痂影，隐约可见骨折线。③骨痂改造塑形期：这一过程需1~2年。原始骨痂中骨小梁排列不规则，尚不牢固。随着肢体的活动和负重，在应力轴线上的骨痂不断改造、加强，而周围骨痂逐渐被清除吸收，最后形成适应生理需要的永久骨痂。

2.影响骨折愈合因素　骨折的愈合过程受多个因素的影响，如年龄、健康状况、骨折类型、局部血运、软组织损伤严重程度、软组织嵌入与否、是否感染、治疗方法及功能锻炼等。

3.骨折临床愈合标准　①局部无压痛及轴向叩击痛。②局部无反常活动。③X线显示骨折线模糊，有连续骨痂通过骨折线。④解除外固定后伤肢能满足以下要求：上肢向前平举1kg重物达1分钟，下肢不扶拐在平地连续步行3分钟，并不少于30步。⑤连续观察2周不变形。对②、④两项测定必须慎重，不宜在去除固定后立即进行。

【治疗】

1.骨折的急救　骨折急救的目的是用简单而有效的方法抢救患者生命、保护患肢，安全而迅速地转运患者，以便获得妥善处理。

（1）抢救休克　迅速检查患者全身情况，如处于休克状态、昏迷、呼吸困难等情况，立即展开抢救。

（2）包扎伤口　对开放性骨折，应迅速对出血的伤口采取最简单、安全、有效的止血措施，包扎伤口。骨折端外露者，不能送回伤口内，以免造成污染，予以包扎固定即可。

（3）妥善固定　为避免继发损伤、止痛、便于搬运，现场应对骨折予以固定。固定的材料可用夹板，也可就地取材，如纸壳、报纸、杂志、木板、树枝等；也可将上肢固定于胸部，下肢与健肢捆绑固定。

（4）正确转运　患者妥善固定后，应尽快按照正确搬运方式送往医院。如脊柱骨折者搬运时要平托搬运、轴向翻身，不可扭转躯体、屈折脊柱，以免加重或继发脊髓损伤。

2.骨折的治疗　复位、固定、功能锻炼是骨折治疗的三项基本原则。

（1）复位　骨折复位方法有两类，即手法复位（又称闭合复位）和切开复位。复位标准有解剖复位和功能复位，主要用骨的对位和对线来衡量。对线是指两骨折段在轴线上的关系，对位是指两骨折端接触面的对合关系。骨折端通过复位，恢复了正常的解剖关系，对位和对线完全良好，为解剖复位。经复位后，两骨折端虽未恢复至正常的解剖关系，但骨折愈合后对肢体功能无明显影响者，为功能复位。功能复位的标准是：①骨折部位的旋转移位、分离移位必须完全矫正。②下肢缩短移位在成人不超过1cm，儿童不超过2cm。③与关节活动方向不一致的侧方成角移位，必须完全纠正。与关节活动方向一致的前、后方成角，成人小于10°，儿童小于15°。④长骨干横形骨折，复位后骨折端至少对位1/3；干骺端骨折，至少对位3/4。

（2）固定　目的是防止复位后的骨折再移位，为骨折愈合提供良好的环境。骨折的固定方法有外固定和内固定。常用的外固定有小夹板、支具、石膏绷带、持续牵引和骨外固定器等。内固定主要采用金属内固定物，如接骨板、螺丝钉、加压钢板或带锁髓内钉等。固定方法的选择，既要根据骨折的具体情况，又要结合医疗条件。

（3）功能锻炼　是防止并发症和及早恢复功能的重要保证。骨折后1~2周内，功能锻炼以病肢肌肉主动舒缩活动为主，从而促进血液循环，消除肿胀，防止深静脉血栓形成。骨折2周以后，可逐渐缓慢增加其活动强度和范围，以防肌萎缩和关节僵硬。骨折已达临床愈合标准，外固定拆除后是康复治疗的关键时期，应通过锻炼，促进关节活动范围和肌力的恢复。

二、常见骨折

（一）锁骨骨折

锁骨呈“S”形，连接上肢与躯干，锁骨骨折多为间接暴力引起，常见的受伤机制是摔倒后肩部或手、肘部着地，暴力传导至锁骨发生骨折，儿童多为青枝骨折，成人多为斜形、粉碎性骨折。

1.移位特点　骨折时骨折远端因上肢的重力作用及胸大肌上束的牵拉，使之向前、下方移位，近端因胸锁乳突肌的作用而向上、后方移位。

2.临床表现及诊断　患者常用健手托住肘部，头部向病侧偏斜，以减少肩部活动、减轻上肢重量和胸锁乳突肌牵拉所致疼痛。局部出现肿胀、瘀斑，肩关节活动受限。检查可扪及骨折断端，有局部压痛及骨摩擦感。骨折移位严重者，可合并锁骨后臂丛神经和血管损伤。儿童青枝骨折畸形不明显，若出现伤后不愿活动上肢等表现应考虑有锁骨骨折的可能。上胸部的正位X线平片可明确骨折及移位情况。

3.治疗

（1）无移位锁骨骨折及儿童的青枝骨折可不做特殊治疗，仅用三角巾悬吊患肢3~6周即可开始活动。

（2）有移位的锁骨骨折，可在局部麻醉下，患者取坐位、挺胸，两手撑腰，术者在患者背后采用膝顶复位法，助手在患者前面辅助完成复位。复位后，患者保持挺胸、提肩姿势，用宽绷带“8”字法或用锁骨带固定。固定时两腋窝处应放置棉垫以免压迫腋窝神经和血管。固定时间一般4周左右，应密切观察有无血管、神经受压症状，若出现上肢麻木、桡动脉搏动消失，应及时调整。对复位后再移位，开放性骨折，伴血管、神经损伤者，可行切开复位内固定。

（二）肱骨干骨折

肱骨干骨折是指肱骨外科颈下1~2cm至肱骨髁上2cm段内的骨折。由直接暴力所致的骨折，常发生于肱骨中、上段，多为横形或粉碎性骨折。由间接暴力引起的多发生于肱骨干的下1/3，多为斜形或螺旋形骨折。桡神经紧贴肱骨干中、下1/3处骨面通过，此处骨折容易导致桡神经损伤。

1.移位特点

（1）肱骨上段骨折　骨折线在三角肌止点以上、胸大肌止点以下的骨折，近折端受胸大肌、背阔肌、大圆肌的牵拉而向内、向前移位，远折端因三角肌、喙肱肌、肱二头肌、肱三头肌的牵拉而向外、向近端移位。

（2）肱骨中段骨折　骨折线位于三角肌止点以下，近折端受三角肌的牵拉而向前、向外移位，远折端受肱二头肌、肱三头肌的牵拉而向近端移位。

（3）肱骨下段骨折　肱骨干下1/3骨折的移位方向随暴力方向、受伤时前臂和肘关节所处位置而各异，多有成角、缩短及旋转畸形。

2.临床表现及诊断　局部可出现肿胀、畸形、压痛、反常活动及骨擦音、骨擦感等。上肢活动受限。合并桡神经损伤，可出现垂腕、拇指不能外展及手背桡侧、虎口皮肤感觉减退或消失。X线摄片可确定骨折的情况、移位方向。

3.治疗

（1）手法复位外固定　在充分持续牵引、肌放松的情况下，术者用双手握住骨折端，按骨折移位的相反方向，矫正成角及侧方移位。复位成功后可选择石膏或小夹板外固定，成人固定6~8周，儿童固定4~6周。

（2）切开复位内固定　手法复位失败、多发性骨折以及合并神经血管损伤者，需行手术治疗。

（三）肱骨髁上骨折

肱骨髁上骨折是指肱骨干与肱骨髁的交界处发生的骨折。多发生于10岁以下儿童，骨折可伤及肱动脉、正中神经、桡神经以及肱骨下端骨骺，若损伤骨骺，有可能影响儿童骨骼的发育，出现肘内翻或外翻畸形。

1.移位特点　根据受伤机制不同，可分为伸直型和屈曲型。当跌倒时，肘关节处于半屈曲或伸直位，手掌着地，暴力经前臂向上传递而发生伸直型骨折，骨折线从前下方斜向后上方，近折端向前下移位，远折端向上移位。跌倒时肘关节屈曲，肘后着地，暴力由肘部传至肱骨下端发生屈曲型骨折，骨折线由后下方斜向前上方，远折段向前上方移位。

2.临床表现及诊断　肘部活动受限，明显肿胀、畸形，皮下瘀斑。伸直型远折段及尺骨鹰嘴向后突出，肘部呈半屈位，与肘关节后脱位相似，但肘后三角关系正常。屈曲型肘后方可扪及骨折近端，骨折端易刺破皮肤形成开放性骨折。对伸直型肱骨髁上骨折，应注意有无血管、神经损伤。肘部正侧位片确定骨折及移位情况。

3.治疗

（1）手法复位外固定　受伤时间短、肿胀轻、血运良好者，可行手法复位外固定。用对抗阻力的牵引逐渐矫正缩短及成角移位。注意纠正侧方尺偏或桡偏移位，以防止发生肘内、外翻畸形。复位后可用石膏托或肘关节支具固定。固定时间4~6周，应密切观察肢体血液循环，以免发生前臂缺血性肌挛缩。

（2）切开复位内固定　手法复位失败或肘部严重肿胀，伴有神经、血管损伤者，应及时切开探查，用交叉克氏针固定或拉力螺钉固定。儿童肱骨髁上骨折愈合后若出现肘内翻或肘外翻畸形，严重者可在12~14岁时手术矫正。

（四）前臂双骨折

前臂骨由尺骨及桡骨组成，二者之间有骨间膜相连。当单一尺骨或桡骨骨折时，暴力可由骨间膜传导到另一骨干，引起不同平面的双骨折，或骨折伴上下尺桡关节的脱位。尺、桡骨骨折时，由于肌肉的牵拉，常导致复杂的移位，使复位比较困难。

1.移位特点 尺、桡骨骨干骨折可由直接暴力、间接暴力、扭转暴力引起。直接暴力骨折，两骨骨折发生于同一平面，多为横形或粉碎性骨折。间接暴力骨折，跌倒时手掌着地，暴力沿桡骨干向上传导，首先使桡骨骨折，若残余暴力比较强大，则通过骨间膜向内下方传导，引起低位尺骨斜形骨折。若跌倒时手掌着地的同时前臂发生旋转，则会导致不同平面的尺桡骨螺旋形骨折或斜形骨折，多为高位尺骨骨折和低位桡骨骨折。

2.临床表现及诊断 局部疼痛、肿胀、畸形、功能障碍。可有反常活动、骨擦音或骨擦感。X线摄片可明确骨折类型。摄片应包括肘、腕关节，以便了解有无旋转移位及上、下尺桡关节脱位。尺骨上1/3骨干骨折合并桡骨头脱位，称为孟氏骨折。桡骨干下1/3骨折合并尺骨小头脱位，称为盖氏骨折。

3.治疗

（1）手法复位外固定　适用于多数闭合性骨折和创口较小的开放性骨折。应先复位稳定的骨折，复位时先解决旋转移位，然后矫正成角和重叠移位，最后用分骨手法使骨间隙恢复正常，应争取良好的对位、对线，以免影响前臂的旋转功能。复位成功后采用石膏或小夹板固定，一般8~12周可达到骨性愈合。

（2）切开复位内固定　适用于开放性骨折、多段骨折、手法复位失败、合并神经与血管损伤者。内固定物可选用加压钢板，慎用髓内钉固定。

（五）桡骨远段骨折

桡骨远段骨折是指发生在桡骨下端3cm范围内的骨折，此部位是解剖薄弱处，容易骨折。多为间接暴力引起。跌倒时，手部着地，暴力向上传导，发生桡骨远端骨折。

1.移位特点 根据受伤的机制不同，可发生伸直型骨折（colles骨折）、屈曲型骨折（smith骨折）。伸直型骨折发生在跌倒时手掌着地，前臂旋前、腕关节背伸。暴力向上传至桡骨下端发生骨折，远折段向背侧、桡侧移位。屈曲型骨折发生在跌倒时腕关节屈曲，手背着地。远折段向掌侧、尺侧移位。

2.临床表现及诊断 局部疼痛、肿胀，腕关节活动障碍，可出现典型畸形。伸直型骨折移位明显时，侧面呈“餐叉样”畸形，正面呈“枪刺样”畸形。X线检查可明确骨折类型。伸直型骨折可同时伴有下尺桡关节脱位及尺骨茎突骨折。屈曲型可合并下尺桡关节损伤、尺骨茎突骨折和三角纤维软骨损伤。

3.治疗 主要采用手法复位，夹板或石膏固定。伸直型骨折与屈曲型骨折复位手法相反，基本原则相同。复位时应注意恢复腕关节的正常倾斜角度，固定4周。复位后若极不稳定，外固定不能维持复位者，行切开复位，钢板或钢针内固定。

（六）股骨颈骨折

股骨颈骨折多数发生在中、老年人，与骨质疏松有关，多数情况下是在走路跌倒时，身体发生扭转倒地，间接暴力传导致股骨颈发生骨折。骨折时旋股内侧动脉损伤是导致股骨头缺血性坏死的主要原因。

1.分类

（1）按骨折线部位分类　可分为头下型骨折、经颈型骨折和基底型骨折（图15-3）。头下型骨折对血供影响大，不易愈合，基底部骨折血供影响小，较易愈合。

（2）按骨折线方向分类　①内收骨折：远端骨折线与两侧髂嵴连线的夹角（Pauwels角）

大于50°，骨折面接触少，属于不稳定性骨折。Pauwels角越大，骨折端所遭受的剪切力越大，骨折越不稳定。②外展骨折：远端骨折线与两侧髂嵴连线的夹角小于30°，骨折面接触多，属于稳定性骨折（图15-4）。

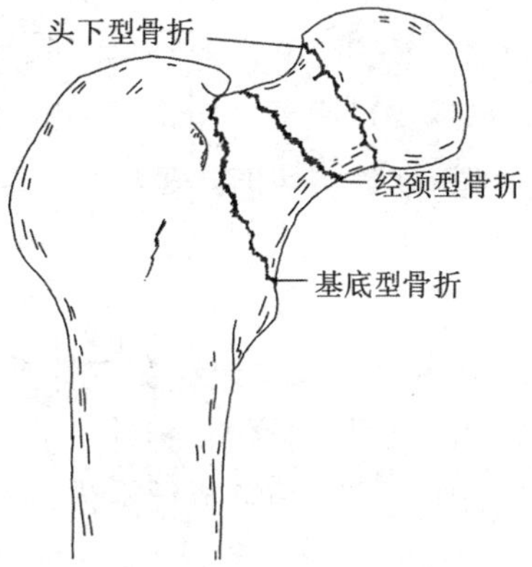

图15-3　按骨折线部位分类图

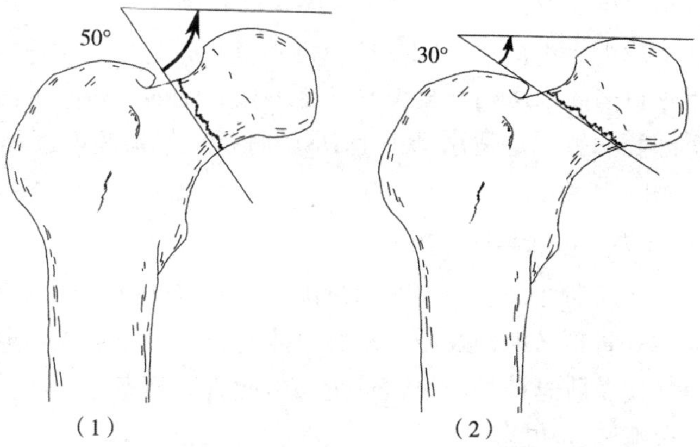

图15-4　按Pauwels角分类

（1）内收型（2）外展型

2.临床表现及诊断　患者有跌倒外伤史，伤后感髋部疼痛、活动受限，病侧肢体呈缩短、外旋、内收畸形，患髋压痛，轴向叩击痛，大转子顶端在Nelaton线之上，Bryant三角底边缩短。X线检查可明确骨折部位、类型、移位情况，骨折线不明显但高度怀疑者可行CT检查以进一步明确诊断。

知识拓展　　Nelaton线与Bryant三角

患者仰卧位，屈髋45°（侧卧90°~120°），由髂前上棘与坐骨结节之间画线，为Nelaton线，正常情况下，大转子在此线上，若大转子顶端高出此线，表明大转子有向上移位。

患者平卧位，由髂前上棘向水平画垂线，再由大转子与髂前上棘的垂线画水平线，构成Bryant三角，股骨颈骨折时，此三角底边较健侧缩短。

3.治疗

（1）非手术治疗　无明显移位的骨折、稳定性骨折和不能耐受手术的患者，可选择保守治疗。下肢持续牵引，卧床6~8周，3个月后可逐渐扶双拐下地，患肢不负重行走；6个月后逐渐弃拐行走。

（2）手术治疗　对于内收型骨折和有移位的骨折应行闭合复位内固定、切开复位内固定等手术治疗；股骨颈骨折股骨头坏死发生率高，可视情况行人工股骨头置换或全髋关节置换术。

（七）股骨干骨折

股骨干骨折是指小转子以下，股骨髁部以上部位的骨折，股骨干是人体承受应力最大的管状骨，需遭受强大暴力才能发生骨折。

1.移位特点

（1）上1/3骨折　近端由于髂腰肌、臀肌和外旋肌群的牵拉而屈曲、外展和外旋，远折端受内收群的牵拉而向上、向后、向内移位，导致向外成角和短缩。

（2）中1/3骨折　骨折端受内收肌牵拉使骨折向外成角畸形。

（3）下1/3骨折　近折端处于中立位，远折端受腓肠肌牵拉而向后下移位，可损伤腘窝的血管和神经。

2.临床表现及诊断　患肢剧痛、肿胀、皮下瘀斑。局部出现成角、缩短、旋转等畸形，患肢活动受限，可出现骨擦音、骨擦感。出血过多可有休克。下1/3骨折可能合并血管、神经损伤，应仔细检查远端肢体的循环及感觉情况。X线可明确骨折部位、类型以及移位情况。

3.治疗

（1）非手术治疗　5岁以下儿童可采用垂直悬吊皮肤牵引，利用自身重力持续牵引复位，在牵引过程中，要定期测量肢体长度和进行床旁X线检查，了解牵引是否有效及复位情况。

（2）手术治疗　股骨部肌群力量强大，外固定难以维持复位，成人和5岁以上儿童的股骨干骨折多需采用切开复位，加压钢板、髓内钉内固定治疗。加压钢板螺钉固定适用于中下段骨折。髓内钉固定适用于中上1/3的骨折，带锁髓内钉具有防止骨折端旋转的功能，是近年广泛应用的固定方法。

（八）胫腓骨干骨折

胫腓骨干骨折是较常见的骨折。胫骨的中下1/3交界处是应力集中部位，最易发生骨折，而此处骨折又易伤及滋养动脉，致骨折延迟愈合或不愈合。腓总神经绕过腓骨颈，腓骨上端骨折易伤及腓总神经。小腿骨折易引起骨筋膜室综合征，导致组织缺血坏死，后期成纤维化，严重影响肢体功能。

1.移位特点　直接暴力一般引起胫腓骨同一平面的横形、短斜形或粉碎性骨折。高处坠落伤，可引起胫、腓骨螺旋形或斜形骨折，若为双骨折，腓骨的骨折线常较胫骨骨折线高；胫骨下1/3的斜形骨折，经力的传导，可致腓骨颈骨折。胫骨的前、内侧位于皮下，肌肉均位于后外侧。骨折后，断端易向前内侧移位，并刺破皮肤，造成开放性骨折。

2.临床表现及诊断　局部疼痛、肿胀、畸形，可有反常活动。开放性骨折可见骨折端外露。若肢体张力增大，压痛明显，被动活动足趾疼痛剧烈，应高度怀疑骨筋膜室综合征的可能。腓总神经损伤时可出现足下垂等表现。

3.治疗　治疗目的是矫正成角、旋转畸形，恢复关节面关系及肢体长度，防治并发症。稳定性骨折可行手法复位，小夹板或石膏固定；不稳定骨折可用跟骨牵引配合小夹板固定。手法复位失败，开放性骨折，多段骨折行切开复位钢板螺钉或髓内针固定。开放性骨折污染或软组织损伤严重者可采用外固定器固定。

（九）脊柱骨折

脊柱骨折十分常见，高处坠落、车祸撞伤等是引起脊柱骨折的常见原因，骨折好发部位是活动度大的胸腰段脊柱及颈5、6节段。临床上将脊柱分成：①前柱：含椎体的前1/2，纤维环的前半部分和前纵韧带。②中柱：包括椎体的后1/2，纤维环的后半部和后纵韧带。③后柱：包含后关节囊、黄韧带、脊椎的附件、关节突及棘间、棘上韧带。中柱和后柱包裹了脊髓和马尾神经，脊柱骨折尤其是中柱的损伤，骨折片或髓核组织可突入椎管导致脊髓损伤，因此对脊柱骨折患者必须了解是否有中柱损伤。

1.分类　暴力的方向通过X、Y、Z轴作用于椎体，结合脊柱节段，根据颈椎骨折和胸腰椎骨折进行分类。

（1）颈椎骨折　①屈曲型损伤（最常见）；②过伸型损伤；③屈曲-旋转型损伤；④垂直压缩型损伤。

（2）胸腰椎骨折　①单纯楔形压缩性骨折；②稳定性爆破型骨折；③不稳定性爆破型骨折；④Chance骨折；⑤屈曲-牵拉型损伤；⑥脊柱骨折-脱位。

2.临床表现和诊断　外伤史，颈椎骨折时，颈项部疼痛剧烈，强迫体位，活动受限，患者常用两手固定头部。胸腰椎骨折者出现局部疼痛，站立、翻身困难，可有腹胀、腹痛等腹膜后神经刺激症状。伴有脊髓损伤者，可出现双下肢运动、感觉、括约肌功能障碍。X线摄片是首选的检查方法，可显示骨折的部位、类型和移位情况。有神经症状或中柱损伤时，需进一步行CT、MRI检查，明确小关节的骨折、脊髓损伤情况及椎管的变化。

3.治疗

（1）急救　现场急救应特别强调对伤员的搬动方法，搬运工具选用硬质担架或木板。对怀疑有脊柱骨折者，搬动时必须保持脊柱伸直位，三或四人一齐平托或轴向滚动患者至担架或脊柱板上，搬运中尽可能保持脊柱的正常生理弯曲。严禁采用一人抬脚或搂抱的搬运方法，以免造成或加重脊髓的损伤。对颈椎损伤患者，要有专人固定头部后上颈托固定。

（2）治疗　脊柱骨折合并其他损伤者，首先抢救生命，待病情平稳后再处理骨折。单纯性压缩性骨折椎体压缩不到1/3者，可卧硬板床，骨折柱后伸，并鼓励患者早期行腰背肌锻炼。有神经症状或有骨折块挤入椎管内的爆破型骨折，Chance骨折，屈曲-牵拉型损伤，脊柱骨折-脱位，视情况经前或后路手术复位、植骨和内固定。

PPT

第四节　关节脱位

案例讨论

案例　患者，男性，23岁，左肩外伤疼痛、活动受限1小时。患者1小时前运动时不慎摔倒，致左肩疼痛，不敢活动，来诊。查体：左肩方肩畸形、肿胀，肩关节活动障碍。左肩胛盂空虚感，左上肢有弹性固定。Dugas征（+）。肢体末梢感觉、血运无异常。

讨论　1.该患者的诊断是什么？

2.应该进一步做哪些检查？

一、概述

组成关节的各骨关节面失去正常对合关系，称为关节脱位，俗称脱臼。如关节的各骨关节面仍有部分对合，则称半脱位。关节脱位的命名一般应包括关节的解剖名称、脱位的病因、脱位的方向三要素，其中脱位的方向是以关节远端骨端移位的方向来命名。因外伤所致的关节脱位最常见，故临床上常将外伤性省略，简称为某关节脱位。而其他情况下则必须指明病因，如发育性髋关节脱位。

【分类】

1.按脱位发生的原因分类

（1）外伤性脱位　正常关节受到暴力作用而发生的脱位。

（2）习惯性脱位　也称反复性脱位。外伤性脱位时关节各结构未得到有效修复，遇有轻微外力便可脱位。

（3）发育性脱位　胚胎发育异常致关节发育不良而发生的脱位，随着年龄增长而逐渐加重。

（4）病理性脱位　关节结构被病变破坏后发生的脱位。

2.按脱位后的时间分类

（1）新鲜脱位　脱位后未满3周。

（2）陈旧性脱位　脱位后超过3周。

3.按关节腔是否与外界相通分类

（1）闭合性脱位　关节腔不与外界相通。

（2）开放性脱位　关节腔与外界相通。

4.按脱位程度分类

（1）脱位　关节完全失去了正常的对合关系。

（2）半脱位　关节部分失去了正常的对合关系。

【病理】

脱位造成两骨关节面的对合失去正常关系。创伤性关节脱位同时还有关节软骨、滑膜、关节囊、韧带、肌肉等组织的损伤，甚至撕脱性骨折，若不及时复位将影响组织的修复，如形成陈旧性关节脱位则很难复位。脱位状态持续时间过长会引起缺血性骨坏死。先天性脱位及病理性脱位若不修复关节结构将造成肢体短缩、关节僵硬或强直，严重影响关节和肢体功能。

【临床表现及诊断】

1. 一般表现 局部有疼痛、肿胀、瘀斑、关节功能障碍等。可合并骨折、血管、神经损伤。

2. 专有体征

（1）畸形 关节脱位后出现明显畸形，如局部异常隆起、关节变粗大、肢体短缩或增长等。

（2）关节盂空虚 脱位后关节头离开关节盂出现关节盂空虚，邻近可触及脱位的关节头。

（3）弹性固定 脱位后由于关节囊、韧带及周围肌肉的痉挛收缩牵拉，使关节固定在畸形位置，关节活动受限，在被动活动时可感到弹性抗力，不能完成关节的运动。

3. X线检查 可明确脱位的方向、程度、脱位原因及是否合并骨折等。根据病史和临床表现，关节脱位的诊断大多不难。

【治疗】

关节脱位的治疗原则是复位、固定和功能锻炼。

1. 复位 以手法复位为主。复位时机越早越容易复位。陈旧性脱位关节腔内充填肉芽组织，关节周围的软组织粘连及挛缩，手法复位往往难以成功。复位手法是在充分牵引下，将脱出的关节端逆行脱位的路径返回。复位时严禁粗暴动作，必要时借助肢体杠杆力量。复位的瞬间常可听到，或感觉到脱位的关节端滑入关节盂的弹响。手法复位失败，合并关节内骨折复位不满意、不稳定者，陈旧性脱位手法复位失败者行切开复位。

复位成功的标志是：①关节的被动活动恢复正常；②骨性标志复原；③X线检查证实已经复位。

2. 固定 复位后需将关节固定，使关节各组织的损伤良好的愈合，恢复关节的稳定。可选用三角巾、绷带、夹板、石膏、支具或牵引等材料或方式固定。固定时间一般2~3周，陈旧性脱位应适当延长。固定不足是发生反复性脱位的重要原因。

3. 功能锻炼 在固定期间要积极做患肢的肌肉舒缩运动，防止肌肉萎缩和关节僵硬。解除固定后循序渐进地进行被固定关节的运动，可配合使用关节功能训练器及热敷、理疗等，以尽快恢复关节功能。

二、肩关节脱位

参与肩关节运动的关节以肱盂关节最为重要，习惯上将肱盂关节脱位称为肩关节脱位。

【脱位机制与分类】

肩关节活动范围较大，但又不够稳定而易于脱位，由于肩关节前下方的解剖结构薄弱，因此临床上以前脱位最多见。间接暴力是肩关节脱位的主要原因，当跌倒或受到撞击时，上肢处于外展外旋位，暴力使肱骨头突破关节囊而发生脱位。若跌倒时上肢处于后伸位，或肱骨后上方直接撞击在硬物上，也可发生肩关节脱位。

根据肱骨头脱位的方向，肩关节脱位可分为前脱位和后脱位。前脱位又分为关节盂下脱位、喙突下脱位、锁骨下脱位三种类型，喙突下脱位最多见。

【临床表现及诊断】

1. 一般表现 肩部疼痛、肿胀，肩关节活动障碍。患者以健手托住病侧前臂，头向病侧倾斜。严重创伤时，应注意检查病侧上肢的感觉及运动功能。

2. 特有体征 呈方肩畸形，肩胛盂处有空虚感，上肢有弹性固定。将患者病侧肘部紧贴胸壁时，手掌搭不到健侧肩部；或手掌搭在健侧肩部时，肘部无法贴近胸壁（Dugas征阳性）。

3. X线检查 确定肩关节脱位的类型、移位方向及有无合并骨折。

【**治疗**】

在局部浸润麻醉下，用手牵足蹬法复位，明显感觉到弹响，提示复位成功。陈旧性脱位手法复位困难，可先在臂丛神经阻滞麻醉或全麻下试行手法复位，若不成功则需切开复位。反复性脱位应行手术治疗。复位后将肩关节置于内收、内旋位，屈肘90°固定3周。固定期间应注意经常活动腕关节和手指各关节，解除固定后主动活动肩关节和肘关节。

本章小结

运动系统包括脊柱和四肢的骨、关节、肌肉、肌腱、血管、神经等组织器官，除了具有人体的支架功能外，还承担着人体日常生活和运动功能。

化脓性骨髓炎可发生于任何年龄，最常见于3~15岁的儿童和少年。股骨远端和胫骨近端的干骺部是最多见的发病部位，细菌侵入途径大多为血源性；以早期患肢局部剧痛、肌肉痉挛，肢体不敢活动伴全身症状严重为典型表现；起病早期X线检查无异常发现，CT尤其是MRI早期诊断价值较高。颈肩痛和腰腿痛可由多种急、慢性疾病或损伤引起，以颈椎病和腰椎间盘突出症最为多见。临床症状以病患部位疼痛伴患侧肢体神经放射痛为主，严重者因神经根或脊髓受压而出现肌力、感觉减退甚至二便失禁、瘫痪等表现；本病的治疗多在康复理疗科完成，外科治疗应严格掌握手术适应证，采用微创技术治疗损伤小、效果较确切。骨折是临床常见损伤。严重骨折可并发血管、神经、脏器损伤甚至危及生命，应正确的判断骨折的伤情，检查有无合并伤及并发症。骨折的预后与外伤程度、骨折部位、骨折的类型及治疗方法等有密切关系；手法复位后行小夹板、石膏外固定或手术切开内固定是骨折的常用的治疗方法，术后应注意循序渐进地进行功能锻炼，以避免肢体或关节功能受限。关节脱位是临床常见的关节损伤类型，根据受伤病史，结合临床表现及X线检查，诊断不难。大多数关节脱位均可通过手法复位达到满意疗效。

绝大多数运动系统疾病患者根据病史、全面的骨科检查及影像学检查就能明确诊断。为了进一步明确诊断还可根据患者情况选择实验室检查、关节内镜检查、电生理学检查等。

习 题

习题

一、单项选择题

1. 急性血源性化脓性骨髓炎的病理特点是（　　）。

A. 骨质破坏与坏死为主　B. 死骨形成为主　C. 大量脓液形成
D. 骨质增生为主　E. 骨质增生与骨质破坏同时存在

2. 急性骨髓炎大块死骨形成的主要原因是（　　）。

A. 脓肿直接破坏骨组织　B. 骨的滋养血管栓塞　C. 免疫系统缺陷
D. 骨膜血管断裂　E. 贫血

3. 发生率最高的颈椎病类型是（　　）。

A. 神经根型颈椎病　B. 交感神经型颈椎病　C. 脊髓型颈椎病
D. 椎动脉型颈椎病　E. 无明显差别

4. 最严重的颈椎病类型是（　　）。

A. 神经根型颈椎病　B. 交感神经型颈椎病　C. 脊髓型颈椎病
D. 椎动脉型颈椎病　E. 无明显差别

5.粘连性肩关节囊炎诊断依据的是（ ）。
A.男性多于女性 B.肩关节外展、外旋、后伸受限
C.右侧多于左侧 D.肩部疼痛与动作无关系
E.肩部三角肌无萎缩
6.腰椎间盘突出症引起下肢放射痛的典型表现是（ ）。
A.大腿后侧至膝以上 B.小腿后侧和足底部
C.大腿后侧和小腿内侧 D.大腿前侧、小腿内侧和足背内侧
E.大腿后侧、小腿外侧和足背外侧
7.腰椎间盘突出症的主要临床症状是（ ）。
A.腰背痛 B.大、小便功能障碍 C.腰骶部疼痛
D.双下肢感觉异常 E.腰腿痛
8.急性腰扭伤但无明显压痛点提示诊断是（ ）。
A.棘上或棘间韧带损伤 B.肌肉损伤 C.关节扭伤
D.椎间小关节滑膜嵌顿 E.筋膜损伤
9.关于骨折的功能复位标准，以下错误的是（ ）。
A.成人下肢骨折缩短不超过1cm
B.长骨干横形骨折对位应1/3以上
C.儿童下肢骨折缩短不超过2cm
D.成人骨折成角移位不超过10°，儿童不超过15°
E.成人骨折分离移位不超过2cm
10.下列骨折中导致开放性骨折概率最高的是（ ）。
A.肱骨干骨折 B.前臂骨折 C.小腿骨折 D.股骨干骨折 E.锁骨骨折
11.内收型股骨颈骨折是指远端骨折线与两侧髂嵴连线的夹角（Pauwels角）大于（ ）。
A. 30° B. 40° C. 50° D. 55° E. 60°
12.最常见的脱位是（ ）。
A.肩关节脱位 B.肘关节脱位 C.髋关节脱位 D.踝关节脱位 E.腕关节脱位
13.尺骨上1/3骨折合并桡骨小头脱位称（ ）。
A.盖氏骨折 B.孟氏骨折 C.柯雷氏骨折 D.史密斯骨折 E. Pilon骨折
14.能区别肱骨髁上骨折与肘关节脱位的是（ ）。
A.功能受限 B.畸形 C.肿胀
D.肘后三角关系 E.是否有神经损伤
15.下列最容易导致神经损伤的是（ ）。
A.桡骨远端骨折 B.肱骨下1/3骨折 C.股骨干中段骨折
D.胫骨下1/3骨折 E.股骨颈骨折
16.男性，36岁，搬重物时腰扭伤，感腰痛并向右下肢放射，咳嗽加剧，疼痛放射至足背，伴麻木，大、小便正常。最可能的诊断是（ ）。
A.急性腰扭伤 B.腰椎间盘突出症 C.腰椎小关节滑膜嵌顿
D.腰椎横突骨折 E.脊髓损伤
17.女性患者，50岁，左肩疼痛、活动受限3个月，近半月来自觉梳头困难。查体：右肩活动受限，肩周肌肉萎缩，局部明显压痛。X线片无异常。考虑为（ ）。
A.肩部肿瘤 B.骨性关节炎 C.肩关节结核
D.类风湿关节炎 E.粘连性肩关节囊炎
18.男性患者，28岁，左胫腓骨中段骨折8小时，现患肢肿胀严重、发硬，趾甲苍白，被动

伸指时剧痛。应考虑的并发症是（　　）。

A. 腘动脉损伤　　B. 骨筋膜室综合征　　C. 腓总神经损伤

D. 坐骨神经损伤　　E. 胫神经损伤

二、简答题

1. 试述颈椎病的分型及临床表现。
2. 腰椎间盘突出症的临床表现有哪些？
3. 简述骨折功能复位标准。
4. 骨折愈合标准有哪些？

（段启龙）

参考答案

第二章

1.E 2.C 3.B 4.B 5.E

6.A 7. D 8.A 9.D 10.B

11.C 12.B

第三章

1.D 2.D 3.D 4.A 5.C

第四章

1.A 2.A 3.C 4.E 5.E

6.C 7.E 8.D 9.E 10.C

第五章

1.C 2.D 3.C 4.B 5.B

6.A 7.D 8.C 9.D 10.D

11.C 12.C 13.E 14.B 15.B

16.A 17.D 18.A 19.A 20.C

第六章

1.A 2.B 3.E 4.E 5.E

6.B 7.D 8.B 9.D 10.D

11.E 12.B 13.A 14.D 15.C

16.A 17.A

第七章

1.D 2.E 3.B 4.E 5.B

6.D 7.D 8.D 9.B 10.D

11.A

第八章

1.B 2.E 3.D 4.D 5.C

6.D 7.E 8.D 9.B 10.A

第九章

1.D 2.D 3.A 4.A 5.D

6.D 7.B 8.B 9.D 10.D

第十章

1.C 2.E 3.E 4.A 5.D

6.E 7.D 8.A 9.A 10.C

11.C 12.A 13.E

第十一章

1.B 2.A 3.B 4.D 5.C

6.E

第十二章

1.B 2.D 3.A 4.C 5.E

6.E 7.B 8.C 9.C 10.C

第十三章

1.D 2.A 3.A 4.D 5.A

6.B 7.C 8.C 9.B 10.C

11.B 12.E 13.D

第十四章

1.C 2.C 3.A 4.E 5.B

6.A 7.C 8.A

第十五章

1.A 2.B 3.A 4.C 5.B

6.E 7.E 8.D 9.E 10.C

11.C 12.A 13.B 14.D 15.B

16.B 17.E 18.B

参考文献

［1］葛均波，徐永健，王辰.内科学［M］.9版.北京：人民卫生出版社，2018.

［2］韩清华，孙建勋.内科学［M］.8版.北京：人民卫生出版社，2018.

［3］曾华.临床医学概要［M］.3版.北京：人民卫生出版社，2018.

［4］阳晓.临床医学概论［M］.2版.北京：高等教育出版社，2015.

［5］陈孝平，汪建平，赵继宗.外科学［M］.9版.北京：人民卫生出版社，2018.

［6］吴国豪.外科学学习指导与习题集［M］.4版.北京：人民卫生出版社，2019.

［7］葛均波，徐永健.内科学［M］.8版.北京：人民卫生出版社，2013.

［8］万学红，卢雪峰.诊断学［M］.8版.北京：人民卫生出版社，2013.

［9］万学红，陆雪峰.诊断学［M］.9版.北京：人民卫生出版社，2018.

［10］闻德亮.临床医学概要［M］.北京：人民卫生出版社，2015.

［11］陈灏珠.实用内科学［M］.13版.北京：人民卫生出版社，2009.

［12］陈灏珠.内科学［M］.8版.北京：人民卫生出版社，2015.

［13］那彦群，叶章群，孙颖浩等.中国泌尿外科疾病诊断治疗指南［M］.2014版.北京：人民卫生出版社，2013.

［14］陈孝平，汪建平.外科学［M］.8版.北京：人民卫生出版社，2013.

［15］陈孝平，汪建平，赵继宗.外科学［M］.9版.北京：人民卫生出版社，2018.

［16］吴国豪.外科学学习指导与习题集［M］.4版.北京：人民卫生出版社，2019.

［17］张殿英，张旭，黄加敏.外科学［M］.4版.北京：北京大学医学出版社，2015.